JN239172

Comprehensive Handbook of
Aesthetic Dermatology

最新美容皮膚科学大系

脱毛・にきびの治療
美容皮膚科オールラウンド

総編集 宮地良樹 京都大学名誉教授／静岡社会健康医学大学院大学学長
宮田成章 みやた形成外科・皮ふクリニック院長

中山書店

刊行にあたって

このたび，美容皮膚科学の泰斗である宮田成章博士と共同で「最新美容皮膚科学大系」を刊行する運びとなりました．その最大の動機は美容皮膚科学の理論と治療機器が長足の進歩を遂げるとともに，「メスを使わない美容皮膚科診療」が主流となるトレンドのなかで，いまこそ美容皮膚科診療を「サイエンス」として真摯にとらえ，流行やテクニックだけに流されない美容皮膚科診療の裏付けとなるような普遍的な知識やスキルを体系的に網羅した完璧な教科書が必要だと痛感したからです．

エビデンスが重視されるいまの医学の時流のなかで，ともすると美容皮膚科診療は治療法が見えてしまい，患者満足度が優先されるとともに多彩な外的環境要因が介在することから創薬などの臨床研究に比較して客観的評価の手法が定着しにくい側面があることは否めません．その間隙を突く形で，質の高くない技術や機器メーカーのマニュアルのみに依存した短絡的診療が横行し，自由診療であるがゆえに高額な治療費とともに美容皮膚科診療に携わる一部の臨床医の学術リテラシーのレベルが低いことなども問題点として指摘されています．

本来，美容皮膚科学は皮膚科学や形成外科学の専門医が主導すべき審美医療であり，その素養や知識のない他科医が容易に参入できる現在の情況はいわば無政府状態と言わざるをえません．たとえばしみ一つを捉えても，診断がつけられない非専門医ほど各種治療を次々に試みることで出来高払いの恩恵を受けて収益が上がる構造になっています．肝斑ではなく後天性真皮メラノーシスと正確な臨床診断ができる専門医はQスイッチレーザーでたちどころに治療を完結できますが，逆に診療報酬はその施術分のみに限られます．施術後の炎症後色素沈着も，接触皮膚炎などの皮膚科疾患との峻別が極めて肝要ですし，顔面解剖学を熟知せずにフィラー注入を行えば思うような効果が得られないばかりか重篤な副作用も惹起しかねません．このように美容皮膚科診療は皮膚科学や形成外科学の高度な知識とスキルのうえにはじめて成立する専門診療なのです．日本皮膚科学会美容皮膚科・レーザー指導専門医制度が皮膚科専門医の二階建てに設定されたのもこのためです．

このような美容皮膚科診療をめぐる現況を踏まえ，かつて編集者として参画した「最新皮膚科学大系」の出版元である中山書店にその趣旨を十分ご理解いただいたうえでシリーズ発刊を依頼しました．共同編集をお願いした宮田博士は拝金主義に染まらずにニュートラルで穏当な美容皮膚科の「こころ」を大切にされる，私が最も信頼を置く美容皮膚科医のお一人です．幾度となく編集会議を重ねるなかで宮田博士が今回の美容皮膚科学大系編纂の最適任者であることを改めて確信しました．2年間ほどで全5巻を完結する予定ですが，日進月歩の美容皮膚科学の進歩をタイムリーに提供するアップデート版の刊行も視野に入れています．

本シリーズが最良の美容皮膚科診療の社会実装とその健全な発展にいささかでも寄与できれば編集者としてこれに勝る喜びはありません．それが日本の医療における美容皮膚科学のさらなる存在感とアイデンティティの醸成に最善の道だと信じるからです．

2023年新緑

総編集を代表して　宮地良樹

京都大学名誉教授／静岡社会健康医学大学院大学学長

序

本巻は『最新美容皮膚科学大系』として最後に発刊される巻です．脱毛・ムダ毛と痤瘡（にきび）を主軸に，今までの巻には掲載されていない領域をできるだけ収載して，本巻の刊行によって全5巻で美容皮膚科のすべての領域が網羅完結するよう企画されました．

美容皮膚科が世間に認知される最初のきっかけは，1990年代後半に登場したレーザー脱毛です．エステティックサロンや一部のクリニックで実施されていた針脱毛に代わって，疼痛が軽減し，かつ時間も費用も大幅に改善されたレーザー脱毛機器は美容皮膚科を身近なものとしました．もともとムダ毛の処理に熱心な日本人にとっては大きな関心事となり，爆発的なブームが起こりました．現在でも世界の国別統計でレーザー脱毛の施術数は日本がトップです（ISAPS survey）．そしてちょうどその頃，ケミカルピーリングなどをはじめとする自費のにきび治療も同様に広く普及し，この2つが美容皮膚科黎明期の主役と言っても過言ではありません．

多くの美容外科クリニックはそれまで外科的な施術を中心とした診療を行っていましたが非侵襲的な治療に取り組むように大きく方向転換し，そして徐々に皮膚科医も美容医療の分野に参入するようになりました．私自身，公立病院の形成外科医として日々手術を主体とした診療を行っていましたが，毎週末研修に行っていた美容外科クリニックでこのような時代の転換期を目の当たりにし，美容皮膚科の分野が大きく発展すると確信したのです．

また以前は美容皮膚科領域ではなかった部分痩身ですが，エステティックサロンによるエビデンスのない施術への失望から，われわれの分野での施術へと患者の要望が移ってきて，さまざまな医療機器が登場しています．部分痩身という概念の理解にはまだ時間がかかりそうですが，美容皮膚科医としては知っておくべきものとなりました．

そのほかにも本巻では，多汗症・腋臭症や赤ら顔，くすみやくま，小腫瘍，瘢痕，ケロイドなど，美容皮膚科診療を行う際に避けては通れない各種の疾患に対しても詳細に解説されています．アートメイクやピアスは「医療」かどうかの境界線上にありますが，当然われわれが知っておくべきものであり，さらには美容外科でどのようなことが行われているのかは，美容皮膚科の限界を知るうえでも重要です．

シリーズ最終巻ということもあり，たくさんのコンテンツを盛り込みました．既刊の4巻にないものは，本巻をご覧いただければほとんどが記載されていると思います．読者の皆様の日常診療の一助となれば幸いです．

2024年8月

宮田成章
みやた形成外科・皮ふクリニック院長

CONTENTS / 目次

1章　脱毛症・ムダ毛

2章　痤瘡（にきび）

3章　多汗症・腋臭症（わきが）

4章 血管腫・赤ら顔（毛細血管拡張・酒皶）

5章 くすみ・くま・白斑・しみ

6章 顔面の小腫瘍

7章 瘢痕・ケロイド

CONTENTS / 目次

8章 部分痩身

9章 装飾—アートメイク・ピアッシング

10章 知っておきたい美容外科の知識

執筆者一覧

総編集

宮地良樹　京都大学名誉教授 / 静岡社会健康医学大学院大学

宮田成章　みやた形成外科・皮ふクリニック

執筆者（執筆順）

山本明美　旭川医科大学名誉教授

大日輝記　香川大学医学部皮膚科学

大山　学　杏林大学医学部皮膚科学教室

伊藤泰介　浜松医科大学皮膚科学講座

乾　重樹　心斎橋いぬい皮フ科 / 大阪大学大学院医学系研究科 皮膚・毛髪再生医学寄附講座

天羽康之　北里大学医学部皮膚科学教室

塚原孝浩　つかはらクリニック

川口英昭　川口クリニック

有川公三　有川スキンクリニック

宮田成章　みやた形成外科・皮ふクリニック

黒川一郎　明和病院皮膚科・にきびセンター

宮地良樹　京都大学名誉教授 / 静岡社会健康医学大学院大学

林　伸和　虎の門病院皮膚科

乃木田俊辰　新宿南口皮膚科 / 東京医科大学皮膚科学分野

上中智香子　公立那賀病院皮膚科

坪内利江子　銀座スキンクリニック

木村有太子　順天堂大学医学部皮膚科学講座

室田浩之　長崎大学大学院医歯薬学総合研究科 皮膚病態学

大嶋雄一郎　愛知医科大学皮膚科学講座

稲葉義方　稲葉クリニック

河野太郎　東海大学医学部外科学系形成外科学

須賀　康　順天堂大学医学部附属浦安病院皮膚科

加藤聖子　麻布ビューティクリニック

片山一朗　大阪公立大学大学院医学系研究科 色素異常症治療開発共同研究部門

吉村浩太郎　自治医科大学形成外科学講座

田村敦志　伊勢崎市民病院皮膚科

小川　令　日本医科大学大学院医学研究科 形成再建再生医学分野

村松英之　きずときずあとのクリニック豊洲院

野村美佐子　きずときずあとのクリニック銀座院

野本真由美　野本真由美スキンケアクリニック

奥　謙太郎　HILLS GRACE CLINIC

中野俊二　中野医院 / 久留米大学皮膚科学教室臨床教授

荒尾直樹 あらおクリニック 青葉台皮膚科・形成外科

池田欣生 東京皮膚科・形成外科

関東裕美 稲田堤ひふ科クリニック／玉川クリニック

鎌倉達郎 聖心美容クリニック

牧野陽二郎 聖心美容クリニック銀座院

1章

脱毛症・ムダ毛

毛器官の構造

ここで伝えたいエッセンス

- 毛器官は，毛，毛包，脂腺，立毛筋，アポクリン汗腺からなる複合体を形成している．
- 毛とそれを包む毛包の構造は，垂直方向にも水平方向にも複雑なうえに，毛周期のどの時期に相当するかによっても異なる．
- 毛の形状は体の部位や年齢によっても異なる．
- 脱毛症の治療や脱毛術を行うにあたり，毛器官の構造や毛周期を理解することが必要である．

毛器官は皮膚付属器のひとつであり，毛包脂腺系として，毛，毛包，脂腺，立毛筋，アポクリン汗腺からなる複合体を形成している（**図1，2**）．

毛とそれを包む毛包の構造は，垂直方向にも水平方向にも複雑なうえに，毛周期のどの時期に相当するかによっても異なる．

毛の構造と毛周期

毛（hair）は，掌蹠や口唇，外陰部を除くほぼ全身の体表にみられる．毛は全身に約500万本あり，このうち頭髪が10～15万本と言われている．

胎生期の毛（毳毛）の発生は，表皮を構成する上皮細胞と，真皮間葉系細胞との相互作用による毛芽（hair germ）の構築によって，胎生9週頃に眉毛部と頭部から始まって尾側の方に進行し，胎生5か月頃に完了する．胎生期の毛は出生時には軟毛（vellus hair）となり，成長とともに部位により頭髪や髭などでは太く長い硬毛（terminal hair）となる．しかし，加齢とともに硬毛は軟毛化する．

毛をつくる毛包は生涯にわたって毛周期（hair cycle）を営む．毛周期は，成長期（anagen），退行期（catagen），休止期（telogen）の3つの時期から成る．成長期には毛が伸長し，退行期には毛包が退縮し，休止期に入る．頭部においては

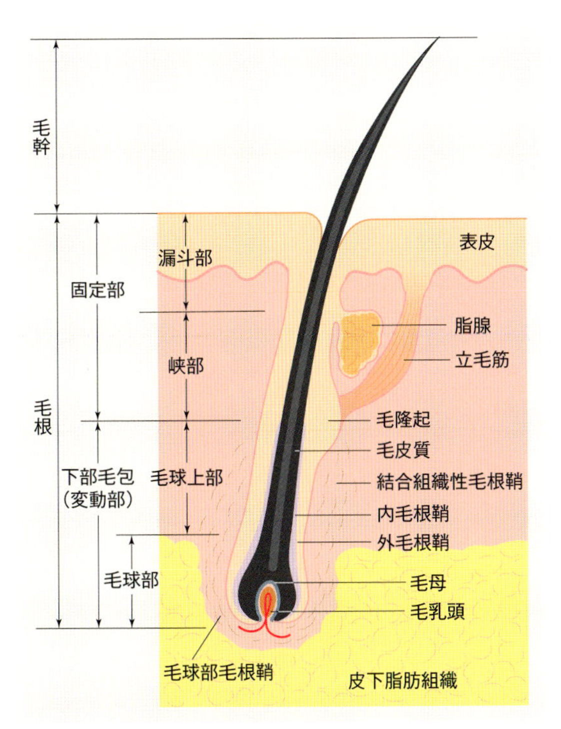

図1 毛包脂腺系（成長期）の構造
本図ではアポクリン汗腺は省略している（☞ p.179 図1参照）.

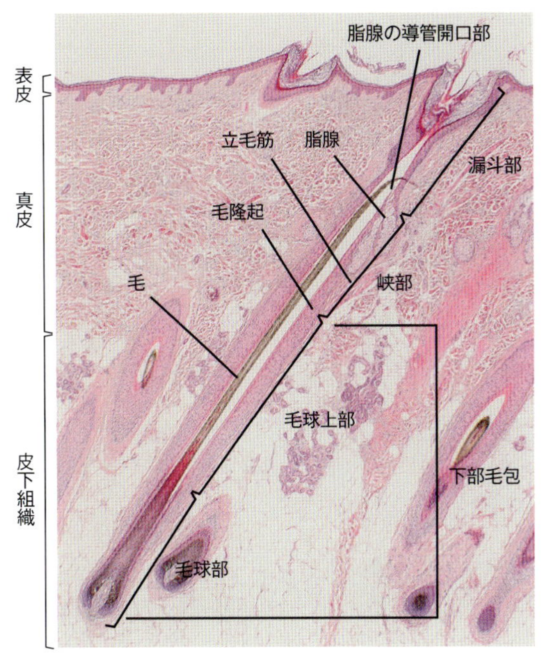

図2 頭部の硬毛と毛包の構造

成長期が2～6年間，退行期が2～3週間，休止期が2～3か月間で，頭部の毛包の85～90%が成長期である．成長期では頭毛や髭は1日に0.3～0.5 mm成長する．自然に抜ける毛のほとんどが休止期毛であり，1日に50～100本程度の頭髪が抜ける．

毛の役割としては，体表面を覆うことで，外傷などの物理的損傷や紫外線，温度変化から生体を保護すること，知覚に関与することに加え，人間ではヘアスタイルや髭の形状が社会的なメッセージを発信する手段となっている．

毛の体表にある部分を毛幹，皮膚内部にある部分を毛根という（**図1**）．毛は後述する毛球部の毛母細胞から産生される．その構造は中心に毛髄（hair medulla），その外側に毛皮質（hair cortex），毛小皮（hair cuticle）と並んでいる（**図3，4**）．毛髄は頭毛と須毛（髭）の硬毛にしかみられない．毛球上部で毛小皮，毛皮質，毛髄の順に角化する．毛小皮は1層の細胞層が，毛軸方向に扁平化して斜めに屋根瓦のように8～12層が重なり合い，最初に角化して毛の主体である毛皮質を取り囲み保護する働きを担う（**図5**）．毛皮質は毛の主体を構成し，その細胞はケラチン線維に富み，毛軸方向に伸長する．このケラチンはシステイン，グリシン，チロシンに富む硬ケラチン（hard keratin）で，角化し，毛の弾性を保つ．また，毛皮質は毛球部のメラノサイトから受け渡されたメラニンを含有し毛に色を与える．毛髄にはHE染色で赤く染まる髄質顆粒（medullary granule）がみられ，不完全な角化を示しながら下部毛包で空砲化し，崩壊する．したがって，体表面に出ている毛幹は毛皮質と毛小皮からなる．

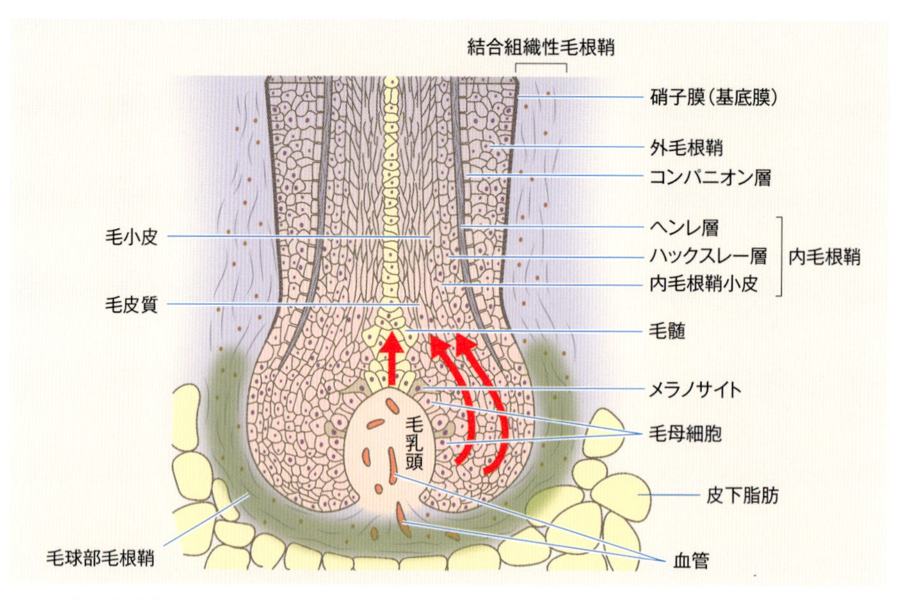

図3　成長期毛球部の構造と細胞の移動方向

成長期では毛乳頭からの各種シグナルに毛母細胞が応答し，盛んに細胞分裂して毛の縦軸に沿って上方に移動する（矢印）．毛球部の最内層の毛母細胞から毛髄が，その外側の細胞から毛皮質，最外層から内毛根鞘が分化してくる．

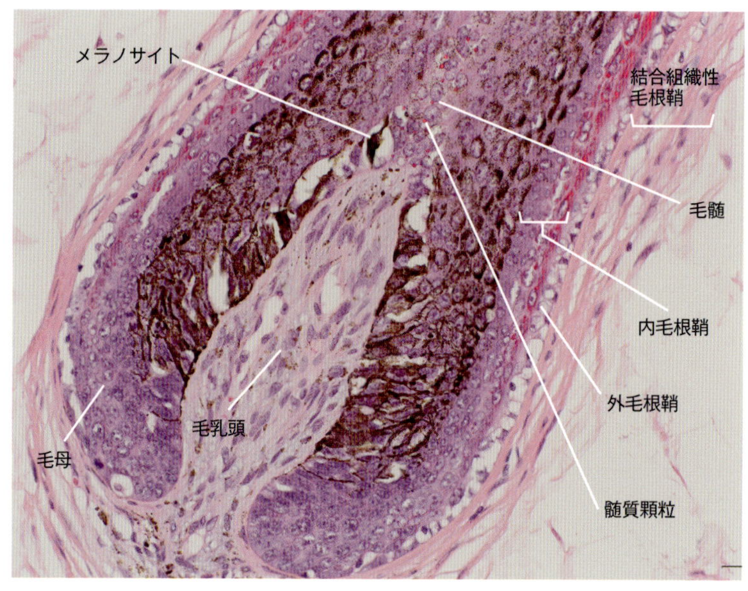

図4　成長期毛球部

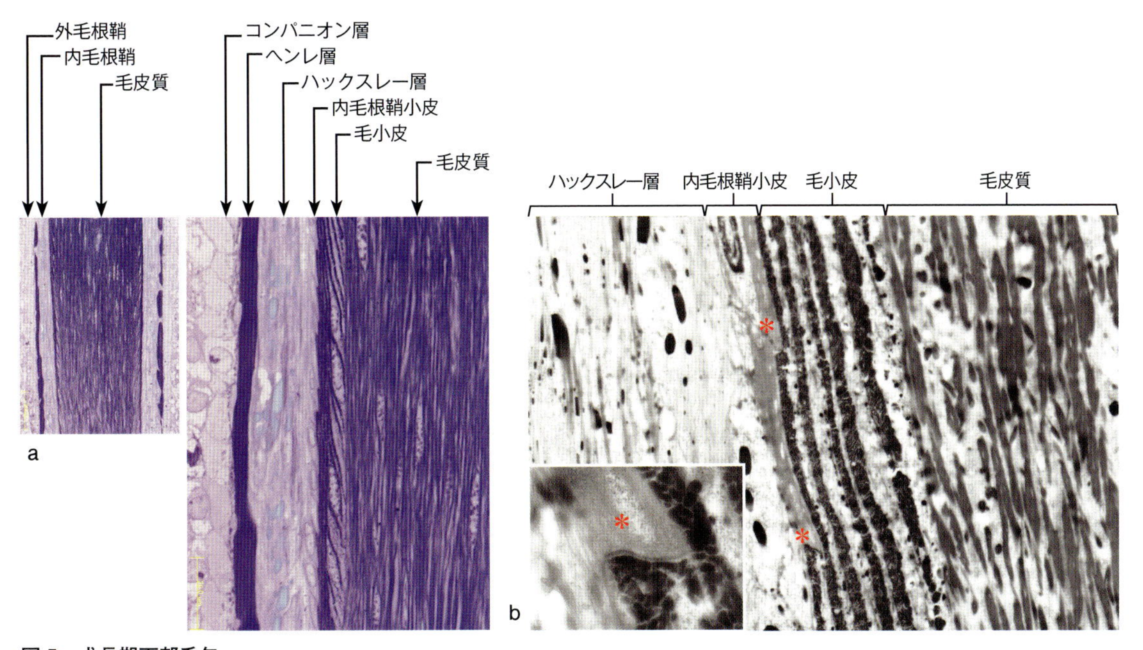

図5　成長期下部毛包
a：エポキシ樹脂包埋切片（トルイジンブルー染色），右は拡大図，b：透過電子顕微鏡像，左下は拡大図．＊は毛小皮と内毛根鞘小皮の嵌合．

毛包脂腺系と毛包

毛包脂腺系は，毛，毛包，脂腺，立毛筋，アポクリン汗腺からなる複合体を形成している（**図1，2**）が，毛包はその下部で毛をつくり，全体としては管状の構造となって内部の毛が伸長できるように支持する器官である．多層上皮細胞層からなる同心円状の上皮性毛包と，それを覆う結合組織の鞘状の構造である，結合組織性毛根鞘からなる．構造は毛周期によって異なる．成長期の毛包では，垂直方向にみると，毛孔部から下方に向かって順に漏斗部（infundibulum），峡部（isthmus），下部毛包（lower segment）と呼び，さらに下部毛包は毛球上部（suprabulbar regions）と毛球部（hair bulb）に区別される．下部毛包は退行期では短くなり，休止期では消失する．このため，漏斗部と峡部を固定部，下部毛包を変動部と呼ぶ．硬毛では毛球部は皮下脂肪組織に存在するが，軟毛では真皮上層に存在する．

漏斗部

漏斗部とは毛孔の開口部から脂腺の導管開口部までをいい，周囲の表皮に連続する（**図2，6**）．漏斗部の毛包には外毛根鞘しかみられず，表皮と同様の角化様式を示し顆粒層を有し，層状の角質をつくる．ここには表皮と同様にランゲルハンス細胞も存在する．

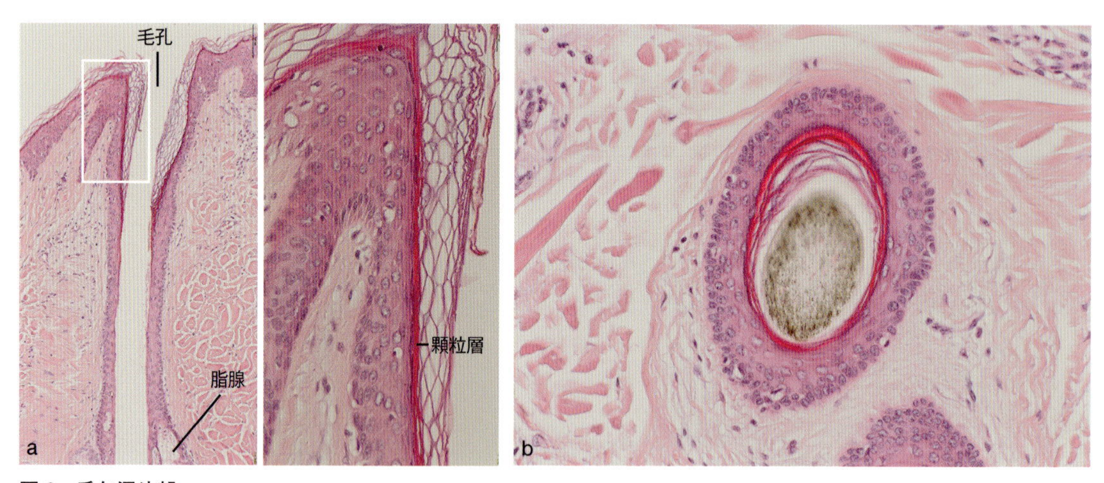

図6 毛包漏斗部
a：縦断面，右図は白枠内の拡大．b：横断面．
毛孔の開口部から脂腺の導管開口部までを指し，周囲の表皮に連続する．

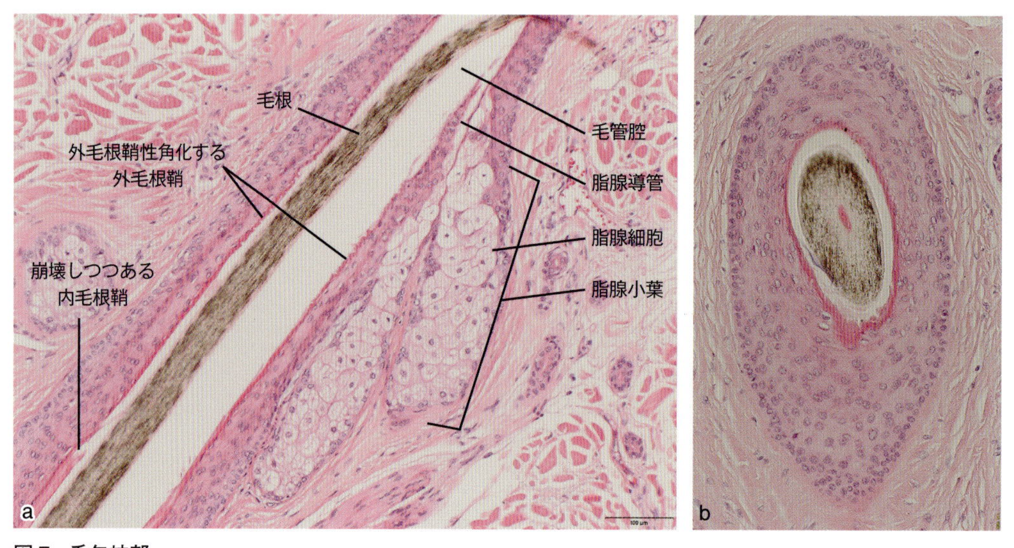

図7 毛包峡部
a：縦断面，b：横断面．外毛根鞘が顆粒層をもたずに角化する「外毛根鞘性角化」を示している．

峡部

脂腺の導管開口部から立毛筋付着部 / 毛隆起（hair bulge）/ 内毛根鞘が消失する部位までを峡部という（**図7**）．漏斗部と峡部の境界部に皮脂を産生する脂腺が導管を介して開口する．ここからは，脂腺小葉で成熟し皮脂を貯めた脂腺細胞が細胞ごと崩壊する（ホロクリン分泌）ことでつくられた皮脂が毛管腔内に分泌される．毛隆起部の細胞は比較的未分化な細胞で，毛と内毛根鞘の幹細胞とメラノサイトの幹細胞がある．毛包峡部には内毛根鞘がないので外毛根鞘が直接毛管腔に面し，特有の角化様式（外毛根鞘性角化，後述）を

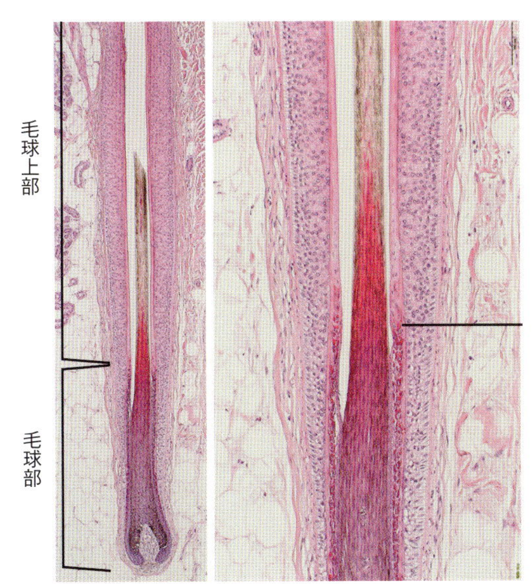

図8　下部毛包の縦断面
右は拡大図

とって角化する．

下部毛包

峡部より深部が下部毛包で，毛球部と毛球上部からなり，その境界部は，ハックスレー（Huxley）層がトリコヒアリン顆粒を失って角化する位置で，Adamson's fringe と呼ぶ（**図8**）．下部毛包には中央に毛髄・毛皮質があり，そこから外側に向かって順に内毛根鞘，コンパニオン層，外毛根鞘，結合組織性毛根鞘と並ぶ（**図3〜5，9**）．

毛球部は成長期の毛包の最下端にのみ存在し，球状に膨らんで毛母細胞が毛乳頭（hair dermal papilla）を取り囲む構造をとる（**図3，4**）．毛母細胞はN/C比が高く好塩基性の細胞で，大型で明るい細かな斑点模様のある単調な核を有し，核小体も明瞭である．細胞分裂像もしばしばみられる．毛母細胞の間にはメラノサイトが散在し，毛根の細胞にメラニンを供給する．成長期では毛乳頭からの各種シグナルに毛母細胞が応答し，盛んに細胞分裂して毛の縦軸に沿って上方に移動し毛と内毛根鞘を作る（**図3**の矢印方向）．毛球部の最内層の毛母細胞から毛髄が，その外側の細胞から毛皮質，最外層から内毛根鞘が分化してくる（**図3**）．

内毛根鞘は，中央側から順に内毛根鞘小皮，ハックスレー層，ヘンレ（Henle）層からなり，HE染色で赤く染まるトリコヒアリン顆粒がみられる（**図9**）．これらの3層の細胞は，ヘンレ層，ハックスレー層，内毛根鞘小皮の順に核を失って毛根より早く角化し，毛包峡部で崩壊し，消失する（**図7a**）．1〜2層からなるヘンレ層は，毛と毛包の各層の中で一番先に角化して，それより内側の構造を保護する働きをしていると考えられる．ハックスレー層は2〜4層の細胞からなり，大型のトリコヒアリン顆粒を有する．最内層である1層の内毛根鞘小皮は内部に無数の小型のトリコヒアリン顆粒を含み，内側の毛小皮の上部から食い込む形で鋸歯状にかみ合い（嵌合），毛が容易に抜けないように固定している（**図5b**）．

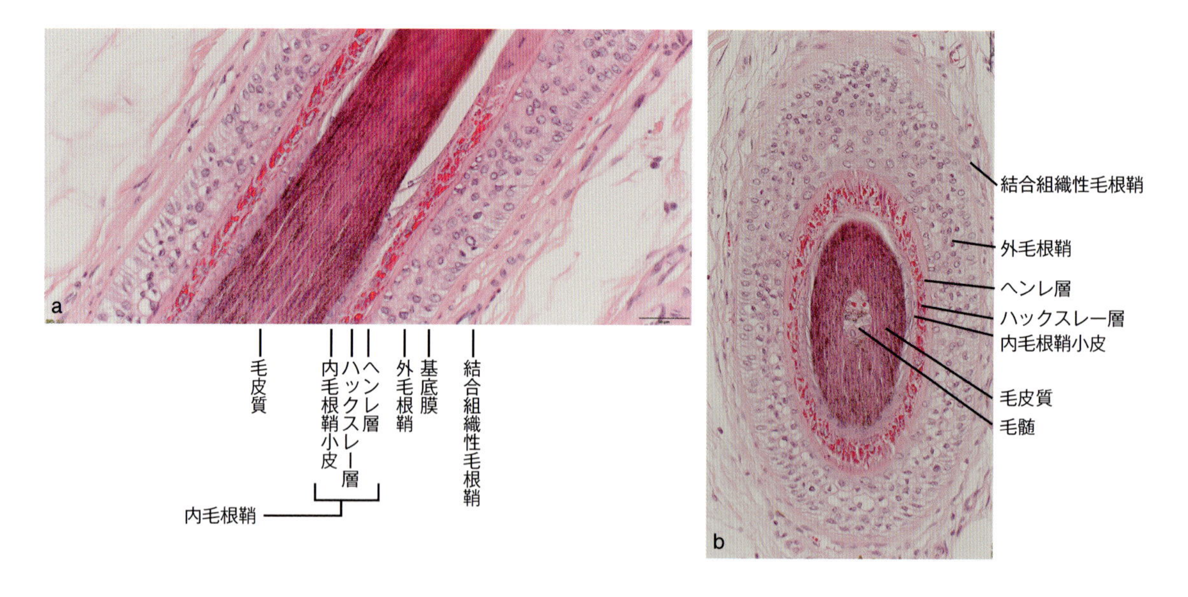

図9 毛球部
a：縦断面，b：横断面．

コンパニオン層と外毛根鞘

コンパニオン層（companion layer）は外毛根鞘最内層細胞層とも呼ばれ，内毛根鞘と外毛根鞘の間に存在する，1層の細胞からなる（**図3，5a**）．独自のケラチン分子を発現し，毛包を取り囲むようなケラチン線維の走行を示し，内毛根鞘との間にデスモソームを形成する．

外毛根鞘はグリコーゲンを豊富に持つために細胞質が明るくみえる細胞からなり，最外層は円柱状の細胞が柵状に配列する（**図8，9a**）．外毛根鞘の外側にははっきりした硝子状の基底膜が存在する．外毛根鞘の厚さは縦断面でみると，毛球部では薄く，毛球上部では厚くなり，峡部でさらに厚くなり，漏斗部では再び薄くなって被覆表皮に連続する．外毛根鞘は下部毛包では内毛根鞘と接しており角化しないが，峡部のレベルで内毛根鞘が消失すると，顆粒層を経ずに角化し均質な角質組織をつくる外毛根鞘性角化（trichilemmal keratinization）を起こし毛管腔に直接面する（**図7**）．漏斗部では顆粒層を経る表皮型の角化を示す（**図6a**）．この外毛根鞘性角化と表皮型の角化の違いが，外毛根鞘性嚢腫（trichilemmal cyst）と類表皮嚢腫（粉瘤，epidemal cyst）との主な鑑別点となる．

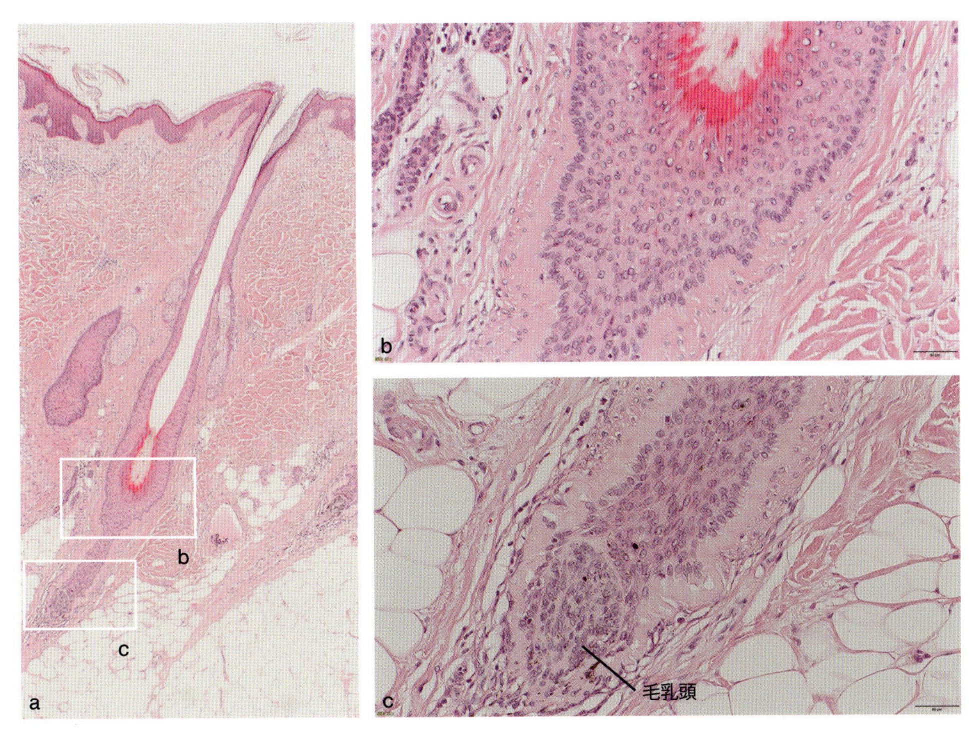

図 10　退行期の毛と毛包
退行期の毛包では細胞分裂能，メラニン合成能が終了し，毛球部が消退し毛乳頭から離れていく．
a：毛包の全体像．**b**：a の拡大像．外毛根鞘性角化がみられる．**c**：a の拡大像．基底膜が肥厚している．

結合組織性毛根鞘

結合組織性毛根鞘は毛包の最外層であり，主として膠原線維，線維芽細胞様の細胞からなり，少量の弾性線維，血管，神経などを含んでいる（**図 4，9**）．毛球部では毛母細胞に囲まれるように嵌入し，毛乳頭を形成する．ここでは線維芽細胞様細胞が Wnt シグナル系をはじめとする各種シグナル分子，成長因子を分泌し，毛母細胞を刺激し毛包の発生，毛周期を制御する．毛乳頭内にはメラニン顆粒を貪食したメラノファージもみられる．

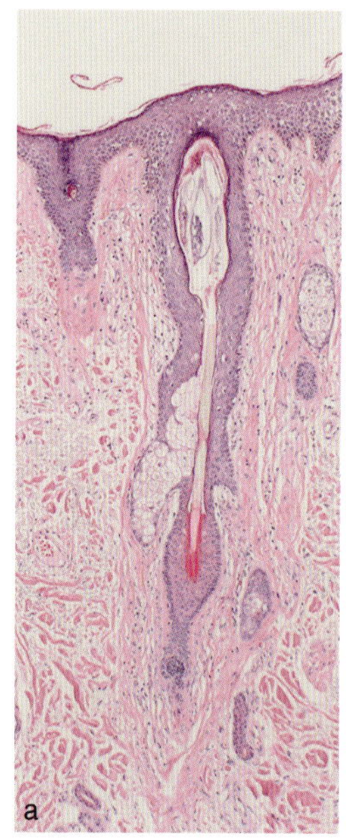

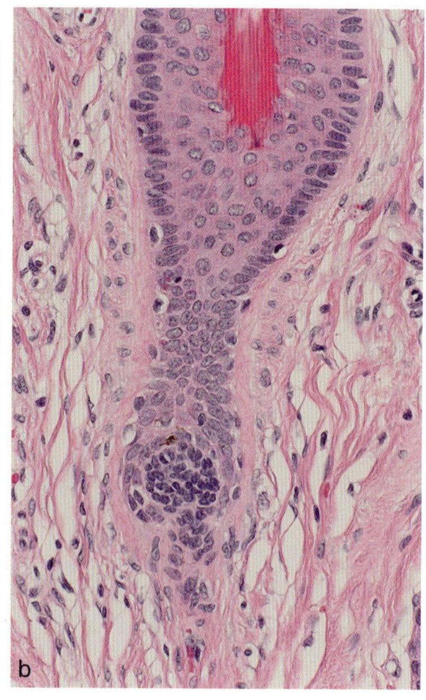

図 11　休止期の毛と毛包
a：毛包の下部に次の成長期毛をつくるための毛芽が形成されている．b：拡大図

退行期の毛と毛包

退行期の毛包では細胞分裂能，メラニン合成能が終了し，毛球部が消退し毛乳頭から離れていく（**図 10**）．毛は棍毛（club hair）となって上行し，外毛根鞘は外毛根鞘性角化する．基底膜，結合組織性毛根鞘は肥厚する．外毛根鞘の中に 多数のアポトーシスを起こしている細胞がみられる．これは外毛根鞘が徐々に上の方へ短くなっていく時に細胞数を減らすために起こっている現象である．その外毛根鞘が撤退した後には結合組織性毛根鞘がとり残され，follicular stella と呼ばれる．

休止期の毛と毛包

休止期では，外毛根鞘が毛隆起部分まで撤退している（**図 11**）．毛は下部が球状に角化しており，棍毛と呼ばれる．退縮した外毛根鞘の下部からは，次の成長期毛をつくるために毛芽（二次毛芽）が形成される．

（山本明美）

参考文献

- 板見智．毛髪総論，玉置邦彦ほか編，最新皮膚科学大系17〈付属器・口腔粘膜の疾患〉東京：中山書店；2002．pp.2–14.
- Lian CG, Murphy GF. Histology of the skin. In：Elder DE（ed）. Lever's Dermatopathology: Histopathology of the Skin. 12th ed. Philadelphia: Wolters Kluwer；2023. pp.9–69.

1章 脱毛症・ムダ毛

毛幹と毛包脂腺系の異常

ここで伝えたいエッセンス

- 多毛は，内分泌疾患や内臓悪性腫瘍の唯一の身体所見として生じうる.
- 毛幹の後天的な異常の原因には，感染症や栄養障害が含まれる.
- 毛包の異常所見を正確に評価して適切に診断するため，原発疹，続発疹はそれぞれ特定の用語で記載して共有する.
- 顔面の毛包の異常は，どれも一見，尋常性痤瘡に似た臨床像を示すため，イメージだけでは診断を誤る可能性がある.
- 頭頸部には，毛包脂腺系由来の多彩な良性腫瘍，悪性腫瘍が好発する.

毛幹の異常[1)]

毛幹の異常は，脱毛症や多毛など毛の量の違い，毛の脆弱性や形の違い，毛の色の違いなどで記載できる．また，毛包脂腺系疾患の特異所見の場合と，代謝性疾患や栄養障害，物理的負荷などに伴う二次性変化の場合とがある.

美容皮膚科診療においても，適切な施術は適切な診断が前提となる．患者の訴えと身体所見に対して，診断の全責任は主治医にある．多毛や脱毛などの毛幹異常は，内分泌疾患や内臓悪性腫瘍の唯一の身体所見として生じうる．病状により専門医へのコンサルトをためらわない.

以下に毛幹の異常について解説するが，脱毛症については本章別項（p.42～75）に，毛の加齢性変化については本大系第1巻[2)]に，詳しい治療については成書にゆずる.

多毛[3, 4)]

1 全身性多毛

全身性の多毛（hypertrichosis）をきたす先天性疾患には，毳(ぜい)毛(もう)性（軟毛性）多毛症（hypertrichosis lanuginosa，常染色体顕性遺伝），汎発性多毛症（generalized hypertrichosis，伴性潜性遺伝），汎発性終毛性多毛症（terminal hypertrichosis；werewolf syndrome）などがある．また先天性症候群の一所見として多毛がみられる疾患に，18トリソミー，ターナー症候群（Turner syndrome），ムコ多糖症，血管拡張性運動失調症などがある．

後天性の二次性多毛症では，通常，軟毛が多毛化する．薬剤（シクロホスファミド，シクロスポリン，ミノキシジル，副腎皮質ステロイド，ペニシラミン，フェニトイン，ストレプトマイシン，インターフェロンなど），悪性腫瘍，神経内分泌疾患（脳挫傷，脳炎，多発性硬化症，若年性甲状腺機能低下症）などが原因となる．

2 妊娠性多毛

妊娠期間中にしばしば軽度または中等度の多毛がみられる[5]．顔面に好発し，上肢，下腿，背部にも生じる．妊娠後期または分娩後に正常化する傾向にある．

3 男性化型多毛[6,7]

男性化型多毛（hirsutism）は，女性や小児の顔面，胸部，大腿などに，軟毛の増加や，男性のような硬毛を生じる．男性型脱毛のような頭頂部優位の疎毛や痤瘡を伴うことも多い．さまざまな原因で生じ，ほとんどの場合月経異常を伴う（**表1**）．多囊胞性卵巣症候群（polycystic ovarian syndrome：PCOS）と特発性男性化型多毛（idiopathic hirsutism）が最も多い[6]．

男性化型多毛をみたら，最も重要なことは，最近発症し，急性に進行したかどうかである．当てはまる場合，まれではあるがアンドロゲン産生腫瘍の可能性があるため，疑って診療にあたる必要がある．

鑑別診断は以下のアルゴリズムに従う[6,7]（**図1**）．

まず，成人発症であれば，古典的先天性副腎過形成を除外できる．通常は小児期に発症し外性器の異常を伴う．

次に，軟毛の多毛が主体の場合，服薬歴を確認する．発症前に開始された服薬歴がある場合，薬剤性多毛を疑う．また服薬歴にかかわらず，先端肥大症やクッシング症候群（Cushing syndrome）のような内分泌疾患，甲状腺機能異常，晩発性皮膚ポルフィリン症，腫瘍随伴性症候群，神経性食欲不振症などの疾患でも軟毛の多毛が主体となる．

硬毛の多毛が主体で男性型の分布を示し，月経異常を伴わない場合，特発性男性化型多毛と診断する．軽微な男性化型多毛の半数を占める．血漿テストステロン値の異常は通常みられない[8]．一方，本診断名には批判もある．遅発性の非古典的先天性副腎過形成などの未然例を含んでいる可能性に留意し，経過観察を要する．ボディビルダーなどでアンドロゲンの服用歴がある場合も月経異常を伴わない男性化型多毛をきたしうる．女性型の分布を示し月経異常を伴わない場合，特発性多毛，または人種差，個人差などを疑う．

主訴が多毛でも，実際には客観的に多毛がみられず，他の医師や本人による過大評価である場合がある．また，醜形恐怖症の一部では，健常の範疇であるにもかかわらず多毛であるとの強い観念にとらわれる．

男性化を伴う多毛の急性発症例では，アンドロゲン産生腫瘍を鑑別する必要がある．男性化徴候が顕著で血漿テストステロン値が異常高値を示す場合，核磁気共鳴画像法（MRI）などの画像検査で副腎腫瘍，卵巣腫瘍のスクリーニングを行う．

一方，緩徐に発症した場合，多囊胞性卵巣症候群などの非腫瘍性の原因を疑う．とくに，多囊胞性卵巣症候群は，男性化を伴う多毛の原因として最も多い．ガイドライン上，男性化徴候が顕著でない限り，血漿テストステロン値は必ずしも測定しなくてよいとされる．多囊胞性卵巣症候群で，肥満を伴う場合や耐糖能異常の家族歴がある場合は，グルコース経口負荷試験や血清脂質の評価な

表1 男性化型多毛の原因

月経異常のない男性化型多毛	月経異常のある男性化型多毛
軟毛性の多毛	軟毛性の多毛
1. 人種的多毛 2. 薬剤性多毛 a. シクロスポリン b. ミノキシジル c. ジアゾキシド d. ペニシラミン e. インターフェロン f. フェニトイン g. セツキシマブ h. デキサメタゾン	1. 薬剤性多毛（左欄2a～hを参照） 2. 軟毛性の多毛をきたす疾患 a. 先端肥大症 b. インスリン抵抗性 c. 晩発性皮膚ポルフィリン症 d. 甲状腺機能亢進症・低下症 e. 腫瘍随伴性症候群 f. 神経性食欲不振症 g. クッシング症候群
硬毛性の多毛	硬毛性の多毛
1. 客観的な過大評価 2. 主観的な過大評価 3. 妄想への執着，醜形恐怖症 4. 特発性男性化型多毛	1. 薬剤性多毛 a. シクロスポリン b. ミノキシジル c. ジアゾキシド d. アンドロゲン（外用剤，錠剤，注射） e. プロゲスチン f. エストロゲン拮抗薬（クロミフェン，タモキシフェン） 2. 副腎疾患 a. 酵素欠損症（古典的・非古典的先天性副腎過形成） i. 21-ヒドロキシラーゼ欠損症（P-450 c 21 欠損） ii. 11-βヒドロキシラーゼ欠損症（P-450 c 11 欠損） iii. 3-βヒドロキシステロイドデヒドロゲナーゼ欠損症 b. 新生物 i. 男性化副腎腺腫（virilizing adrenal adenoma） ii. 男性化副腎癌（virilizing adrenal carcinoma） 3. 卵巣疾患 a. 多嚢胞性卵巣症候群（PCOS） b. インスリン抵抗性 i. 肥満関連 ii. 1型糖尿病 iii. 2型糖尿病 c. 莢膜増殖症（hyperthecosis） d. 家族性卵巣アンドロゲン過剰症（familial ovarian hyperandrogenism） e. 妊娠後の黄体遺残 f. 新生物 i. 男性化胚細胞腫（arrhenoblastoma） ii. ライディッヒ細胞腫 iii. 卵巣門細胞腫

（Koulouri O, Conway GS. BMJ 2009[6]；Loriaux DL. J Clin Endocrinol Metab 2012[7] を参考に作成）

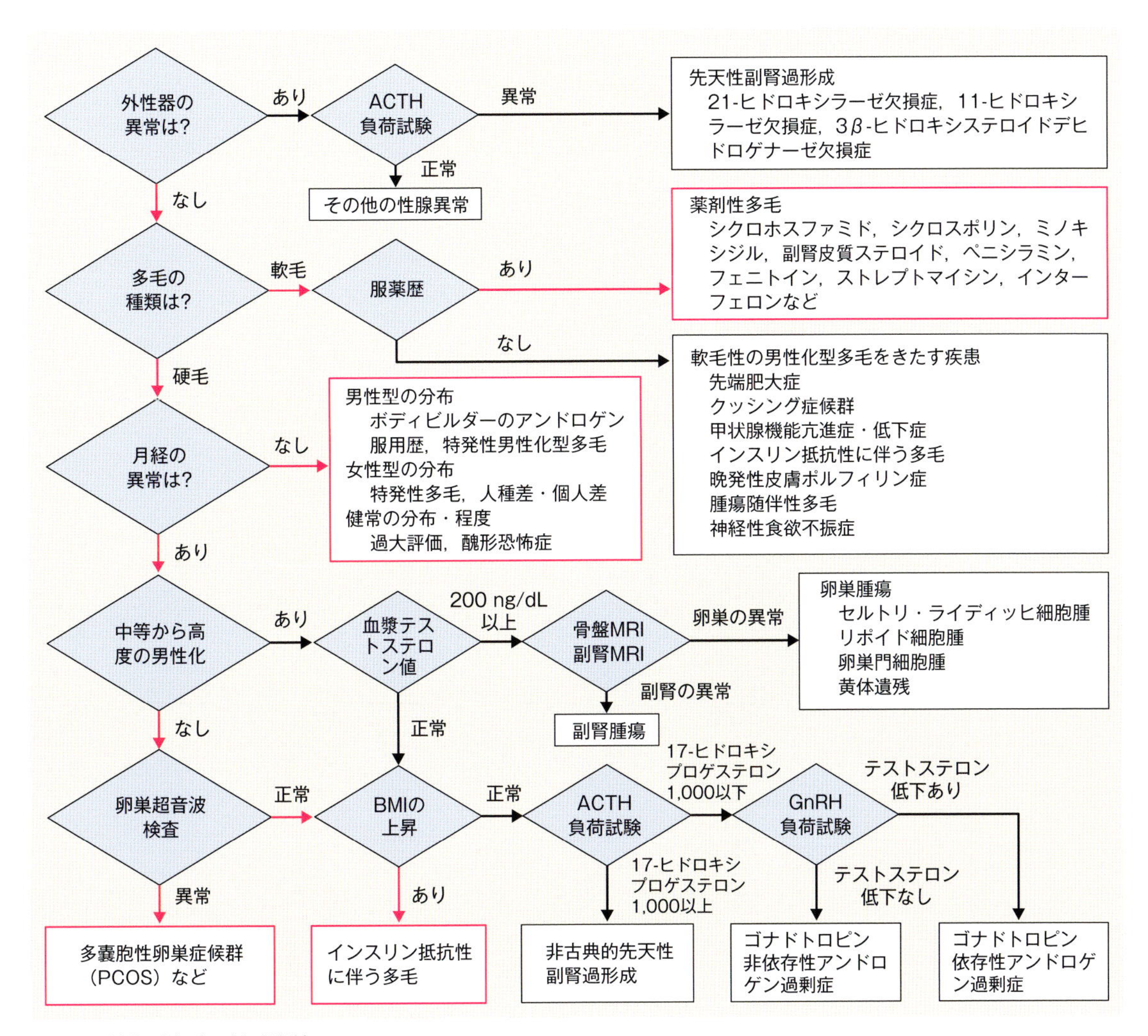

図1　男性化型多毛の鑑別診断

比較的みられる機会の多いものを赤で示す.
（Koulouri O, Conway GS. BMJ 2009[6)]；Loriaux DL. J Clin Endocrinol Metab 2012[7)] を参考に作成）

ど，メタボリック症候群の検査を進める．身体所見で黒色表皮腫（間擦部の色素沈着）を伴う場合，インスリン抵抗性のサインとなる．

男性化はみられるが軽度で，多嚢胞性卵巣症候群を否定でき，肥満もインスリン抵抗性も認めない場合，遅発性の非古典的先天性副腎過形成などの内分泌疾患の可能性がある．鑑別のため，内分泌代謝科専門医に精査を依頼する．

4 局所性多毛

先天性の局所性多毛を示す疾患に，有毛性色素性母斑，ベッカー母斑（Becker's nevus），平滑筋母斑，また二分脊椎などの形成異常に伴う腰仙骨部多毛症（仙骨部硬毛巣，faun-tail nevus）などがある[3,4)]．

後天性の局所性多毛に，慢性刺激に伴う労働者の肩背部多毛がある．晩発性皮膚ポルフィリン症

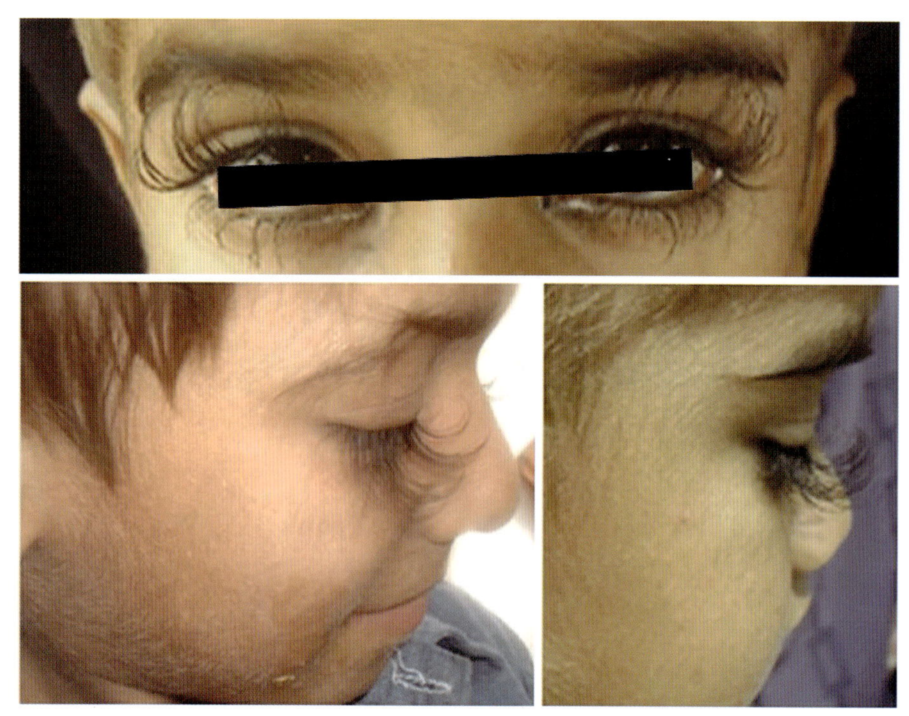

図2　家族性長睫毛症
（Higgins CA, et al. Proc Natl Acad Sci U S A 2014[9] より．許諾を得て転載）

では顔面に多毛がみられる．また，外傷や熱傷の瘢痕部，潰瘍周囲などに症候性の局所性多毛がみられることがある．医原性の局所性多毛では外用ステロイド剤の外用部位における多毛が知られる[4]．とくに小児でしばしばみられ，軟毛の多毛化を生じる．

睫毛が長く伸びる長睫毛症に，家族性，症候性，薬剤性などの原因がある．家族性長睫毛症では *FGF 5* のホモ変異が報告されている（**図2**）[9]．その他のいくつかの先天性疾患でも睫毛の伸長を伴う．とくに，先天性肺疾患の患児の6.3％に長睫毛症がみられたとする報告がある[10]．症候性ではアトピー性皮膚炎や春季カタル，ぶどう膜炎の患者で睫毛の伸長がみられる．薬剤性長睫毛症の原因薬剤として，プロスタグランジンアナログ，EGFR（epidermal growth factor receptor；上皮成長因子受容体）阻害薬，インターフェロン，カルシニューリン阻害薬が知られる．とくに，プロスタグランジンアナログのビマトプロスト（0.03％点眼液，ルミガン® など）は緑内障の点眼治療薬として用いられ，睫毛の伸長の有害事象を高率に発症する．健常人や化学療法後の患者を対象としたランダム化試験でも睫毛の有意な伸長効果がみられたため，睫毛を伸ばしたいという美容目的での使用（0.03％外用液剤，グラッシュビスタ® など）が各国で承認されている[10]．

5 老人性多毛

壮年から老年の男性では，眉毛，鼻毛，耳毛などの硬毛化が起こる．眉毛は不均一に伸長して濃く叢状になり，鼻毛や耳毛も太く長めになる[11]．一般に硬毛化はアンドロゲンの作用とされる．しかしながら，老人性多毛にみられるこれらの変化は，男性型脱毛や老人性脱毛で頭髪にみられる変化とは逆の変化であり，アンドロゲンの作用では説明ができない．また，毛根が発達する方向の変化であり，細胞老化でも説明ができない．

老人性白髪は黒髪に比べて伸長が早い[12]．白髪の毛包では退行期を誘導する *FGF5* の発現が促進しており，成長期の延長が原因として考えられる．眉毛や耳毛などの部位でも加齢により毛周期の制御が低下し，短毛の長毛化をきたしている可能性が考えられる．しかし，硬毛化は毛周期だけでは説明ができず，明確なことはわからない．

毛幹の脆弱性を伴う形態異常[1,3,4]

毛幹に形態の異常があり，また折れやすく短毛となるため長く伸びないものとして，以下があげられる（**表2**）．

1 連珠毛

連珠毛（monilethrix, beaded hair）は，通常，小児期に発症する．毛幹が周期的に0.7～1 mmの間隔をおいて細くなる．紡錘を連ねたような形態が連珠に似てみえる．細くなった部分で折れやすく，側頭部や後頭部で疎毛となる．常染色体顕性遺伝で *KRT81, KRT83, KRT86*（*hHb6*）の変異[13,14]が報告されている．これらの遺伝子は毛の2型ケラチンをコードしており，毛幹の毛皮質に局在する．なぜ連珠毛の形態をとるのかはわかっていない．

一方，潜性遺伝形式をとる病型で *DSG4* の変異が報告されている[15]．

2 結節性裂毛

結節性裂毛（trichorrhexis nodosa, trichoclasia）は，毛髪の所々に球状ないし楕円状の灰白色小結節を生じる．小結節の部分は2つのブラシを組み合わせたかのように毛皮質のケラチン線維が交錯し，この部分で折れやすい．パーマやブラッシングにより生じる後天性のものと，アルギニノコハク酸尿症，シトルリン血症などの先天性疾患に生じるものとがある．

3 陥入性裂毛

陥入性裂毛（bamboo hair, trichorrhexis invaginate）は，ネザートン症候群（Netherton syndrome）の特徴的所見としてみられる．節の部分で折れやすいため短毛になる．ネザートン症候群は先天性魚鱗癬，陥入性裂毛，アトピー素因を3主徴とする常染色体潜性遺伝性疾患で，角化を制御するセリンプロテアーゼインヒビターをコードする *SPINK5* の変異を伴う．出生時または生後まもなく，紅斑の辺縁に二重の鱗屑を伴う特徴的な曲折線状魚鱗癬を生じる．成長障害や精神遅滞，再発性感染症，てんかんなどを伴うことがある．

4 捻転毛

捻転毛（pili torti, trichotortuosis, twisted hair）は，扁平化した毛幹が不規則な間隔でねじれて折れやすくなる．先天性と後天性がある．先天性の捻転毛には顕性遺伝，潜性遺伝がある．思春期以降治癒することもある．他の先天性形成異常の一所見としてみられることもある．後天性の捻転毛は膠原病，ポルフィリン症，感染症，サルコイドーシスに生じることがある．

毛幹の脆弱性を伴わない形態異常[1,3,4]

形態の異常はあっても脆弱ではなく，折れて短くなることも通常はないものとして，以下があげられる（**表2**）．

表2 毛の異常所見

毛幹の脆弱性あり	名称	連珠毛 (monilethrix, beaded hair)	結節性裂毛 (trichorrhexis nodosa, trichoclasia)	陥入性裂毛 (bamboo hair, trichorrhexis invaginata)	捻転毛 (pili torti, trichotortuosis, twisted hair)
	特徴	幹の太さが一定間隔を置いて交互に変わる	毛幹に灰白色の小結節を生じ折れやすい	毛幹に竹の節状の小結節を生じ折れやすい	扁平化した毛幹がよじれる
	原因/疾患	遺伝性	毛皮質の脆弱性，ブラッシング，パーマなどの機械的刺激	ネザートン症候群	先天性，膠原病，感染症，サルコイドーシス，ポルフィリン症，銅欠乏など
	所見	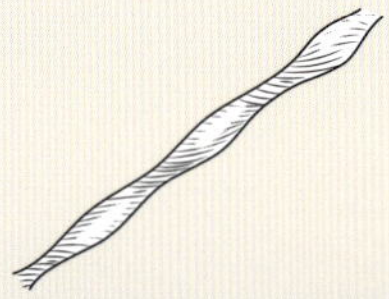	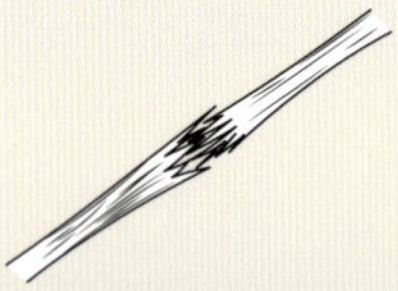	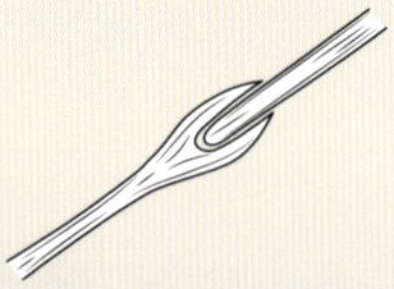	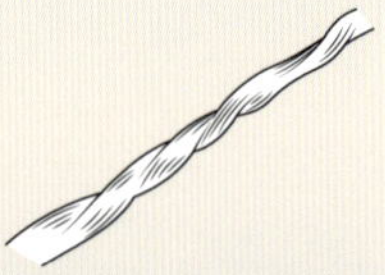
毛幹の脆弱性なし	名称	縮毛 (curly hair, wooly hair, frizzy hair)	らせん状毛 (corkscrew hair)	角層内巻毛症 (rolled hairs, poils en spirale)	結毛症 (trichonodosis, knotting hair)
	特徴	くせ毛，ちぢれ毛．黒人の大多数を占める	コルク抜きのようにらせん状にカールする	毛幹が角層内で渦巻いた状態	毛幹に結び目を生じる．縮毛に生じやすい
	原因/疾患	先天性縮毛症・乏毛症，外胚葉形成不全など	ビタミンC欠乏症 (壊血病 scurvies)	特発性は男性の四肢に多い．機械刺激，円形脱毛症，ビタミンC欠乏など	機械的刺激
	所見	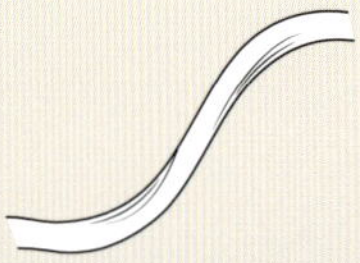	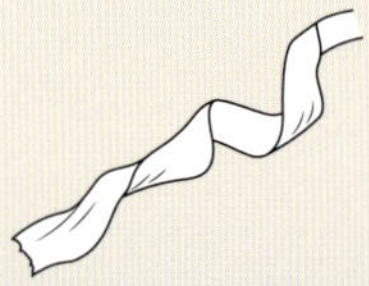	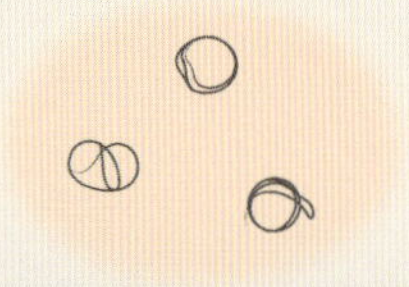	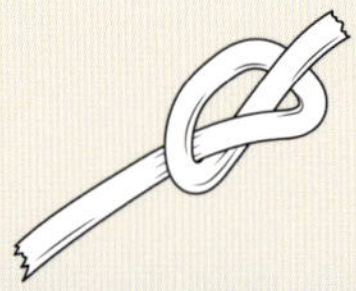
	名称	白輪毛 (pili annulati, ringed hair)	毛縦裂症 (trichoptilosis)	叉状毛 (pili bifurcati)	spun-glass hair, uncombable hair, pili trianguli et canaliculi
	特徴	黒い部分と交互に白い輪が毛幹にみられる	枝毛．毛幹が裂ける	毛幹が不完全に癒合し中ほどで分離した形状をとる	三角形の毛幹が微細に縮れて伸びる
	原因/疾患	常染色体顕性遺伝	栄養障害，乾燥，機械的刺激	常染色体顕性遺伝	孤発性，顕性遺伝
	所見	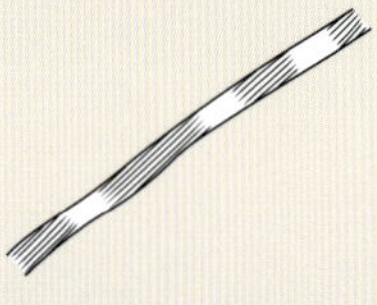	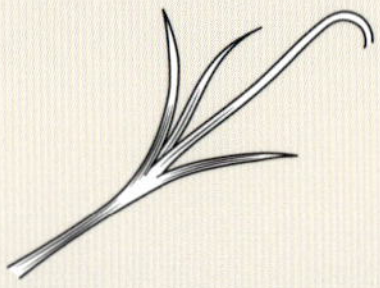	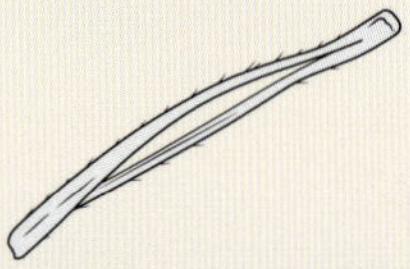	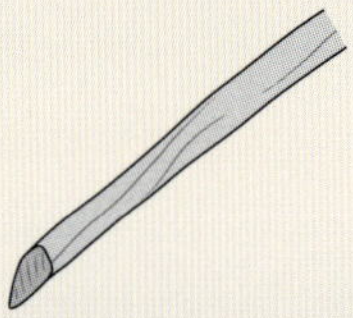
感染症・その他	名称	アタマジラミ症 (pediculosis capitis)	頭部白癬 (tinea capitis)	毛鞘 (hair casts)	棘状毛貯留症 (trichostasis spinulosa)
	特徴	毛幹基部に虫卵が付着し白点として見える	毛幹胞子鞘で囲まれ灰色になる．折れやすい	内毛根鞘の角質が毛幹の全周に鞘状に付着する	毛包内に棍棒状の毛幹が束になって貯留する
	原因/疾患	*Pediculus capitis* 感染症	*Trichophiton ruburm, T. tonsurans, Microsporum canis*	若い女性に多い．牽引，脂漏性皮膚炎，ビタミンA欠乏など	物理刺激など
	所見	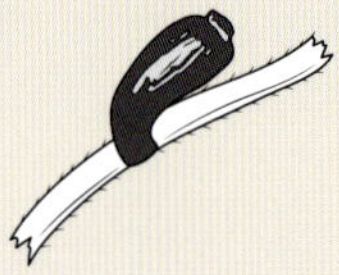	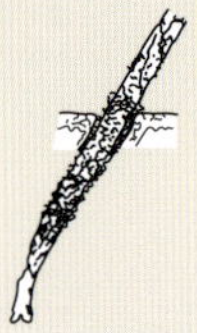	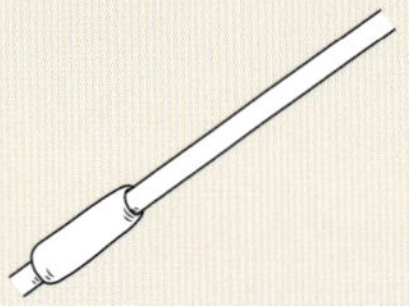	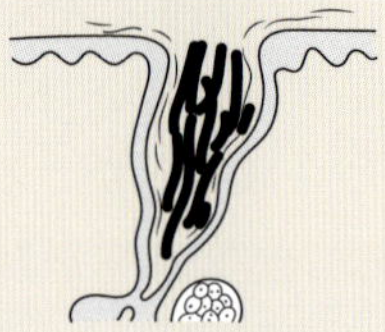

（Whiting DA. J Am Acad Dermatol 1987[1]；大塚藤男．皮膚科学．金芳堂；2016[3]；森理．皮膚科学．文光堂；2006[4] を参考に作成）

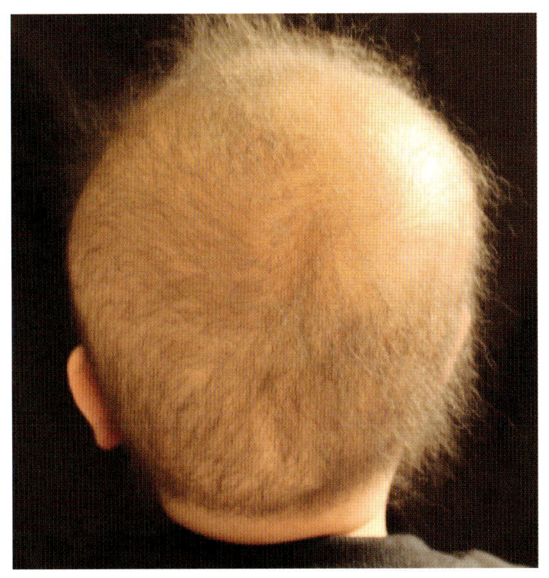

図3　先天性縮毛症・乏毛症
3歳，男児．頭髪は細い縮毛で最長3～4 cmであった．*LIPH*遺伝子に，本邦の患者に共通の創始者変異であるホモ接合型ミスセンス変異（c.736 T>A［p.Cys 246 Ser］）を同定した．

1 縮毛

縮毛（curly hair, wooly hair, frizzy hair）とは，毛髪のちぢれた状態をいう．程度によりちぢれ毛，ウェーブ，天然パーマなどと呼ばれる状態を指し，多彩な形態をとる．黒色人種の大多数にみられる．日本民族の頭髪では少ない．毛幹の断面は楕円形で長軸に対してねじれる．光沢が少なく褐色のことが多い．外胚葉形成不全の一所見としてもみられる．

先天性縮毛症・乏毛症（autosomal recessive woolly hair/hypotrichosis）は，縮毛，乏毛，短毛を特徴とする先天性疾患で，常染色体潜性遺伝を示す（**図3**）．本邦に多く，リゾホスファチジン酸合成にかかわる酵素群をコードする*LIPH*，*LPAR 6*の変異がみられる[14]．

2 らせん状毛

らせん状毛（corkscrew hairs）は，ビタミンC欠乏症（壊血病〈scurvies〉）の特徴的所見である[16]．体幹などでコルク抜きのようならせん状にカールした毛幹，毛孔一致性の出血点や歯肉出血を伴う．

3 角層内巻毛症

角層内巻毛症（rolled hair, spiral hair, coiled hair, poils en spirale）は，新生毛が角層内で渦巻状に貯留し，体表に出られない状態である[17, 18]．男子に多い．埋没毛（p.23）とは区別する．

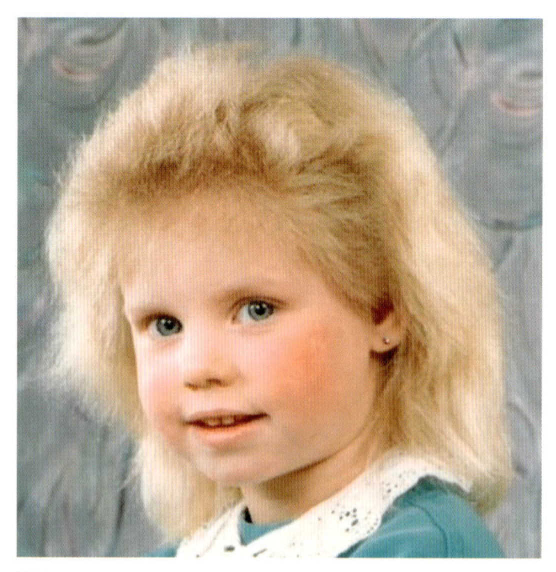

図4 spun-glass hair
（Ü Basmanav FB, et al. Am J Hum Genet 2016[19] より．許諾を得て転載）

4 結毛症

結毛症（trichonodosis, knotting hair）は，毛幹に結び目ができる．縮毛に生じやすい．機械的刺激が原因と考えられる．

5 白輪毛

白輪毛（pili annulati, ringed hair）は，白い輪が黒い部分と交互にみられる．常染色体顕性遺伝をとる．

6 毛縦裂症

毛縦裂症（trichoptilosis）は毛髪の先端が縦に裂け，時に毛幹の全長に及び，羽毛状となる．「枝毛」とも言われる．機械的刺激によって生じる．

7 叉状毛

叉状毛（pili bifurcate）は，毛幹が2本，不完全に癒合した形状をとり，中ほどで分離する．毛縦裂症とは異なる．

8 spun-glass hair

spun-glass hair（uncombable hair, pili trianguli et canaliculi）は，グラスファイバーのように微細にちぢれた毛の束が無作為に伸びる[19]．毛の色は薄く金髪となる（**図4**）．櫛を通しにくい．孤発性に生じるが顕性遺伝の報告もある．光学顕微鏡による観察では明らかでないが，走査電子顕微鏡では横断面が三角形の毛幹が束になった構造を観察できる．外胚葉形成不全を含むさまざまな症候群の一所見としてみられることもある．

白毛[3)]

白毛（canities, poliosis, poliothrix）には，加齢によるもの，先天性，後天性のものがある．

1 老人性白髪

老人性白髪（canities senilis）は加齢による白髪である．毛の加齢性変化の詳細については本大系第1巻[2)]を参照．

2 先天性白毛

先天性白毛は，先天性白皮症（albinism；眼皮膚型白皮症〈oculocutaneous albinism〉），ウェルナー症候群（Werner syndrome）などの早老症候群（progeria），まだら症（piebaldism）などにみられる．

3 後天性白毛

後天性白毛は，尋常性白斑，原田病，円形脱毛症に合併するほか，薬剤や放射線，栄養障害などによっても生じうる．また，家族性早期白髪（若白髪）は顕性遺伝をとる．

毛幹の感染症[3)]

シラミ症（pediculosis），真菌症（dermatophytosis），白癬菌性毛瘡（sycosis trichophytica, tinea barbae）などにより，毛幹に異常が生じることがある．

シラミ症

1 アタマジラミ症

アタマジラミ症（pediculosis capitis）は *Pediculus capitis* 感染症で，小児，学童に流行する．毛幹に付着した卵が点状に白くみえる（**表2**）．成虫の体長は2～4 mm．0.4％フェノトリン（スミスリン®）シャンプー，スミスリン®パウダーなどの市販薬を治療に用いる．疥癬治療外用剤の5％フェノトリン（スミスリン®）ローションにはシラミ症の保険適用はない．

2 ケジラミ症

ケジラミ症（pediculosis pubis）は，*Pediculus pubis* 感染症で，主として陰毛に寄生する．虫卵は毛幹の基部に灰白色の点状物としてみられる．成虫の体長は0.8～1.2 mm．性感染症に含まれる．

真菌症

1 頭部白癬

頭部白癬（tinea capitis）は，頭部の浅在性白癬で「しらくも」とも言われる．小児，外用ステロイド剤の不適切使用例，柔道やレスリングなどの運動選手にみられる．本邦では *Trichophiton ruburm*（足白癬，爪白癬の主要な原因菌），*T. tonsurans*（運動選手），*Microsporum canis*（ペットからの感染）が多い．頭部に境界明瞭な類円形の灰白色の鱗屑局面を生じる．毛幹は胞子鞘で囲まれ灰色になる（**表 2**）．折れやすく抜けやすい．その結果として毛孔に黒点を生じる．真菌直接鏡検，真菌培養で診断を確定する．病初期には検出が難しいことも多く，誤診により外用ステロイド剤を続けているとケルスス禿瘡（Celsus kerion）に進行することがある．抗真菌内服薬により治療する．

2 ケルスス禿瘡

ケルスス禿瘡（kerion）は，頭部の深在性白癬ないし炎症性白癬で，糖尿病や免疫抑制薬の投与に伴う免疫抑制状態で重症化する．健常人でもみられる．頭部に化膿性局面を生じ，牽引で容易に脱毛する．毛幹の真菌直接鏡検，真菌培養で診断を確定する．抗真菌外用薬は無効で，抗真菌内服薬により治療する．

白癬菌性毛瘡

白癬菌性毛瘡は，須毛（口ひげ〈髭〉，あごひげ〈鬚〉，頬ひげ〈髯〉）の白癬菌感染症である．ひげ剃り，外用ステロイド剤が引き金になりうる．男性の須毛部に紅斑，鱗屑，膿瘍を生じる．毛は脱落または抜けやすい．毛幹の真菌直接鏡検，真菌培養で診断を確定する．抗真菌内服薬により治療する．

その他の毛髪異常

毛鞘

毛鞘（hair casts）は，毛幹の主に近位端をとり囲む細い鞘状の構造物を指す[20, 21]．典型的には長さ 3〜7 mm 長で，硬く，透明〜白色調にみえるため，アタマジラミの虫卵と誤診しうる（**表 2**）．

毛幹周囲毛鞘と不全角化毛鞘に大別される[22, 23]．毛幹周囲毛鞘は，内毛根鞘，外毛根鞘またはこれらの複合体が毛幹から離れずに体表に現れた結果として生じる．女性に多い．素因に加え，牽引などの物理的刺激で生じやすい．ビタミン A 欠乏症では頭頂部や後頭部に毛鞘がみられる[16]．不全角化毛鞘は，乾癬や脂漏性皮膚炎などの頭皮の先行病変に伴い，漏斗部の不全角化の結果生じる．

鑑別すべき疾患に，アタマジラミ症のほか，頭部白癬などの感染症，結節性裂毛などの毛幹異常があげられる．また，ヘアスプレーの固着などの人工物が毛鞘のようにみえることがある．

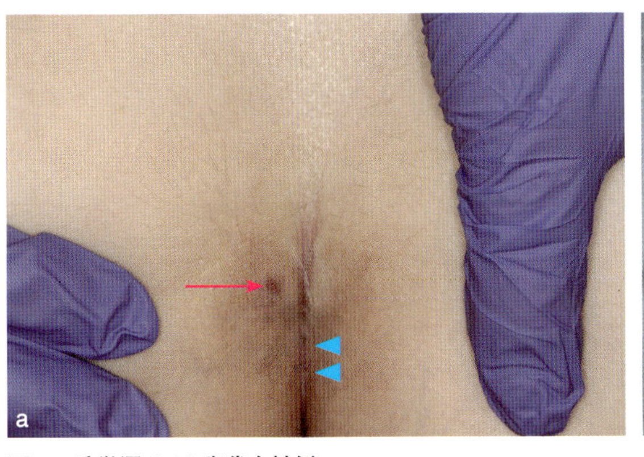
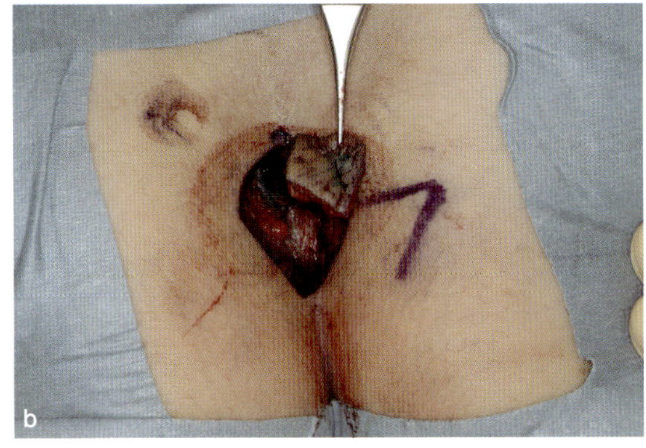

図5　毛巣洞の30歳代女性例
a：術前所見．必ずしも尾仙骨部の体毛が濃いわけではない．毛幹の刺入部（青三角）を確認できる．赤矢印は切開排膿時の瘢痕．b：術中所見．術前に注入した色素により，巣洞の内腔が青く染色されている．菱形皮弁で閉創した．

棘状毛貯留症

棘状毛貯留症（trichostasis spinulosa）は，毛包内に棍棒状の毛幹が束になって貯留し，毛孔一致性の黒点にみえる（**表2**）．中高年に多く，顔面，項部，背部，胸部に好発する．

埋没毛

埋没毛（imbedded hair, ingrown hair, ingrowing hair）は，毛幹が毛包から出られず，上皮に包まれて真皮内に埋没，迷入した状態である[24]．迷入毛（burrowing hair, creeping hair, migrating hair, cutaneous pili migrans）とも呼ばれる．病名が必ずしも統一されていない[25]．しばしば炎症細胞の浸潤を伴う．埋没の程度により多彩な臨床像をとる．毛幹が鞘状に透見できるものや，蛇行して寄生虫皮膚爬行症（creeping disease）に似た臨床像を示すものもある．

毛巣洞

毛巣洞（pilonidal sinus）は，毛髪が皮膚に刺入して瘻孔を形成する．しばしば肉芽形成，異物肉芽腫，膿瘍を伴い，刺入部とは別の箇所に開口する．ときに慢性膿皮症に類似した状態となり，まれに癌化する．

尾仙骨部に好発する．体毛の濃い男性での車の長時間運転が背景として多いため，ジープ病（Jeep disease）とも呼ばれるが，必ずしも体毛が濃くない人や女性でもみられる（**図5**）．その他，頭頸部，外陰部，剃毛する女性の腋窩，また，理容師，美容師や動物のトリマーの指間にも生じる（barber's hair sinus）．

病変部の完全摘出が治療の基本となる．瘻孔，巣洞の内部に毛幹がみられることがある．再発防止のため，発症部位の状態により周囲のレーザー脱毛を勧めることもある．

毛包脂腺系の異常所見

身体に起こる状態の変化を「所見」という．おもに見た目の変化を指す．毛や毛包にも特徴的な所見を表す特定の用語がある．それぞれ，人種や素因，先天性疾患などで先天性にみられるものと，加齢や疾患，また機械的刺激などの要因で後天性に起こるものとがある．

毛包脂腺系に生じた病変は，毛幹の有無にかかわらず，毛孔に一致した所見として観察される．毛包脂腺系に生じた異常そのものを指す所見を原発疹という．鱗屑（scales）や角栓，面皰（comedo/comedones）など，毛包に生じた異常の結果としてみられる所見を続発疹という．毛包の主な異常所見を**表3**に示す．各疾患の詳細は他稿にゆずる．

毛包脂腺系の原発疹

1 毛包一致性丘疹

毛包一致性丘疹は毛包に一致した隆起で，多くは径 1～3 mm 程度である．毛孔性苔癬，痤瘡の微小面皰などにより生じる．

2 毛包一致性紅斑

毛包一致性紅斑は，毛包に一致した血管拡張で点状に赤くみえる．圧迫で消退する．薬疹，膠原病などにより生じる．

3 毛包性出血

毛包性出血は，毛包に一致した血球の血管外漏出で，圧迫で消退しない．ビタミンC欠乏などにより生じる．

4 毛包一致性膿疱

毛包一致性膿疱は，毛包に一致した角層下または表皮内の白血球の貯留である．表在性細菌感染症（毛包炎，尋常性毛瘡），表在性真菌感染症（カンジダ性毛包炎，白癬菌性毛瘡），マラセチア毛包炎，ベーチェット病（Behçet's disease），好酸球性膿疱性毛包炎，薬疹などにより生じる．

毛包脂腺系の続発疹

1 毛孔一致性鱗屑

毛孔一致性鱗屑は，毛孔周囲の襟飾り様の鱗屑で，脂漏性皮膚炎，毛孔性扁平苔癬などにより生じる．

2 毛孔一致性痂皮

毛孔一致性痂皮は，漿液や膿汁の成分が乾固して毛孔に付着した状態である．毛包一致性膿疱の続発疹として生じうる．毛包一致性膿疱と同様にさまざまな原因で生じる．

3 毛瘡

毛瘡は，毛包に一致した膿疱を伴う紅色丘疹が集簇し局面をつくる．尋常性毛瘡などにより生じ

表 3　毛包脂腺系の異常所見

種類	原発疹			
名称	毛包一致性丘疹 (follicular papules)	毛包一致性紅色丘疹 (follicular red papules)	毛包一致性紅斑 (perifollicular erythema)	毛包性出血 (perifollicular hemorrhage)
特徴	毛包に一致した隆起で多くは径 1～3 mm程度	毛包に一致した隆起で血管拡張により赤く見える	毛包に一致した血管拡張で点状に赤く見える. 圧迫で消退	毛包に一致した血球の血管外漏出. 圧迫で消退しない
原因/疾患	毛孔性苔癬，痤瘡	酒皶，皮膚エリテマトーデス，好酸球性膿疱性毛包炎，リンパ腫	薬疹，膠原病	ビタミンC欠乏など
所見	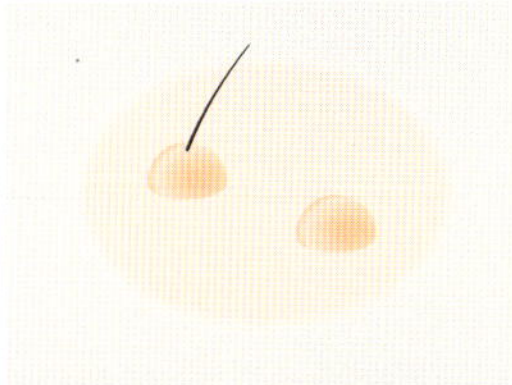	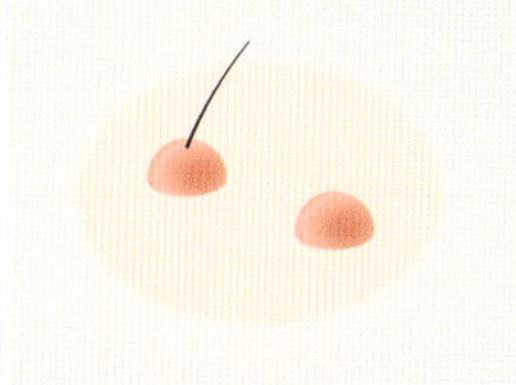	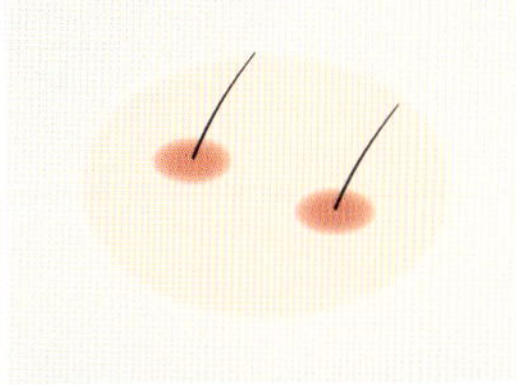	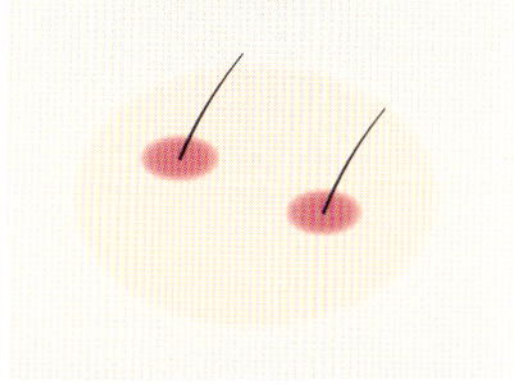

種類	原発疹	続発疹		
名称	毛包一致性膿疱 (follicular pustules)	毛孔一致性鱗屑 (perifollicular scaling)	毛孔一致性痂皮 (follicular crusts)	毛瘡 (sycosis)
特徴	毛包に一致した角層下または表皮内の白血球の貯留	毛孔周囲の襟飾り様の鱗屑	漿液や膿汁の成分が乾固して毛孔に付着する	毛包に一致した膿疱を伴う紅色丘疹が集簇し局面を作る
原因/疾患	感染症，ベーチェット病，好酸球性膿疱性毛包炎，薬疹	脂漏性皮膚炎，毛孔性扁平苔癬	感染症，ベーチェット病，好酸球性膿疱性毛包炎，薬疹	尋常性毛瘡
所見	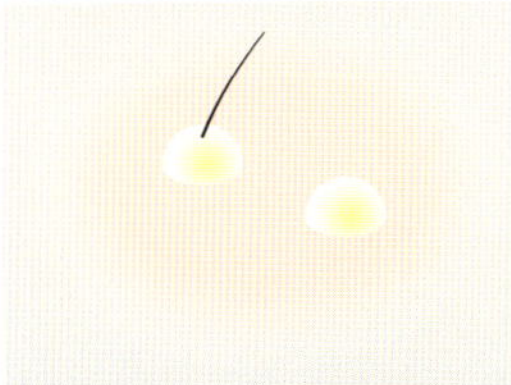	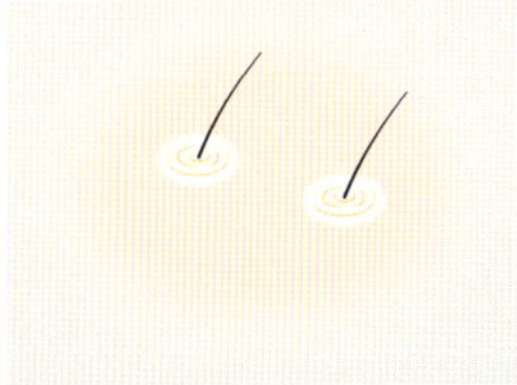	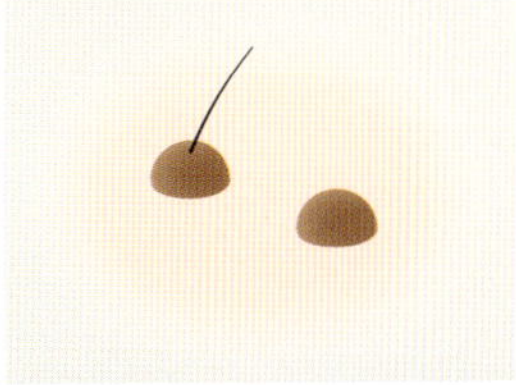	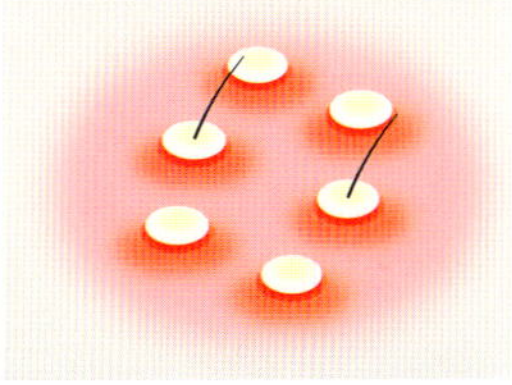

種類	続発疹			
名称	角栓 (keratin plugs)	面皰（閉鎖面皰）(comedo/comedones)	開放面皰 (open comedones)	痤瘡 (acne)
特徴	毛包漏斗部の角質の付着	角栓を伴う常色の丘疹. 角栓を目視できないこともある(微小面皰)	黒色化した角栓が，点状の黒色斑または点状黒色斑を被る丘疹となる	角栓を伴う紅色丘疹
原因/疾患	尋常性痤瘡，ビタミンA欠乏	非炎症性面皰	老人性面皰，黒色面皰	炎症性痤瘡
所見	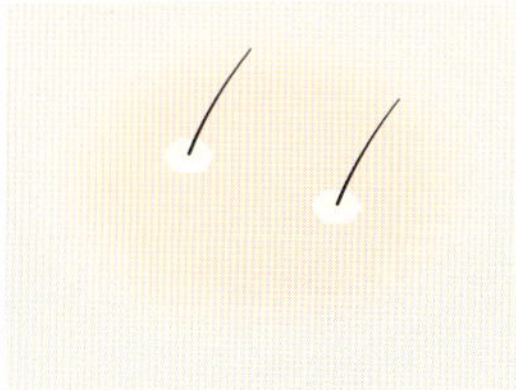		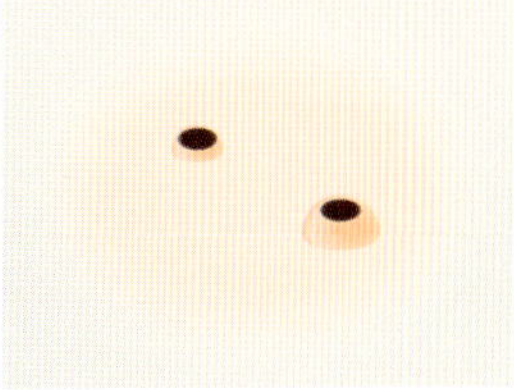	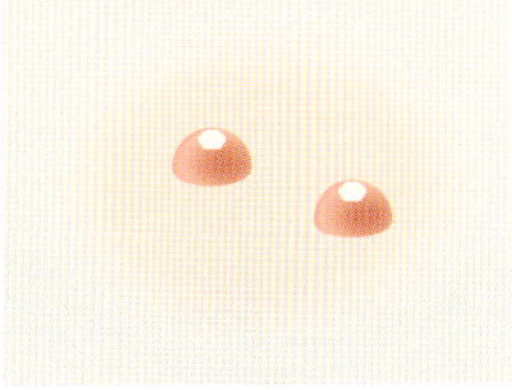

る．

4 角栓

角栓は毛包漏斗部の角質の付着で，尋常性痤瘡の特徴的所見である．ビタミンA欠乏症の所見としてもみられる[16)]．

5 面皰

面皰は角栓を伴う常色の丘疹で，微小面皰は角栓を目視できない常色丘疹を呈する．尋常性痤瘡でみられる．角栓が酸化し黒色にみえるものを黒色面皰と呼び，老人性面皰，面皰母斑などにみられる．

6 痤瘡

面皰に明らかな炎症所見を伴い紅色丘疹となったもの．明らかな角栓を伴わない病態のうち，ステロイド痤瘡など，習慣的に痤瘡と呼ぶものもある一方，成長因子阻害薬の有害事象のように痤瘡様皮疹と呼ぶものもある．詳細は本巻「2章 痤瘡（にきび）」を参照．

顔面の毛包の異常の診断

顔面の毛包の異常は，面皰の有無が診断の決め手となる．面皰を伴う場合，尋常性痤瘡またはその類縁疾患と診断ができる．

長期におよぶ副腎皮質ステロイド剤の外用または内服でステロイド痤瘡を生じる．面皰を伴う痤瘡の顕在化と，面皰を伴わない酒皶様皮膚炎が混在する．また，各種の癌治療に用いられる抗EGFR抗体医薬（セツキシマブ，パニツムマブ）やEGFRチロシンキナーゼ阻害薬（ゲフィチニブ，エルロチニブ）などでは，痤瘡様皮疹の有害事象を高率に生じる．面皰は通常みられない．

面皰を伴わず，疑わしい薬歴もない場合，以下の順序で除外診断を行う．診断に至らない場合，皮膚生検を躊躇しない．各疾患の詳細は，本巻他稿および皮膚科学の成書にゆずる．

1 感染症

通常，急性に生じる．細菌感染症による毛包炎（folliculitis），癤（せつ）（furuncle），癰（よう）（carbuncle），須毛に生じる尋常性毛瘡（sycosis vulgaris）などがある．真菌感染症に，頭部白癬やマラセチア毛包炎がある．

2 膠原病とその類縁疾患

全身性エリテマトーデスでは毛包炎を伴うことがある（**図6a**）．しばしば露光部優位に生じ，好発部位が尋常性痤瘡に一致する．通常，面皰を伴わない．ベーチェット病では無菌性毛包炎を繰り返し生じる．その他の自己炎症性疾患でも毛包炎や慢性膿皮症を繰り返す．多くは全身症状を伴う．

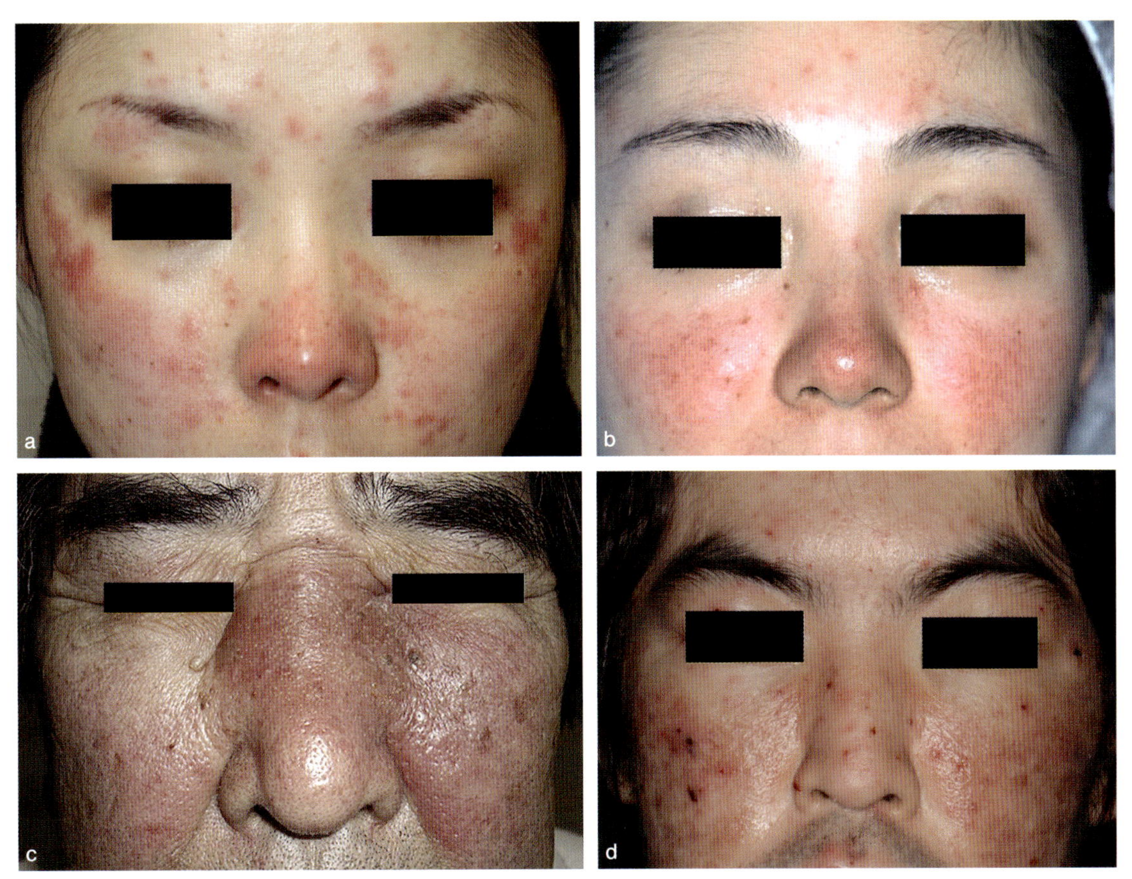

図6　顔面の毛孔一致性紅斑の臨床所見
いずれも一見，尋常性痤瘡に似た臨床像を示すため，イメージのパターン診断だけでは間違える可能性がある．注意深い観察により，面皰を認めないことで鑑別ができる．
a：全身性エリテマトーデス，b：酒皶，c：好酸球性膿疱性毛包炎（奈良県立医科大学皮膚科学教室のご厚意による．Hasegawa A, et al. J Am Acad Dermatol 2012[26] より），d：悪性リンパ腫（慢性活動性 EB ウイルス病〈CAEBV〉）．

3 酒皶

酒皶（rosacea）は，頬部，前額，頤部に好発する点で尋常性痤瘡と一致するが，鼻にも生じる（**図6b**）．面皰を伴わない．刺激感やほてりを訴え，時間単位，日単位，また季節により症状の変動があることが多い．

4 好酸球性膿疱性毛包炎

好酸球性膿疱性毛包炎（eosinophilic pustular folliculitis）は，瘙痒を伴い難治である（**図6c**[26]）．インドメタシンの内服が奏効する．

5 悪性リンパ腫

悪性リンパ腫（malignant lymphomas）の一部は毛包炎を模倣する．誘因なく発症し進行する．毛包向性菌状息肉症（folliculotropic mycosis fungoides），慢性活動性 EB ウイルス病（chronic active Epstein-Barr virus infection：CAEBV）などが含まれる（**図6d**）．皮膚生検で診断を確定する．

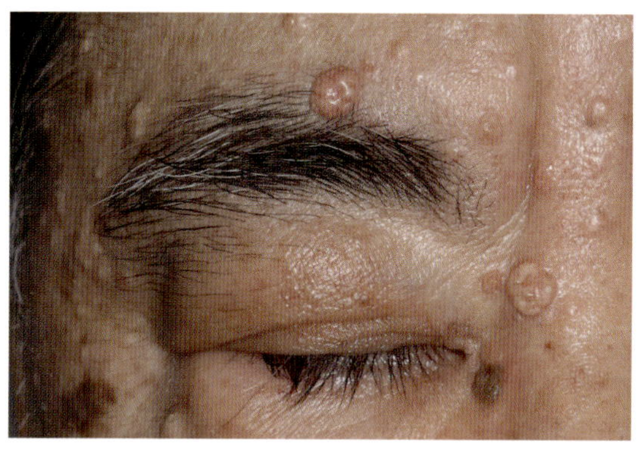

図7 脂腺増殖症
壮年男性の顔面．黄白色に透見される大小の八つ頭状，桑実状の丘疹，小結節が散見される．

脂腺の異常

1 脂腺増殖症

脂腺増殖症（sebaceous hyperplasia）は，径2～5 mm前後の中心臍窩を伴う黄白色丘疹または小結節として主に顔面に多発する（**図7**）．壮年期以降の男性に多い．ミュア・トール症候群（Muir–Torre syndrome）の特徴的所見でもある．白色人種では基底細胞癌との鑑別が常に重要となる[27]．中央から皮脂を排出することがある．不可逆的変化であること，また病変内で*RAS*遺伝子群ないし*EGFR*遺伝子の変異が43例中60％に観察されるという報告もあり，過形成ではなく光老化に伴う良性の新生物とするとらえ方もある[28]．

2 脂漏

脂漏（seborrhea）は，脂腺の機能が亢進して皮脂が過剰に分泌されている状態で，頭部，顔面，胸骨部，上背部に好発する．脂腺の発達する新生児期および思春期以降，アンドロゲンが促進性に働くため，青壮年の男性に多い．素因のほか，先端肥大症，パーキンソン病でもみられる．脂漏性皮膚炎や尋常性痤瘡を合併しやすい．

3 独立脂腺（フォアダイス状態）

毛包を伴わない脂腺を独立脂腺という．解剖学的部位により特徴的にみられる独立脂腺の拡大をフォアダイス状態（Foredyce's condition）という．口唇赤唇部，頬粘膜，亀頭包皮，大小陰唇に径1～2 mmの黄白色小丘疹として生じる．

毛包脂腺系腫瘍

毛包脂腺系由来の多彩な良性腫瘍，悪性腫瘍が，とくに頭頸部に好発する．また，毛包脂腺系由来ではないが，一部の悪性リンパ腫は前述のように毛包向性に生じる．

美容領域の主たる訴えに対して，正確な診断の責任は主治医にある．美容皮膚科診療においても，日常診療であらゆる新生物の適切な鑑別診断，除外診断を念頭におき，専門医への紹介をためらわないことが大切である．

（大日輝記）

引用文献

1） Whiting DA. J Am Acad Dermatol 1987；16：1–25.
2） 大日輝記．皮膚の構造と機能—付属器（毛・汗腺・脂腺・爪）．宮地良樹ほか編．〈最新美容皮膚科学大系 1〉美容皮膚科学のきほん．東京：中山書店；2023．pp.22–35.
3） 大塚藤男．皮膚附属器疾患．皮膚科学，第10版．東京：金芳堂；2016．pp.711–52.
4） 森理．毛髪，毛包脂腺系の疾患．片山一朗ほか編．皮膚科学．東京：文光堂；2006．pp.621–31.
5） 玉木毅．妊娠と皮膚の変化・皮膚疾患．片山一朗ほか編．皮膚科学．東京：文光堂；2006. pp.783–6.
6） Koulouri O, Conway GS. BMJ 2009；338：b847.
7） Loriaux DL. J Clin Endocrinol Metab 2012；97（9）：2957–68.
8） Rosenfield RL. N Engl J Med 2005；353（24）：2578–88.
9） Higgins CA, et al. Proc Natl Acad Sci U S A 2014；111（29）：10648–53.
10） Hutchison DM, et al. J Eur Acad Dermatol Venereol 2022；36（4）：536–46.
11） 伊藤雅章．日臨皮医誌 2007；24（3）：221–8.
12） Choi HI, et al. Br J Dermatol 2011；165（6）：1183–9.
13） Winter H, et al. Nat Genet 1997；16（4）：372–4.
14） Hayashi R, Shimomura Y. J Dermatol 2022；49（1）：55–67.
15） Shimomura Y, et al. J Invest Dermatol 2006；126（6）：1281–5.
16） Nosewicz J, et al. J Am Acad Dermatol 2022；86（2）：267–78.
17） Fergusson AG, Derblay PR. Arch Dermatol 1963；87：311–4.
18） Adatto R. Dermatologica 1963；127：145–7.
19） Ü Basmanav FB, et al. Am J Hum Genet 2016；99（6）：1292–304.
20） Klingman AM. AMA Arch Derm1957；75（4）：509–11.
21） Scott MJ Jr, Roenigk HH Jr. J Am Acad Dermatol 1983；8（1）：27–32.
22） Keipert JA. Arch Dermatol 1986；122（8）：927–30.
23） Lokhande AJ, Sutaria A. Int J Trichology 2017；9（2）：70–2.
24） Yaffee HS. AMA Arch Derm 1957；76（2）：254.
25） Nam KH, et al. Acta Derm Venereol 2021；101（7）：adv00494.
26） Hasegawa A, et al. J Am Acad Dermatol 2012；67（4）：e136–7.
27） Sebaceous hyperplasia. In: Calonje JE, et al（eds）. McKee's Pathology of the Skin. 5th ed. Amsterdam：Elsevier；2019. pp. 1589–90.
28） Groesser L, et al. Acta Derm Venereol 2016；96（6）：737–41.

発毛・脱毛の機序

ここで伝えたいエッセンス

- 毛を作る小器官である毛包の発生・毛周期の制御は上皮–間葉系相互作用による.
- 毛周期は成長期，退行期，休止期からなるが，脱毛＝抜け毛が生じるのは「毛が毛包から抜ける段階」である exogen であり，各時期とはある程度関連するが独立した事象である.
- 毛周期を通じて毛包（主として下部）は自己再生するが，それには立毛筋付着部であるバルジ領域の上皮系幹細胞と，それに由来する二次毛芽などに存在する前駆細胞が重要な役割を果たす.
- 毛周期は WNT, BMP, SHH などのシグナル経路により制御されている.
- 毛周期を正しく理解することは脱毛症の病態理解に重要である.

発毛・脱毛の機序と毛包の構造的・生理的特徴の概要

発毛・脱毛の機序を理解することは，脱毛症や多毛症の治療を効率よく行うためには不可欠である．毛包は毛を作り出す小器官で，胎生期に上皮–間葉系細胞間の緻密に制御された相互作用の産物として形成される[1]．ヒトでは出生前後の時期に胎生期に毛包によってつくられた毛は一度脱毛する[2]．その後，毛包は生涯にわたり「毛周期」と呼ばれる，成長期（毛を伸長させる時期），退行期（下部構造が退縮する時期），休止期（毛の伸長が停止する時期）からなる，主としてその下部構造の再構築を伴う自己再生のサイクルを繰り返す．

「発毛–毛の伸長–脱毛」は，毛周期の進展の結果として体表から観察される現象である．発毛は成長期に毛包毛球部の毛母細胞が毛乳頭からのシグナル（成長因子やシグナル伝達物質による指令）に呼応し分裂・角化した結果として伸長する[1]．一方で，現在では脱毛は毛包への毛の固定が解除された結果生じるものとされ，ヒトでは休止期から初期成長期の間に生じるものの厳密には毛周期の特定の時期とはリンクしないと考えられている[3]．

詳しくは他稿に譲るが，毛包は，①上皮系細胞であるケラチノサイトからなる中空かつ多層の円柱構造，②中空部に位置しケラチノサイト（毛母細胞）が角化した産物である毛，③これらを包み込む結合組織性毛根鞘とそれに連続する下端の間葉系細胞塊である毛乳頭からなる[4]．この構造体の継続的な自己再生には，幹細胞とそれに由来する前駆細胞の存在と維持が不可欠である．特に休止期毛包の下部に形成される上皮細胞の索状構造である二次毛芽（secondary hair germ：SG）は，成長期の開始に深く関わると考えられている[5]．

毛包の上皮系幹細胞は発見当時には主流であった「幹細胞は定常状態ではまれにしか分裂しない」という仮説に基づきlabel-retaining cell（分裂細胞を標識するラベルを保持する細胞）として立毛筋付着部に同定された[6, 7]．その後，メラノサイトの幹細胞も傍バルジ領域（バルジ領域下）に位置することが示され[8]，毛乳頭の前駆細胞も毛球部結合組織性毛根鞘に見出された[9]．

毛包は研究対象としてのアクセスの良さ，観察のしやすさなどから，皮膚科学だけでなく発生学における器官発生や幹細胞システムのモデルとして注目されている．実際，多くの研究によって，多系統の幹細胞とその末裔が複雑に相互作用しながら分子シグナルやそれによる転写因子の制御を介して恒常性を保ち形態・機能を維持しているメカニズムが解明されてきている．

毛包発生や毛周期，幹細胞維持などの制御には，上皮系細胞と間葉系細胞とがWNT，BMP，EDAR，SHHシグナル経路などを介して相互に作用することだけでなく，毛包をとりまく微細環境を構成する免疫系細胞，脂肪細胞，神経など，さまざまな因子が関与していることも最近の研究で明らかになりつつある[4, 10]．

しかしここで十分理解しておきたいのは，これらの知見の多くは遺伝子改変マウスや疾患モデルマウスを用いた網羅的遺伝子解析，シングルセル解析などを用いた研究の成果であるということである．したがって本稿における基礎研究に関する記述の多くは主に齧歯類で観察された所見である．ヒトとマウスの毛包ではサイズ，構造はもとよりバイオマーカーの発現様式など異なる点も多いため，マウスの知見をそのまま適応することはできない[11]．しかし，原則的な生物学的特性には共有しているものが多いことから，得られた知見はヒト毛包発生・毛周期，ひいては発毛・脱毛の機序をメカニズムするためには重要であるといえるだろう．

発毛の機序

発毛という用語をどのように解釈するかによってその機序の解説も異なってくるが，ここでは「毛包が形成され毛が新たに表皮に現れる（伸長してくる）事象と成長期に毛が産生され伸長していく過程」を発毛として取り扱うこととする．いずれも上皮系細胞である毛母細胞（hair matrix germinative cells）が直下に存在する間葉系細胞塊である毛乳頭からのシグナルに呼応し分裂・分化することによる[1]．

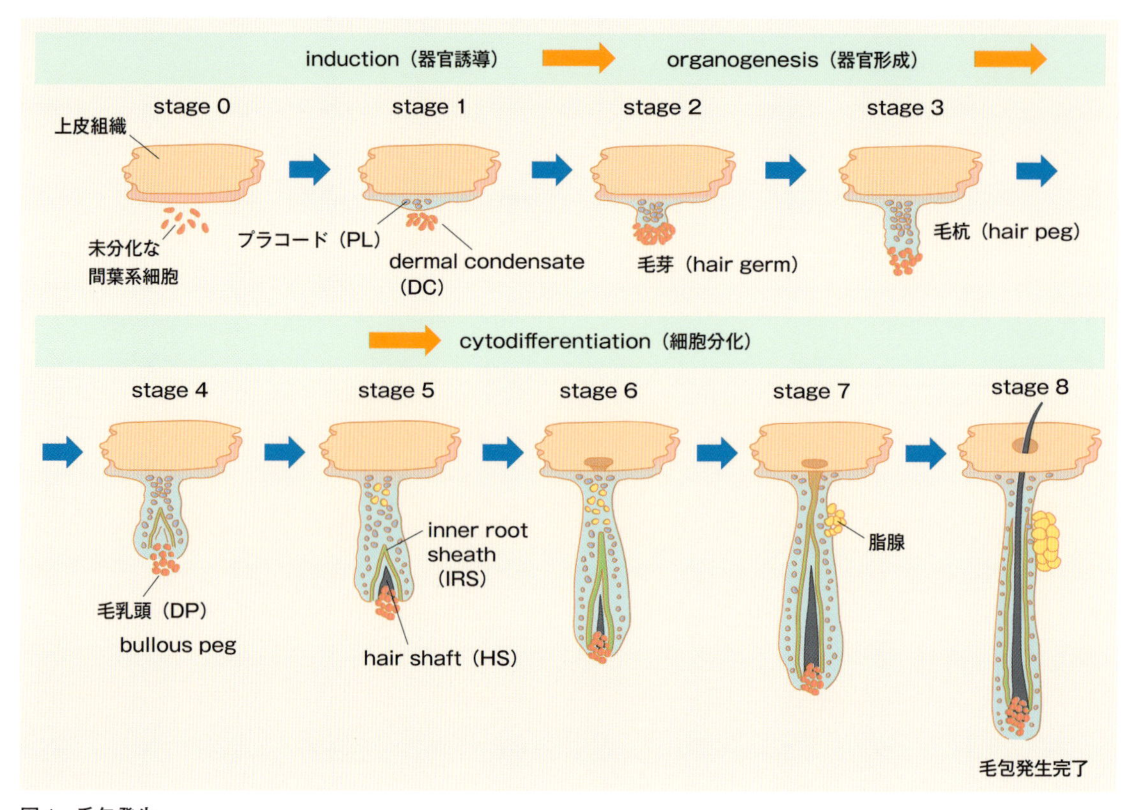

図1　毛包発生
毛包の発生は3つの段階（器官誘導，器官形成，細胞分化）と8つのステージからなる．最終ステージにおいて毛は表皮を貫通する（毛包発生における発毛）．

毛包発生

毛包は上皮系細胞であるケラチノサイトと脂腺細胞からなる円柱状の本体構造と，間葉系細胞からなる結合組織鞘とその下端に位置しそれと連続した椀部中央に位置する毛乳頭からなる．また，毛包には上皮と同じく神経堤細胞に由来するメラノサイトが存在し，毛を着色する[12]．

毛包発生には，大きく器官誘導，器官形成，細胞分化の3段階があり，8つの異なったステージ（stage）からなる[1]（**図1**）．

器官誘導期には，未分化な上皮に毛包形成を誘導するシグナル（WNTシグナルが想定されている）が真皮間葉系細胞から作用し，上皮が肥厚しプラコード（placode：PL）とよばれる構造が形成される（stage 1）．次いで器官形成期となる．PLから真皮へのシグナルにより間葉系細胞が引き寄せられWNT/EDARシグナル主体の相互作用によりdermal condensate（DC）と呼ばれる細胞塊が作られる[1, 12]．DCからのシグナルに呼応してPLが真皮方向へ陥入し始め，毛芽（hair germ）が形成される（stage 2）．この嵌入には

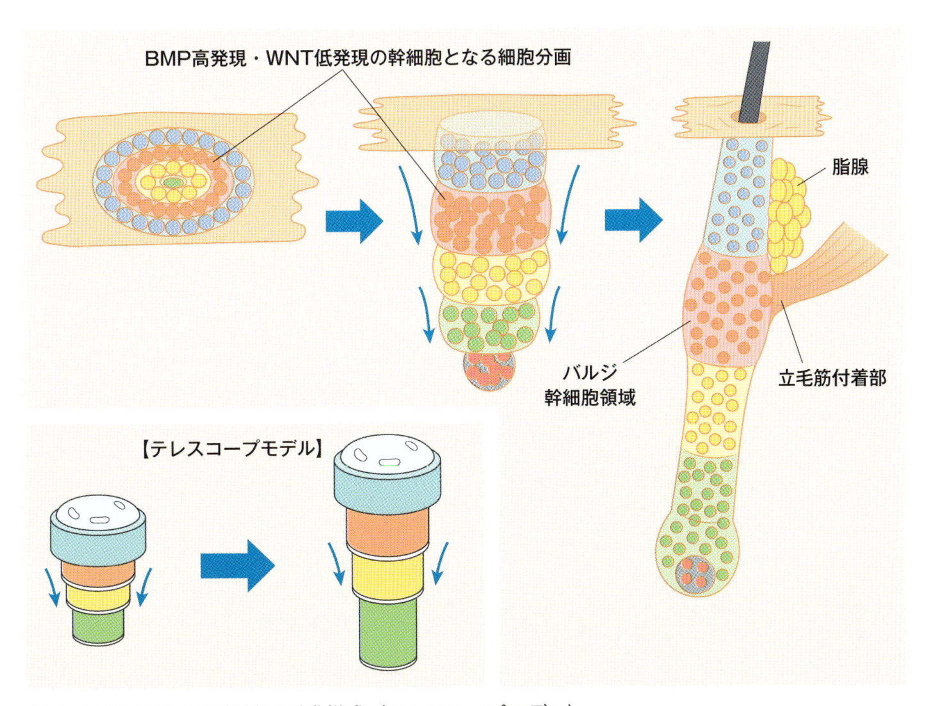

図2 毛包での幹細胞領域の形成様式（テレスコープモデル）
プラコードにおいて同心状に配列した細胞分画のうち，BMP 高発現，WNT 低発現の分画が「望遠鏡」のように伸びて将来の幹細胞領域を形成していく様子がマウス毛包をモデルに報告された．
(Morita R, et al. Nature 2021[13] および理化学研究所プレスリリースを参考に作成)

SHH シグナルが重要とされる[1, 12]．さらに次の段階では，毛芽は真皮により深く陥入し，円柱状構造が明確になり毛杭（hair peg）となる（stage 3）[1]．PL にはそれぞれ異なる遺伝子発現のパターンと細胞運命をもつ細胞が同心円状に配列しており PL の辺縁に位置する BMP 活性が高く WNT 活性が低い細胞が毛包幹細胞の起源であることが本邦の研究者により明らかにされた[13]（**図2**）．これらの細胞分画が嵌入に伴いあたかも「望遠鏡が伸びる」ように円筒形に毛包構造内に区画を形成していく（テレスコープモデル）．これにより上皮系幹細胞を容れるバルジ領域の立体的位置が決定されると考えられる．

stage 4 には毛杭の下端が膨大し DC 細胞由来の毛乳頭（dermal papilla：DP）が形成される（bullous peg）[1]．stage 5 は後に毛包上皮系幹細胞を容れるバルジ領域が形成されるとともに，毛乳頭が毛と内毛根鞘を誘導し始める時期である[1]．stage 6 ではほぼ完全な毛包構造のコンポーネントが出揃い，stage 7 では毛の先端が毛の「通り道」である毛管に入り，脂腺の位置が決定される[1]．最終となる stage 8 では毛包発生が完了し，毛が表皮を貫通し胎生期の発毛に至る．

毛包発生の過程を知ることは，毛周期など毛の恒常性を維持する機構を理解する基本となる[1]．

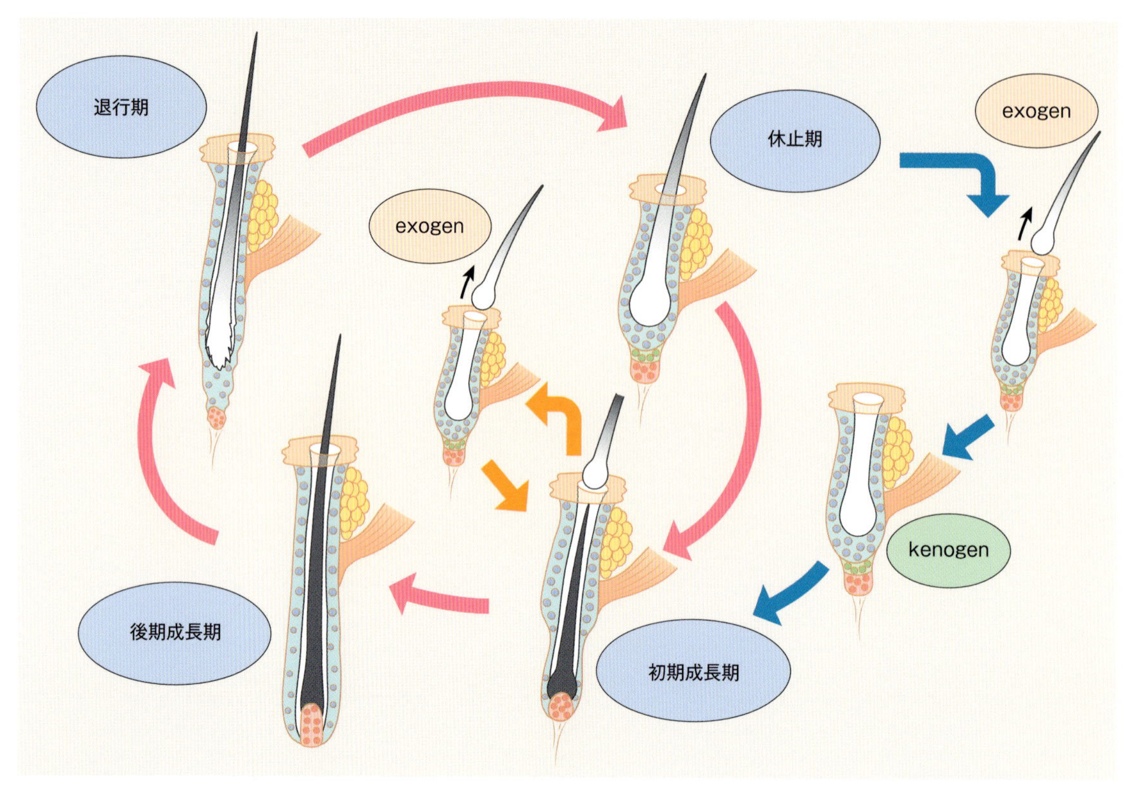

図3　毛周期
毛周期は，成長期 (anagen)，退行期 (catagen)，休止期 (telogen) の3つの基本フェーズからなる．発毛は成長期に生じる．脱毛は毛包から能動的に毛が失われる過程であり exogen と呼ばれる．exogen は休止期から初期成長期に生じるとされ，基本フェーズとは必ずしも同期しない（オレンジおよび青矢印）．休止期に exogen が生じ成長期に移行しないままになれば毛を入れない毛包が観察される（青矢印）．この状態を kenogen と呼ぶ．

毛周期

毛周期の間には，主に立毛筋付着部以下の毛包構造の退縮と再生，それに付随する毛の産生・停止・脱落（脱毛），毛乳頭の構造の変化などが生じる[1]（**図3**）．

毛周期の様式は種により大きく異なる．マウスでは出生後2サイクルまでは波状に同期しながら頭部から尾部にむけて毛周期が進行するのに対して，ヒト成人頭部では個々の毛包がランダムに毛周期を繰り返すことで全体として一定の毛量が維持されている[4]．成人頭皮の毛包では，報告によって若干の違いはあるものの，成長期は約2〜6年間続き，その後約1〜2週間の退行期，約2か月続く休止期を繰り返す[14]．また毛周期は，健康状態，環境要因，性差，栄養要因，遺伝的背景など多くの要因の影響を受ける．消耗性疾患に続いて生じる休止期毛包の一過性の増加に伴う脱毛（休止期脱毛）がその一例である[15]．

以下，それぞれの時期の特徴について述べる．

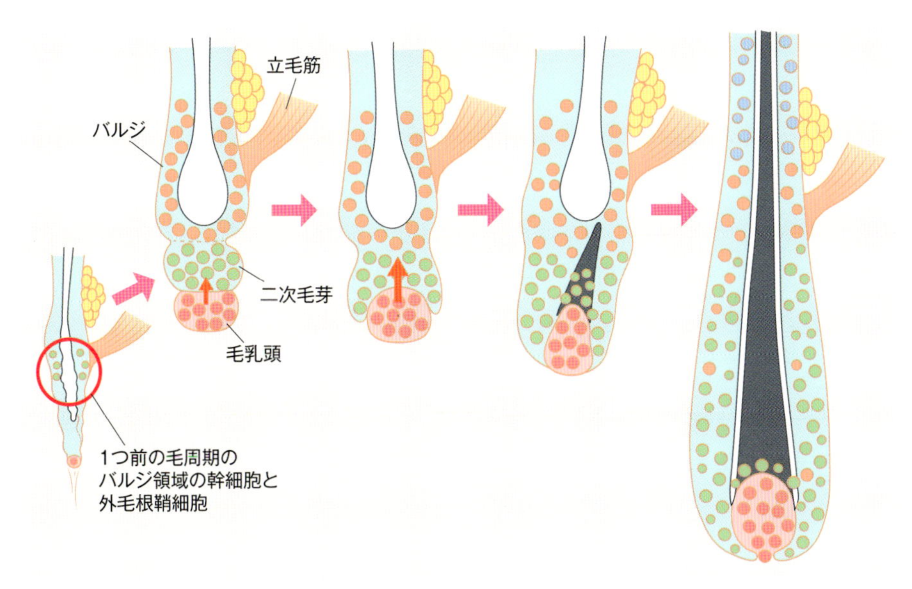

図4　二次毛芽（secondary hair germ）と発毛
休止期毛の下端では，毛乳頭（dermal papilla:DP）に接して二次毛芽（secondary hair germ: SG）が形成される．このSGが毛乳頭とシグナルをやりとりし，成長期の毛包下部構造（毛球部）が形成されていき発毛に至る．マウスモデルの所見からはバルジ幹細胞は初期段階には毛包下部構造の再生には関与せず，後の段階になって細胞を供給し始めると考えられている．
（Panteleyev AA. Exp Dermatol 2018[5]を参考に作成）

成長期

成長期の毛包は毛周期を通じて最もサイズが大きく表皮から脂肪組織に至る．毛包には脂腺，立毛筋が付属するが，この時期の毛包では立毛筋付着部で上皮系幹細胞を容れるバルジ領域は構造全体の中ほどに位置している[1, 4]（**図2**）．報告により多少の差はあるものの，ヒト頭皮では成長期の毛包が8〜9割を占めるとされる[16]．成長期は毛包が生物学的に最も活発な時期である．この期間に毛包は急速に増大し，毛を産生し続け伸長させる（＝発毛する）[4]．

成長期に先行する休止期の毛包では，最下端に位置する毛乳頭の直上に特殊な上皮細胞よりなる構造体である二次毛芽（secondary hair germ：SG）が形成されている[5]（**図4**）．SGはマウス毛包では形態学的に明確に識別される構造であるが，ヒト毛包でも休止期毛の下端の椀状構造から伸びる上皮性の索状構造として同定できることがあり，免疫組織化学的にはBer-EP4の発現によって他の毛包の構造と区別される[5]．成長期の開始シグナルに呼応してまずSGが増殖することで，休止期の毛包にはなかった毛包下部構造が次第に再生され，毛包は皮下脂肪組織内に伸びていくと考えられている．

SGの下部を形成する細胞（先行する退行期に残存した外毛根鞘細胞由来と推定されている）が初期の成長期において毛乳頭直上で毛母細胞を形成し，毛と内毛根鞘の前駆細胞としてそれぞれ特有の角化様式を取りつつ増殖する[5]（**図4**）．毛はシステイン，グリシンに富む特有のケラチン（硬ケラチン；hard keratin）を含み，引張強度と柔軟性を合わせもつ[4, 17]．内毛根鞘細胞は毛の伸長を誘導・支持するべく角化する．SG上部の細胞は，外毛根鞘細胞の形成に関与し成長期毛の下降に貢献しつつ毛球部で毛乳頭をとり囲む[4]．成長期の間，バルジ領域上部のケラチノサイトはほとんど細胞分裂せず幹細胞らしい休止状態を維持するが，下部の細胞は外毛根鞘形成に寄与すると考えられている[5-7]．

メラノサイトは毛乳頭を取り囲む毛母細胞のうち特に毛皮質の前駆細胞の間に多く分布し，樹状突起を毛母細胞の間に伸長し，メラニン顆粒を毛皮質・毛髄のケラチノサイトに供与し毛を着色する．最近のマウスの研究ではSGのメラノサイトはかつて考えられていたようにバルジ領域由来ではなくSG由来であり，SGのメラノサイトが逆にバルジ幹細胞プールの形成に寄与することが示唆されている[18]が，この知見をどの程度ヒト毛包にあてはめることができるのかについては今後の検討が必要である．

ヒト毛包の成長期は，主に形態学的特徴に基づいてAnagen Ⅰ～Ⅵに分けられる．Anagen Ⅰ～Ⅲは成長期への移行と毛を産生する毛球部構造の再構築の時期，Anagen Ⅳ～Ⅴでは毛包自体の真皮方向の伸長とともに色素を含む毛が作られるがまだ毛包内にあり，Anagen Ⅵで完全な成長期毛包が完成し毛が表皮から観察できる（つまり臨床的な発毛に至る）．ヒト頭皮生検標本を用いた検討によれば，Anagen Ⅵにおける毛母細胞が分裂に要する時間は38.8時間，分裂している細胞の割合は75～100％とされる[19]．これにより頭髪や鬚（あごひげ）は1日0.35～0.5 mm程度伸長する[20]．

退行期

成長期から退行期の移行は，後期成長期における毛包とそれをとりまく微細環境におけるFGF 5[21]，TFG-β1[22]，p 53[23]，p 75ニューロトロフィン（neurotrophin）[24]など各種因子の影響により生じると考えられている．この時期の毛包では毛乳頭からの成長因子やシグナル分子の分泌が低下し，毛母細胞のアポトーシスにより毛の産生も停止する[4]．内毛根鞘細胞は角化・放出され毛管内を経て消失し，外毛根鞘細胞は線維性の索上構造を残しつつアポトーシスを起こし毛包構造は上向性に退縮する[12]．この細胞死には毛乳頭からのTGF-βシグナルが関与しており，毛乳頭を除去すると外毛根鞘構造が残存することが実験的に示されている[25]．

毛乳頭自体はBCL-2の発現によりアポトーシスには耐性を示すが小型化する[4]．毛包におけるメラニン生成も停止する．これらの一連の変化により，毛包は萎縮し，毛乳頭は凝縮しつつバルジ領域の下部に移動することで休止期毛包の形状が次第に形作られていく[1,4]．

ただし，この時期には毛の毛包からの脱落＝脱毛は生じない．毛の下端は退行期初期では「ブラシ状」に変化し，後期では次第に角化し「棍棒状」となっていくが，毛包構造には固定されたままである[26]．

ヒトでは初回の退行期は胎児期に前頭部から頭頂部にかけて生じていくが（後頭部では生後に退行期となる）[2]，マウスでは生後約16日後に退行期に入るとされている[27]．

休止期

休止期では外毛根鞘はサック状に棍棒状の毛を取り囲む[26]．毛包内の毛は色素を欠き完全に角化する．下端にはバルジ領域に連続する形でSGが形成され毛乳頭と接する（**図4**）[5]．毛周期を制御する調節因子の発現と活性は次の成長期の開始準備のため維持されており，その意味でこの時期の毛包は完全に「休止」している訳ではない．

休止期は周囲からのシグナルに不応な時期と，反応する時期とに分かれている[1]．成長期への以降にはWNTシグナルが重要と考えられているが，マウスでは休止期末期にはSG構成細胞のWNTシグナルへの感受性が高まるとともにFGF 7 / 10リガンドの増加と休止期を維持するFGF 18とBMPシグナルのレベルが低下することが知られている[5]．

この時期にはexogenが生じ得る[3]．しかし，引き続き毛包が成長期に移行することなく毛の産生がなければ「kenogen」の状態になり，臨床的には毛を容れない毛孔がトリコスコピーなどで観察されることになる[28]（**図3**）．

脱毛の機序

かつて脱毛は毛周期の進行に伴って自然に生じるもの，つまり受動的なものととらえられがちであった．しかし，最近では，脱毛が生じる段階はプロテアーゼや細胞接着分子などの発現制御によって能動的に制御されており，成長期，退行期，休止期などから独立したひとつのフェーズであると考えられておりexogenと呼ばれている（**図3**）[3]．

exogen

exogenは棍毛（club hair）が毛包から放出される段階である[3]．齧歯類では1つ前の毛周期の棍毛が次の成長期に毛包に新生毛と共存するかたちで維持されることが通常にみられる[3]．ラットの髭毛包では棍毛の脱落は棍毛が作られた次の成長期が終わり退行期に入る際に生じる．これらの事実からもexogenが3つの毛周期の段階とは独立して生じうる事象であることがわかる．

休止期毛包において，棍毛の周囲は成長期毛包で内毛根鞘に接するコンパニオン層と同様のマーカーを発現する層状構造に取り囲まれている[3]．内毛根鞘に発現し，その分化にかかわるプロテアーゼであるカテプシンL欠損マウスでは，外毛根鞘性角化が障害され棍毛がうまく形成されず早期に脱毛が生じる[29]．また，細胞間接着機構のデスモゾームを構成するデスモグレイン3ノックアウトマウスでは，棍毛自体は正常に形成されるものの，やはり早期に棍毛が失われる[30]．

ラットの髭毛包を用いた網羅的遺伝子解析では，exogenの早期にはtissue inhibitor of matrix metalloproteases 3（*Timp 3*）など，多くのプロテアーゼ阻害因子の発現がみられるが，棍毛が脱落する後期にはそれらの多くの発現は低下しており，逆にa disintegrin and metalloprotease with thrombospondin motifs-like-5（*Adamtsl 5*）やkallikrein 8（*Klk 8*）などの多くのプロテアーゼの発現が増強しているという報告がある[31]．これらの所見は，exogenでは脱毛に向けて制御された分子機構が働くことを示しており，古典的な毛周期のフェーズとは独立した事象であることを支持している．

ヒト毛包では前述のように毛を容れない休止期毛包＝kenogenがみられることも考慮すると，exogenは休止期，または休止期から成長期にかけて移行していく時期に生じると考えられる[3]．健常頭皮ではkenogenの毛包はごくまれにしか観察できないことを考慮すると後者の頻度が多いことが想定される．

脱毛の機序についての基礎研究は発毛のそれと比較して立ち遅れている．しかし，exogenを抑制することは休止期毛の増加により（例：男性型・女性型脱毛症や慢性休止期脱毛など）頭部の薄毛に悩む症例の治療となりうる．また，その逆にexogenを体毛特異的に正に制御することができれば，いわゆる「ムダ毛」の処理にも有用であると考えられることから，exogenの機構のさらなる解明は美容皮膚科学的には重要であると思われる．

毛包発生と毛周期の調節メカニズム

先述のように，毛包発生と毛周期の制御にはWNTやBMPをはじめとするさまざまなシグナル伝達経路が関わっていることが，発生学，分子・細胞生物学的手法を用いた研究により示されてきている．また，最近ではエピジェネティックな因子の関与を支持するデータも蓄積されつつある．以下，代表的なものについて述べる．

WNTシグナル経路

WNTシグナル経路は，毛包発生，毛周期制御における最も重要なシグナル伝達経路のひとつである[4)]．古典的WNTシグナル経路は主にWNTタンパク，細胞表面Frizzled受容体，Disheveled受容体，下流伝達物質としてのβ-カテニン，axin/GSK-3/APC複合体などからなる[4)]．

WNTは分泌糖タンパクでその遺伝子は哺乳類では19種が同定されており，そのいくつかは選択的スプライシングによって生じるアイソフォームがある．WNTシグナル経路は，β-カテニン依存性経路のcanonical（古典的）WNTシグナルとβ-カテニン非依存性経路のnon-canonical（非古典的）WNTシグナルに大別され，前者には*Wnt 1*，*Wnt 2*，*Wnt 3*，*Wnt 8 a*，*Wnt 8 b*，*Wnt 10 a*，*Wnt 10 b*が，後者には*Wnt 4*，*Wnt 5 a*，*Wnt 5 b*，*Wnt 7 a*，*Wnt 7 b*，*Wnt 11*が関わり，Frizzled受容体を介してそれぞれの経路を制御する[4, 32)]．

毛包における*Wnt*の発現は部位・時間特異的である．例えば*Wnt 3 a*は主としてバルジ領域，毛根鞘前駆細胞，およびメラニン幹細胞などで発現している[4)]．バルジ領域の*Wnt 3 a*は，退行期にはその発現が減少し，休止期では発現はほぼみられない[4)]．また*Wnt 3 a*は毛包メラノサイトの増殖，分化，色素産生などにも重要な役割を果たしていると考えられている[33)]．*Wnt 3*，*Wnt 4*，*Wnt 10 b*，*Wls*，*Axin 2*，*Lef 1*は毛包の休止期から成長期への移行にSGと毛乳頭で発現が増強する[34)]．*Wnt 10 b*は毛包発生の初期においてPLに発現する[35)]．

WNTシグナル経路の阻害因子であるDkk 1は，ジヒドロテストステロンにより毛乳頭細胞での産生が亢進し，男性型脱毛症の病態に関与しているのみならず，成長期から退行期への移行を促す[36, 37)]．

抜毛刺激によってケラチノサイトはアポトーシスに陥る．これによりCcl 2が産生され，局所にM 1マクロファージが集積する．マクロファージからTNF-αが放出され，これがNF-κBシグナル経路を活性化し，最終的にWNTシグナル経路を活性化することで再び成長期が誘導され毛の再生を促進することが示されている[38)]．

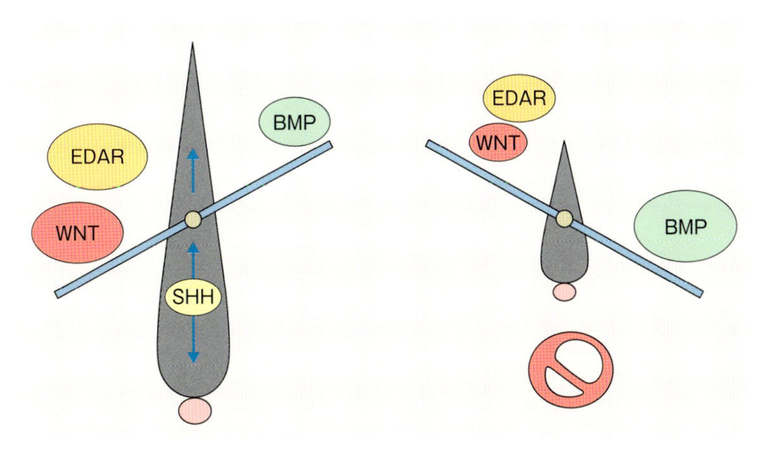

図5　毛包発生・毛周期におけるシグナル制御の概念図
概して WNT, EDAR シグナル，続いて SHH シグナルは毛包発生，毛周期の制御において促進的に，BMP シグナルは抑制的に作用する．

β-カテニンは，古典的 WNT シグナル経路の主要メディエーターであり，毛包再生の過程で，SG およびバルジ領域の幹細胞 / 前駆細胞の活性化・増殖，分化の方向性の決定に関わり，β-カテニン不活化により毛包が失われた[39]．

これらの所見から明らかなように，WNT シグナル経路は PL，バルジ領域，SG における幹細胞 / 前駆細胞，毛乳頭の活性化・調節を介して毛包形成と毛周期の制御において重要な役割を果たしている（**図5**）．

BMP シグナル経路

BMP シグナル経路は，WNT と並んで毛包発生と毛周期を制御する重要なシグナル経路である．BMP は，TGF（transforming growth factor）スーパーファミリーに属する分泌糖タンパクで，多彩な機能をもつ成長因子であり，BMP 受容体と結合することによりシグナル経路を活性化する[4]．BMP アンタゴニストである noggin はマウスにおいて毛包発生・再生を促進することが各種実験で示されている[4]．また，バルジ領域の内層に存在するケラチン 6 陽性細胞から分泌される Bmp 6 は Fgf 18 と協調して毛包上皮幹細胞を休眠状態で維持している[40]．その他の研究結果も BMP シグナル経路は，毛包発生や毛周期の制御において抑制的に働くことを示唆している（**図5**）．これは BMP 受容体（Bmpr 1 a）のコンディショナルノックアウトマウスにおいてエクリン汗腺が毛包様構造に変換されることによっても支持される[41]．しかしながら，マウス毛乳頭細胞を Bmp 6 で処理すると毛誘導能が回復する[42]ことも示されており，その活性は状況と作用する標的によっても異なることも示唆される．

SHH シグナル経路

SHH シグナル経路は，発生過程における組織のパターン形成などに関わるシグナル経路であり，SHH が膜貫通タンパクの Patched（PTCH）に結合し，Smoothened（SMO）に対する阻害効果を打ち消すことにより，その下流の GLI 転写因子がシグナルを活性化しシグナルが伝達される[4]．

SHHシグナル経路は，前述のように毛包発生における形態形成に重要であるだけでなく，毛周期における休止期から成長期への移行においても大切な役割を果たしている[1,12]．アデノウイルスベクターを用いてShhを発現させたマウスでは成長期毛が誘導される[43]．また，実臨床において，SHHシグナル経路を活性化するシクロスポリン内服患者において多毛が目立つことからも明らかである[44]．SHHは間葉系細胞にも作用する．SHHの発現が失われると毛乳頭の形成が抑制され毛包発生が中断することが示されている[45]．

EDARシグナル経路

EDA（EDA-A 1）およびその受容体であるEDAR, EDARADDを主要分子とするEDARシグナル経路も毛包発生だけでなく毛周期の制御に関わっている．マウスの毛包周期では，*Eda*, *Edar*, *Edaradd*の発現は休止期で最も低く，成長期の終わりから退行期にかけて高かった[45]．退行期では*Eda-a 1*と*Edar*は内・外毛根鞘で発現し，その後SGで発現していたことから，退行期におけるケラチノサイトのアポトーシス制御にEDARシグナル経路が関わっていることが示唆されている[45]．

遺伝子改変マウスの解析結果から，EDARシグナル経路は毛包形成，毛周期の制御などの場面において，WNT, BMP, SHHシグナル経路の調節に関わる上流シグナルとして働く可能性が示唆されている[46]．

miRNAによる毛包発生・毛周期調節

miRNAも毛包の発達と再生の調節に重要な役割を果たすことが最近の研究で明らかにされつつある．miRNAのプロセシングに関わるダイサーを欠損したマウスは正常なmiRNAを形成できず，毛包は低形成となり幹細胞のマーカーも発現が低下した[47]．また，miR-22やmiR-24，その他多くのmiRNAが毛包幹細胞の分化や毛周期の調整に関わる可能性が示唆される[4]．

おわりに

発毛・脱毛の機序を理解するためには，毛包発生，毛周期という基本メカニズムを理解する必要がある．その分子機構はここで紹介した一部をみるだけでも複雑なネットワークからなることがわかる．発毛・脱毛を治療として行う臨床家にとっても，その機序について基礎研究データの理解を深めることは意義あることであろう．

（大山 学）

引用文献

1） Welle MM, Wiener DJ. Toxicol Pathol 2016；44（4）：564–74.
2） Kim MS, et al. Ann Dermatol 2011；23（3）：288–92.
3） Higgins CA, et al. J Invest Dermatol 2009；129（9）：2100–8.
4） Lin X, et al. Front Cell Dev Biol 2022；10：899095.
5） Panteleyev AA. Exp Dermatol 2018；27（7）：701–20.
6） Cotsarelis G, et al. Cell 1990；61（7）：1329–37.
7） Ohyama M, et al. J Clin Invest 2006；116（1）：249–60.
8） Nishimura EK, et al. Science 2005；307（5710）：720–4.
9） Shin W, et al. Dev Cell 2020；53（2）：185–98.e7.
10） Chen CL, et al. J Biomed Sci 2020；27（1）：43.
11） Ohyama M. Inflamm Regen 2019；39：4.
12） Park S. Front Cell Dev Biol 2022；10：933370.
13） Morita R, et al. Nature 2021；594（7864）：547–52.
14） Lee J, et al. J Cosmet Dermatol 2023；22（8）：2324–32.
15） Kligman AM. Arch Dermatol 1961；83：175–98.
16） Watanabe-Okada E, et al. J Dermatol 2014；41（9）：802–7.
17） Jenkins BJ, Powell BC. J Invest Dermatol 1994；103（3）：310–7.
18） Sun Q, et al. Nature 2023；616（7958）：774–82.
19） Weinstein GD, Mooney KM. J Invest Dermatol 1980；74（1）：43–6.
20） Chamberlain AJ, Dawber RP. Australas J Dermatol 2003；44（1）：10–8.
21） Ota Y, et al. Biochem Biophys Res Commun 2002；290（1）：169–76.
22） Foitzik K, et al. FASEB J 2000；14（5）：752–60.
23） Botchkarev VA, et al. Am J Pathol 2001；158（6）：1913–9.
24） Botchkarev VA, et al. J Invest Dermatol 2003；120（1）：168–9.
25） Mesa KR, et al. Nature 2015；522（7554）：94–7.
26） Oh JW, et al. J Invest Dermatol 2016；136（1）：34–44.
27） Müller-Röver S, et al. J Invest Dermatol 2001；117（1）：3–15.
28） Rebora A, Guarrera M. Dermatology 2002；205（2）：108–10.
29） Roth W, et al. FASEB J 2000；14（13）：2075–86.
30） Koch PJ, et al. J Cell Sci 1998；111（Pt 17）：2529–37.
31） Higgins CA, et al. J Invest Dermatol 2011；131（12）：2349–57.
32） Chen Y, et al. Biomed Pharmacother 2021；133：110946.
33） Chang CH, et al. J Dermatol Sci 2014；75（2）：100–8.
34） Hawkshaw NJ, et al. Br J Dermatol 2020；182（5）：1184–93.
35） Andl T, et al. Dev Cell 2002；2（5）：643–53.
36） Kwack MH, et al. J Invest Dermatol 2008；128（2）：262–9.
37） Kwack MH, et al. J Invest Dermatol 2012；132（6）：1554–60.
38） Chen CC, et al. Cell 2015；161（2）：277–90.
39） Huelsken J, et al. Cell 2001；105（4）：533–45.
40） Hsu YC, et al. Cell 2011；144（1）：92–105.
41） Lu CP, et al. Science 2016；354（6319）：aah6102.
42） Rendl M, et al. Genes Dev 2008；22（4）：543–57.
43） Sato N, et al. J Clin Invest 1999；104（7）：855–64.
44） Ezure T, Suzuki Y. J Dermatol Sci 2007；47（2）：168–70.
45） Woo WM, et al. Genes Dev 2012；26（11）：1235–46.
46） Botchkarev VA, Fessing MY. J Investig Dermatol Symp Proc 2005；10（3）：247–51.
47） Teta M, et al. Development 2012；139（8）：1405–16.

脱毛症

脱毛症の鑑別診断

ここで伝えたいエッセンス

- 脱毛症状の原因はさまざまである.
- 脱毛パターンと経過の特徴を知ることが大切であり，そのためには毛周期の理解が必要となる.
- 適切な治療選択のためには，触診，ダーモスコピー（トリコスコピー），牽引・抜毛試験，生検等を駆使した鑑別診断が重要である.

毛周期の理解と脱毛症

脱毛症状の原因はさまざまであり，適切な治療選択のためには鑑別診断が重要になるが，脱毛のパターンや特徴を知るためには毛周期の理解が必要である.

毛組織は自律的に毛周期を回している. 2年以上維持される成長期が終わると退行期を経て数か月の休止期に入り，再び成長期に移行する. 毛組織幹細胞は毛隆起部に同定されており，表皮から連続した毛隆起部までは，毛周期を通して構造的に大きな変化はないが，それより下部の毛球部までの領域は成長期に構成され，退行期から休止期にアポトーシスを起こし退縮する. 成長期には，毛球部の毛乳頭周囲にはメラノサイトが活性化し盛んにメラニン色素を産生して毛軸に提供する. また毛母細胞が盛んに増殖し，外毛根鞘，内毛根鞘，毛髄，毛皮質に分化していく. 一方，休止期に入るとメラノサイトのメラニン産生は停止し，毛母細胞はアポトーシスを起こしていく. 休止期を経て成長期に入ると，毛隆起部の幹細胞からメラノサイトや毛母細胞が提供され，再び毛球部が再構築される. 毛隆起部のダメージは毛包構造の再構築に多大な影響を与え，瘢痕化の原因となる.

脱毛症患者の鑑別診断への流れ

脱毛症患者を診察した時に，病歴聴取の次に視診でまず入る情報は，脱毛症状の形状，範囲である．頭髪の場合，局所的か全頭性か，どの部位か，そして頭髪の場合に触診によって得られることは，毛髪の性状，容易に脱毛するかどうかである．次に頭皮の性状である．紅斑，紫斑，痂皮，水疱，膿疱，鱗屑，びらん，浸潤，腫瘍，毛包炎の有無，残存する切れ毛があるかどうかである．

こうした情報に加えて，病歴，ダーモスコピー観察，合併症，牽引・抜毛試験，皮膚生検などを加味して，鑑別すべき脱毛疾患を総合的に判断する（**表 1，2**）．

脱毛範囲による主な鑑別疾患

斑状に単発で脱毛している場合

1 考えられる疾患

円形脱毛症，三角脱毛症，瘢痕性脱毛症（円板状エリテマトーデス〈discoid lupus erythematosus：DLE〉，先天性皮膚欠損症，外傷性脱毛症，放射線性の瘢痕性脱毛症），脂腺母斑，毛包性ムチン沈着症（follicular mucinosis），皮下腫瘍など．

2 鑑別する際のポイント

単発性では基本的に痂皮や排膿，滲出液などが観察されることは少ない．病歴に加えて非瘢痕性か瘢痕性か，浸潤の有無，軟毛の存在などが鍵となる．

ダーモスコピー観察で感嘆符毛，切れ毛など毛髪が存在していれば，円形脱毛症である可能性が高い（**図 1**）．完全な脱毛ではなく軟毛があれば三角脱毛症（**図 2**），視診で毛髪がなくダーモスコピーでも毛孔が不明瞭になっていれば瘢痕性である．その場合，DLE では萎縮や紅斑が認められ，慢性化した病変では，やや陥凹するなど萎縮がみられる（**図 3**）．またダーモスコピーで毛孔の消失，arborizing telangiectasia（樹枝状血管），毛孔周囲の過角化が観察される．

脂腺母斑は皮膚表面に疣贅状で黄色調の浸潤がみられることが多い（**図 4**）．皮膚生検による診断が必須である．先天性皮膚欠損症は出生時の皮膚潰瘍の有無など病歴が重要であるが，時に出生時にすでに治癒傾向の場合，皮膚欠損を認識していない患児の保護者も多い．まれに周囲に capillary malformation（毛細血管奇形）を伴う例が報告されている．また若干，陥凹していることがある．

follicular mucinosis が被髪部に出現した場合，やや浸潤のある脱毛斑が単発から多発する．ダーモスコピーでは，toothpaste sign[1]，brownish

表1　斑状に単発で脱毛している場合

浸潤，萎縮の有無	ダーモスコピー観察による毛孔の有無	所見	考えられる疾患
浸潤，萎縮なし	毛孔あり	感嘆符毛，漸減毛，黒点，黄色点	円形脱毛症
		全体に軟毛＋	三角脱毛症
	毛孔不明瞭	毛孔角化，arborizing telangiectasia	早期の円板状エリテマトーデス
浸潤，萎縮あり	毛孔あり	toothpaste sign，brownish yellow dots	毛包性ムチン沈着症
		bright yellow dots not associated with HFs	脂腺母斑（幼小児期）
		whitish round structures	
		structureless brownish orange polygonal areas	
		pink-orange structures and a whitish network	
		yellowish globules	脂腺母斑（思春期）
		comedo-like openings and milia-like cysts	脂腺母斑（成人）
	毛孔不明瞭	若干の萎縮，陥凹あり，毛孔角化	晩期の円板状エリテマトーデス
		arborizing telangiectasia	
		若干の萎縮，陥凹あり	先天性皮膚欠損症

浸潤や萎縮の有無，さらにダーモスコピー観察による毛孔の有無によって分類される．

表2　斑状に多発性に脱毛している場合

痂皮，排膿の有無	ダーモスコピー観察による毛孔の有無	所見	考えられる疾患
痂皮，排膿なし	毛孔あり	感嘆符毛，漸減毛，黒点，黄色点	円形脱毛症
	毛孔不明瞭	毛孔角化，arborizing telangiectasia	円板状エリテマトーデス
		過角化，毛孔周囲の紅斑	毛孔性扁平苔癬
痂皮，排膿あり	毛孔不明瞭	tufted hair，diffuse erythema，perifollicular hyperkeratosis	禿髪性毛包炎
		areas of white scarring	
		yellow dots，black dots，vellus hair	早期膿瘍性穿掘性頭部毛包周囲炎
		red dots，empty follicular openings	
		confluent whitish areas with absence of follicular ostia	晩期膿瘍性穿掘性頭部毛包周囲炎
		perifollicular pustules，white dots	
	その他の鑑別疾患		ケルスス禿瘡
			トンズランス感染症

痂皮や排膿の有無，ダーモスコピー観察による毛孔の有無によって分類される．

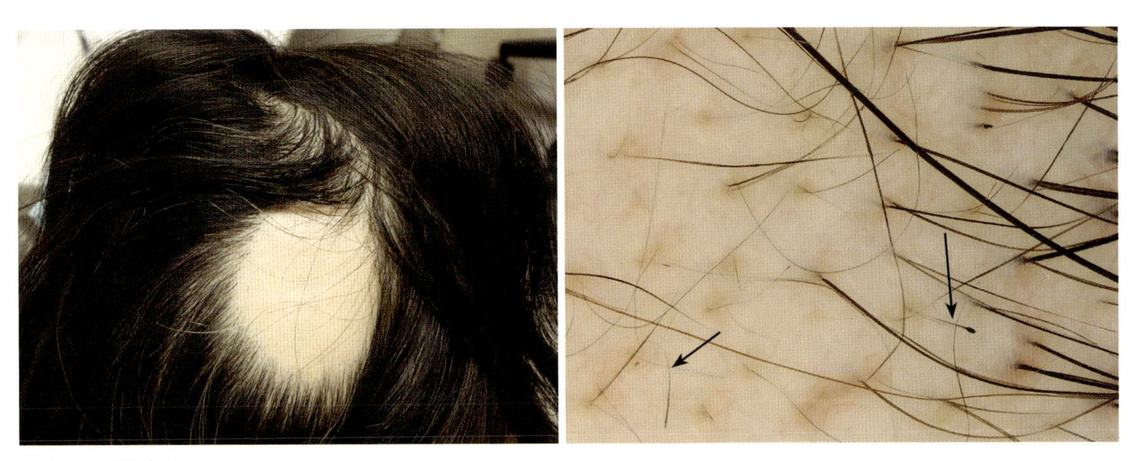

図1　円形脱毛症
単発型，多発型，全頭型，汎発型，蛇行型などに分類される．ダーモスコピー観察で感嘆符毛（矢印），黒点，黄色点などが観察されるが，病期によって異なる．本症例は40歳女性．3か月前から後頭部に単発性の脱毛斑を認める．

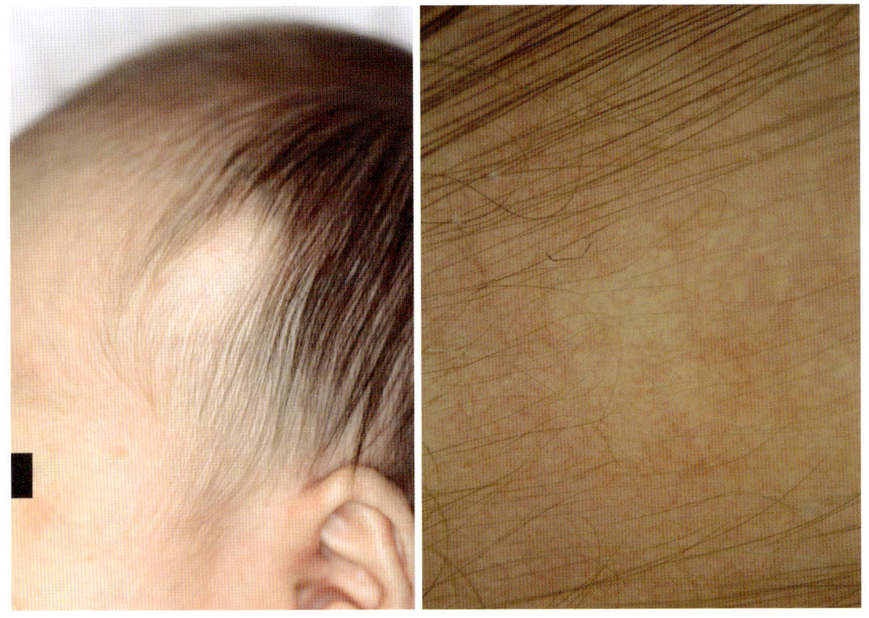

図2　三角脱毛症
先天的に前頭部や角額部などに軟毛を伴う脱毛斑がみられる．本症例は5か月男児．生来左側頭部に部分的な軟毛化が認められる．

yellow dots with a whitish rim（縁が白色の黄褐色点）[2] などが報告されている．

最終診断には皮膚生検が必要である．脱毛部位の皮下に腫瘍の存在を疑う場合にはエコーやCTなどの画像検索が必要となる．脂腺母斑は年齢によって臨床症状が変化し，ダーモスコピー所見も変化する（**表1**）．

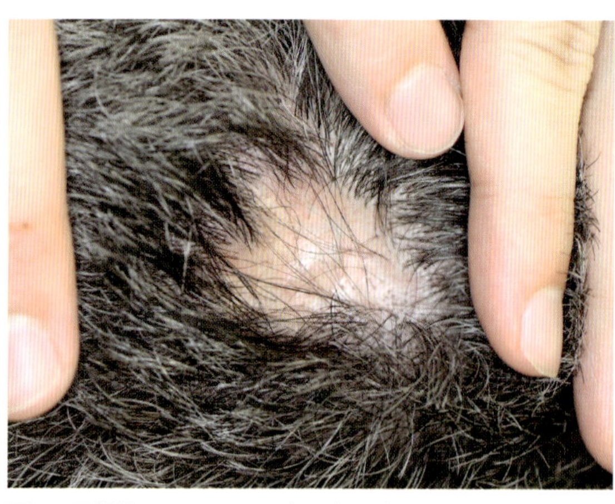
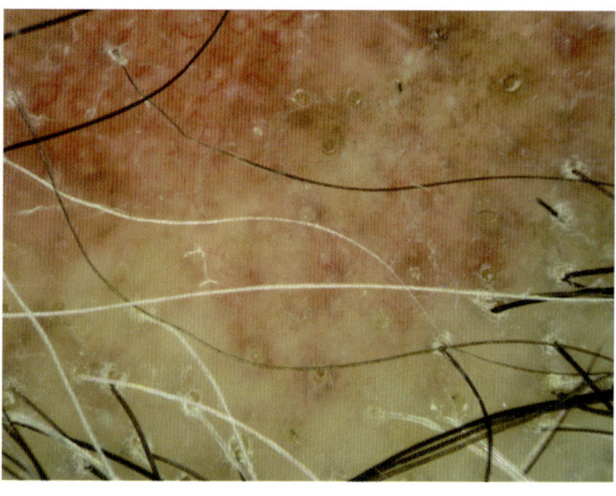

図3 円板状エリテマトーデス（DLE）
頭部の斑状の脱毛斑．毛孔一致性に角化がみられ，一部は不明瞭化している．arborizing telangiectasia が観察される．

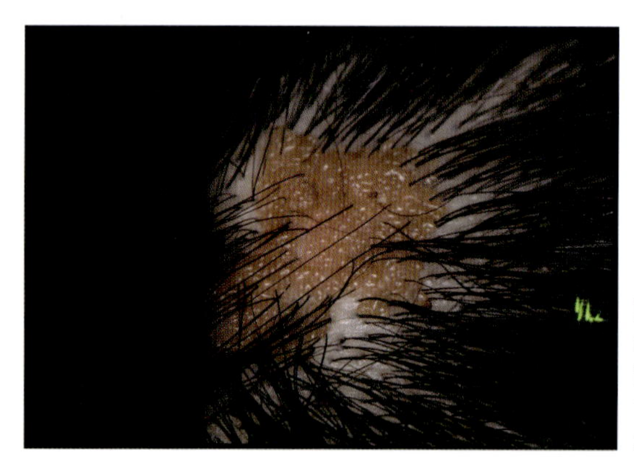

図4 脂腺母斑
幼小児期は蒼白色調の盛り上がりであるが，思春期頃には黄色調が強まり，いぼ状にやや盛り上がりが明らかになってくる．後に基底細胞癌など皮膚悪性腫瘍が発生することがあり，経過観察が必要である．

斑状に多発性に脱毛している場合

1 考えられる疾患

円形脱毛症，毛孔性扁平苔癬（lichen planopilaris：LPP），膿瘍性穿掘性頭部毛包周囲炎（perifolliculitis capitis abscedens et suffodiens：PCAS），禿髪性毛包炎（folliculitis decalvans：FD），erosive pustular dermatosis（EPD），円板状エリテマトーデス（DLE），トンズランス感染症，ケルスス禿瘡，水痘の瘢痕など．

2 鑑別する際のポイント

LPP，PCAS，FD，EPD，DLE はいずれも瘢痕性であり，ダーモスコピーでは毛孔が不明瞭となっている[3]．LPP は比較的多発性で不規則に脱毛斑が連なることが多い（**図5**）．排膿，痂皮などはほとんど伴わない．PCAS は脱毛部位が弾性軟な盛り上がりを認め，皮下に大小の膿瘍を形成し自壊して瘻孔形成し排膿することがある（**図6**）．慢性化すると瘢痕化する．FD は脱毛病変部辺縁に痂皮や滲出液などを伴いやすい（**図7**）．ダーモスコピーで tufted hair が観察される．慢性化すると脱毛病変部中央が瘢痕化する．

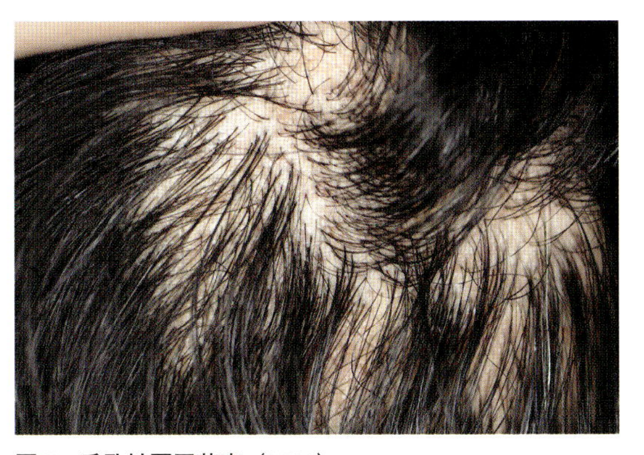

図5　毛孔性扁平苔癬（LPP）
不規則，多発性の脱毛斑が連なることが多い．痂皮や排膿などはない．紅斑もあまり目立たない．瘢痕性脱毛症のひとつで，毛孔は消失している．

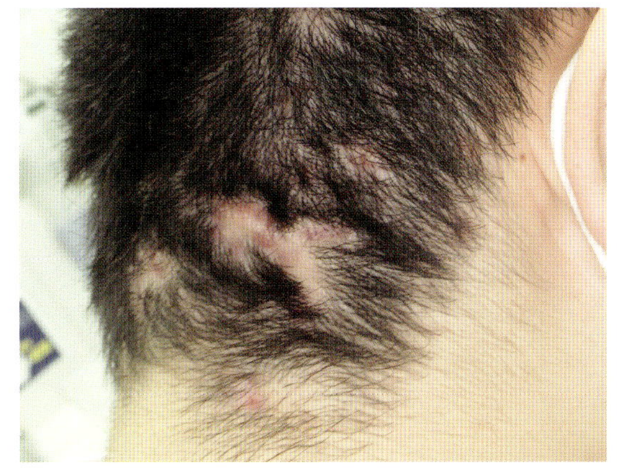

図6　膿瘍性穿掘性頭部毛包周囲炎（PCAS）
化膿性汗腺炎の一病型とされる．皮下膿瘍を伴い進行すると瘢痕化するが，早期の治療で脱毛症状は改善することも多い．

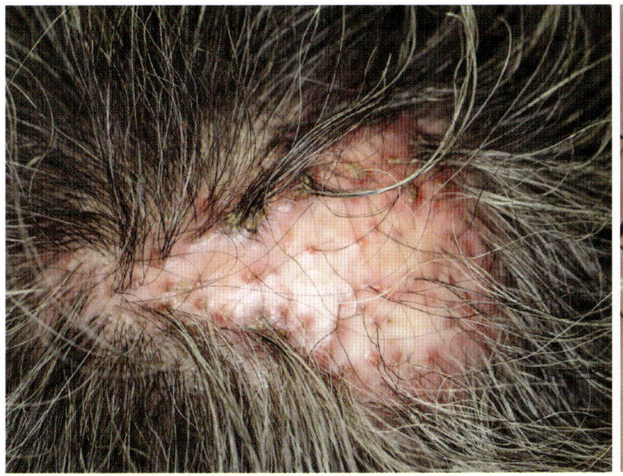

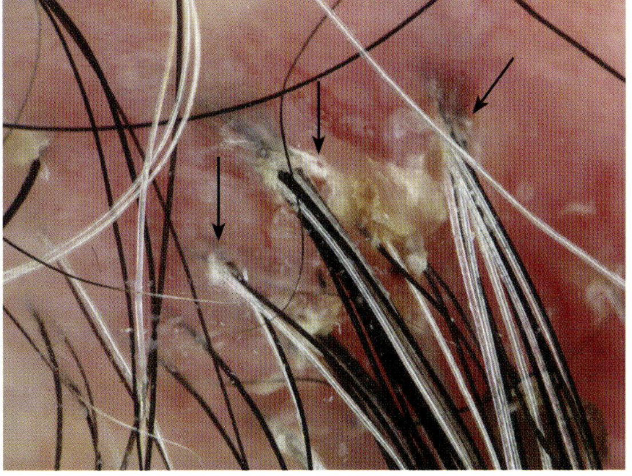

図7　禿髪性毛包炎（FD）
脱毛斑辺縁に痂皮を形成する傾向がある．ダーモスコピー観察でtufted hairを認めることが多い（矢印）．中央は瘢痕化する．

トンズランス感染症による脱毛斑は，やや鱗屑を伴い易脱毛性を示す．進行すると滲出液や痂皮を伴い，最終的に瘢痕化することがある．ケルスス禿瘡でも進行とともにトンズランス感染症と同様の経過を辿る（**図8**）．

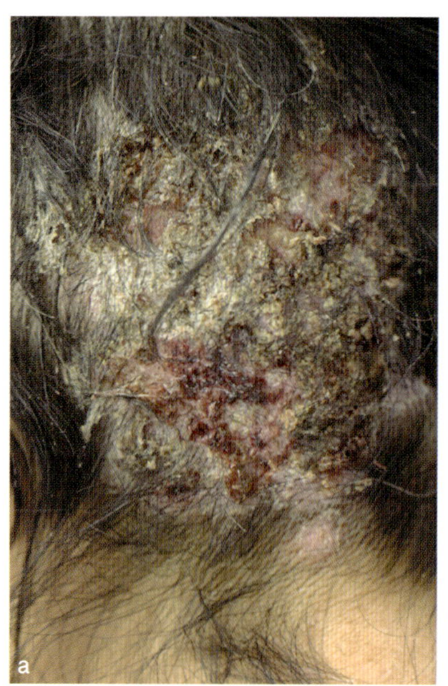
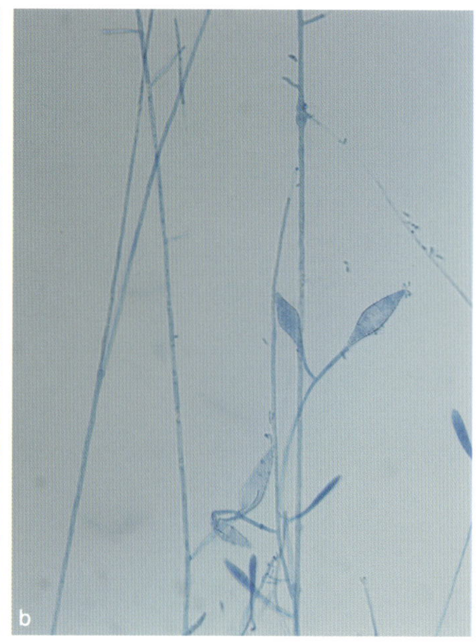

図8 ケルスス禿瘡
a：ネコからの *Microsporum canis* 感染による頭皮の化膿性炎症を伴った症例．長期化すると瘢痕性脱毛をきたす．
b：分離培養所見．*M.canis* の大分生子は先端が尖った紡錘形で細胞壁の棘を認める．

不規則な脱毛斑，人工的な脱毛斑

1 考えられる疾患

圧迫性脱毛症，抜毛癖など．

2 鑑別する際のポイント

抜毛癖は，脱毛病変部の形状が直線的であったり境界が明瞭であったりと人工的な印象が強い（**図9**）．ダーモスコピーで特徴ある所見が観察される（**図10**）．脱毛の形状が短期間に大きく変化しやすい．

圧迫性（機械性）脱毛症とは，術中の長時間圧迫や，ウイッグの留め具による繰り返しの摩擦などによる脱毛症状である（**図11**）．病歴が重要で

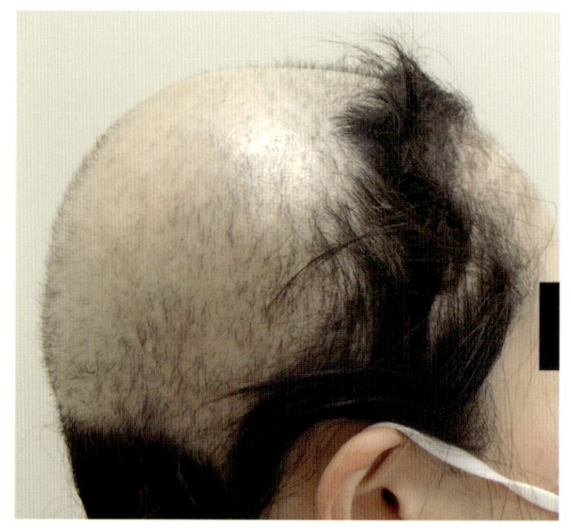

図9 抜毛癖
強いストレスや痒みに伴う繰り返しの掻破行動，抜毛行動によって生じた人工的な脱毛症状．

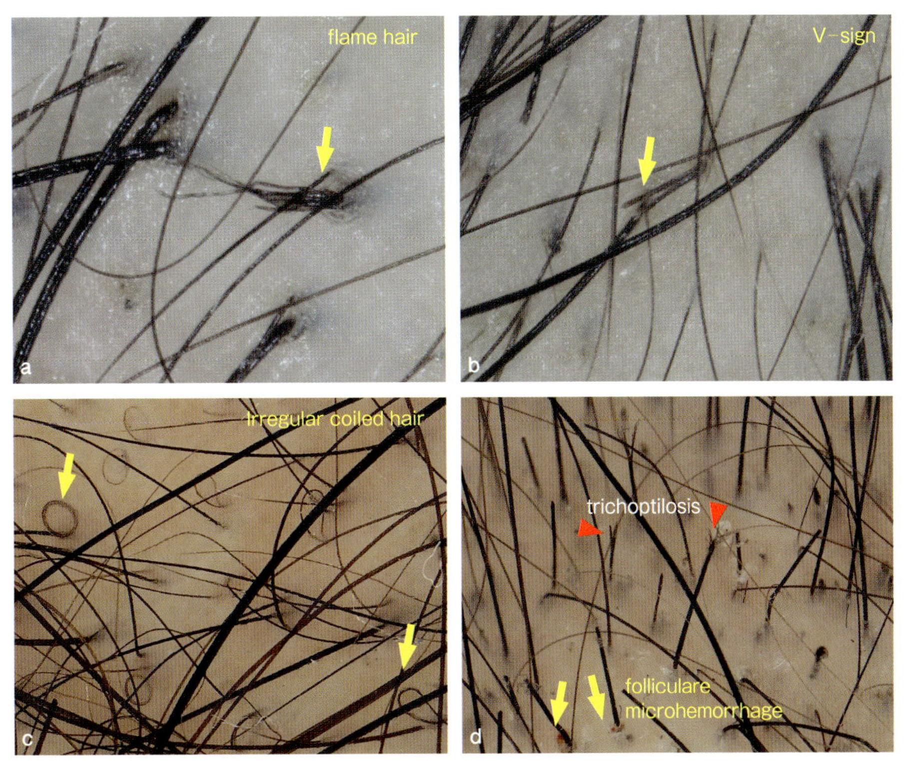

図 10　抜毛癖におけるダーモスコピー所見
a：毛先が炎のようになった flame hair，b：毛孔から毛髪断端がＶ字に割れた V-sign，c：頭皮ぎりぎりでうねる irregular coiled hair，d：ブラシのように断端の分かれた trichoptilosis と毛孔一致性の出血あるいは血痂である follicular microhemorrhage.

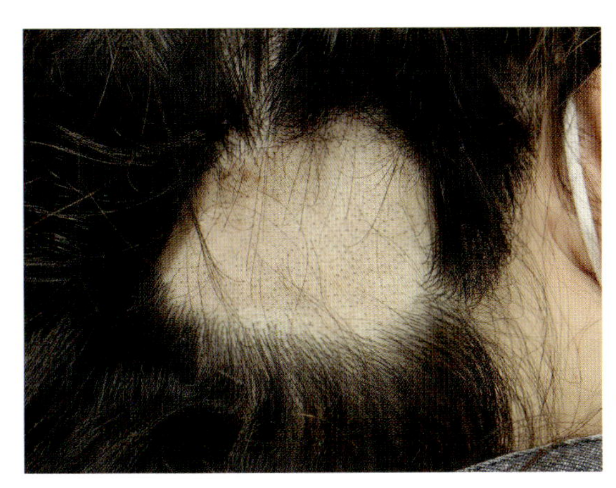

図 11　機械性脱毛症
長時間の頭頸部手術後に発生した脱毛斑．多くの場合は一過性であるが，程度によっては瘢痕化する．

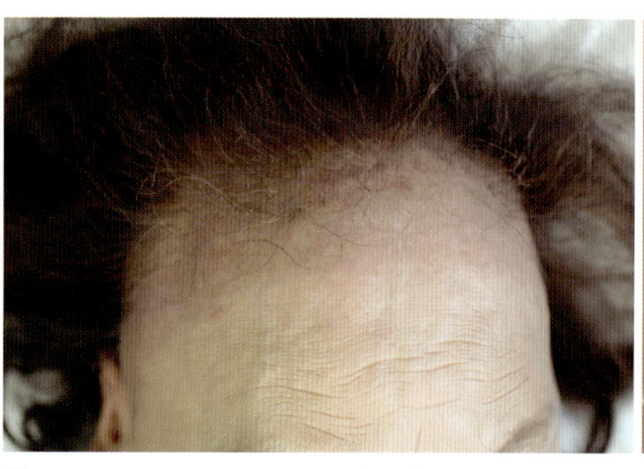
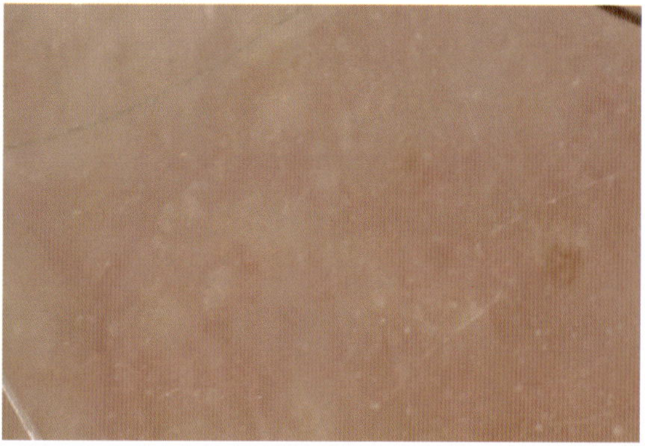

図12　frontal fibrosing alopecia（FFA）
高齢女性の前頭部からもみあげ，耳周囲付近まで帯状に脱毛症状がみられる．蛇行型円形脱毛症との鑑別を要するがダーモスコピーで毛孔が消失していることで鑑別される．

ある．

頭頂部，前頭部優位の薄毛

1 考えられる疾患

男性型脱毛症（male pattern hair loss：MPHL, androgenetic alopecia：AGA），女性型脱毛症（female pattern hair loss：FPHL），マリーウンナ乏毛症（Marie Unna hereditary hypotrichosis：MUHH），筋緊張性ジストロフィーにおける薄毛など．

2 鑑別する際のポイント

AGA は modified Norwood-Hamilton classification の分類のいずれかに当てはまるパターン脱毛である．女性型脱毛症もパターン脱毛症であるが，その分類は複数ある．マリーウンナ乏毛症は 2023 年時点で本邦では 2 家系のみ報告されているが，おそらく見逃されている症例が多いと推察される．思春期以前から AGA 様の薄毛を頭頂部主体に呈することがあり，疑うきっかけとなる．筋緊張性ジストロフィーでは AGA 様の薄毛を呈することが知られている．

前頭部から生え際優位の脱毛症状

1 考えられる疾患

円形脱毛症（蛇行型〈ophiasis〉），frontal fibrosing alopecia（FFA）など．

2 鑑別する際のポイント

円形脱毛症と FFA の大きな違いは，円形脱毛症が非瘢痕性，FFA が瘢痕性であることである．FFA では高齢の女性の前頭部からもみあげ，耳周囲にわたり帯状に連続性に脱毛斑が生じることがあり，一見すると蛇行型円形脱毛症との鑑別を要する（**図12**）．ダーモスコピーで毛孔が消失していることが診断の鍵である．蛇行型円形脱毛症は慢性期であることが多く，ダーモスコピーで黄色点を確認する．鑑別診断に迷う場合には皮膚生検がすすめられる．

びまん性の脱毛症状，薄毛症状

1 考えられる疾患

円形脱毛症，先天性毛髪疾患（先天性潜性乏毛症，hypotrichosis simplex〈HS〉など），休止期脱毛症（telogen effluvium：TE），keratosis follicularis spinulosa decalvans（KFSD），化学療法剤による dystrophic anagen effluvium など．

2 鑑別する際のポイント

円形脱毛症，一部の先天性毛髪疾患以外は完全に脱毛することは少ない．頭部全体に完全に脱毛している場合には，全頭型円形脱毛症，汎発型円形脱毛症，hypotrichosis simplex（HS）を鑑別する．HS は円形脱毛症との鑑別が難しい場合があり，皮膚生検，遺伝子診断を要する場合もある．KFSD は幼少期から全身の毛孔性角化がみられ，頭部，眉毛部に毛孔性の紅斑と角化を伴う瘢痕性脱毛を生じる．化学療法剤による dystrophic anagen effluvium は病歴から判断可能である．TE は毛量が頭部全体に低下する状態で，急性と慢性がある．完全に脱毛することはない．女性に多くみられ，原因はさまざまである．

鑑別診断に必要な検査

ダーモスコピー（トリコスコピー）

ダーモスコピー検査は脱毛症診断において極めて重要な検査であり，その所見も確立してきている．詳細は本稿の「代表的な脱毛症状，脱毛疾患」の項（p.52）に後述する．なお，ダーモスコピーを毛髪疾患に用いた場合「トリコスコピー」と呼ぶことがある．

皮膚生検

皮膚生検はダーモスコピーに加えて診断に有用な情報源である．標本作成は縦切り切片と横切り切片の作成が重要であり，毛球部，毛隆起部それぞれが観察できるよう切片を作成する．

牽引試験

牽引試験（hair pull test）は，50～60 本の毛髪を親指と人差し指，中指を使って頭皮に近い根元付近で固くしっかりと掴み，強制的にではない程度に毛流にそって牽引し，抜けてくる毛髪の本数と性状を観察する試験である[4]．抜けた毛髪の毛球部や毛髪自体を光学顕微鏡で観察することが大切である．正常に痛みなく抜けてくる毛髪は休止期毛である．

正常では掴んだ毛髪数の 1 割程度が抜けてくる．しかし前日の洗髪の有無によって抜ける毛髪数が影響を受ける．基準は定まっておらず，1～5 日前から洗髪を中止するなどの基準がある．しかし，初診外来では通常前日に洗髪をしていることが普通であり，その状況で牽引毛髪数の1割より多い本数が脱毛してくる場合には何らかの毛周期の異常が考えられる．注意点としては休止期脱毛症では慢性化すると牽引試験は陰性になることである[5)]．

抜毛試験

抜毛試験（hair plucking test）は，鉗子やモスキートを用いて60〜80本の毛髪を頭皮から0.5 cmのところで掴み1回転させてしっかりと固定し，一気に頭皮に対して垂直に引き抜く試験である[6)]．鉗子に掴んだまま速やかに抜毛した毛髪をスライドグラス上に静置し，毛先側をテープで固定する．その後，鉗子を緩めて毛髪を離す．もう1枚のスライドグラスを被せて2枚のスライドグラスの間に毛髪が固定されるようにしたうえで2枚のスライドグラスをテープで固定し，光学顕微鏡下で毛球部付近を観察する．正常では9割程度が成長期毛である．

剃毛試験

毛周期を推測する他の方法として，一定範囲のまとまった80本程度の毛髪を剃毛し，2〜3日後に同部位をダーモスコピーなどで確認し伸長している毛髪の割合を観察する方法である[7)]．成長期毛は約0.35 mm/日の長さで伸びるため，3日後は1 mm程度伸びる計算である．退行期，休止期の毛髪は伸びないことから成長期毛の割合を観察することが可能である．毛剃りが必要であること，3日後に外来受診が必要となることがやや難点である．

代表的な脱毛症状，脱毛疾患

成長期の脱毛症状，脱毛疾患

dystrophic anagen effluvium

dystrophic anagen effluviumの原因には，化学療法，放射線治療，環境毒素，円形脱毛症などがあげられる．これらの原因により直接的に毛母細胞が傷害を受け，成長期毛の毛母細胞の増殖が突如停止することで退行期に至らずに脱毛していくものである．化学療法剤としては，アドリアマイシン，ドセタキセル，パクリタキセル，エトポシドなど12種類ほどが特に脱毛症状をきたすものとして挙げられる[8)]．またタリウムに曝露したことによる脱毛なども報告される．牽引試験では先細りの毛根（dystrophic anagen hair）となる．

円形脱毛症

dystrophic anagen effluviumの一つである円形脱毛症は，主に頭髪が多彩な形で脱毛する疾患であり，単発性，多発性，蛇行型，逆蛇行型，全頭型，汎発型などや，経過から急性全頭型びまん性脱毛症といったタイプも知られている．

円形脱毛症は再発が多く，親子例，姉妹兄弟例が珍しくないことやGenome-Wide Association Studyなどの検討から，*ULBP3*，*ULBP6*，*MICA*，*CTLA 4*など複数の一塩基多型が見出されていることなどから，発症には遺伝的要因が推察されている．

急性期には，ダーモスコピーで感嘆符毛や漸減毛，黒点が観察され（**図1**），慢性期には黄色点が主体となる．毛球部は本来，免疫学的に寛容な環境を呈するimmune privilege（IP）組織であるが，なんらかの誘因によってIPが破綻することで毛包自己抗原が周囲の免疫細胞，特に$NKG2D^+CD8^+$T細胞に認識されることで毛組織が傷害され，脱毛症状につながる．代表的な毛包自己抗原はチロシナーゼやチロシナーゼ関連タンパクであり，これらはメラノサイトでメラニン産生が行われているときに要する酵素である．円形脱毛症が成長期毛をターゲットとした脱毛症である所以である．

円形脱毛症を引き起こす主な誘因は，ウイルス感染症である．近年のCOVID−19感染症では多くの円形脱毛症に関する論文が出ている．ウイルス感染によって活性化した細胞傷害性T細胞（CTL）が，IFN−γを産生し，それを受けた毛上皮細胞がIL−15を産生することで，ますますCTLが活性化する．その他，出産や交通事故，引越し，疲労，睡眠不足など，肉体的な疲労をきたすようなことが誘因となる例が多い．

その他，成長期に脱毛する疾患（症状）には，化学療法や放射線治療後の一過性の脱毛症状，loose anagen hair，short anagen hairなどがある．

休止期の脱毛症状，脱毛疾患

通常の抜け毛

最も一般的な休止期毛の脱毛症状は，普通の抜け毛である．休止期が終わり次の成長期になりしばらく経過した時に生え変わるように抜けていく毛髪である．通常毛髪は10〜15万本ある．この9割が成長期毛，1割程度，つまり1〜1.5万本が退行期毛や休止期毛である[9]．これらの毛髪が2〜3か月程度で脱毛するため，100〜200本程度の休止期毛が日々抜けていく．

男性型脱毛症

男性型脱毛症は思春期以降に始まる生理的な薄毛であり，徐々に進行する毛髪疾患である．男性型脱毛症の発症には，男性の場合，遺伝と男性ホルモンが関与する．

遺伝的な背景として，男性ホルモン受容体*AR*遺伝子の遺伝子多型や常染色体の3q26や20p11に疾患感受性遺伝子の存在が報告されている．*AR*遺伝子はX染色体の長腕（Xq11−12）にあり，ゲノム遺伝子は8つのエクソン−イントロン構造からなる．エクソン1はN末端ドメインであり，グルタミン反復配列（CAGリピート）を含んでいる．男性型脱毛症では，健常群と比較してCAG（21以下）とGGC（17以下）のリピート数がともに短い症例が有意に多いという研究がある．頭頂部や前頭部の毛乳頭細胞に存在する5α還元酵素II型によってテストステロンが活性の高いジヒドロテストステロン（DHT）に変換され，毛乳頭細胞に発現する細胞質内ARに結合する．DHTが結合したARは，二量体を形成して核内に入り，標的遺伝子に結合してその遺伝子の発現を調整する．前頭部や頭頂部ではTGF－β1やDickkopf 1（Dkk 1）などを誘導し，毛母細胞の増殖が抑制され，成長期が短縮し薄毛となる[10]．

正常の毛周期よりも成長期が短縮したことによる脱毛数増加であるため，抜けてくる毛髪は，通常の脱毛症状のように休止期毛である．成長期が短縮しているため，短くて細い毛髪が抜けてくることが多い．後頭部にはARや5α還元酵素が発現していないため，脱毛症状は主に頭頂部と前頭部に目立つ．

日本での分類にはオリジナルの「Norwood-Hamilton classification」（ノーウッド-ハミルトン分類）にII vertexタイプを追加した「modified Norwood-Hamilton classification」が頻用されている．

女性型脱毛症

女性型脱毛症（female pattern hair loss：FPHL）は，男性型脱毛症と比較して病態解明が進んでいない．薄毛部位は頭頂部から側頭部にかけて広い範囲にみられ，その脱毛パターンは，1977年にLudwigが提唱したLudwig分類，Olsen分類，株式会社資生堂が提案する資生堂分類，その他Sinclair's midline hair density scale，Trichoscopy Derived Sinclair Scale，Kaneko's classification，FPHL-Severity Indexなどがあげられる．いずれも後頭部や前頭部は薄毛になりにくい傾向がある．

発症には二相性があり更年期前後と30歳代にみられる．一般には更年期前後に自覚することが多いこと，エストロゲンを阻害するアロマターゼ阻害薬を使用中の女性や，卵巣摘除後に発症することからエストロゲンと女性型脱毛症の関係が強く示唆される．また女性型脱毛症では5α還元酵素の発現量は側頭部と比較して薄毛部位の頭頂部で増加している．しかし男性と比較してその発現量は低い．5α還元酵素阻害薬が無効であることからもテストステロンの病態への関与は限定的と考えられる[11]．一方で20～30歳代に発症する女性型脱毛症においては，テストステロンの関与も推察される．一部の女性型脱毛症では5α還元酵素阻害薬が有効な症例も報告されており，アンドロゲン依存性と非依存性のタイプがあると考えられる．毛周期からみると，成長期の短縮，休止期，kenogen（毛を容れない休止期毛包）の延長が起きている．

休止期脱毛症

休止期脱毛症はその名の通り休止期毛が脱毛する疾患である．男性型・女性型脱毛症のようなパターン脱毛ではなく，頭部全体にびまん性に脱毛症状が観察される．急性に生じる場合と慢性的な場合がある．形状は棍毛（club hair）となっていて，牽引試験で比較的容易に棍棒状の毛が抜けてくる．通常，休止期毛は全体の10％程度であるが，20％を超える場合，休止期脱毛症と称する．

1 急性休止期脱毛症

びまん性の脱毛症状で，なんらかの原因の数か月後程度に脱毛症状を自覚することが多い．きっかけはさまざまであるが，急性に発生した要因によって毛周期が休止期へ移行し，数か月後に休止期毛が脱毛を始めることによる．

急性の要因として，高熱を伴うウイルス感染症，ワクチン接種，出産，外傷，大量出血を伴う外科的手術，急激な体重減少，などがあげられる．

脱毛症状は頭部の50％未満にみられることが多いが，頭部全体の毛髪が細くなる．またしばしば側頭部に薄毛を自覚する．

2 慢性休止期脱毛症

なんらかの要因で休止期毛が増加する薄毛である．原因として，鉄欠乏，フェリチン低下，亜鉛欠乏，タンパク摂取低下，甲状腺疾患，腎機能障害，肝機能障害，進行期の悪性疾患，膵臓疾患，上部消化管疾患，膠原病，HIV 感染症，薬剤性，ビタミン D 欠乏，ビタミン B 12 欠乏，葉酸欠乏，テストステロン高値，エストロゲン低下，高プロラクチン血症などが考えられるため，適宜血液検査で検討する必要がある．急性休止期脱毛症から慢性化に移行する場合もある．

毛周期には関連しない脱毛症状，脱毛疾患

瘢痕性脱毛症

病状が改善しても毛髪の再生がみられない永久的な脱毛症状をきたす疾患群を瘢痕性脱毛症とする．この群に含まれる疾患は，主たる浸潤細胞によって好中球性，リンパ球性，混合性に分類されるが[3]，臨床症状と併せてかなりオーバーラップされる．新しい分類も試みられているが，まだ発展段階である．また，注目される比較的新しい分類として，Fibrosing alopecia in a pattern distribution（FAPD），Cicatricial pattern hair loss（CPHL）といったものもある．

瘢痕性脱毛症の鑑別は内山らの総説[3]に詳しい．円板状エリテマトーデス（**図 3**）は円形脱毛症に一見類似するが，ダーモスコピー観察，皮膚生検で容易に鑑別が可能である．

抜毛癖

抜毛症は ICD−11 で「強迫症または関連症群」に分類される[12]．この疾患群には強迫症，身体醜形症や抜毛症，皮膚むしり症，ためこみ症等が含まれる．

抜毛症の特徴はくり返し自身の体毛を引き抜くことであるが，掻く，擦るといった行為でも生じうる．毛髪に手がいく行為は意識的な場合と無意識でまさに「癖」となっている場合がある．多くの場合，強いストレス，不安が生じた時の心身の対応として現れる．強迫観念が伴い，不安と精神的ストレスが高まった状態であると考えられる．患者は，脱毛症になりたくて抜毛しているわけではなく，やめたほうがよいと思っているがそれ以上に抜きたいという気持ちが強まってしまうこと，やめられないことに悩んでいるという状態がこの疾患である．診断に苦慮することも多く，特徴的な脱毛症状，ダーモスコピー所見，抜毛試験，牽引試験，皮膚生検を組み合わせて診断するが，円形脱毛症を合併していることも少なくない．

脱毛病変の形は，直線的であったり，健常部と脱毛部位の境界が明瞭であったり，短期間に脱毛部位が移動し以前脱毛していた部位が次の外来診察時にすでに改善していたりと，他の脱毛疾患には観察されない経過を辿ることの多い疾患である．好発年齢は二峰性であり，思春期と未就学児や小学校低学年の年齢層である．思春期では 4：1 で女性に多くみられ，治療に難渋する例も多いが，未就学児や小学校低学年の年齢層では男女比は同じ程度であり自然治癒することがほとんどである．思春期の患者では，うつ，不安神経症，社交不安障害などを合併することがある[13]．また爪噛みを伴うことも少なくない．消化器症状を認める場合には食毛症を念頭におき内科的な検査を進める．

ダーモスコピーは脱毛症の診断に欠かせないツ

ールである．抜毛癖におけるダーモスコピーでは，longitudinal split ends（縦に裂けた毛を伴った短い毛髪），irregular coiled hairs（頭皮付近でコイル状にうねる毛髪），trichoptilosis（ブラシのように分かれた断端を呈する裂毛），black dots（頭皮表面で切れた毛髪，黒い点状に観察される），flame hairs（火の炎に似ている），V-sign（1つの毛包ユニットから出てきて同じ長さで壊れた2本以上の毛），tulip hair（遠位端にチューリップの葉のような少し膨らんだ色素沈着過剰を伴う短い毛），follicular microhemorrhage（毛孔一致性の出血あるいは血痂）が観察される（**図10**）．

抜毛試験，牽引試験は診断に非常に有用である．急性期の円形脱毛症では，抜毛試験でdystrophic anagen hairが観察される．一方，抜毛癖では短毛を牽引しても抜けず，抜毛試験で強制的に抜くと成長期毛が抜けてくる．抜けた毛髪が成長期かどうかは光学顕微鏡で観察すれば判断が可能である．成長期毛の断端が短く切れていて成長期毛が抜けてくる，という状況は円形脱毛症では説明がつかない．毛髪自体は成長期であるにもかかわらず短い距離で切れているということは，人為的な切断行為が加わっている所見である．ただし円形脱毛症でも抜毛癖でも慢性期には休止期が増えてくるため，休止期毛が抜けてきた場合には複数の毛髪を牽引して毛周期を判断し，短い成長期毛が複数抜けてきた場合には抜毛症と診断可能である．

皮膚生検では，繰り返される抜毛行為によって，毛包構造が物理的に破壊されメラニン顆粒やケラチンの破片（pigment cast）が毛包漏斗部や毛包峡部などに観察される．また全体に休止期毛が増加する[14]．

脂腺母斑

初期（乳児期および小児期）には，黄色っぽい脱毛斑またはわずかに隆起したプラークとして現れ，脱毛症状を伴うことが多い．ダーモスコピー所見は，毛包に関連しない明るい黄色の点，白っぽい円形の構造，構造のない褐色がかったオレンジ色の多角形の領域，ピンク-オレンジ色の構造および白っぽいネットワークである．思春期以降のダーモスコピー所見には，黄褐色球，大脳皮質状に配列した亀裂および隆起，コメド様開口部および稗粒腫様嚢胞の存在が含まれる．

おわりに

脱毛症の鑑別は意外にも困難であり経過とともに判断可能なことも多い．脱毛症状に対して画一的にステロイド外用薬，カルプロニウム塩化物などを使用するのではなく，まず診断のための病歴聴取，触診，複数の検査を行い慎重に診断を行うことが求められている．

（伊藤泰介）

引用文献

1）Mumford BP, et al. Clin Exp Dermatol 2022；47（5）：969–70.
2）Yamagishi H, et al. Clin Case Rep 2022；10（5）：e05815.
3）Uchiyama M. J Dermatol 2022；49（1）：37–54.
4）Guarrera M, et al. Dermatology 1997；194（1）：12–6.
5）伊藤泰介．Aesthe Derma 2015；25：291–302.
6）Blume-Peytavi U, et al. Hair growth assessment techniques. In：Blume-Peytavi U, et al（eds）. Hair Growth and Disorders. Berlin：Springer；2008. pp.125–58.
7）Courtois M, et al. Br J Dermatol 1995；132（1）：86–93.
8）Trüeb RM. Diffuse hair loss. In：Blume-Peytavi U, et al（eds）. Hair Growth and Disorders. Berlin：Springer；2008. pp.259–72.
9）Müller-Röver S, et al. J Invest Dermatol 2001；117（1）：3–15.
10）Inui S, et al. FASEB J 2002；16（14）：1967–9.
11）Price VH, et al. J Am Acad Dermatol 2000；43（5 Pt 1）：768–76.
12）Stein DJ, et al. J Affect Disord 2016；190：663–74.
13）Woods DW. Psychiatr Clin North Am 2014；37（3）：301–17.
14）大山学．日臨皮会医誌 2021；38（4）：611–7.

1 章 脱毛症・ムダ毛

脱毛症

男性型脱毛症の治療

ここで伝えたいエッセンス

- 5α還元酵素阻害薬であるフィナステリドおよびデュタステリド内服薬には良質のエビデンスがあり，広く臨床の場で用いられている．
- ミノキシジル外用薬にも良質のエビデンスがあり，男性型脱毛症では５％外用薬が用いられている．
- 赤色 LED/ 低出力レーザーにも一定のエビデンスがあるものの，その効果は緩徐であり他療法との併用が勧められる．
- 多血小板血漿療法（PRP 療法）の男性型脱毛症への効果が報告されているが，維持療法をどうするかは今後の問題である．
- ウィッグは厳密な意味では治療とは言えないが，罹患者の心理的 QOL への効果を考えれば重要なケアであり，QOL 改善のエビデンスがある．

フィナステリド内服薬の登場以来，男性型脱毛症（androgenetic alopecia：AGA）が皮膚科診療において治療すべき疾患として認識されるようになった．しかし，その後，言うなれば「AGA マーケット」の活性化とともに，エビデンスの乏しい「治療法」が横行するに至っている．本稿ではそのような状況において専門医が考慮すべき治療選択肢について解説し，さらに将来的に期待される再生医療的手法についても述べたい．

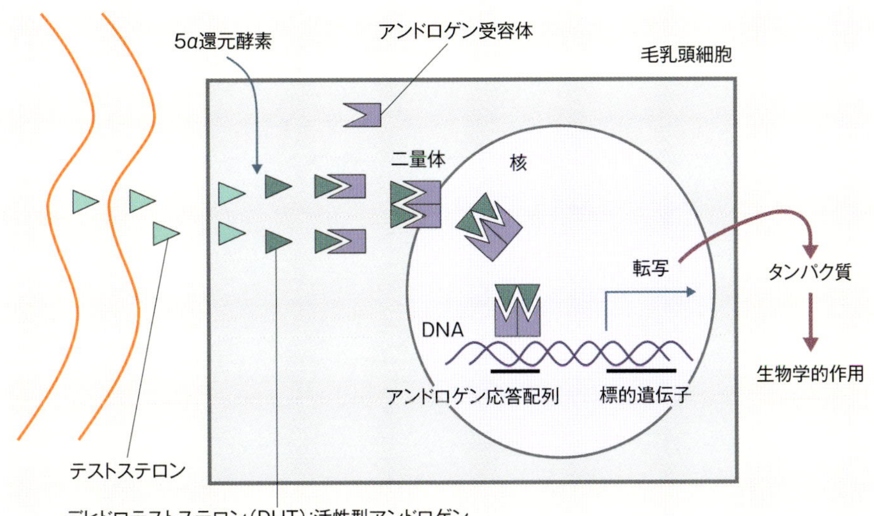

図1　男性ホルモンの標的細胞における作用メカニズム
男性ホルモン（アンドロゲン）であるテストステロンは，5α還元酵素により活性の強いデヒドロテストステロン（dihydrotestosterone：DHT）に変換され，アンドロゲン受容体と結合して二量体を形成した結果，転写因子として働き，その生物学的作用を及ぼす．

5α還元酵素阻害剤内服薬

AGA病態におけるアンドロゲン変換と5α還元酵素

男性の血中を循環しているアンドロゲン（男性ホルモン）のほとんどは活性の弱いテストステロンであるが，脂溶性であるため標的細胞に透過した後，細胞内に存在する5α還元酵素I型およびII型により活性の強いデヒドロテストステロン（dihydrotestosterone：DHT）に変換される（**図1**）．このDHTがアンドロゲン受容体と結合し，さらに二量体を形成した結果，転写因子として働き，その生物学的作用を及ぼす．

毛器官においてはアンドロゲンの標的細胞は毛乳頭細胞であり，アンドロゲンの生物学的作用がAGAの病態となる[1]．これに基づいて5α還元酵素阻害剤であるフィナステリドとデュタステリド内服薬がAGA治療薬として広く用いられている．フィナステリドは5α還元酵素II型を，デュタステリドは5α還元酵素I型およびII型を阻害する（**図2**）．

フィナステリド内服薬

1 適応と効果

フィナステリドの適応は20歳以上の男性におけるAGAのみである（**図3**）．

海外での閉経後女性のAGA（女性型脱毛症，

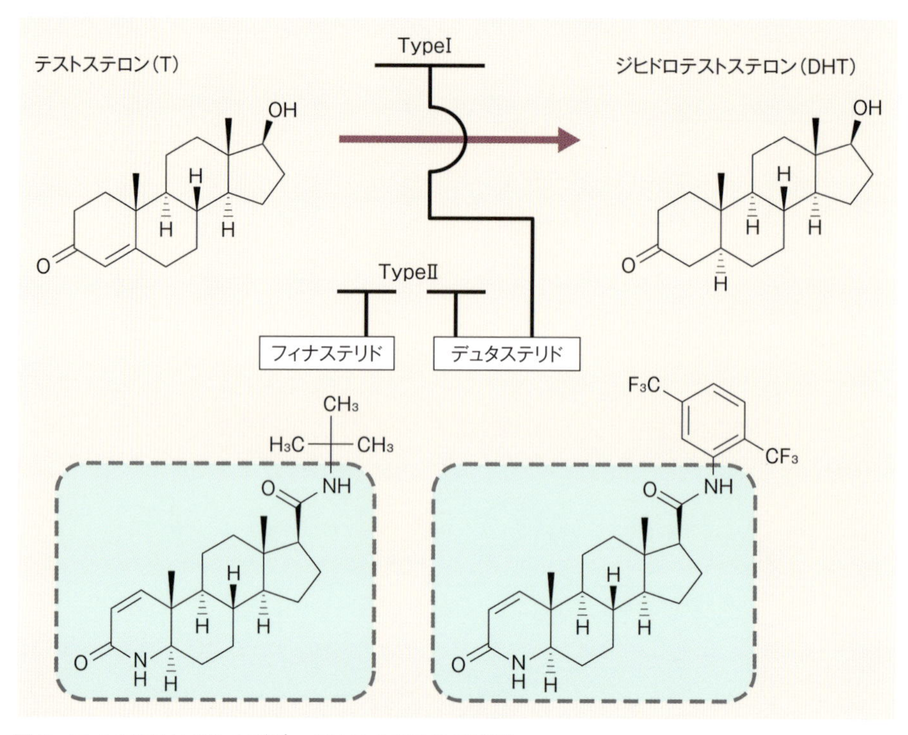

図2 フィナステリドおよびデュタステリドの作用機序
フィナステリドは5 α還元酵素 II 型を阻害し，デュタステリドは5 α還元酵素 I 型および II 型を阻害する.

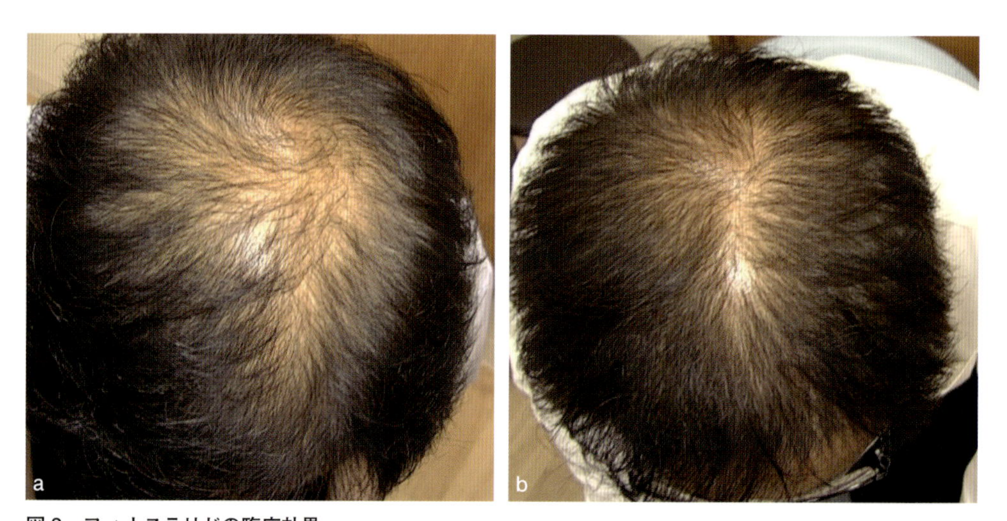

図3 フィナステリドの臨床効果
47歳，男性．**a**：治療開始時，**b**：6か月後．フィナステリド1 mg/日を開始後6か月で著明な毛髪数増加を認めた.

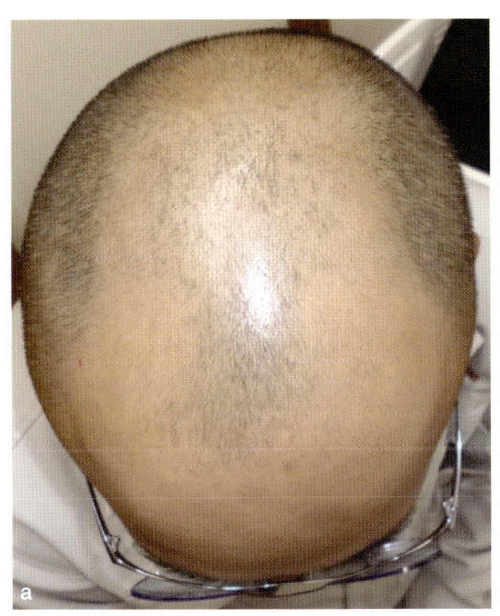

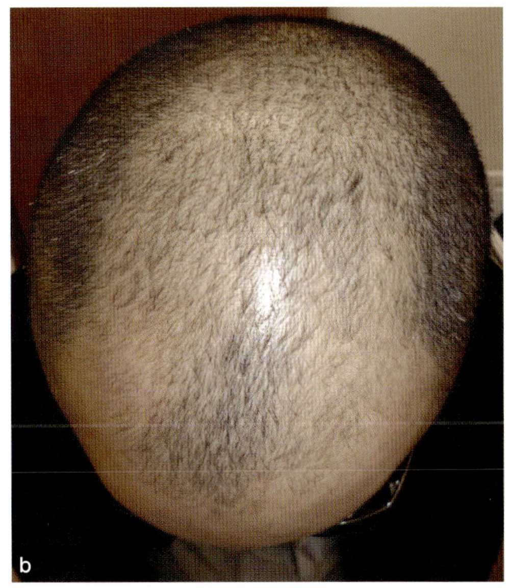

図4　デュタステリドの前頭部への臨床効果
36歳，男性．a：治療開始時，b：8か月後．デュタステリド0.5 mg/日内服によって特に前頭で良好な効果を得た．
（乾重樹．美容皮医 Beauty 2022[4] より）

female pattern hair loss：FPHL）を対象としたランダム化比較試験（RCT）ではフィナステリドの有効性は認められず女性への適応はない．とくに妊婦，妊娠している可能性のある女性または授乳中の女性は禁忌である．これは妊娠中内服し胎児が男児であった場合，外性器に奇形を来す可能性があるためである．

0.2 mg錠もあるが，十分な効果を得るためには当初から1 mg/日投与が勧められる．また，「発毛剤」であるからどんな脱毛症にも効果があるなどという考えは間違いであるので注意が必要である．

多数の良質なエビデンスによって毛量増加効果が証明されている．おおまかには，1，2，3年間の1 mg/日での内服継続により，毛量増加効果が約6割，7割，8割の症例で得られると考えてよい．毛量増加が得られない症例でも現状維持効果は見られる．

2 副作用

RCTでは投与開始24週までにフィナステリド1 mg/日で勃起不全の頻度はプラセボ群と有意差がなかった．本邦における3,177例の検討[2]では，リビドー低下が8例（約400例に1例），肝機能障害が3例（約1,000例に1例），女性化乳房が2例（約1,500例に1例）生じた．前立腺癌マーカーであるPSA（prostate specific antigen）が約1/2に減少するので，スクリーニングに際しては約2倍に換算する必要がある．

デュタステリド内服薬

1 適応と効果

デュタステリドの適応は，フィナステリドと同様，20歳以上の男性AGAのみである．FPHLへ

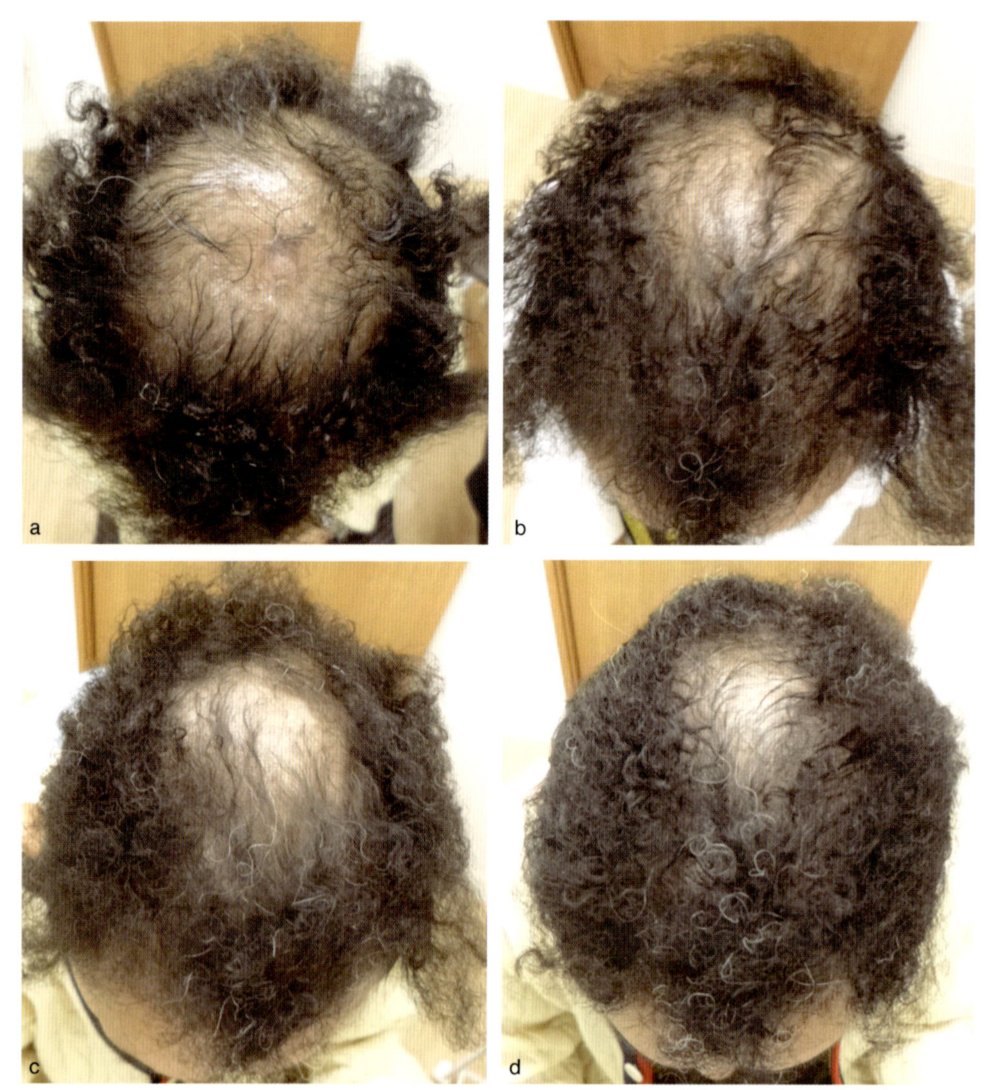

図5　フィナステリドからデュタステリドへの変更による改善例
65歳，男性．a：フィナステリド開始時，b：フィナステリド4か月後デュタステリドに変更，c：デュタステリド開始4か月後，d：デュタステリド開始7か月後．
ミノキシジル5％外用も併せて行った．当初4か月でフィナステリドの効果がいまひとつとのことで，デュタステリドに変更した．デュタステリドによってよい効果が得られたと考えられた．
（乾重樹．美容皮医 Beauty 2022[4] より）

の効果については未だ確定的なデータはない．妊婦，妊娠している可能性のある女性または授乳中の女性への投与は前述の危険性から禁忌である．また，フィナステリドと同様，どんな脱毛症にも効果があるなどという考えは間違いである．

フィナステリドと同様，多数の良質なエビデンスによって毛量増加効果が証明されている．国際RCT[3]ではデュタステリド0.5 mg/日内服群とフィナステリド1 mg/日内服群の比較が行われ，全毛髪数と毛直径の増加についてはデュタステリドのほうが優れた効果を示した．さらに頭頂部および前頭部の写真評価を著明悪化－3から著明改善＋3の7ポイントスコアリングで検討したところ，デュタステリドのほうがフィナステリドより頭頂部では0.14，前頭部では0.24ポイント優れた効果を示し，前頭部へのやや強い効果が示唆された．実際，前頭部へのよい効果を経験することがある（**図4**）[4]．他方，フィナステリドで効果が乏しかったAGAにデュタステリドが有効である症例も経験される（**図5**）[4]．

2 副作用

国際RCT[3]では投与開始24週までにデュタステリド0.5 mg/日で勃起不全の頻度はプラセボ群と有意差はなかった．フィナステリドと相違する副作用としては精子数の減少が報告されており，将来的な挙児希望がある場合には使用を控えるほうがよい．フィナステリドと同様，前立腺癌マーカーであるPSAが約1/2に減少するので，スクリーニングに際しては約2倍に換算する必要がある．

5α還元酵素阻害薬の前立腺癌への影響

5α還元酵素阻害薬が前立腺癌の発症率を減少させるが，悪性度は増強させる可能性が指摘されていた．しかし，これは5α還元酵素の影響で前立腺のサイズが縮小したために生検時のサンプリング効率が上がることによるアーチファクトであるというエビデンスが示され，さらに前立腺全摘標本の組織学的検討ではそのような影響はみられなかった．その後の大規模長期の前向きコホート研究でも前立腺癌の悪性度への影響は否定されている．

ミノキシジル

ミノキシジル外用薬

ミノキシジルはもともと内服降圧薬として開発されたが，多毛症の副作用が生じ，一部の国を除いて内服薬の製造はされなくなった．その副反応を利用し脱毛症治療のための外用薬が開発された．ミノキシジルはカリウムチャネルオープナーで，毛乳頭細胞から成長期延長因子であるVEGFの産生が増強するなどの作用機序が報告され，アンドロゲンとは関係しない．多数の良質なエビデンスにより5%ミノキシジル外用薬のAGAに対する効果が示されている．

ミノキシジル内服薬

本邦では未承認であるものの，臨床実地においては多くのクリニックで使用されているのが現状である．AGAへのエビデンスとしては，30人の軽症～中等症AGA患者に24週間ミノキシジル5 mg/日内服を投与した前後比較研究があり，有意な毛髪数および毛直径の増加が示されている[5]．副作用としては3例（10％）に初回投与時起立性低血圧が出現したが，治療継続したところ出現しなくなったという．また被験者全体で検討した結果，試験開始24週後において血圧や心拍数に有意な変化はなかった．また心血管系症状はなかったが6例（20％）に心電図異常（心室性期外収縮，非虚血性T波異常）があらわれた．さらに足浮腫が3例（10％）に，顔面や四肢の多毛症が28例（93.3％）にあらわれた．

他方，本邦においては厚生労働省から肝機能障害の注意喚起が通知されており，使用にあたっては2〜3か月おきの血液検査，血圧測定，心電図検査が勧められる．

自毛植毛

AGAは頭頂部や前頭部に生じるが後頭部や側頭部には生じないという性質を用いて，後頭部や側頭部から毛包単位（follicular unit：FU）を採取し，頭頂部や前頭部のAGA部位に自家移植する．

FU株採取には，後頭部皮膚をメスで切開し採取するfollicular unit strip surgery（FUSS）法とFU株ごとにニードルパンチで採取するfollicular unit extraction（FUE）法がある．前者では頭皮採取後，実像顕微鏡下でFU株を分けていく必要があり，そのための技術者の協力が必須である．移植においては植毛部位には毛穴（スリット）形成を行い，FU株を入れていく．高い生着率を得ることが理想で，FU採取部位の創傷治癒後の美しさも希望される．その程度は手技や方法によって差があり，施術者の高度な技術力が要求される．

赤色LED/低出力レーザー

皮膚への光線の透過はその波長が長いほど深い．したがって，毛成長に重要な働きをしている毛乳頭へLED光を到達させるためには波長の長い赤色LEDを用いるのが最適である．

筆者らは赤色LEDの毛成長促進効果を調べるため，マウス背部毛およびヒト毛乳頭細胞を用いた実験を行った[6]．LED光源は波長638 nm（半値幅3 nm）で，照射量はマウスに対しては1.0 J/cm^2，ヒト培養細胞系では1.5 J/cm^{2}とした．

まず7週齢の雌BL-6マウスの背部を剃毛し，次の日（day 1）に赤色LED 1.0 J/cm^{2}の照射を始め，以降週3回の照射を続けた．day 1，11，18，22，27にマウス背部毛成長面積を解析した結果，day 18，22において有意差をもって無照射コントロール群よりLED照射群は毛成長が促進された（**図6**）．

次に赤色LEDにより誘導される毛成長促進因子を検索するために，培養ヒト毛乳頭細胞に赤色LED 1.5 J/cm^{2}の照射を行い，細胞からRNAを抽出し，毛成長に影響を及ぼすことが知られている因子のmRNA発現量の変化をRT-PCRによって調べた．その結果，赤色LED照射によって

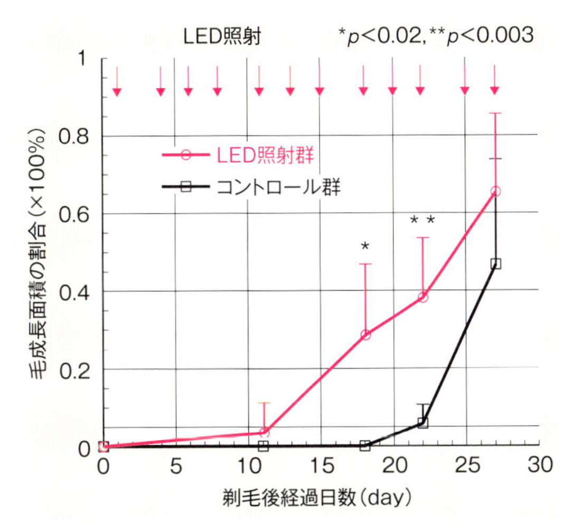

図6 赤色LEDのマウスの毛成長への影響
7週齢の雌BL-6マウスの背部を剃毛し，次の日（day 1）に赤色LED 1.0 J/cm^{2}の照射を始め，週に3回照射を続けた．コントロール群にはLED照射以外は麻酔など毎回同じ処置を加えた．day 1，11，18，22，27に写真を撮影し，毛成長面積の割合を計算した．LED照射群でday 18，22において有意に毛成長が促進されていた．
（Fushimi T, et al. J Dermatol Sci 2011[6] より）

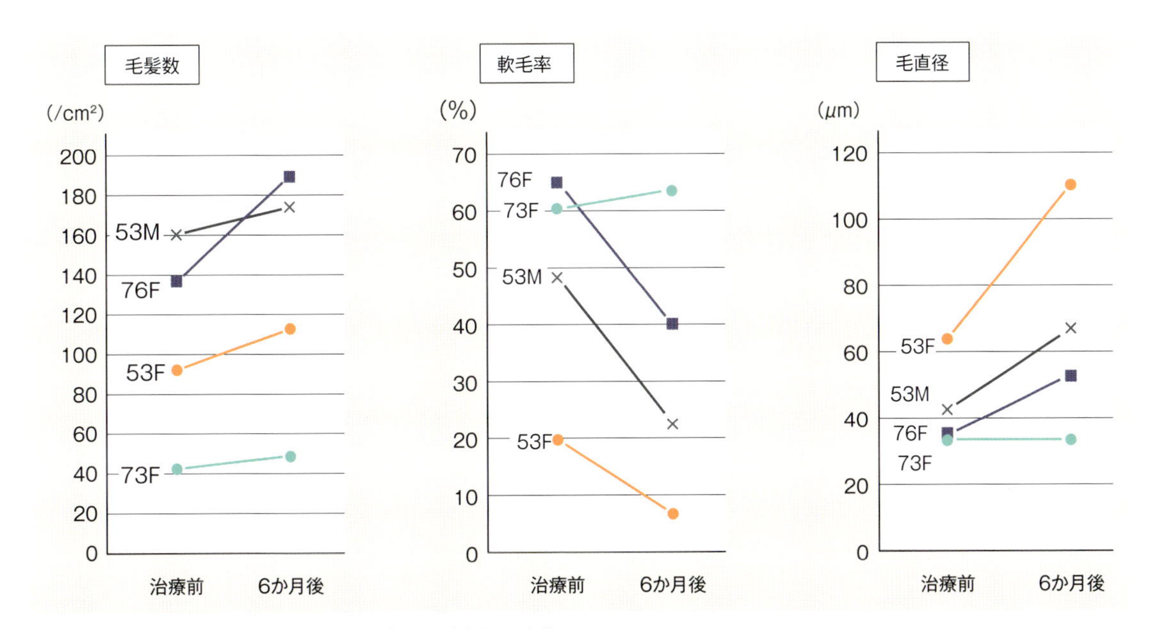

図7 赤色LED照射による毛髪数，軟毛率，毛直径の変化
AGAおよび女性型脱毛症の自験4例にN-LED 5000 DK（アデランスメディカルリサーチ社），1.35 J/cm^2，週1回，6か月を施行した．計測はFotoFinder（FotoFinder Systems GmbH）を用いた．
（乾重樹. Bella Pelle 2022[8] より）

HGF，レプチン，VEGF-A mRNAが増加しており，さらにこれらの変化はヒト毛乳頭細胞培養上清を用いてタンパクレベルで確認された．したがって，赤色LEDは毛乳頭からのHGF，レプチン，VEGF-Aの分泌を刺激し，これらがパラクライン因子として上皮側に働き毛成長を促進している．

赤色LED/低出力レーザー照射療法について5件のRCTが報告されているが，Jimenezら[7]の試験は現在まででで最も大規模で，AGAとFPHL

合わせて225人の，4施設によるRCTであった．機種は，655 nmの低出力レーザービームを9個有する照射器（9-beamレーザー照射器），655 nmおよび635 nmビームを6個ずつ合計12個の照射器（12-beamレーザー照射器），AGAに対して655 nmを7個の照射器（7-beamレーザー照射器）を用いた．週に3回，7-beam照射器は5分間，9-beam照射器は11分間，12-beam照射器は8分間照射を，26週継続した．その結果，毛髪数計測にていずれの機器でもシャム処理に対して有意な増加を認めた．有害事象は軽微なもので，皮膚乾燥（5.1％），瘙痒（2.5％），頭皮の痛み（1.3％），刺激感（1.3％），温熱感（1.3％）であった．

赤色LED照射（N-LED 5000 DK，アデランスメディカルリサーチ社）を1.35 J/cm^2，週1回，6か月照射したAGAおよびFPHL自験4例では，3例において毛髪数，軟毛率，毛直径が改善した（**図7**）[8]．照射時のわずかな熱感を言われることもあるが，比較的安全である．ただし，可視光過敏症を有する患者では施行しないほうがよい．しかしながら，その効果は強力ではなく，他治療との併用が必要となる．

多血小板血漿療法（PRP療法）

多血小板血漿療法（PRP療法）は，患者血液から種々キットを用いて多血小板血漿を調整しAGA頭皮に局所注射を行う治療法である．局注時に痛みや灼熱感を伴うことがあるが10〜15分で消退する．施行後24時間は激しい運動は避ける．

40人のAGAもしくはFPHLの症例を，①毎月局注を3回施行，3か月後にブースター投与1回施行，②3か月ごとに局注2回施行，の2グループに分けて比較検討した研究がある．その結果，どちらのグループでも治療前と比較して有意な毛髪数増加があったが，①のグループのほうが優れた効果を示した[9]．しかし維持療法をどのようなプロトコールで行うかは検討されていない．出血傾向のある患者や抗凝固剤投与中の患者，痛みを嫌がる患者では施行すべきではない．

ウィッグ

脱毛症のQOL

脱毛症は患者の心理状態に大きな影響を及ぼすものであるから，脱毛症状をカモフラージュするウィッグは外見上への影響だけでなく，内面的な生活の質（quality of life：QOL）へも効果があることは予想がつく．ウィッグは厳密な意味では治療とは言えないが，罹患者の心理的 QOL への効果を考えれば重要なケアと言えるので，そのエビデンスについてここで述べたい．

ウィッグの QOL への影響

福祉用具の心理的効果を評価する福祉用具心理評価スケール（psychosocial impact of assistive device scale：PIADS）の日本語版（井上）を用い，AGA におけるウィッグの QOL への影響を検討した[10]．PIADS は 0 を不変として，−3（著明悪化）から＋3（著明改善）までで評価される 26 のアンケート項目からなる．それらの項目は，効力感（物事を行う能力，12 項目），積極的適応性（さまざまな仕事に適応する能力，6 項目），自尊感（自分の行いへの自信，8 項目）の 3 つに分類され，各々の質問項目の回答点数の平均で表す．すなわち，正の点数は QOL の改善を意味する．

ウィッグを使用している男性 AGA について，PIADS 平均はベースラインである 0 に比べて有意に増加しており（$p<0.001$，マンホイットニー U 検定），心理的 QOL がウィッグによって改善することが証明された．QOL の改善は，効力感，積極的適応性，自尊感の 3 因子においても示された（**図 8**）．さらに PIADS 合計，効力感，積極的適応性，自尊感のいずれもウィッグ装着時の見た目への満足度を評価した VAS スケールと正に相関した（$p<0.05$，スピアマンの順位相関係数，**図 9**）．それに加えて PIADS 合計，効力感，積極的適応性は，ノーウッド－ハミルトン分類による男性型脱毛症重症度と正に相関した（$p<0.05$，スピアマンの順位相関係数，**図 10**）．AGA への心理的効果には整容的満足が重要であることがわかった．また，重症度との相関の検討より，みかけの変化の大きさが心理的効果に影響していることが推測された．

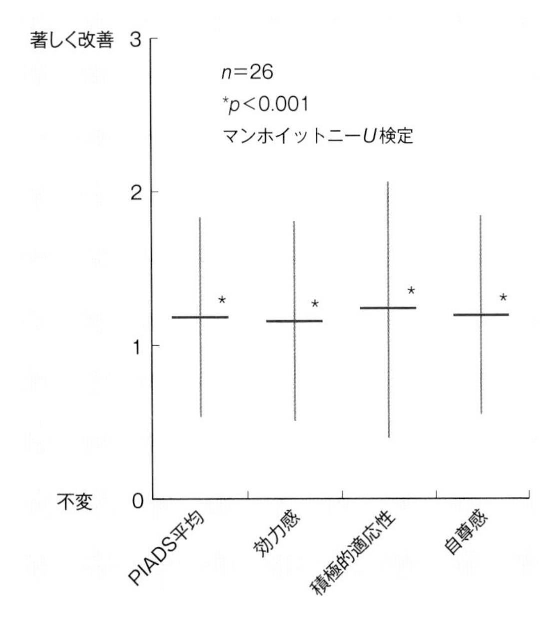

図 8　男性型脱毛症患者におけるウィッグの QOL への影響
福祉用具心理評価スケール（PIADS）の平均と，効力感，積極的適応性，自尊感の 3 因子はいずれもベースラインである 0 に比べて有意に増加した（$n=26$）．
（Inui S, et al. J Dermatol 2013[10] より）

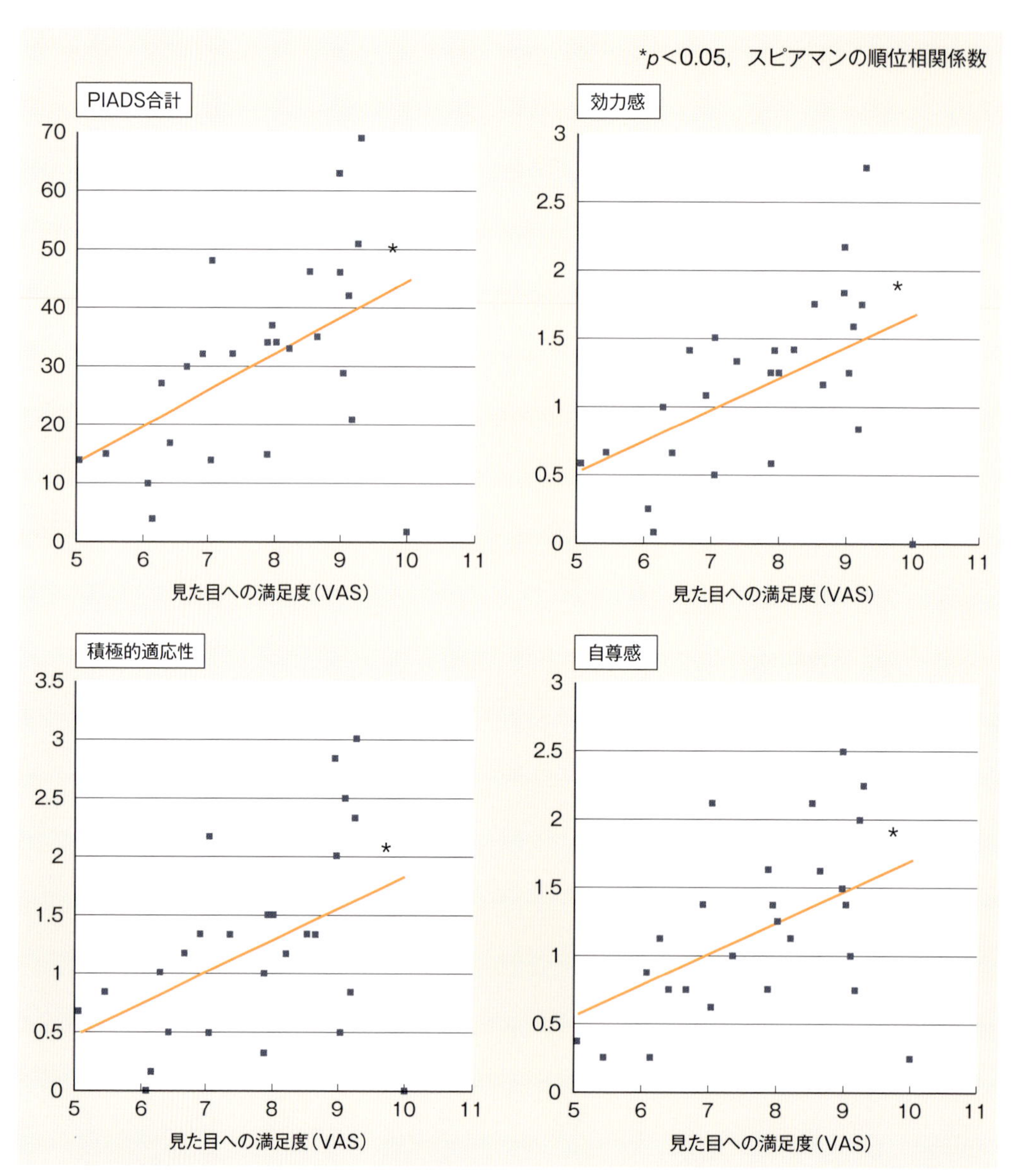

図9 男性型脱毛症患者におけるウィッグ装着時の見た目への満足感の視覚的評価スケール(VAS)と福祉用具心理評価スケール(PIADS)の相関

福祉用具心理評価スケール(PIADS)合計,効力感,積極的適応性,自尊感のいずれもウィッグ装着時の見た目への満足度を評価したVASスケールと正に相関していた.したがって,患者への心理的効果のためには円形脱毛症と同様,整容的満足が重要であることが示された.

(Inui S, et al. J Dermatol 2013[10] より)

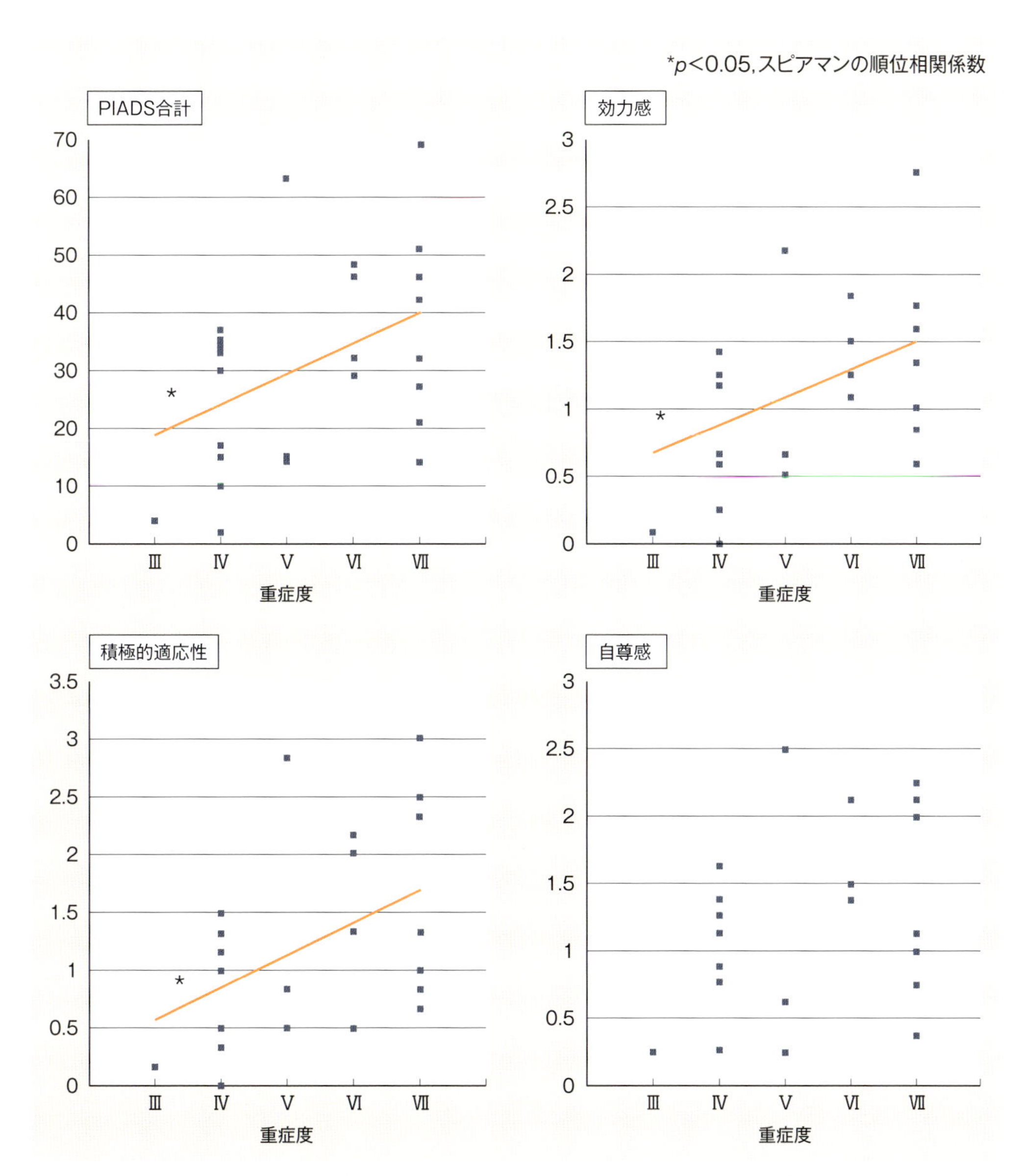

図 10　ノーウッド-ハミルトン分類による男性型脱毛症重症度と福祉用具心理評価スケール（PIADS）の相関
福祉用具心理評価スケール（PIADS）合計，効力感，積極的適応性はノーウッド-ハミルトン分類によるAGA 重症度と正に相関した．QOL への影響は見た目の変化の大きさによって増強することが示唆された．しかしながら，自尊感は AGA 重症度と相関しなかった．
（Inui S, et al. J Dermatol 2013[10] より）

再生医療的治療

毛球部毛根鞘細胞（dermal sheath cell：DSC）は，真皮毛根鞘細胞のうち毛球部を取り囲むように存在し，毛乳頭細胞の前駆細胞である．培養しても毛包誘導能を維持できる性質があり，毛包の再生医療への応用が期待される．

本邦におけるDSCを用いた自家培養多施設共同臨床研究によると，AGAおよび女性型脱毛症の被験者頭皮に自家DSC注入することによって6および9か月後に毛髪密度と毛径の増加がみられた[11]．安全性も高いことが確認され，今後実用化へ向けたさらなる研究の進展が期待される．

おわりに

AGA治療について，現時点で行うべき選択肢と将来的な再生医療的手法について解説した．治療選択肢が拡がったことは福音ではあるが，どの治療を選ぶのが適切かという問題が生じる．さらに今後新しい治療法が開発される可能性もあり，知識のアップデートも求められるであろう．そのような状況において，AGA治療は専門知識をもった医師こそが行うべきであり，その役割はますます大きくなることを確認したい．

（乾 重樹）

引用文献

1） Inui S, Itami S. Exp Dermatol 2013；22（3）：168–71.
2） Sato A, Takeda A. J Dermatol 2012；39（1）：27–32.
3） Gubelin Harcha W, et al. J Am Acad Dermatol 2014；70（3）：489–498.e3.
4） 乾重樹．美容皮医Beauty 2022；5（3）：32–7.
5） Panchaprateep R, Lueangarun S. Dermatol Ther（Heidelb）2020；10（6）：1345–57.
6） Fushimi T, et al. J Dermatol Sci 2011；64（3）：246–8.
7） Jimenez JJ, et al. Am J Clin Dermatol 2014；15（2）：115–27.
8） 乾重樹．Bella Pelle 2022；7（1）：14–8.
9） Hausauer AK, Jones DH. Dermatol Surg 2018；44（9）：1191–200.
10） Inui S, et al. J Dermatol 2013；40（3）：223–5.
11） Tsuboi R, et al. J Am Acad Dermatol 2020；83（1）：109–16.

脱毛症
女性型脱毛症の治療

ここで伝えたいエッセンス

- 女性型脱毛症は主に40～50歳代以降の更年期に認められ，前頭部の髪際部を残して頭頂部の比較的広い範囲の頭髪がびまん性に薄くなる臨床像を呈する．
- 女性型脱毛症外用療法の第1選択薬は1％ミノキシジル外用薬である．
- LEDおよび低出力レーザー照射の女性型脱毛症への有効性も確認されている．
- 女性型脱毛症は進行性の脱毛であり，治療効果も進行の抑制が主体になるため，長期の治療が必要になる．

女性型脱毛症の病態

壮年性脱毛症は，男性と女性でそれぞれ男性型脱毛症と女性型脱毛症とに分類され，毛髪に対する男性ホルモンと女性ホルモンの影響の違いから男性と女性では臨床像も治療法も大きく異なる．

女性型脱毛症は思春期以降に認められるが，男性よりも発症年齢がやや高く，40～50歳代以降の更年期に認められることが多い．臨床像は，男性と同様に前頭部と頭頂部の頭髪が主に薄くなるが，女性では前頭部の髪際部を残して頭頂部の比較的広い範囲の頭髪がびまん性に薄くなる臨床像を呈することが多い（**図1**）．女性では，男性と同様に5α還元酵素や男性ホルモン受容体が後頭部よりも前頭部に多いことが確認されているが，男性よりも少なく，さらにテストステロンからエストラジオールを作り出すシトクロムP450アロマターゼが男性よりも多いためテストステロンが減り，5α還元酵素を介したジヒドロテストステロンへの変換も減少するため，男性よりも脱毛が起こりにくいと考えられている．

男性型脱毛症と同様に女性型脱毛症でも，性ホルモンの変換に関与する*CYP19A1*（アロマターゼをエンコードする）や*ESR2*（エストロゲン受容体βをエンコードする）遺伝子の多型が調査されているが，人種差が大きく関与はいまだ証明されてはいない[1]．

女性型脱毛症は，家族歴に加えて前頭部と頭頂部の頭髪がびまん性に薄くなり，それが徐々に進行することが特徴である．臨床的には毛髪が細く

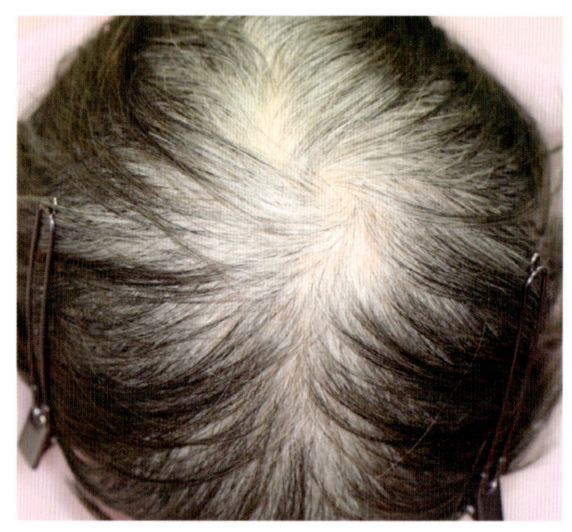

図1 女性の壮年性脱毛症の臨床像
64歳，女性．壮年性脱毛症の頭部写真．Ludwign 分類 Grade Ⅰ，Sinclair の分類では Stagr 2 にあたると考えられる．

短くなり，軟毛が確認される．拡大鏡やダーモスコピーで，毛直径の不均一性，毛孔周囲色素沈着（男性型脱毛症の66%，女性型脱毛症の20%に認められる），黄色点（円形脱毛症によくみられるが，男性型脱毛症の26%，女性型脱毛症の10%に認められる）などを確認する．

女性型脱毛症の鑑別診断

女性型脱毛症の鑑別診断には，円形脱毛症，慢性甲状腺炎などの内分泌疾患に伴う脱毛，分娩後脱毛症，薬剤性脱毛症，粃糠性脱毛症（脂漏性脱毛症），抜毛症（トリコチロマニア），全身性エリテマトーデス（SLE）や円板状エリテマトーデス，皮膚筋炎などの膠原病による脱毛，梅毒や白癬感染による脱毛症，瘢痕性脱毛症などがあげられる．

女性型脱毛症はびまん性の脱毛を呈することが多いため，慢性休止期脱毛症の鑑別が重要になる．慢性休止期脱毛症には，上記の鑑別診断のうち，甲状腺機能低下や鉄欠乏性貧血に伴うものや，膠原病に伴うもの，亜鉛欠乏などの栄養障害に伴うもの，分娩後脱毛症，三環系抗うつ薬などの薬剤に伴うものがある．それぞれの原因疾患の有無と，女性型脱毛症では軟毛の比率が慢性休止期脱毛症よりも高いことなどから鑑別する．

また，瘢痕性脱毛症の中では，慢性皮膚ループスエリテマトーデス（chronic cutaneous lupus erythematosus）と毛孔性苔癬の亜形である前頭部線維化性脱毛症（frontal fibrosing alopecia）の鑑別に悩むことがある．慢性皮膚ループスエリ

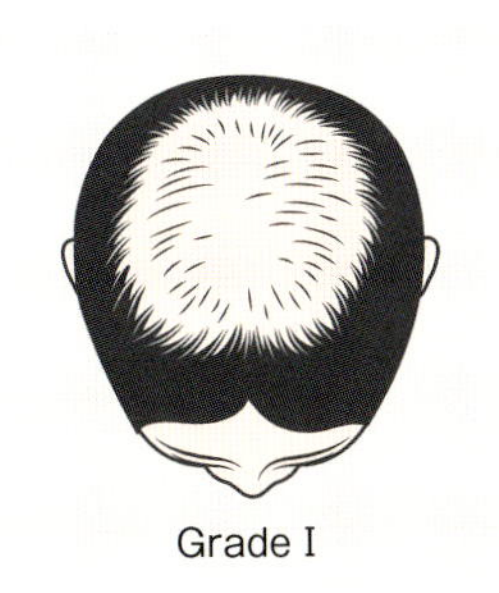

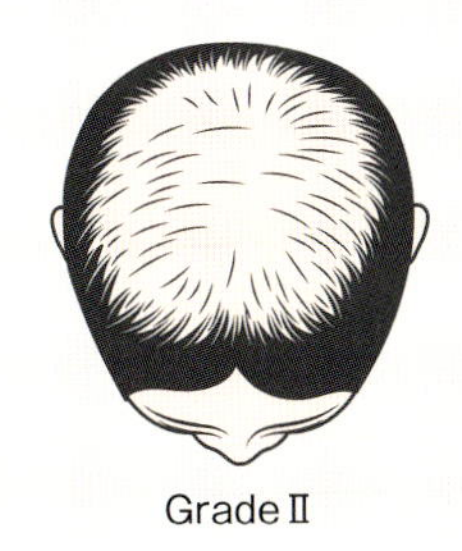

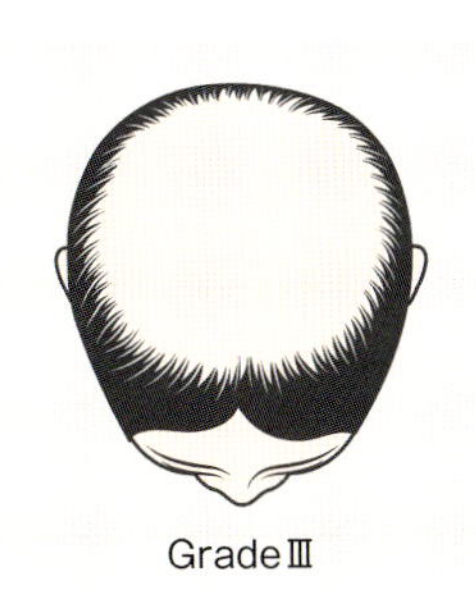

図 2　女性型脱毛症の Ludwig の分類
（Ludwig E. Br J Dermatol 1977[2] を元に作成）

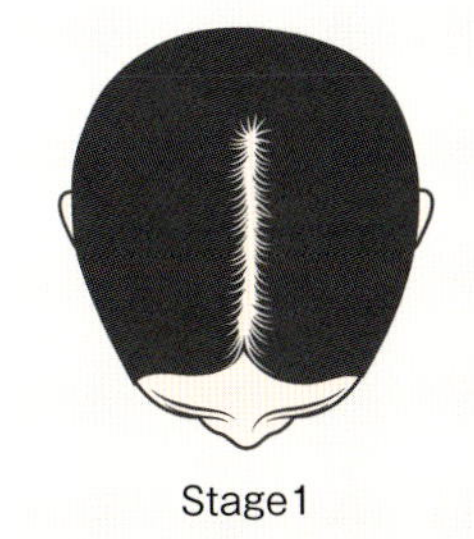

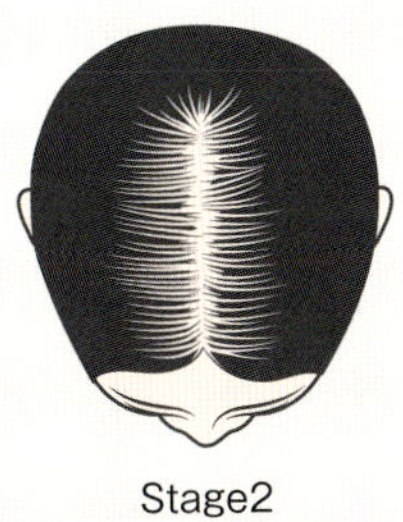

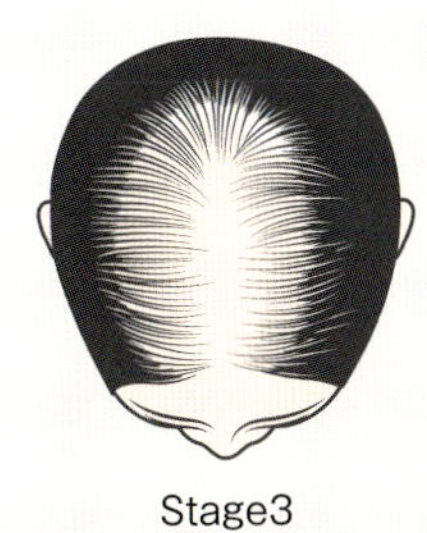

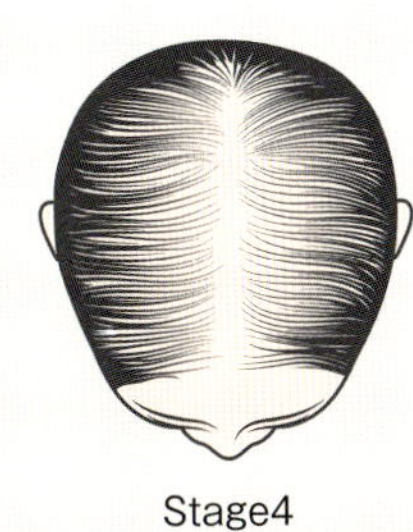

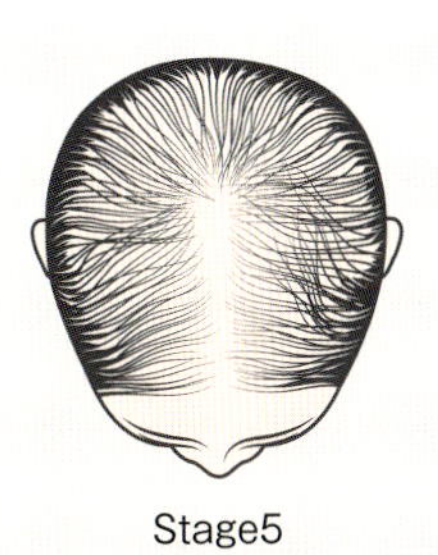

図 3　女性型脱毛症の Sinclair の分類
（Sinclair R, et al. J Am Acad Dermatol 2004[3] を元に作成）

テマトーデスは 20～40 歳で発症し，成人女性に多く，SLE の合併や自己抗体の存在や，病理組織像で毛孔性角化，毛包漏斗部のリンパ球浸潤と空胞変性を認めることから鑑別する．前頭部線維化性脱毛症は閉経後の女性に多く，前頭部や側頭部の生え際の脱毛を認め，毛孔周囲の紅斑と角化を伴うことから鑑別する．

女性型脱毛症の分類

女性型脱毛症の分類では，前頭部の髪際部を残して頭頂部の比較的広い範囲の頭髪がびまん性に薄くなる臨床像を表した Ludwig の分類[2]（**図 2**）や Sinclair の分類[3]（**図 3**）が用いられる．

女性型脱毛症の治療の考え方と実際[4)]

男性型脱毛症の内服療法の第1選択薬としてガイドラインで強く推奨されているのは，フィナステリドとデュタステリドであるが，女性型脱毛症への有効性は確認されていない．フィナステリド1 mg/日を用いた137人の女性被験者を対象とした観察期間1年のランダム化比較試験において，1 cm^2 あたりの硬毛数はフィナステリド投与群で−8.7，プラセボ群で−6.6といずれも減少しており，フィナステリドとデュタステリドともに無効と考えられている．さらにフィナステリドとデュタステリドは，妊婦に投与するとジヒドロテストステロンの低下により男子胎児の生殖器官等の正常発育に影響を及ぼすおそれがあり，妊婦または妊娠している可能性のある女性，授乳中の女性への投与は禁忌である．

外用療法の第1選択薬は男性型脱毛症では5%ミノキシジル外用薬であるが，女性型脱毛症には1%ミノキシジル外用薬を用いる．女性型脱毛症では，1%，2%，および5%ミノキシジルを用いたランダム化比較試験が行われており，1,242人の女性被験者を対象とした観察期間24〜32週のシステマティック・レビューにおいて，ミノキシジルの有効性が明らかにされている[5)]．また，2%ミノキシジルと5%ミノキシジルを用いたランダム化比較試験を解析した631人の女性被験者を対象とした観察期間26〜52週のシステマティック・レビューにおいて，2%ミノキシジル群と5%ミノキシジル群の脱毛部1 cm^2 内の総毛髪数の間に有意差はなかった[5)]．なお，国内では1%ミノキシジル液を用いた，280人の女性被験者を対象とした観察期間24週までのランダム化比較試験が行われ，脱毛部1 cm^2 内の非軟毛数のベースラインからの増加は，プラセボ群が平均2.03本，1%ミノキシジル群が平均8.15本と，1%ミノキシジル群はプラセボ群に対して有意な発毛促進効果を示した[6)]．ミノキシジルの有害事象として，男女ともに瘙痒，紅斑，落屑，毛包炎，接触皮膚炎，顔面の多毛などが報告されている．また，男女ともにミノキシジル外用初期に休止期脱毛がみられることがあるので患者への説明が必要である．

女性ホルモン含有育毛剤を軽症（Ludwig分類Grade Ⅰ）の女性型脱毛症30人（24〜64歳）に1日2回頭皮に直接塗布した臨床研究では，12週後に脱毛量が減少し，生毛・軟毛の発生および硬毛の発生も24週後から統計学的に有意な改善傾向を示した[7)]．

ほかに，カルプロニウム塩化物，t-フラバノン，アデノシン，サイトプリン・ペンタデカン外用も症例によっては有効性が認められており，高いエビデンスを示す報告は少ないが使用を検討してもよい．

LEDおよび低出力レーザー照射の女性型脱毛症への有効性に関しては，9-beamレーザー照射装置（655 nm）と12-beamレーザー照射装置（6 beam−635 nm，6 beam−655 nm）（週3回照射）を用いた女性122人を対象とした観察期間26週間のランダム化試験において，成長期毛の数は9-beam レーザー照射群は20.2本/cm^2（コントロール群2.8本/cm^2），12-beamレーザー照射群は20.6本/cm^2（コントロール群3.0本/cm^2）と有意に増加した[8)]．レーザー照射後の副作用は，照射部皮膚の乾燥5.1%，瘙痒2.5%，圧痛1.3%，ひりつき1.3%，温熱感1.3%であった．このようにLEDおよび低出力レーザーの発毛効果は有用性を示す十分な根拠があり，副作用も比較的軽微であることから，適切な機材を使用して行うことが勧められる．

また，これらの治療により十分な改善が得られない女性型脱毛症には，十分な経験と技術を要する医師による自毛植毛術を行うことも検討される．

女性型脱毛症の予後

女性型脱毛症は進行性の脱毛であり，治療効果も進行の抑制が主体になるため，長期治療が必要になることを十分説明したうえで，治療を行うことが重要である．

（天羽康之）

引用文献

1） Ho CY, et al. Genes（Basel）2023；14（7）：1326.
2） Ludwig E. Br J Dermatol 1977；97（3）：247-54.
3） Sinclair R, et al. J Am Acad Dermatol 2004；51（2）：189-99.
4） 眞鍋求ほか．日皮会誌2017；127（13）：2763-77.
5） van Zuuren EJ, et al. Cochrane Database Syst Rev 2016；5：1-224.
6） Tsuboi R, et al. Eur J Dermatol 2007；17（1）：37-44.
7） 伊藤泰介ほか．皮の科2016；15（6）：502-12.
8） Jimenez JJ, et al. Am J Clin Dermatol 2014；15（2）：115-27.

ムダ毛 医療レーザー脱毛

ここで伝えたいエッセンス

- レーザー脱毛は，毛根とその周辺をミリ秒単位の短い時間で発熱させ，皮膚組織を傷つけることなく，発毛にかかわる組織のみを熱で破壊する方法である．
- アレキサンドライトレーザー，ダイオードレーザー，Nd:YAG レーザーの 3 種類がよく用いられる
- レーザー脱毛は「永久脱毛」ではなく減毛であること，硬毛化が避けられないことを理解しておく必要がある．
- 医療者側からすると些細な症状でも，患者側からするとひどく気になり重大に思える合併症もある．説明不足による思い違いが大きな誤解に発展しないように，最初のカウンセリングの際に細かいことまでしっかり伝えておくことが大切である．

レーザー脱毛のメカニズム

レーザー脱毛は，毛根とその周辺を短い時間（ミリ秒単位）で発熱させ，皮膚組織を傷つけることなく，発毛にかかわる組織のみを熱で破壊する方法である．

具体的には，レーザーが皮膚に照射されると，一部は皮膚表面で反射され，皮膚内部で屈折，散乱し，また一部は表皮のメラニンに吸収されエネルギーを減弱されながら，真皮の毛に到達する．毛に届いたレーザーは熱に変換され，毛の周囲へ熱伝導する．65℃以上の熱が細胞のタンパク質を熱変性することで，毛は周囲組織とともに破壊される．この破壊の一部は不可逆的変化であり，レーザーによる「永久脱毛」（米国食品医薬品局 FDA が定義する永久脱毛．治療後に再成長した毛の数が毛包の成長サイクルより長い期間安定して減少すること），正確には長期的減毛が可能となる．

脱毛を達成するために必要な，熱伝導による毛の周囲組織の変性範囲を決める要素は，レーザーの波長，パルス幅（照射時間・発振時間），フルエンス（エネルギー密度）の適切な組み合わせが必要となる．この考え方は，選択的光熱融解理論

（後述）に基づく．

ただし，毛には毛周期があり，成長期以外の退行期や休止期に，毛や発毛にかかわる周囲組織にレーザーが作用しても脱毛効果は限定的で，複数回の処置が必要となる．また，実際の脱毛レーザー照射の際には，皮膚表面に冷風や接触冷却などの冷却装置を併用することで，疼痛軽減と熱傷予防をしつつ安全で確実なレーザー脱毛が可能となる．

理論的背景—選択的光熱融解理論

1983年，Anderson と Parrish は，選択的光熱融解理論（selective photothermolysis）を発表した[1]．この理論は，組織内に分布する標的物質に，その標的に選択的に吸収される波長のレーザーを，熱変換されたレーザーの熱が周囲に逃げる時間より短い時間内（パルス幅）に照射し，標的を破壊するのに十分なエネルギーが選択的光熱融解を起こし，標的となる物質のみが特異的に破壊されるというものである．

レーザー脱毛の場合は，波長は，毛や周囲組織への選択性，パルス幅は毛から周囲への温度勾配の角度を，フルエンス（エネルギー密度）は標的領域の熱破壊の加減を決める．

1 波長

レーザー機器の波長には，特定の物質への吸収率が波長によって異なる性質があり，これは光選択性と呼ばれ，この特性によりレーザー脱毛を含む皮膚レーザー治療が可能となる．毛に多く含まれるメラニンは紫外線領域などの短い波長で吸収率が高く，波長が長くなると吸収率が低下する．また，ヘモグロビンは418 nm および577 nm でレーザーの吸収率ピークがあり，600 nm 以上の長い波長ではほぼレーザーは吸収されない，600 nm 以下の領域のレーザーは皮内での散乱が強く，深部の毛根に到達しにくく，血管内へモグロビンなど深部の毛根以外の組織へのダメージが大きい．

このレーザーの波長の特性から，レーザー脱毛では，一般的に600～1,100 nm の波長領域のレーザーが使用される．この波長領域は，皮膚浅層組織を傷つけることなく皮膚を透過し，深部組織に影響を及ぼすことができるため，optical window や，therapeutic window と呼ばれる．アレキサンドライトレーザー（755 nm），ダイオードレーザー（800～810 nm，940 nm），Nd:YAG レーザー（1,064 nm）の3種類がよく用いられる（**図1**）．

2 パルス幅と熱緩和時間

パルス幅とは，レーザーの照射時間のことで発振時間とも呼ばれる．ミリ秒単位をロングパルスレーザー，マイクロ秒単位をパルスレーザー，ナノ秒単位をQスイッチレーザー，ピコ秒単位をピコ秒レーザーのように分類される．

レーザー脱毛で用いられるパルス幅は，しみなどの浅在性色素性疾患治療や刺青・アートメイク除去に用いられるQスイッチレーザーやピコ秒レーザーのパルス幅よりも長いロングパルスレーザーが使われる．パルス幅を長くすると，毛からの熱が周囲に伝達する範囲が広がり脱毛が可能となるが，単にパルス幅を長くするだけでは，安全にレーザー脱毛を行うことはできない．

選択的光熱融解理論では，レーザーのパルス幅に関して，熱緩和時間（thermal relaxation time）という概念を提唱した．照射によって標的物質に吸収されたレーザーは熱変換され標的の温度は上昇する．照射を停止してから，周辺組織に熱が伝播され冷却されて周囲と温度平衡に達するまでの時間（その温度が半分になるまでの時間）を熱緩和時間と呼ぶ．この標的の熱緩和時間

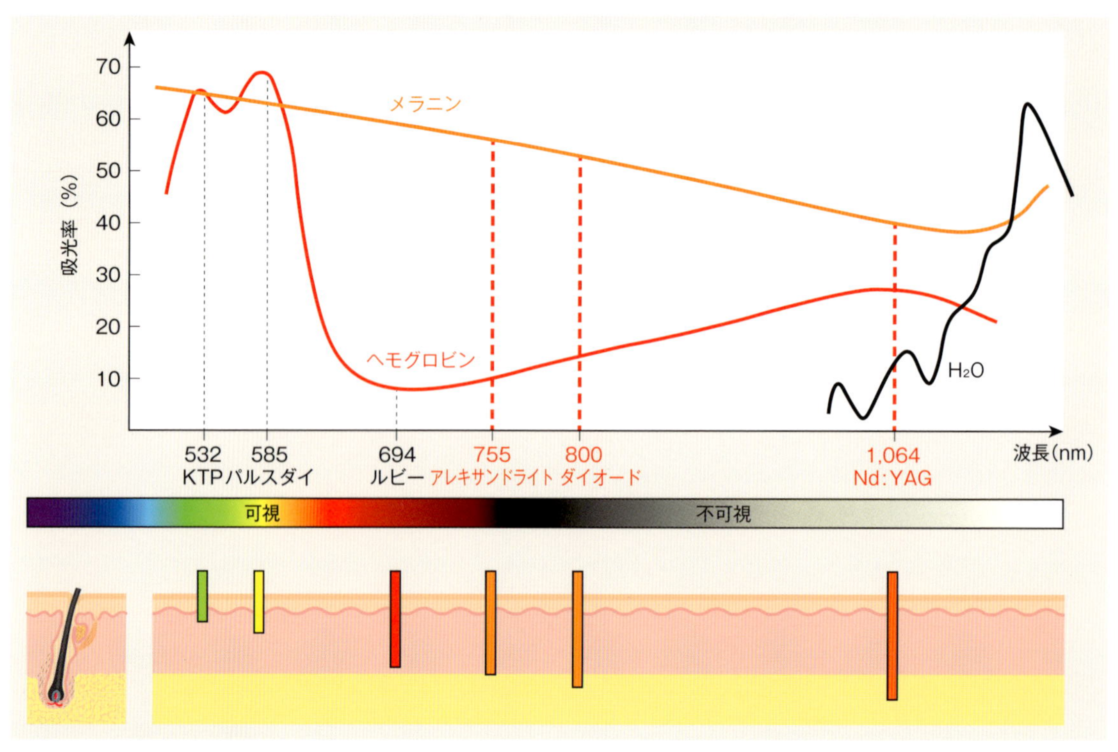

図1　波長と吸光率と深達度
（Cutera 社資料を参考に作成）

以内のパルス幅（照射時間）でレーザー照射を行うことで，周囲組織への熱伝導による損傷を最小にすることができる（**図2**）[2]．

1996年，Andersonのグループは熱緩和時間を考慮した選択的光熱融解理論に基づき，脱毛レーザーを開発した．本体はルビーレーザーでパルス幅はわずか0.27ミリ秒であった．しかし，表皮メラニンへの反応が強く熱傷の副作用が多く，特に有色人種の脱毛には適していなかった．

その後，レーザー脱毛器は改良が加えられ，表皮を損傷せず毛根を破壊できるパルス幅は10ミリ秒以上50ミリ秒以下とされ，1996年末から1997年初頭に日本に最初に輸入されたロングパルスアレキサンドライトレーザーLPIR®（Cynosure社）のパルス幅は20ミリ秒だった．

このパルス幅は，表皮の熱緩和時間の3〜10ミリ秒より長く，毛根の熱緩和時間の40〜100ミリ秒より短い値である．この20ミリ秒は表皮にとっては長いパルス幅なので，表皮の温度はゆっくり上昇し熱傷が生じることはない．同時に毛根にとっては短いパルス幅なので，毛根の温度は急速に上昇し熱だまりが発生し，熱拡散により毛根周囲組織を破壊して脱毛効果が得られる．このように，レーザー脱毛のための理論的で理想的なパルス幅は10〜50ミリ秒と考えられた．

しかし，臨床においては破壊したい標的は均一な物質ではなく，周囲の構造も含んだ破壊が必要となる．脱毛で標的となる幹細胞は毛根のみならずバルジ領域と呼ばれる毛包細胞にも存在することや，ニッチと呼ばれる周囲組織が発毛に関連することが明らかになり，選択的光熱融解理論は「拡大選択的光熱融解理論」としてその後修正される．

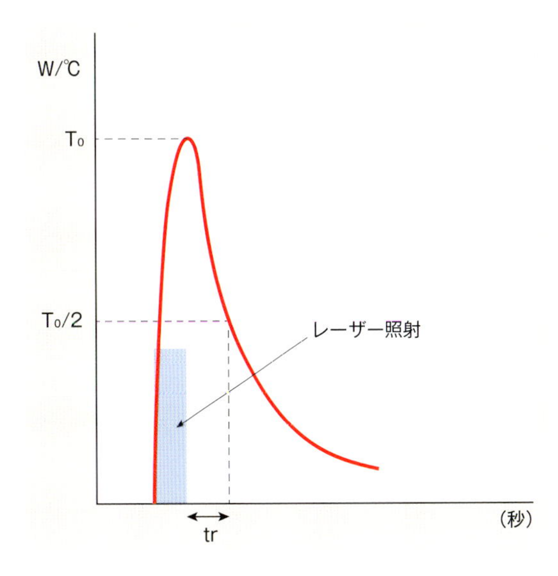

図2　熱緩和時間
レーザーのパルス照射によって標的の温度は上昇する．照射を停止してから，その温度が半分になるまでの時間を熱緩和時間（tr）と定義する．標的の熱緩和時間（tr）以内のパルス幅でレーザー照射を行うことで，周囲組織への熱伝導による損傷を最小にすることができる．
（川口英昭．よくわかる医療脱毛―テクニックとトラブル対策．克誠堂出版；2012[2] より一部改変）

拡大選択的光熱融解理論と現実

選択的光熱融解理論だけでは，脱毛のように大きな構造物や，不均一な構造物の破壊を理論的には説明できない．そこで，2001年にAltshulerらは拡大選択的光熱融解理論（extended theory of selective photothermolysis）を発表した[3]．レーザー光を吸収し熱エネルギーを発生する物質（heater）から，熱拡散によって標的物質（target）を破壊するまでの時間は熱緩和時間より長いパルス幅が必要とされた．例えば脱毛では，標的物質として毛包幹細胞の他，バルジ領域，毛乳頭の毛細血管等が破壊されるパルス幅は1ミリ秒以下から数百ミリ秒とされた．この拡大選択的光熱融解理論では，レーザー脱毛のパルス幅は1,000ミリ秒が推奨されたが，現実に製作されたレーザー脱毛器は疼痛が激しく効果も不十分であった．

また，日本国内で最も導入実績の多いレーザー脱毛器GentleLase®（Candela社）の規定設定パルス幅は，1998年の登場当初から3ミリ秒で，理論的理想的パルス幅10～50ミリ秒より相当短い．この3ミリ秒のパルス幅は表皮の熱緩和時間よりも短いため，表皮温度は急速に上昇し熱傷しかねないと思われるが，現実的には熱傷を起こすことはほとんどない．その第1の理由は，DCD（Dynamic Cooling Device）™（Candela社）と呼ばれる冷却装置で，レーザー照射の直前に皮膚表面を冷却することで，レーザーによる表皮の温度上昇を抑制し熱傷を起こすことなく安全に効率的に熱エネルギーを毛根に加えることが可能だからである．もう1つの理由は，755 nmの波長をもつアレキサンドライトレーザーでは，表皮内のメラニンに対する吸収率が比較的低く，3ミリ秒のパルス幅でも脱毛目的のフルエンス（J/cm^2）程度では表皮に熱傷を与えるほどの高温にはならないからと考えられる．つまり，アレキサンドライトレーザーの755 nmの波長で，フルエンスが高すぎず，皮膚冷却を併用してレーザー脱毛を行えば，表皮の熱緩和時間を考慮したパルス幅より長くする必要がなく，パルス幅はある程度の範囲内であればさほど厳密なものではないことになる．さらに，1999年のBossらの研究では，パルス幅が2ミリ秒と20ミリ秒とで脱毛効果に差がなかった発表もある[4]．

現在上市されているレーザー脱毛器のパルス幅はほとんど可変タイプなので，パルス幅の違いは機種選択の重要要素ではない．実際の現場では推奨設定のパルス幅で照射することがほとんどで，パルス幅設定を患者ごとに変更することはまれになってきている．

ちなみに，日本国内では，2016年末にGentle Max Pro Plus（Syneron Candela社）が，表在性皮膚良性色素性疾患治療のみならず，長期減毛でも薬事承認を取得している．続いて複数の機種が医療用脱毛機器として承認された．

毛周期とレーザー脱毛の処置間隔

毛は休止期→成長期→退行期のサイクルで再生と退縮を繰り返す．このサイクルを毛周期という．バルジ領域と呼ばれる立毛筋付着部付近を境に，毛周期にかかわらず変化しない不変部（恒常部）と，成長期に伸展短縮を繰り返す可変部に分けられる．

発毛は，休眠中の毛包幹細胞が再び細胞分裂することで，休止期から成長期へ移行しスタートする．成長期が終わり退行期に移行すると，毛母細胞は分裂を停止し萎縮し毛幹は上方へ退縮する．休止期になると毛乳頭は立毛筋が付着する付近の真皮上層に移動する．古くなった毛は脱落し，次の成長期の新しい毛が生えてくる（**図3**[5)]）．

頭髪の成長期は約2～6年，陰毛は約1～2年，下腿では約5か月，前腕では約3か月である．退行期は数週間，休止期は部位に関係なく約3か月とされる．毛周期の割合は成長期が90％，休止期が10％，退行期が1％である．

レーザー脱毛は，ヒーターの役割としての毛（毛根・毛軸）がレーザーを吸収し加熱されて熱だまりとなり，このヒーターの熱が拡散して，ターゲットとしての毛包幹細胞や周囲組織を破壊することで完成すると考えられている．このターゲットを効率的に破壊するためには，ヒーターの役割を担う毛が十分な深さで十分な数に増えている必要があるので，照射間隔を長めに確保して，成長期を待って照射することがより有効である．

レーザー脱毛処置間隔の患者への説明は「成長期の毛根・毛乳頭を破壊する必要があるので，毛周期を考慮して成長期の毛が増えてくるのを待つため6～8週以上」のように便宜上説明している．臨床現場では，できるだけ早くレーザー処置を希望する患者がいるが，仮に可能な限り短い間隔で処置を行っても，その減毛効果は，より長い間隔で行った場合とさほど変わりなく，逆に減毛率が悪い場合も見受けられる．

休止期の浅い毛根付近にも毛包幹細胞が存在し，仮に処置と処置の間も幹細胞が分裂し続けるのであれば，成長期の毛が増えるのを待たずに休止期にレーザーを照射しても生えてくる毛を減らすことができる．しかし，休止期の毛は浅く短く，ヒーター役の毛に与えられる熱エネルギーが不十分で加熱される熱量も少なく，周囲組織の破壊も限定的で，その脱毛効果は弱いと考えられる．

最近の研究では，毛包幹細胞が分裂を開始するきっかけは，幹細胞を取り巻く周囲の微小環境（ニッチ）から，成長期に受けるシグナルだと解明されている（後述）．幹細胞のみではなくこの周囲のニッチも破壊するには，ヒーターとなる毛

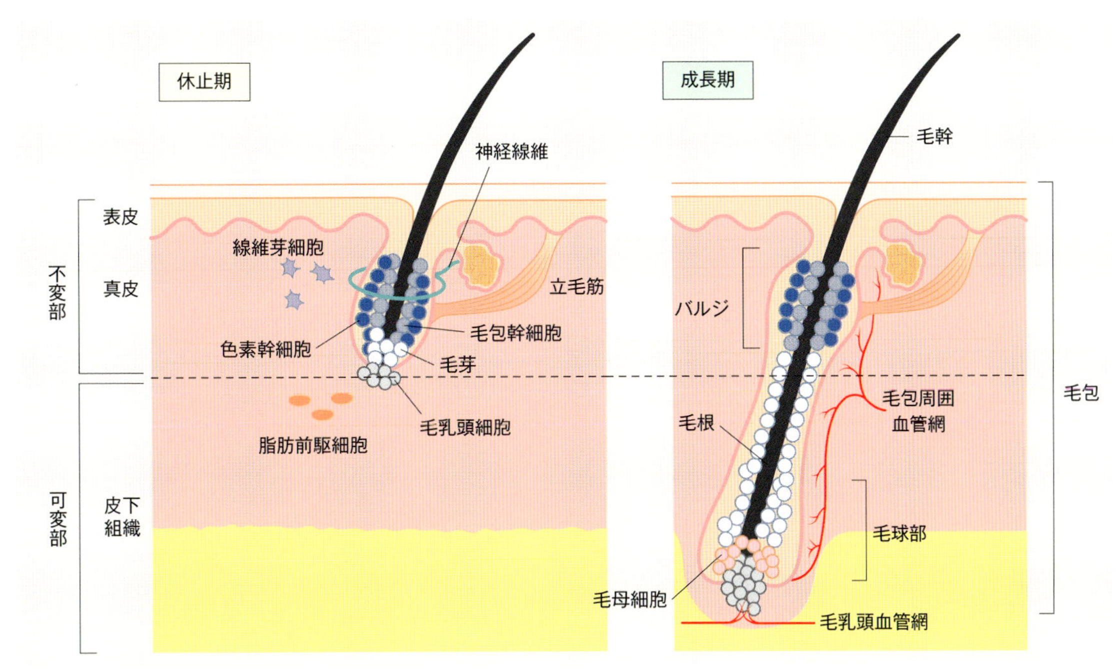

図 3　毛周期
（塚原孝浩．よくわかる医療脱毛―テクニックとトラブル対策．克誠堂出版；2012[5] より）

根が深く長い成長期の毛が有効と考える．成長期の毛が増えるのを待ってレーザーを照射すれば，ターゲットの毛包幹細胞とスイッチの発毛ニッチの両方をより確実により有効に破壊できる．よって，より早い永久脱毛を導くために，長めの間隔での脱毛処置を勧める．脱毛を行う部位や医師の考え方の違いによって「長め」の具体的期間は異なるが，筆者は 6 週間以上としている．

レーザー脱毛のターゲット

レーザー脱毛器が開発された 1996 年当時は，破壊すべきターゲットは毛根の毛母細胞と毛乳頭を含む周囲組織であり，この毛根と毛乳頭を破壊することで，いわゆる永久脱毛が完成すると考えられていた．その後，毛の発生にかかわる研究により，毛包のバルジ領域と呼ばれる立毛筋付着部付近に存在する毛包幹細胞が細胞分裂し，毛母細胞に分化することで毛が生えてくるメカニズムが解明され，その発見によって，脱毛で破壊すべきターゲットは毛根の毛乳頭から，毛包幹細胞へと変遷した．

さらに発毛研究が進み，上皮系細胞の毛包幹細胞と，間葉系細胞である毛乳頭細胞を含む複数の細胞や，血管・神経等の微小環境（ニッチ）の重要性が判明してきた．具体的には，休止期から成長期へ移行する過程で，毛乳頭細胞や神経末端等のニッチからシグナルを受けて毛包幹細胞が分裂・分化し，その後，周囲を取り囲む真皮血管網（毛包周囲血管網）が酸素や栄養を供給することで毛が成長する．

この研究を元に考えれば，レーザー脱毛では毛包幹細胞自体を破壊しなくとも，ニッチを破壊すれば，毛包幹細胞が分裂・分化するスイッチが入ることはないので脱毛が完成することになる．この仮説を支持する過去の研究を紐解けば，2000年の玉田ら[6]の病理学的研究で，レーザー脱毛によってバルジ領域は組織学的に破壊されていない報告がある．これはバルジ領域に存在する毛包幹細胞が破壊されずに残存しても脱毛が完了する証拠と言える．FDAが定義する「永久脱毛」をするには，毛包幹細胞の破壊は必須ではないことになる．

このように，毛の発生メカニズムのさらなる解明に呼応して，レーザー脱毛のターゲットと脱毛理論は，これからもまだ移り変わると考えられる．

レーザー脱毛器の分類

エステティックサロンや整骨院など，非医療機関で行われる脱毛に用いられる機器はほとんどが光脱毛器であり，美肌目的で輸入された厚生労働省未認可の機器を脱毛器として用いている．医療用レーザー脱毛器として厚生労働省の認可を受けている機種であれば，高い安全性のもとにその脱毛の有効性が担保されている．しかし，多数の会社から複数の機種が販売されており，どの機種を導入するか選択に苦慮する．選択にあたって考慮すべき要素を以下に示す．

照射方法による分類

ショット式（メラニン選択式，色素選択式），蓄熱式，吸引式に分類される．

1 ショット式

ショット式脱毛器は，単発のレーザー照射でメラニンを媒介として，毛包・毛乳頭・バルジ領域を熱破壊する．レーザー脱毛器が開発された当初からの方式で，20年以上経過した現時点でも最も普及台数が多い機種である．照射後早期から患者の脱毛実感が良く，減毛効果の確実性と安定性に実績がある．操作も簡便なので，施術者の違いによる差が出にくく，技術を習得するまでの教育時間も比較的短い．さらに施術時にジェルが不要な機種がほとんどで，ジェルのべたべた感や冷たさの不快感がない．

2 蓄熱式

蓄熱式脱毛器は，低フルエンスで1秒間に5～10 shot（5～10 Hz）で断続的にレーザーを照射することで，文字通り毛包周囲に蓄熱して徐々に温度を上昇させ，毛包・バルジ領域・毛の調節因子を変性させる．過剰な温度上昇が少ない分，ショット式に比較して疼痛が少ない．また，毛の色，毛根の深さや毛周期の影響を受けにくく，産毛や金髪にも有効で，スキンタイプが濃い患者にも比較的安全に施術可能である．しかし蓄熱式は各部位での照射完了のエンドポイントの見極めが必要で，施術者による差がでる可能性があり，スタッフが多い施設ではテクニックの統一と教育にやや時間を要する．また，蓄熱式の普及とともに硬毛化の報告が増えてきているので優位性は低くなって来てはいるが，硬毛化の確率はショット式に比べ低い傾向がある．照射時間はショット式に比べ短いが，ジェルの拭き取り時間が必要である．

3 吸引式

吸引式脱毛器は，皮膚を伸展することで毛根が表層に近づき効率的にレーザーをターゲットに到達させる．吸引されることで皮下血管の血流も減少し赤色が減るので，肌の色による影響も最小限に抑えられ，冷却を必要としない．吸引式は1 shotの照射面積が大きいメリットがあるが，細かい部位や曲面等の吸引できない部分には使えないデメリットがある．

「蓄熱式」と「メラニン選択式」という呼び方

蓄熱式レーザー脱毛器と対比して，それ以外の従来からあるレーザー脱毛器を，ショット式・色素選択式・熱破壊式という呼び方をすることがある．蓄熱式レーザー脱毛器は，表皮を含む真皮の浅い部分に表皮内熱膜といわれる熱だまりをつくることによって，比較的低温で毛包幹細胞や周囲組織を破壊することができる特徴をもつ．しかし，蓄熱式レーザー脱毛器も，主要機能は，原理的にはメラニン選択式（色素選択式）であり熱破壊式であるので，蓄熱式と対比して従来からの蓄熱式以外の機器を，「ショット式」と呼ぶのが正確と考える．他にもこの従来型の脱毛器の呼称として単パルス式という呼び方があるが，極めて短いパルス幅の単パルスを連続照射して1 shotとする機器もあるので，単パルス式という呼び方よりも，ショット式という呼称がしっくりくる．この理由から，本稿で蓄熱式脱毛器と従来型を比較並列する際には，「ショット式」という呼称を用いる．

波長の違いによる分類

アレキサンドライトレーザー（755 nm），Nd:YAGレーザー（1,064 nm），ダイオードレーザー（800～810 nm，940 nm）の3種類がレーザー脱毛に用いられる．長期的な減毛率は，レーザーの種類による差はほとんどないと考えるが，光脱毛（intense pulsed light：IPL）は，やや減毛率が低い印象である．

1 アレキサンドライトレーザー

アレキサンドライトレーザーを搭載する脱毛器が日本国内では最も多く，主にショット式脱毛器に採用されている．755 nmの波長は，メラニン選択性が高く，毛根を効率的に加熱し，発毛にかかわる組織を機能的に破壊できるので，患者の減毛実感がよい．このメラニン選択性の高さは，色黒肌や日焼け肌では熱傷のリスクが高くなるので，ほとんどのアレキサンドライトレーザー搭載器では冷却システムを採用している．しかし，スキンフォトタイプVからⅥの色黒肌では脱毛が制限される．

アレキサンドライトレーザーは，皮膚への深達度が浅いので，他のレーザーに比べ痛みが弱く，痛みを我慢できない患者はごくわずかであるが，蓄熱式に比べると疼痛は強い．日光色素斑，老人性色素斑，雀卵斑等の皮膚の色素性病変改善効果もあり，美白治療も可能であるが，その効果は限定的である．また他のレーザーに比べやや硬毛化が多い欠点がある．

2 Nd:YAG レーザー

Nd:YAG レーザーはメラニンの影響を受けにくく，スキンタイプが濃い患者や，日焼けの可能性がある患者でも，他のレーザーに比べてリスクが少なく照射できる．また，波長が長く，皮膚内部に比較的深く到達するので，毛根が深いひげ脱毛に有利である．背部の産毛脱毛でもアレキサンドライトレーザーより減毛率が高い印象があり，硬毛化対策の一手段として候補に上がる．しかし，深部までレーザーが届く分，疼痛が強い．レーザー脱毛器としては脇役的存在だが，他のレーザーの欠点を補える．

Nd:YAG レーザーは，他にも毛細血管拡張症，赤ら顔，にきび跡の赤みにも効果がある．さらに，皮膚からハンドピースを浮かせて打つ10 Hz 程度の高速中空照射がリジュビネーション効果をもたらし，小じわやきめ・化粧のりが改善し，毛穴の改善効果もあるので，Nd:YAG レーザーは美肌レーザーとしての有用性がある．

3 ダイオードレーザー

ダイオードレーザーはショット式脱毛器にも用いられているが，蓄熱式脱毛器の多くがダイオードレーザーを採用している．従来のショット式脱毛器の理論的背景となる選択的光熱融解理論が進化発展した拡大選択的光熱融解理論に基づき，毛包のみではなくバルジ領域もターゲットとして開発された．

低フルエンスの毎秒 10 Hz 程度の短い間隔でレーザーを照射することで，皮下のバルジ領域を含む毛包全体に熱を蓄積させて脱毛する．蓄熱式脱毛器は痛みが最小限なので，疼痛が苦手な患者や疼痛の強いひげ脱毛，また若年者の脱毛には蓄熱式ダイオードレーザー脱毛器が役立つ．Nd:YAG レーザー同様にスキンタイプの影響を受けにくいので，濃いスキンタイプに適応可能であり，産毛への適応性も高い．硬毛化もショット式脱毛器に比べると少ないと言われているが，症例数の増加とともに蓄熱式でも硬毛化の報告が増えてきている．皮膚にプローブを滑らすように照射するので，処置時間が短い利点があるが，ジェル使用時の不快感や，ジェルを拭き取る時間が必要な欠点がある．

ショット式ダイオードレーザーは，Nd:YAG レーザーよりは少ないものの重い疼痛がある．その対策として，皮膚を吸引して最小限のフルエンスで照射するショット式ダイオードレーザー脱毛器もある．

単一波長か複数波長か

単一波長，複数波長切替式，複数波長同時照射の３機種に分類される．複数波長を装備している機種は，毛質の異なる患者に１台で対応できる．また，各々の波長の弱点を補える．例えばアレキサンドライトレーザーで生じた硬毛化部分や，減毛しづらいひげに Nd:YAG レーザーを用いることで，より減毛効果を上げる可能性がある．また，複数波長搭載器は，リジュビネーション効果等の脱毛以外の用途に幅広く使えるメリットがある．たとえば Nd:YAG レーザーは，アレキサンドライトレーザーに比べて真皮深くまで到達する性質を持ち，複数波長搭載器は皮膚のタイトニングに用いることもできる．複数波長搭載器が万能に脱毛の諸問題を解決できるわけではないが，波長の違う脱毛レーザーを使用することは若干のアドバンテージがある．複数波長同時照射タイプは，ハンドピースを切り替えずに複数波長のメリットを生かすことができる．しかし，複数波長搭載器でも単一波長器でも脱毛効果には限界があるので，作用機序のまったく違う医療針脱毛は選択肢に入れておく必要がある（☞ p.98「医療針脱毛」）．

表1　表皮冷却システム

	接触冷却	低温ガススプレー	冷風冷却
冷却システム			
メリット	・レーザー照射中の温度上昇が少ない ・皮膚に接触するので均一に冷却可能	・再現性のある表皮冷却ができる	・ランニングコストがかからない ・1 Hz 以上のスピードでも照射可能
デメリット	・冷却条件の再現性に劣る ・1 Hz 以上のスピードでの照射が難しい	・ガスのコストがかかる ・ガスの霧でレーザー光が拡散する	・冷却装置を置くスペースが必要 ・冷却ムラがある

（川口英昭．よくわかる医療脱毛―テクニックとトラブル対策．克誠堂出版；2012[2)] より）

冷却方法の違いによる分類

接触式と非接触式がある（**表1**）．吸引式脱毛器では，冷却の必要はない．

1　接触式冷却

接触式冷却は，レーザーが透過するクリスタルガラスで冷却する方法と，ハンドピースのレーザー発射部分に隣接する金属で冷却する方法等がある．感染症予防のために，患者１人１人の処置が終了する度に先端の消毒が必要である．冷却ガスの消耗品を必要としないので，ランニングコストを低くできる．

2　非接触式冷却

非接触式冷却は，冷却ガスをハンドピース先端から噴射する方法と，別の冷却ノズルから冷風を吹き付ける方法があり，皮膚表面への接触は最小限であり感染症リスクが少ない．しかし，冷却ガス噴出装置の不具合による凍傷やその後の色素沈着等の合併症がまれに生じることがある．また，冷却ガス噴出タイプは消耗品コストが必要となる．

医療レーザー脱毛のカウンセリング

カウンセリングの重要性

1996年にレーザー脱毛の理論が発表されて以降，医療レーザー脱毛は広く普及し，安全に脱毛効果が得られる機器が増えた．またそれを扱う施術者側の技術の進化と，合併症対応ノウハウの蓄積もあり，トラブルは減少傾向にある．しかし，どれだけ細心の注意を払って脱毛処置をしても，合併症を含めてトラブルがゼロとなることはない．医療者側からすると些細な症状でも，患者側からするとひどく気になり重大に思える合併症もある．この意識の差が大きなトラブルになることは珍しくない．起こり得る確率が低い合併症でも，説明不足による思い違いが大きな誤解に発展しないように，細かい内容まで最初のカウンセリングの際にしっかり伝えておくことが，後々のトラブルを避けるために大切である．

初診時のカウンセリングで，患者の目の前で医師がレーザー脱毛に関する同意書の内容を最初から最後まで読んで聞かせて，患者に署名までさせても，その内容を覚えている患者は少ない．あらかじめ説明した内容であっても「聞いていない」とクレームを言う患者もいる．苦情処理に時間と労力を費やさないためにも，レーザー脱毛の有効性と危険性を正確に患者に伝えることと，署名は必須である．

この項では，初診時の同意書内容をもとに，インフォームド・コンセントに必要な内容を解説する．

レーザー脱毛の期間，必要回数と処置間隔について

まれに，医療脱毛であれば回数が極端に少なく，期間が短くすむと思っている患者がいる．カウンセリングの最初に，脱毛原理を簡単に説明し，比較的長期間の通院を要することを伝える．また，毛がほとんど気にならないくらいまで脱毛されるのには1年間かけてレーザー脱毛することが必要と，長めに伝える．脱毛回数は医療者側が必要と考える平均回数より多めに，平均7～9回程度であると患者に伝えるとトラブルが少ない．また処置間隔も，理論的に可能な間隔より長めに1か月半～2か月以上と伝える．これは，多数の患者が来院するため短い間隔で予約が取れなくなることによる患者の不安を軽減することになる．最初の段階では回数は多め，間隔は長めに説明し，仮にそれを超えても効果に大差はないことを説明する．

レーザー脱毛の限界とその効果について

レーザー脱毛ですべての人が100％無毛になると患者が誤解しないように，レーザー脱毛自体も完全脱毛ではなく減毛であり，まれに毛が減りきらないことや，また生えてくることがあると説明する．また，ある程度脱毛回数を重ねても，脱毛効果が頭打ちになることがあり，効果に限界が来た時点で脱毛を中止する旨も伝える．エステ脱毛との差を問われた場合は，医療レーザー脱毛の有効性が確実に高いことも付け加える．

レーザー脱毛の効果の出にくい部位について

産毛，上腕・顔・肩・背中の脱毛は，太い毛に比べて毛が減りにくく，効果に限界がある．また男性のひげは，毛が深く太く密度が高いため，完全に生えなくすることは困難である．このことを知らずに，比較的減毛効率の良い脱毛を経験した患者が，他の部位も同じように減毛できると考えていたり，他院で脱毛を行った後に別の部位を自院で行ったりする場合に，その減毛効果に差が出ると，自院の失敗のように思われることがある．そうならないために，レーザー脱毛では，部位によって脱毛効果が異なることをあらかじめ説明する．

月経中の脱毛について

月経中は，いわゆるビキニライン（V ライン），外陰部（I ライン），肛門周囲（O ライン）の脱毛はできないことを伝える．

白髪の脱毛について

白髪にはどのレーザー脱毛器も無効である．当院では医療針脱毛を導入し，白髪の脱毛にも対応しているが，I ラインや O ラインは，その形状の複雑さと疼痛の強さのため針脱毛は適応外としている（V ライン正面のみ対応）．しかし，針脱毛は技術的にすぐに導入できないクリニックもあるので，針脱毛を行っている最寄りのクリニックと連携する．

剃毛について

患者には，レーザー脱毛前日の剃毛を指示しておく．深剃りする必要はないが，剃り残しがあると肌に負担がかかり脱毛効果が落ちることがあるため，1 mm 以下程度が目安と伝える．背部の剃毛は単身生活者には困難であるため，有料で処置当日に処置者側で剃毛を行うことがあるが，全体の施術時間が延びるので，協力者がいれば，できるだけ前日までの剃毛を指示する．V・I・O ラインは剃毛が難しい部分だが，自身での剃毛は可能であり，剃毛直後に脱毛を行うことによる合併症予防や，施術時間短縮のためにも，市販の安全な電気シェーバーで，前日までの剃毛を指示する．

男性で極めて速くひげが伸びる場合は，午前中処置の場合は前日に剃り，午後の場合は当日午前に剃るよう指示する．

クーリング・オフについて

レーザー脱毛施術では，「1 年間」「5 回」など，期間や回数を定めてコース料金を設定することも多い．コースの中途解約は手数料の請求が可能だが，特定商取引法改正で医療レーザー脱毛の契約もクーリング・オフ対象となったので，その場合の解約手数料は請求できず，初回の処置料金も控除できない．当院ではこれらすべての内容をまとめた説明書を準備し，医師から直接初診時に伝えることによって，クレームは現在ほぼゼロとなった．

レーザー脱毛後のホームケアについて

レーザー照射後の赤みや発疹は数日間で自然にほぼ消失するため，必ずしも抗炎症軟膏等を使用する必要はないが，もしこの反応が強く出た場合や長引いた場合に，処置後のホームケア指示がないと「なにもしてくれなかった」とクレームになるので，当院では念のためステロイド軟膏を処方している．処置部分の掻破や日焼けは，色素沈着のリスクが高くなるので避けるように指導する．

レーザー脱毛後の合併症について

合併症に関しては厳しめに伝える．レーザー脱毛器自体も進化し，施術者側の技術も発達し，経験も蓄積され，合併症が生じる確率は大変低い．しかし，いかに進化しても一定の割合で照射部位に，熱傷，アレルギー反応，毛嚢炎，痤瘡，凍傷および凍瘡等の合併症が生じ，その結果，色素沈着，水疱，痂疲，発赤等が生じることは避けられない．これらはできるだけ早期に適切な治療をすることで最小限にくい止められるので，患者には我慢せずに連絡するように伝える．特に，下腿・Vライン・大腿の色素沈着，なかでも下腿の色素沈着は消えるのに6か月～1年ほどかかることがあるので，よりシビアに伝える．背部・胸部・顔面の脱毛では痤瘡が増えることがあるので説明する．合併症についてはp.93「起こりうる合併症とトラブルの対策」で後述する．

レーザー脱毛前の皮膚・毛・全身状態の確認と注意点

脱毛や減毛を望む患者のほとんどにレーザー脱毛が適応となるが，少数ながらレーザー脱毛が勧められない相対的禁忌，または適応とならない絶対的禁忌の患者がいるので，診察時に確認すべき注意点が複数ある．初診時の問診では，患者のスキンフォトタイプを見極め，日焼けの有無，レーザー脱毛が可能な状態かを適切に判断する．

レーザーの合併症が出やすい現病歴，既往歴，治療歴，多毛をきたす可能性のある疾患，現在の服用薬のみならず外用薬の有無，顔脱毛を希望する患者には現在使用している化粧品や美容治療歴も確認する．以下に，初診時に確認すべき項目を解説する．

肌の色

肌の色の分類は，フィッツパトリック分類（Fitzpatrick skin type）[7] を用いる（**表2**）．日本人は概ねⅠ～Ⅳに相当し，肌の色が濃すぎることはなく，そのほとんどがレーザーによる脱毛の適応となる．しかし，日本人でもスキンタイプⅤ以上の患者では熱傷などの合併症の可能性が高く，そのリスクを避けるために必然的に低いフルエンスでの照射となり，脱毛効果は低くなる．よって，肌の色が濃い患者は，表皮メラニンへの反応が少ないロングパルスNd:YAGレーザーや蓄熱式，または絶縁針脱毛を選択する．

表2 肌の色のフィッツパトリック分類（Fitzpatrick skin type）

skin タイプ	肌の色	日焼けによる皮膚の変化
Type I	白色	常に赤くなる．褐色変化は生じない．
Type II	↑	常に赤くなる．褐色変化がわずかに生じる．
Type III		時折軽度に赤くなる．褐色変化が生じる．
Type IV		わずかに赤くなる．常に褐色変化が生じる．
Type V	↓	まれにしか赤くならない．容易に褐色変化が生じる．
Type VI	濃い褐色	決して赤くならない．

（Fitzpatrick TB. Arch Dermatol 1988[7] より）

日焼け

日焼けをした患者は，レーザー脱毛の合併症が容易に発現する傾向がある．例えば，水疱形成，表皮壊死，痂皮形成，色素沈着，色素脱失等のリスクが高いので，照射を避ける．特に日焼けしているようには見えなくても，また見た目は肌の色が濃くなくても，最近，炎天下で長時間過ごしている場合は，レーザーの表皮への反応が強く出るので，少なくとも1か月は待って照射する．

毛の色

毛の色の元となるメラニンがなくなれば白髪になり，白髪に対してはどのレーザー脱毛器も無効なので，少しでも毛に色があるうちにレーザー脱毛を開始する必要がある．解剖学的には，毛の不変部下端に存在する色素細胞がメラノサイトに分化し，毛皮質にメラニンを供給することで毛に色がつく．そのメラニンは，ユーメラニンとフェオメラニンの2種類があり，その比率で赤毛，ブロンド，栗毛，黒毛が決まるので，毛の色に応じて，レーザー脱毛器の種類，波長や出力等の条件を変更する．例えば，色の濃い毛にはショット式脱毛器が良い適応で，色の薄い毛には蓄熱式脱毛器，白髪には絶縁針脱毛を選択する．

色素性病変やアートメイク，刺青の存在

茶あざ（カフェ・オ・レ斑，扁平母斑，ベッカー母斑），青あざ（蒙古斑，太田母斑，後天性真皮メラノサイトーシス，青色母斑），黒あざ（色素性母斑，ほくろ，獣皮様母斑）の存在する部分は，毛の色と肌の色の明暗差（コントラスト）が小さい．このため，ショット式脱毛器の場合，黒あざの脱毛はほぼ不可能であり，他のあざ部分でも熱傷等の合併症の確率が高くなる．仮に行う場合は，原疾患の治療を優先するか，低フルエンスで照射する等の工夫が必要である．また，蓄熱式脱毛器は色素性病変部分のリスクを低くできるが，加熱量のエンドポイント設定に経験が要る．絶縁針脱毛は，原則どの色のあざ部分でも脱毛可能であるが，原疾患が治療可能な場合は，そちらを優先するように勧める．肝斑へのレーザー照射は，肝斑を濃くしてしまう可能性があるので，肝斑の治療を優先する．

アートメイク，特に肌色のアートメイク部分に対し，レーザーを照射すると，肌色以外の濃い色に変化し目立つので，アートメイクの有無は聞き漏らさない．また，眉毛部のレーザー脱毛でぶどう膜炎や虹彩後癒着等の合併症が生じた報告があ

るので，眉を含め眼瞼周囲へのレーザー脱毛は禁忌と考える[8-10]．刺青がある部位もあざに準じて脱毛可能であるが，刺青自体の色の変化が出てしまった場合にクレームの原因となるので，脱毛を行わないことが無難である．

妊娠の可能性，授乳の有無の確認

仮に患者が妊娠している状態でレーザー脱毛を行ったとしても，胎児への直接的影響はほぼないと考えられる．しかし，もし脱毛処置によって合併症が生じ，なんらかの治療を行う場合に，妊婦に使用できる薬剤には制限が多く治療が困難となるので，妊娠がわかった時点でレーザー脱毛は中止または延期とする．産後の授乳中はしみが濃くなることがあるので，禁忌ではないが積極的には脱毛を勧めない．

ペースメーカ，埋め込み式除細動器

皮下に埋め込まれているペースメーカや除細動器に，レーザー自体が直接届いて影響を及ぼすことはほぼないと考えられる．しかし，脱毛器の電源装置やスイッチ切り替え回路から電磁波が発生することがあり，この電磁波がペースメーカや除細動器に悪影響を及ぼす可能性があるので，これらを埋め込まれている患者に対してレーザー脱毛は行わない．他の美容医療機器にも電磁波を発生するものが多いので，脱毛器に限らず，クリニック内ではペースメーカや除細動器を埋め込まれている患者には注意が必要である．

てんかん既往のある患者

運転免許証取得基準[11]に準じて，てんかん患者にレーザー脱毛を行っているクリニックも散見されるが，ほとんどのクリニックでは，患者がてんかん発作を起こした際の対応が不可能であるため，仮に数年間に及んで発作が出ていなくとも，処置を断ることが安全だと考える．

使用薬剤など

1 薬剤性光線過敏症

内服薬で光線過敏症が生じる可能性のある薬剤は枚挙にいとまがない．光線過敏症を起こす光線の多くは紫外線であり，ほとんどの医療用レーザー脱毛器であれば紫外線領域の光は含まないので，紫外線以外の可視光線による薬剤性光線過敏症はほとんどないと考えられる．しかし，レーザー脱毛治療中に偶然これらの薬剤による光線過敏症としての皮膚症状が現れることもあるので，内服のみならず外用薬剤の聞き取りは怠らない．

2 金製剤

レーザー脱毛に限らず，レーザー治療を行う際に忘れてはならないのは金製剤である．金製剤使用歴のある患者では，緑色を帯びた色素沈着が合併症として生じることがあり，難治性で確立された治療法がなく，遷延する傾向があるので問診では聞き逃さない．代表的薬剤はリウマチ治療薬で，最近では使用頻度が少ないが，注射金剤（金チオリンゴ酸ナトリウム）と経口金製剤（オーラノフィン）がある．現在は使用を中止していても既往があれば合併症を生じることがある．

3 抗凝固剤

ワルファリン等の抗凝固薬や，バイアスピリン等の抗血小板薬等，血流血行改善薬を内服中は，レーザーの物理的衝撃で皮下出血や皮下血腫が生じやすい．その程度には差があるので，試験照射後にレーザー脱毛を継続することは可能だが，医師の監督のもと慎重な対応が必要である．

4 ビタミンA製剤内服

レチノイド（ビタミンA誘導体を含むビタミンA類似物質）の内服中は，皮膚の菲薄化や脆弱性により，色素沈着，皮下出血等の合併症の確率が高いので，相対的禁忌として慎重に対応する．乾癬治療薬のエトレチナート，にきび治療薬のイソトレチノインなどがある．

5 外用薬剤および化粧品

整形外科で処方される湿布薬の一部に，貼付を中止してもその後6か月以上にわたって光線過敏による色素沈着をきたすものがある．レーザー脱毛治療中にこの色素沈着が偶然重なり，レーザー脱毛による合併症と誤解されないように注意が必要である．近年，湿布を好んで貼る高齢者の患者が増える傾向にあるので，湿布外用歴も確認を忘れないようにする．

レチノイドを含む薬剤（アダパレン，トレチノイン酸等）と化粧品（レチナール，レチノール，パルミチン酸レチノール，プロピオン酸レチノール，酢酸レチノール等）の使用歴も確認し，使用部位のレーザー脱毛で合併症が出やすくなること，少なくともレーザー照射3日前にはレチノイドを含む製剤は使用を中止することを説明する．同様に，過酸化ベンゾイルを含む薬剤も同様とする．

考慮すべき全身状態やその他の状況

高血圧，糖尿病，心臓疾患，免疫抑制薬使用中，ステロイド剤内服中，ポルフィリン症，全身状態不良等は，積極的には勧めないが，病状を鑑みて試験照射の後にレーザー脱毛を行う．

1 アトピー性皮膚炎，湿疹，その他の皮膚疾患

ロングパルスアレキサンドライトレーザー照射によりアトピー性皮膚炎が改善することがあるので[12)]，湿疹やアトピー性皮膚炎を合併する患者のレーザー脱毛は絶対的禁忌ではなく，重篤でない限り照射を禁止しない．しかしそのような場合，すでに色素沈着や発赤が合併していることが多く，照射条件への配慮が必要である．実際の現場では医師が適応を個別に判断し，条件を設定する．蕁麻疹発症中の患者にはレーザー脱毛を延期する．感染症（ヘルペス等の活動病変），開放創，皮膚悪性腫瘍，前癌病変，またはその疑いがある部位と周辺には照射しない．ケロイドや肥厚性瘢痕の既往がある患者では，レーザー脱毛後に合併症が強く出た場合，極めてまれではあるがケロイドや肥厚性瘢痕が生じる可能性があるので，試験照射後から次回の照射までの施術間隔を長めにして合併症が生じないことを確認しつつ，場合によってはトラニラストの内服を併用する．

2 美容治療処置後

レーザー脱毛が直接的に美容治療に悪影響を及ぼす可能性は低いが，何らかのトラブルが生じた場合に，自院でのレーザー脱毛が原因と責任を転嫁されないように，一定の規制を各施設で決める必要がある．例えば，ヒアルロン酸等のフィラー注入やボツリヌス毒素製剤注射後は少なくとも2週間，できれば1か月間待つこと，糸挿入，脂肪注入，脂肪分解注射後は2か月の間隔をあけること，プロテーゼやシリコン，ゴアテックス，金属プレート等が局所的に入っている部位は原則禁忌

表3　多毛をきたす疾患と薬剤

多毛をきたす内分泌・代謝疾患
1. 副腎性 ①先天性副腎皮質過形成（CAH），副腎性器症候群（AGS） ②クッシング症候群 a）クッシング病（一次病巣は下垂体腺腫） b）異所性 ACTH および CRH（副腎皮質刺激ホルモン放出ホルモン）産生腫瘍 肺小細胞癌，胸腺腫，膵臓癌，気管支カルチノイド，甲状腺髄様癌 c）副腎腫瘍 d）原発性副腎過形成（ACTH の過剰分泌を伴わない） ③テストステロン産生副腎腫瘍 2. 卵巣性 ①多嚢胞性卵巣症候群（PCOS） ②アンドロゲン産生卵巣腫瘍 3. その他 先端巨大症，高プロラクチン血症，晩発性皮膚ポルフィリン症
薬剤による多毛症，医原性多毛症
①ソラレン（PUVA 療法の光毒性薬剤） ②ジアゾキシド（高インスリン血性低血糖治療薬），ミノキシジル（血管拡張薬） ③シクロスポリン（免疫抑制薬） ④副腎皮質ホルモン長期大量投与 ⑤フェニトイン，ジフェニルヒダントイン（抗てんかん薬） ⑥ステロイド外用薬の長期使用
症候性多毛症
1. 先天性 ①脂肪萎縮症 ②ムコ多糖症 2. 後天性 ①脳障害（頭部外傷やウイルス性脳炎後） ②栄養失調状態（飢餓や神経性食欲不振症） ③甲状腺疾患（機能低下で全身性に，前脛骨粘液水腫で限局性に） ④妊娠（妊娠2か月〜妊娠後期，産後）

とすること，歯のブリッジ，インプラントは許可すること等々，以上の規制は一例だが，担当医師の判断であらかじめ統一ルールを作成して共有する．美容目的で顔や体内に金製剤（金の糸）を入れている患者は，内服や注射の時と同様に難治性の色素沈着をきたすことがあるのでレーザー脱毛は禁忌とする．

3 多毛をきたす疾患と薬剤

減毛効果の弱い場合や，硬毛化を生じた場合に，多毛をきたす疾患をもつ患者や，多毛をきたす薬剤を使用している患者が含まれることがある（**表3**）．

これらの原疾患や状態にはレーザー脱毛が相対的禁忌となるものが多いが，仮にレーザー脱毛を行う場合は，原疾患の治療の必要性や薬剤継続の可否を判断する．

起こりうる合併症とトラブルの対策

レーザー治療を行ううえで合併症のリスクはつきものである．レーザー脱毛も例外ではなく，主な合併症として，熱傷や脱毛後のアレルギー反応，毛嚢炎，クーリングによる凍傷および凍瘡，硬毛化等がある．しかし，事前にしっかり説明しておくことで患者からのクレームを防止することが可能である．

以下にレーザー脱毛直後の疼痛・発赤・毛孔周囲の浮腫等，随伴症状以外の合併症について，また予期せぬトラブルを避けるための対策を述べる．

斑（まだら）

レーザー脱毛は均等に毛が減っていくように考えがちだが，不均一にまだらや束状や線状に毛が残ることがある．そのまだらは施術者側からさほど不自然でなくても，患者にとっては見ばえが悪く不格好に感じることがある．また，均一に照射しているにもかかわらず，ひげとV･I･Oライン部分で島状に毛が残ることがあり，照射漏れと勘違いされ患者からしばしば苦情を受けることがあるためあらかじめ説明しておく．

硬毛化

レーザー脱毛はどの機種でもまたどの手技でも，完全に硬毛化を避けることができない．硬毛化の可能性は最初のカウンセリングでは必ず患者に伝えなければならない重要な項目である．ショット式脱毛器では，硬毛化好発部位の上腕・背部・顔面の脱毛は，初回は試験照射からとする．この試験照射は，硬毛化しない確認ではなく，硬毛化が少ないと言われる高出力照射で，合併症トラブルが生じないかの確認のためである．硬毛化については詳細に後述する（p.95）．

熱傷

持続する疼痛を伴う発赤でも，照射直後は肉眼的変化を認めないこともあるので注意が必要である．数日後に水疱，痂皮形成や色素沈着を起こすこともある．

脱毛前の日焼けやスキンタイプに合わないパラメーター（波長・フルエンス・パルス幅）設定，冷却装置の設定ミス，脱毛部位のサンスクリーン剤や制汗スプレー等の付着，アートメイク，剃毛で残った毛，金製剤や白金等の内服，光感受性を増強させる薬剤やテトラサイクリン系抗生剤等の内服，金の糸の治療歴等が原因である．金製剤は，たとえ10年前の使用でも末梢に残存し，レーザーを当てると金と反応するので禁忌である．また施術者側テクニックの問題として，照射面が皮膚に密着していない場合，またレーザーのディスタンスガイドが皮膚に垂直に接していない場合や距離が短い場合もリスクがある．特に肩甲骨や膝等の凹凸がある部位は注意する．

肉眼的変化がない場合でも，施術直後に必ず疼痛や違和感の有無を確認し，訴えがあったら速やかに医師が対応する．クーリングとステロイド外用薬の処方を行い．色素沈着をきたした場合にはハイドロキノンもしくはトラネキサム酸外用を行う．

アレルギー反応

治療後 6〜72 時間より照射部位に毛孔一致性の紅色丘疹が出現する．重度の瘙痒感を伴うのが熱傷との違いである．下腿が好発部位で，次に鼠径部，腋窩，前腕等に起き 0.27％の割合で発生する[13] と報告がある．皮膚生検を行った結果，真皮中層および下層の血管周囲または毛包周囲に密な炎症細胞浸潤が見られた．浸潤細胞はリンパ球と好酸球であった．破壊された毛包からの抗原が引き金となる要因である可能性が指摘されている．

症状が出た場合には，抗アレルギー薬・ステロイド外用薬を処方する．症状消失後に残存する色素沈着に対してはトラネキサム酸外用薬の処方を行う．ハイドロキノンは刺激により皮膚症状が再燃することがあるため，この場合は使用しない．発症後も脱毛治療を継続する場合には，事前に抗アレルギー薬やステロイド薬を内服しながら治療を行う．脱毛後にアレルギー症状が出た 36 人の患者のうち，33 人がアレルギー性鼻炎等の病歴をもっていたとの報告[13] もあることより，アレルギー疾患がある患者には事前に症状が出る可能性が高いことを伝える．

毛嚢炎

黄色ブドウ球菌と表皮ブドウ球菌等に感染して起こる毛包の炎症である．治療当日〜翌日に毛包に一致した紅色丘疹，膿疱を呈する．瘙痒感・疼痛はほとんど認めない．好発部位は男性のひげが多いが，デリケートゾーンや腋窩等，毛が密集し，蒸れやすい部位で発症リスクが高い．

対策は，照射前後に照射部位を消毒する．照射後には患者に照射部位を清潔に保つよう説明する．基本的には自然に治癒することが多いため経過を見ることがほとんどであるが，疼痛を伴い広範囲に多数症状が出現する場合には抗菌薬を処方する．発生しやすい部位の脱毛を行う場合には，事前に症状が発生する可能性が高いことを説明することも重要である．

凍瘡および凍傷

凍瘡は，限局性の血管収縮による，疼痛や瘙痒感を伴う鮮紅色から紫紅色の浮腫性紅斑で，時に水疱や潰瘍を伴う．凍傷は，組織が凍結することによる病態である．皮膚は蒼白から紫紅色になり，知覚鈍麻を伴う．高度になると水疱形成，壊死潰瘍等をきたす．

原因は，脱毛による疼痛緩和のために行うアイスパックや冷却装置，冷風機等による過度の冷却等である．冷却を行う場合には，皮膚症状を十分に観察しながら行う．特にアイスパックでクーリングする場合は，事前にアイスパックの表面の霜を取り除き，直接皮膚に接しないようガーゼで保護する．また，患者にアイスパックを持たせてクーリングを行ったまま，術者が準備のために部屋を出る等，放置しないことが重要である．

肉眼的変化がない場合でも直後に必ず疼痛や違和感の有無を確認し，訴えがあったら速やかに医師が対応する．症状に応じてステロイド外用薬やヒルドイド外用薬，潰瘍治療薬の処方を行う．色素沈着発生時にはハイドロキノンもしくはトラネキサム酸外用薬を処方する．

硬毛化

症状

硬毛化とは，レーザー脱毛開始後数か月から，照射部分全体または一部で，本来なら毛が少なく細くなるべきところが，逆に軟毛が長く太い硬毛に変化したり，数が増えたりする状態である．頻度は異なるものの，どのレーザー脱毛器でも完全に硬毛化を避けることはできない．年齢層は20～30歳代の若年層に多く，特に上腕，肩，背部，腰部，女性のフェイスライン（下顎部），うなじ（項部）に好発しやすく，毛流が変化する部位や，ケロイド好発部位と重なることが多い．照射範囲を超えて硬毛化が起こることもある．

原因

硬毛化の原因は現在のところ不明であるが，そのメカニズムはいくつか推測されている．

①施術による中途半端な刺激と炎症が，毛周期の変化や発毛刺激に働いた可能性．

②比較的深達性の低い装置で皮毛角の大きい部位を脱毛することにより，各種サイトカイン等の修復促進因子放出により毛の成長が促進された可能性．

③高出力照射によりレーザー脱毛のヒーターである毛幹が破壊され，ターゲットに十分な熱エネルギーを与えることができず，幹細胞の熱変性が不十分に終わり，一部では毛包も破壊されることで炎症が惹起され幹細胞が刺激されている可能性．

硬毛化はアレキサンドライトレーザーに多い印象があるが，他の波長でも生じる．ショット式脱毛器よりも，蓄熱式脱毛器の硬毛化が少ない印象である．

また，硬毛化を発症した患者で，多嚢胞性卵巣症候群（polycystic ovarian syndrome：PCOS）の診断でアンドロゲンの過剰を認めた報告がある[14]．初診時には，痤瘡，無月経，肥満，顎や顎下等に男性様発毛等の臨床所見がある場合にはPCOSを疑い，婦人科受診を促し，診断された場合にはまずPCOSの治療から行うよう伝える．PCOSの患者が脱毛を行う場合には硬毛化のリスクが高いことを事前に説明する．

対応と対策

硬毛化は，ショット式（特にロングパルスアレキサンドライトレーザー）に限ったことではなく，絶縁針脱毛以外の脱毛器であればどの機種でも起こり得ることで，難治性で対応には苦労する．以前より，硬毛化対策がいくつか提案されている．

1 施術間隔の短縮または延長

硬毛化した部分のレーザー照射間隔を短くすることで若干薄くなることもあるが，なかなか満足度が得られるほどの結果が出ることは少ない．短期間で頻回の施術を行うことで十分な効果の保証があれば，通院の労力を強いても勧められるが，その効果や実感を考えるとパフォーマンスの良い方法とはいえない．

逆に，硬毛化した部分にあえて何もせずに経過観察した結果，1年程度で改善したとの報告[15]もあるので，慌てて短い間隔で照射するのではなく，逆に施術間隔を長くすることで経過を見て，さらなる硬毛化の悪化を避ける方法もある．

2 フルエンスの高い照射

硬毛化好発部位に最初から高フルエンスでレーザー照射することで，硬毛化の確率が下がることがある．その場合，硬毛化好発部位の初回照射は試験照射とし，高出力照射での合併症が出ないことを確認して，数週間後から高フルエンスの本照射を始める．高フルエンス照射では熱傷等の合併症リスクも高くなるので注意が必要である．

ショット式レーザーを高フルエンスで，2パス連続照射する方法：1パス目の熱が冷めないうち（約1分後）にすぐ同部位に2パス目の照射を行う．2パス目の照射は1パス目より少しフルエンスを下げて行う．

ショット式レーザーを低フルエンスで，蓄熱式のように照射する方法：低フルエンスでパルス幅を長めにして冷却時間を短くし，蓄熱式のように皮下に熱がこもるように重ね打ちをする．または，1秒間に2 shotの高速で照射する．エビデンスはないが，経験的に照射時間を短くするだけでも硬毛化が減ることがある．

3 Nd:YAGレーザーの使用

アレキサンドライトレーザーで硬毛化した部分の照射を，長い波長で理論的にはより真皮の深い部分に届くNd:YAGレーザー照射に変更する．また，パルス幅を長くし，毛包・毛乳頭に届く熱量を増やす方法もある．波長を長くする場合もパルス幅を長くする場合も，疼痛が強くなる傾向があるので，塗る麻酔薬等の併用を考慮する．しかし，Nd:YAGレーザーによる硬毛化が少ないのは，そもそもアレキサンドライトレーザーよりもNd:YAGレーザーが脱毛に使われる頻度が少ないからだとの意見もある．

Nd:YAGレーザーで，重複を最小限にしてスポット照射する方法が濃く太い毛に有効であるが，レーザーが深く届く分，疼痛が強いため，リドカイン・プロピトカイン配合クリーム（エムラ® クリーム）等を併用し，数発ずつゆっくり照射する．

4 パルス幅を長くする照射方法

パルス幅を長くして，皮膚からハンドピース先端を1～2 mm浮かせて照射する．主に顔面における設定で比較的細く長い硬毛に有効である．この方法も疼痛が強いため，エムラ® クリーム等を使用して数発ずつ照射を行う．

5 蓄熱式脱毛器の使用

ショット式脱毛器に比べると蓄熱式脱毛器は硬毛化のリスクが低いといわれているので，硬毛化好発部位には初回から蓄熱式脱毛器を選択し，毛幹を破壊しない出力で幹細胞に十分な熱ダメージを与える方法もある．しかし，蓄熱式脱毛器でも硬毛化はゼロではない．

6 絶縁針脱毛

絶縁針脱毛は硬毛化の根本的解決法である．レーザー脱毛器に比べ絶縁針脱毛は安価だが，施術技術習得に一定の時間と労力が必要であり，導入障壁が高く，どのクリニックでもすぐに始められるものではない．しかし，レーザー脱毛器でいかに工夫しても避けることができない硬毛化対策の切り札としての重要性が高く，それ以外にもレーザー脱毛の欠点を補うに余りある．すぐに自院で導入できない場合は，近隣で絶縁針脱毛を行っているクリニックと連携し，並行して医師または看護師による絶縁針脱毛の技術取得を進めることが望まれる．

（塚原孝浩）

引用文献

1）Anderson RR, Parrish JA. Science 1983；220（4596）：524-7.
2）川口英昭．レーザー脱毛の基礎知識．塚原孝浩編著．よくわかる医療脱毛―テクニックとトラブル対策．東京：克誠堂出版；2012．pp.166-76.
3）Altshuler GB, et al. Lasers Surg Med 2001；29（5）：416-32.
4）Boss WK Jr, et al. Ann Plast Surg 1999；42（4）：381-4.
5）塚原孝浩．発毛を知れば，脱毛に通ず―毛の解剖と発毛機序．塚原孝浩編著．よくわかる医療脱毛―テクニックとトラブル対策．東京：克誠堂出版；2012．pp.182-3.
6）玉田伸二ほか．脱毛用アレキサンドライトレーザーによる組織学的変化．小林敏男ほか編．医学脱毛―多毛症の基礎からレーザー脱毛まで．京都：金芳堂；2000．pp.69-73.
7）Fitzpatrick TB. Arch Dermatol 1988；124（6）：869-71.
8）Elkin Z, et al. Clin Ophthalmol 2011；5：1733-5.
9）Gunes A, et al. Cornea 2015；34（1）：101-2.
10）Yalçındağ FN, Uzun A. J Ophthalmic Inflamm Infect 2013；3（1）：45.
11）警察庁交通局運転免許課長．一定の病気等に係る運転免許関係事務に関する運用上の留意事項について（通達）警察庁丁運発第68号令和4年3月14日
https：//www.npa.go.jp/laws/notification/koutuu/menkyo/menkyo20220314_68.pdf
12）山田裕道．Visual Dermatol 2008；7：446-9.
13）Landa N, et al. Lasers Surg Med 2012；44（5）：384-9.
14）Willey A, et al. Lasers Sug Med 2007；39（4）：297-301.
15）Honeybrook A, et al. J Cosmet Laser Ther 2018；20（3）：179-83.

1章 脱毛症・ムダ毛

ムダ毛 医療針脱毛

ここで伝えたいエッセンス

- 本邦で開発された医療針脱毛は，毛穴に細い絶縁針を挿入し，高周波電流を流して毛根周囲組織内にジュール熱を発生させ，この熱で組織を破壊し，毛の再生能力を阻止する脱毛法である．
- 正確な技術をマスターするには最低でも3〜6か月程度の研修が不可欠である．
- レーザー脱毛の副作用である硬毛化や，メラニンをターゲットとするレーザー脱毛では対応出来ない白髪などに対する医療針脱毛の必要性が見直され始めている．
- 医療針脱毛とレーザー脱毛とのコンビネーションにより，より満足度の高い脱毛医療が期待される．

いわゆる「ムダ毛」（unwanted hair）の治療法としての電気分解法（electrolysis）は，1875年に米国で開始された．電気分解法と混同されがちな「絶縁医療針脱毛術」は，1980年代に日本で開発された技術である[1)]．医療針脱毛は，「針による脱毛法」と思われがちだが，実際は「針」を刺すのではなく，毛穴に細い絶縁針を挿入し，通電により発生するジュール熱によって組織を破壊する脱毛法である．本稿では小林式絶縁針脱毛術[1-6)]を中心に，医療針脱毛について解説する．

電気脱毛の歴史

電気分解法

1875年，アメリカの眼科医チャールズ・E・ミッチェル（Michel CE）が，逆さまつ毛の治療に使ったことが知られている[7)]．この方法は，熱による組織破壊ではなく，直流電流により組織に水酸化ナトリウム（アルカリ）を発生させて毛根部を破壊するというものであるが，通電時間が長いのが欠点であった．

1916年，アメリカの電気脱毛士のポール・N・クリー（Kree PN）が毛を1本ずつ処理するのではなく，複数（10～16）の毛穴に同時に通電するマルチプローブ法を開発したことで，脱毛のスピードアップが図られ，それなりに普及したようである．

高周波法

1924年，フランスのアンリ・ポルティエ（Bordier H）が開発した方法である[8]．高周波電流の通電による抵抗熱で毛根部を破壊するというもので，高出力（50 W）で主に医療用脱毛マシンとして使われたようである．

ブレンド法

1945年，アメリカの電気脱毛技術者のヘンリー・E・サン-ピエール（St.Pierre HE）とエンジニアのアーサー・R・ヒンケル（Hinkel AR）が，電気分解と高周波を組み合わせたブレンド法を開発した[9]．この方法は出力6 W以下で比較的安全なため脱毛用として普及し，1948年に特許登録されている．

わが国におけるエステ脱毛の普及

1972年，ブレンド法のエステティック業界への導入を契機に，国内では，「美顔，瘦身，脱毛」を謳うエステサロンのなかでもとりわけ需要の多い脱毛が主流を占めるようになった．当時，脱毛の施術が医療機関よりエステサロンで行われることが圧倒的に多かったのは，「美容皮膚科」の標榜が認められる以前の皮膚科医療機関は，健康保険制度の下での病気の診断，治療を主な業務としており，混合診療や自由診療が制限されていたことも影響していたと思われる．効果が目に見えやすい美容脱毛は利用者が急増したが，消費者とのトラブルが問題となることもあった（後述）．

小林式絶縁針脱毛術の開発

1983年，小林[1]は従来の高周波法を改良し，絶縁針を利用した新しい脱毛法を開発した．1986年に小林式絶縁針脱毛術の普及を目的として，日本医学脱毛協会が設立されたのが，医療脱毛の嚆矢である．

以下，小林式絶縁針脱毛術を中心に，その作用原理・実際の手技等について解説する．

絶縁針脱毛の原理と絶縁針

絶縁針脱毛の原理は，脱毛針周囲に高周波電流を流し，毛根周囲組織内にジュール熱を発生させ，この熱で組織を破壊し，毛の再生能力を阻止するというものである．現在でも時折，「針脱毛って針を刺すんですよね？」とか「身体に電気を流しても大丈夫ですか？」などの問い合わせがあ

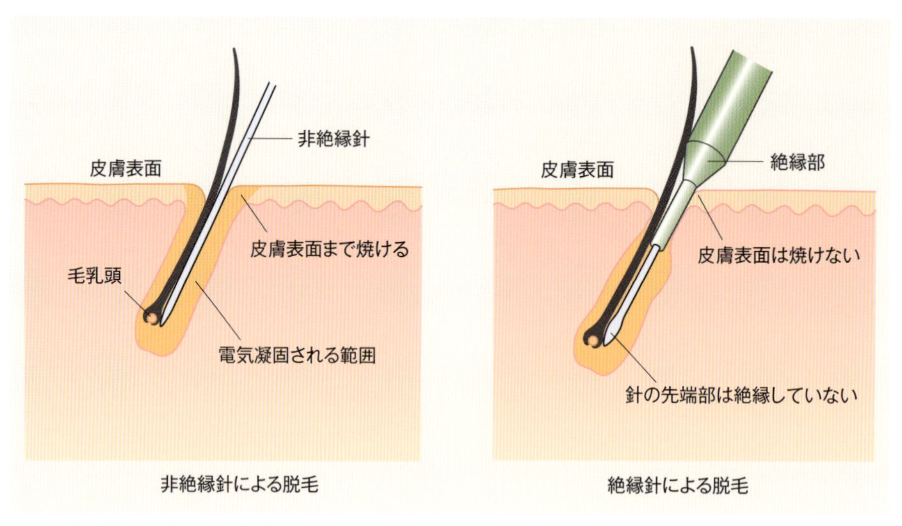

図1　絶縁針脱毛術の針の特徴

るが，「針」という言葉が誤解を招いている．実際には，「針」を刺すのではなく，毛穴に細い絶縁針（ステンレス）を挿入し，高周波電流（1 MHz）を流して，組織を熱凝固させる．1 MHz の高周波電流は，商用交流（50～60 Hz）とは違い，感電の危険性がなく安全である．

前述の小林式絶縁針脱毛術の針の特徴は，表皮の熱傷を予防するため，表皮側に絶縁の工夫を加えたことである．これにより，表皮の熱傷を予防することが可能になった（**図1**）．小林による初期の文献[6]に刺身を使った実験があり，交流電流（高周波）による凝固作用が記載されている（筆者らによる同実験の再現動画：https：//www.youtube.com/watch?v=OHItXfJqqLA ）．

絶縁針脱毛術の実際

筆者らが使用している脱毛用電気凝固器（COA-50 NX/ ニドー社）と絶縁針（**図2**）による脱毛術について，以下に述べる．

絶縁針脱毛の効果（凝固範囲）を左右するのは，①出力，②通電時間，③絶縁針の太さ（直径）と長さの3要素である．

①出力設定：設定ダイアル表示は「0～10」まであるが，通常「4～7」の範囲で設定する．ダイアルの数字は実際の出力（V）を表しているわけではない．

②通電時間（秒）：設定では1/8秒，1/4秒，1/2秒，1秒まであるが，平均1/2秒で設定する．

③絶縁針のサイズ：針には皮内挿入部と絶縁部の長さと直径が表示されている．「L 3010」を例にとると，挿入部の長さが3.0 mm，絶縁部が1.0 mm であることを意味する．「L」は針の直径で，C，L，S，U 等があり，C ＝ 0.23 mm >

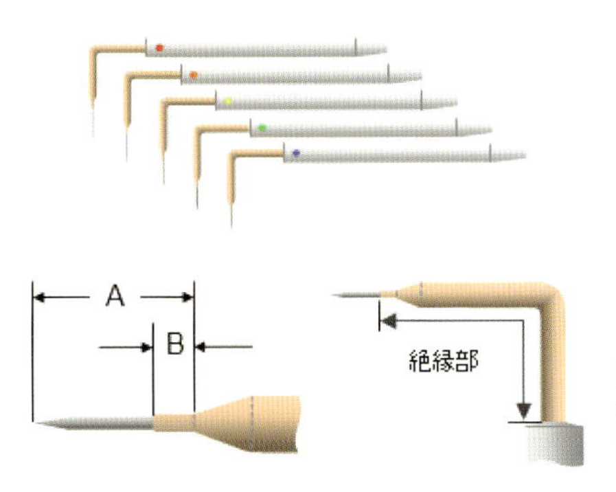

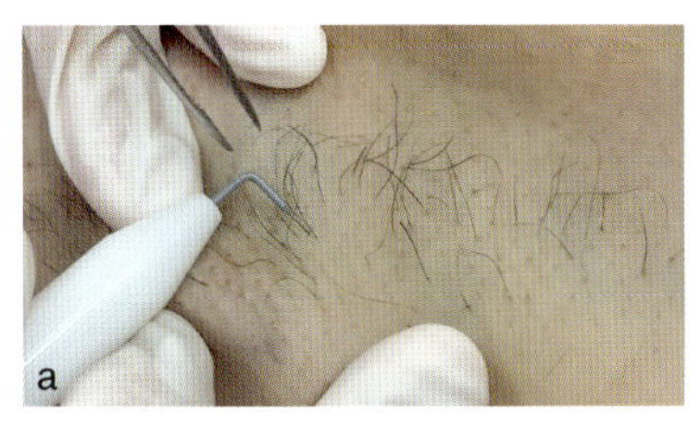

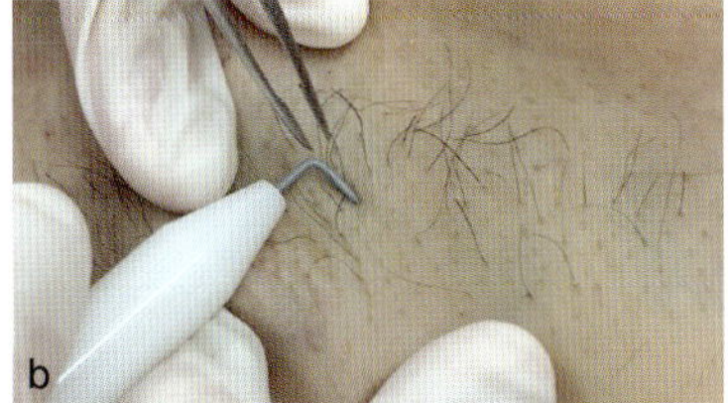

図2　脱毛用絶縁針
絶縁針の「A」の部分が皮内に刺入されるが「B」は絶縁しているため刺入時に焼却されない.

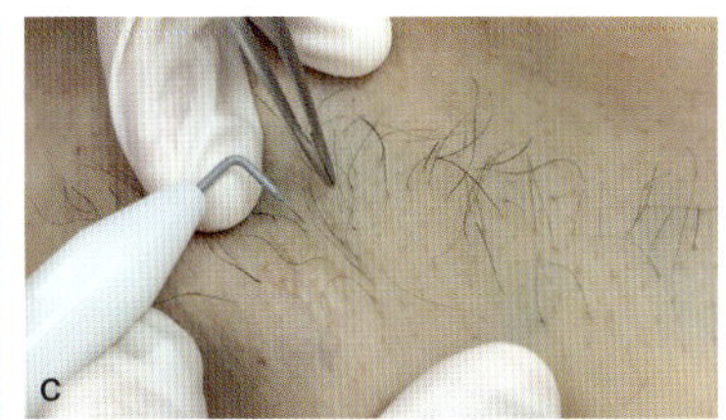

図3　絶縁針脱毛の施術の流れ（脇）
a：針の挿入前, b：通電時, c：毛の抜去時.

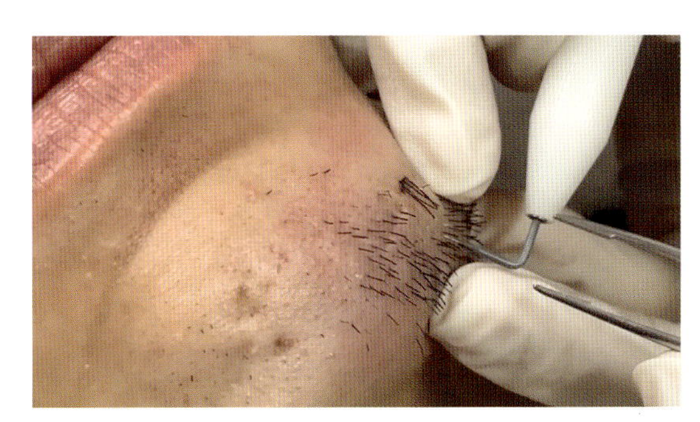

図4　絶縁針脱毛の施術（ひげ）

L=0.19 mm ＞ S=0.15 mm>U=0.11 mm の順で, 0.04 mm ずつ増減している.

この3要素を組み合わせて, 脱毛部位に最適な条件を設定する.

原則的には, 腋窩などの太い毛には, 太い針（C型やL型）を使用し, 通電時間は長く（0.5〜1秒）, 眉毛や項（うなじ）などの細い毛には細い針（S型やU型）で, 通電時間は短くてよい（0.25〜0.5秒）.

脱毛部位によって, 毛流や, 毛根傾斜（皮毛角）, 毛根の深さや, 太さは異なる. これらを把握して, 毛幹に沿って正確に絶縁針を挿入する技術や, 出力設定, 絶縁針の選択などをマスターするには最低でも3〜6か月程度の研修が不可欠であり, 段階的な研修プログラムを用意する必要がある.

絶縁針脱毛術の施術の実際を**図3, 4**および動画で示す（https：//www.youtube.com/watch?v=UDPoJTVvrQg および https：//www.youtube.com/watch?v=F4pZJJOEqGk）.

技術的に，最も大事なポイントは，通電後に毛が周囲組織との癒着がなくスムーズに取れる感覚を会得することである．絶縁針脱毛の目的は，毛幹周囲の発毛原基（毛乳頭やバルジ領域）を熱凝固することであり，効果的に行うと，毛はメラニン顆粒や毛鞘が保存された形のまま，抵抗なくすーっと抜去される．

針脱毛した部位の赤みは，個人差もあるが数週間で落ち着く．

エステ脱毛（ブレンド法）に対する行政の対応

エステサロンにおける，ブレンド法の普及に比例して消費者とのトラブルも多発し，訴訟に発展する事例も発生している．1984年（昭和59年）厚生省健康政策局（当時）医事課長通達で「電気脱毛は医療行為であり，医師法17条の医業に該当する」との見解[10]が示されたが，裁判に至った5件はいずれも不起訴（起訴猶予）処分であった．

また，生活衛生局や通産省（当時）の一部には，エステ業界を成長産業として位置付けて育成しようとする動きもあり，1992年厚生省生活衛生局（当時）の主導の下，日本エステティック研究財団が設立されている．さらに，1997年11月，第141回国会衆議院厚生委員会[11]において，生活衛生局長により，エステ脱毛に免罪符を与えるような国会答弁がなされている．その要旨は「電気脱毛は医療行為との見解が出されているが，一律に取り締まりの対象にはならない．業界団体が自主的に技術水準の向上，営業の適正化に取り組むべき」というものであった．

この流れを受けて，業界では，米国電気脱毛協会（American Electrology Association：AEA）のCPE制度（Certified Professional Electrologist）を手本にして独自の資格制度の創設を視野に入れた動きも活発になっていくが，当時の行政改革推進委員会の「新たな資格制度の新設は厳に抑制すべき」との答申もあり，日の目を見ずに現在に至っている．

医療絶縁針脱毛の現状

1986年の日本医学脱毛協会の設立以降，看護師を対象にした「認定脱毛士」制度の発足により，脱毛士をめざす看護師も増え，絶縁針脱毛が広がりを見せ始めていた．しかし，1990年代後半から始まったレーザー脱毛の普及により，医療絶縁針脱毛は主役の座を失いつつあった．

ところが，近年，レーザー脱毛の副作用である硬毛化や白髪の脱毛に対する絶縁針脱毛の必要性

表1　レーザー脱毛と絶縁針脱毛の特性

	利点	欠点
レーザー脱毛	・照射面積（スポットサイズ）が大きく広範囲の脱毛に適している ・照射時間：ミリ秒（1/1,000秒）単位で非常に短く効率的	・白髪やブロンド，メラニンの少ない細い毛やスキンタイプV～VIの黒色肌には不適
絶縁針脱毛	・白髪や細毛，レーザーにより硬毛化した毛，スキンタイプIV～VIの肌質に対応 ・減毛の効果が実感しやすいので，定着率が高い	・1本ずつ（0.5～1秒）の処理で，時間がかかる．術前に数mm毛を伸ばす必要がある． ・術者の手技に依存する側面が大きい

が見直され始めている．それぞれの特性（**表1**）を活かす形でのレーザー脱毛とのコンビネーションにより，より満足度の高い脱毛医療が可能になるはずである．日本医学脱毛学会（https://www.igaku-datumou-gakkai.com）では，医師や看護師を対象に年4回針脱毛の研修を実施しており，こちらも参考になる[12]．

（川口英昭）

引用文献

1）小林敏男．日美容外会報1983；5：54-61.
2）Kobayashi T. J Dermatol Surg Oncol 1985；11（10）：993-1000.
3）Kobayashi T, et al. Aesthetic Plast Surg 1987；11（4）：223-7.
4）小林敏男．日美容外会報1987；9：72-77.
5）小林敏男．臨皮1988；42：765-770.
6）小林敏男．医師のすすめる永久脱毛法―脱毛は病院で．東京：日本医学脱毛協会；1993. pp.37-9.
7）Michel CE. Trichiasis and distichiasis：with an improved method for radical treatment. St. Louis Clinical Record：A Monthly Journal of Medicine and Surgery, Vol II.（October, 1875. No7）. St. Louis : II. F. Zider ; 1876. pp.145-8.
8）Bordier H. Vie Med 1924；5：561.
9）Hinkel AR, et al. Electrolysis Thermolysis and the Blend：The Principles and Practice of Permanent Hair Removal. Los Angeles：Arroway Publishers；1968. pp.181-7.
10）厚生省健康政策局医事課長通知．医事第69号「いわゆる「永久脱毛」行為について」．1984.11.13.
11）第141回国会 衆議院厚生委員会議事録 第5号．1997.11.26.
12）塚原孝浩（編著）．よくわかる医療脱毛―テクニックとトラブル対策．東京：克誠堂出版；2021. pp.97-126.

1章 脱毛症・ムダ毛

さまざまな目的の脱毛

ここで伝えたいエッセンス

- ムダ毛とは，当事者にとって不要と思う毛である．
- 必要な毛には形成を施し，美につながる施術を行う．
- 脱毛をする際に，施術側はパーソナライズすることが重要である．国籍，民族，宗教，習慣，性によってムダ毛の考え方は様々であり，さらには個人的な要望にも対応しなければならない．
- 蓄熱式レーザー脱毛は，ジェルを使用した，インモーション照射による「剃毛しない脱毛」で，多様化する脱毛目的に対応できる．

蓄熱式レーザー脱毛について

筆者は蓄熱式レーザー脱毛器を用いているが，単に抜くだけの脱毛ではなく，毛の状態を見ながらデザインする脱毛のため，「剃毛しない脱毛™」にこだわってきた．この「剃毛しない脱毛」を行うためには毛包器官を知ること，蓄熱式の脱毛機序を理解すること，ジェルを使うことが重要であると考える．

蓄熱式レーザー脱毛器の元祖はSoprano®（ソプラノ，AlmaLasers社 / イスラエル）である．最新の機種は755 nm，810 nm，1,064 nmの3波長同時照射，10 Hz高速連続接触式照射である．ハンドピースの照射口面積も時代とともに改良されている．蓄熱式ではジェルを塗り，低フルエンスでハンドピースを動かしながらユニット単位に必要なエネルギー量を照射する，インモーションで行う．照射されたレーザー光は，毛軸のメラニンに反応し熱置換され，毛軸周囲に蓄熱し熱拡散により毛包全体が55℃前後となる[1]．

蓄熱式レーザー脱毛のメカニズム

選択的光熱融解の拡張理論

ホームページやSNSを使ってレーザー脱毛器を紹介する際に，熱破壊式と蓄熱式とで比較し記載しているクリニックが多いが，蓄熱式も熱変性による熱破壊式なので，便宜上ショット式と蓄熱式で説明する．

レーザー施術の理論背景となる選択的光熱融解理論[2]に加え，選択的光熱融解の拡張理論[3]が，レーザー脱毛の機序を考えるにあたって重要となる．拡張理論は発色団であるヒーターとターゲットの間に距離がある場合の理論で，レーザー脱毛ではメラニンが発色団なので，メラニンを含む毛軸がヒーター，ターゲットは毛ではなく毛軸から距離のある毛包器官とその周囲を囲む血管となる．また，ヒーターは，その形状によって蓄熱効率が変わるとされ[3]，球状のものが平坦形，円筒形より蓄熱しやすいため，球状の毛母は蓄熱式には効率的である．

バルジ領域と毛乳頭部を変性させて軟毛化し脱毛する

バルジ領域でつくられた幹細胞が外毛根鞘を経由して毛母へ移動し，毛乳頭内血管から栄養をもらい発毛するといわれており，それらを含む毛包全体に熱変性が生じて，脱毛なり軟毛化なりが起こると考えられる．

脱毛レーザーを照射するとまず，メラニンを含む毛軸がヒーターとなり熱が発生する．次に拡張理論により空間構造であるキューティクル内，外毛根鞘にも熱が伝わり，熱変性とともに，熱拡散が起こる．毛包外側の縦走線維層内血管網の血流により拡散された熱は冷却され続けるが，毛軸の蓄熱効果が冷却効果を上回り毛包全体がやがて蓄熱されていく．最終的には血管網にも熱変性が起こると考えられ，施術を重ねるごとに血管網が縮小し，発毛の力が弱まり結合組織へと置き換わり，軟毛化，いずれは脱毛される．また，脱毛には，熱変性だけではなく，レーザー照射の際の衝撃波が毛包組織に物理的破壊を起こしている可能性もあると推察できる．

「剃毛しない脱毛」ができる理由とその効用

脱毛するにあたって，常識になっている施術前の剃毛であるが，ショット式は，非接触式照射でジェルは使用しない．もし，剃毛なしで照射すると毛先側から焦げていき熱傷をしやすくなり，レ

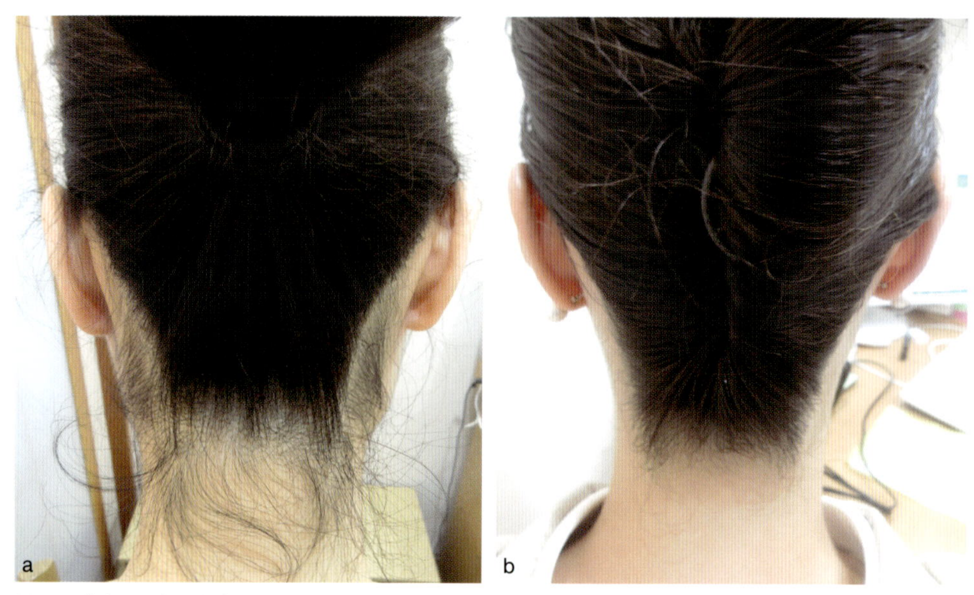

図1 デザインする脱毛
42歳，女性．和装業界に勤務．うなじの脱毛と軟毛化術を希望した．a：施術前，b：10回施術後4か月．

ーザープルームが発生し，エネルギーロスとなる．被施術者側にとっては，剃毛は面倒で，切り傷，出血，皮膚炎などが生じやすい．剃毛後のぶつぶつとした毛の断面を好まない人もいる．また，VIOラインではすべて剃ると見た目の変化が急激で自分の心が追いつかない，パートナーに気遣ってしまうなどのデメリットがある．

蓄熱式でも剃毛してから照射するクリニックが多いが，当院では15年程前から施術時に剃毛していない．蓄熱式ではジェルを使用するため，熱傷のリスクが減りレーザープルームも抑えられる．また，インモーション照射でフルエンスを調整することで疼痛が軽減される脱毛ができることから[4]，毛の濃い部位，脱毛困難部位，皮膚疾患を伴う脱毛，こどもへの脱毛ができるようになった．

脱毛の目的は，主に，予防，治療，美容の3つに分けて考えている．毛は不要である介護脱毛，衛生脱毛のほか，軟毛化疎毛化術を利用し毛を形成することで，魅せたい，残したいといったデザインする脱毛など，単に抜くのではなく，被施術者の多様な脱毛目的にも対応ができるようになった（**図1**）．また，毛が原因の皮膚疾患を持つ患者の症状を緩和できている．

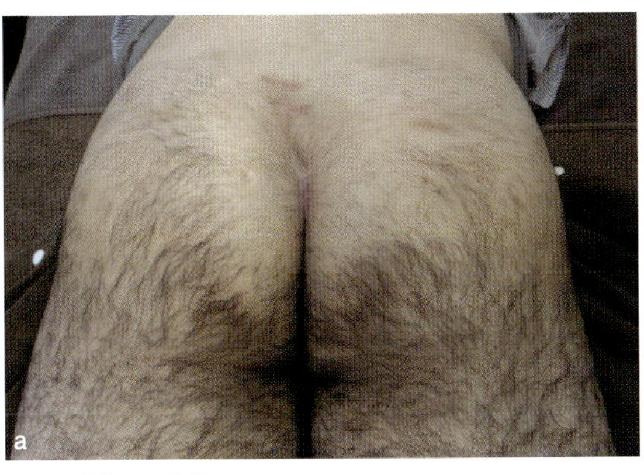
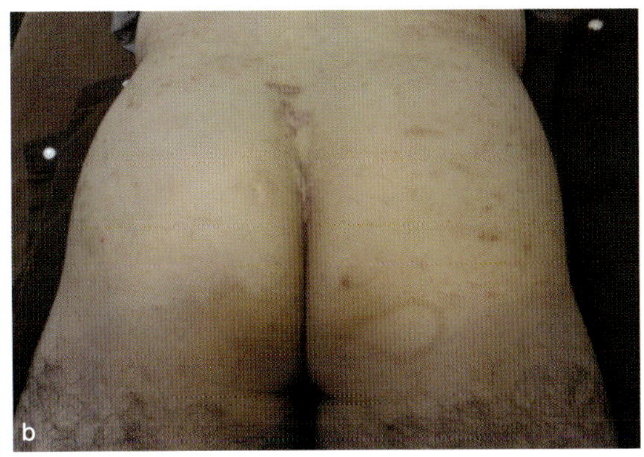

図2　毛巣洞の術後
46歳，男性．殿部毛巣洞の術後に再発予防目的で来院した．a：施術前　b：7回施術後3か月．

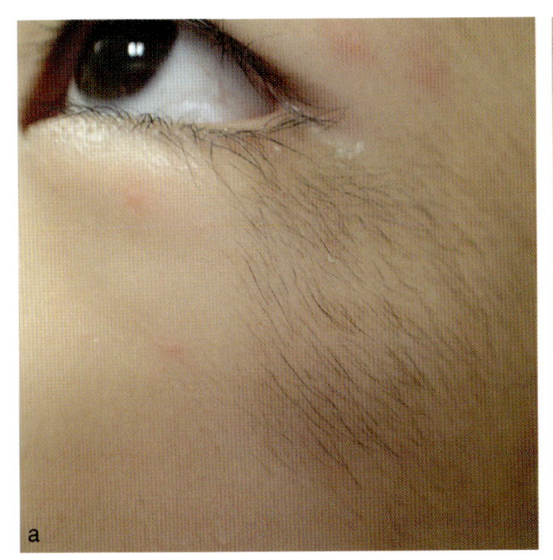
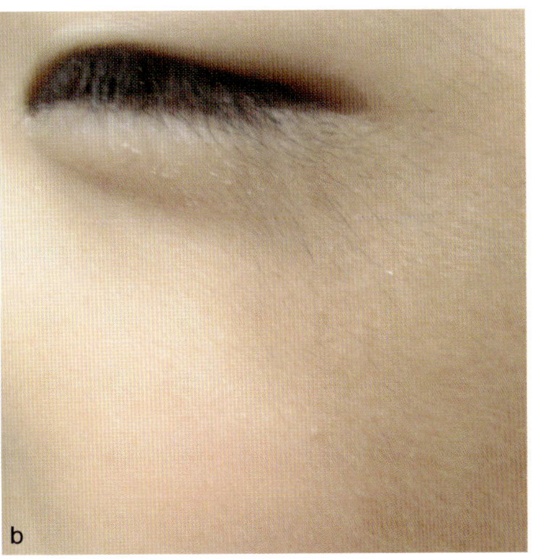

図3　顔面の局所性多毛とあざを伴う母斑
7歳，女児．a：施術前　b：7回施術後3か月．

治療の実際

予防目的

総合病院や大学病院で，毛巣洞の術前術後に，術前処置や再発防止として脱毛を依頼されることがある（**図2**）．また，こどもでは，からかいやいじめからの回避のため，保護者が脱毛を希望する（**図3**）．ハイジニーナ（衛生）脱毛希望は女

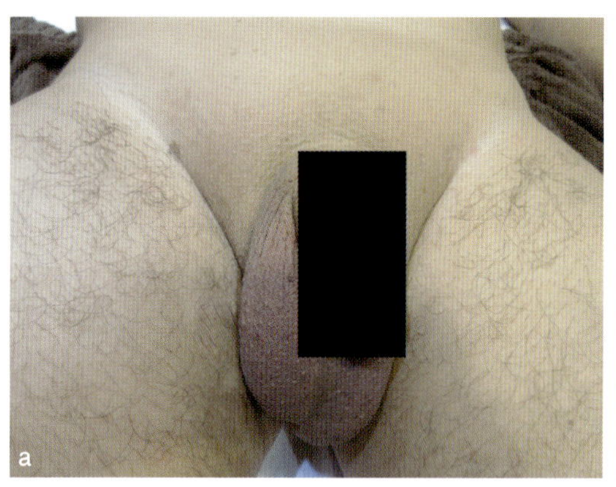

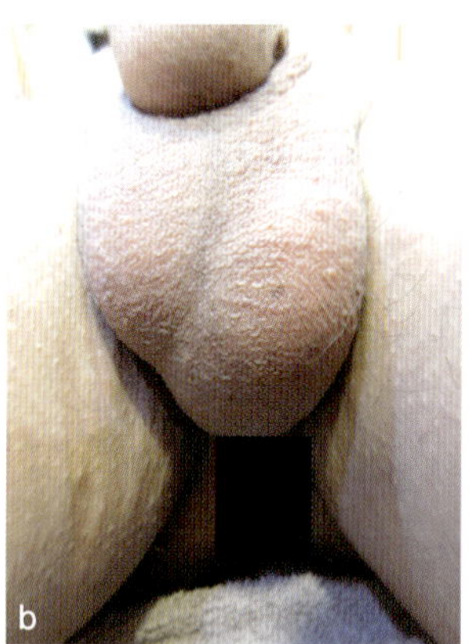

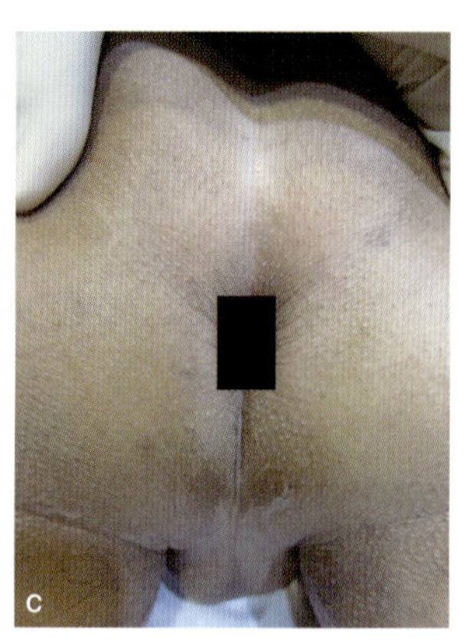

図4　衛生脱毛
50歳．男性．a：恥骨部，b：陰嚢部，c：肛門周り．

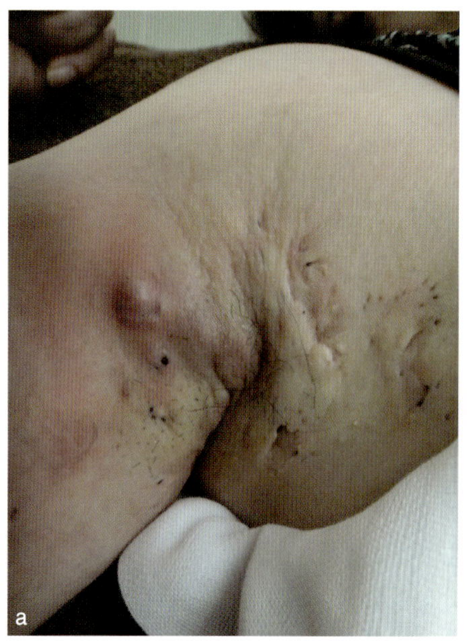

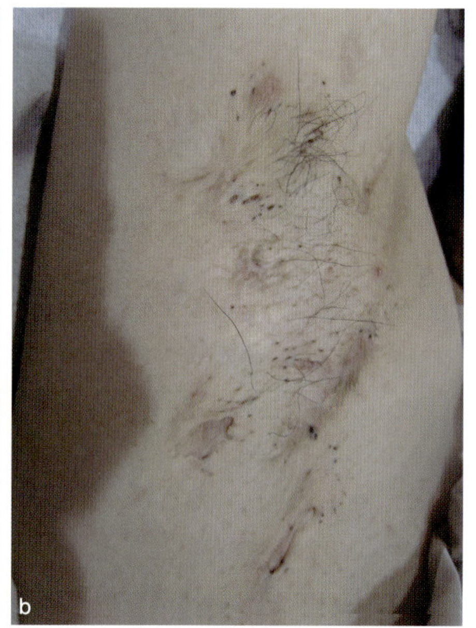

図5　右腋窩化膿性汗腺炎
52歳，女性．a：初診時．炎症による痛みで上肢を挙上できない状態で来院，b：感染部の切開排膿処置後，レーザー脱毛2回施術後4年．

性に多いが，将来的に介護されるようになったときのことを想定しての男性の脱毛依頼も増えている（**図4**）．

治療目的

何年も同じ部位に皮膚感染症を繰り返し日常に支障をきたす場合，レーザー脱毛はよい適応とな

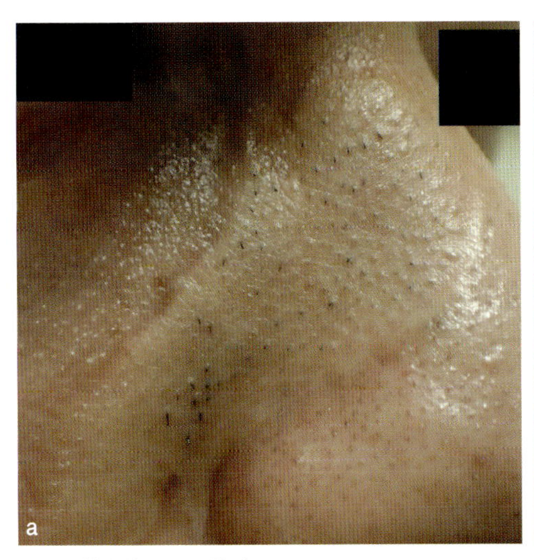

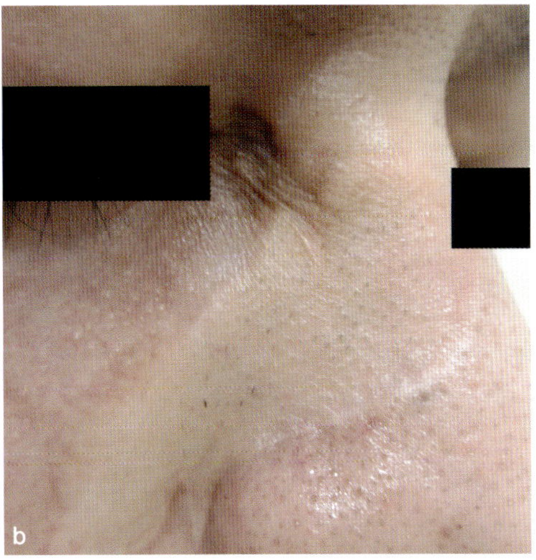

図 6　植皮片からの発毛
22 歳，男性．幼少時に鼻部から頬にかけての母斑を切除後，下顎角部から植皮．二次性徴後に植皮片から須毛が生えてきた．a：施術前，b：25 回施術後 3 か月．

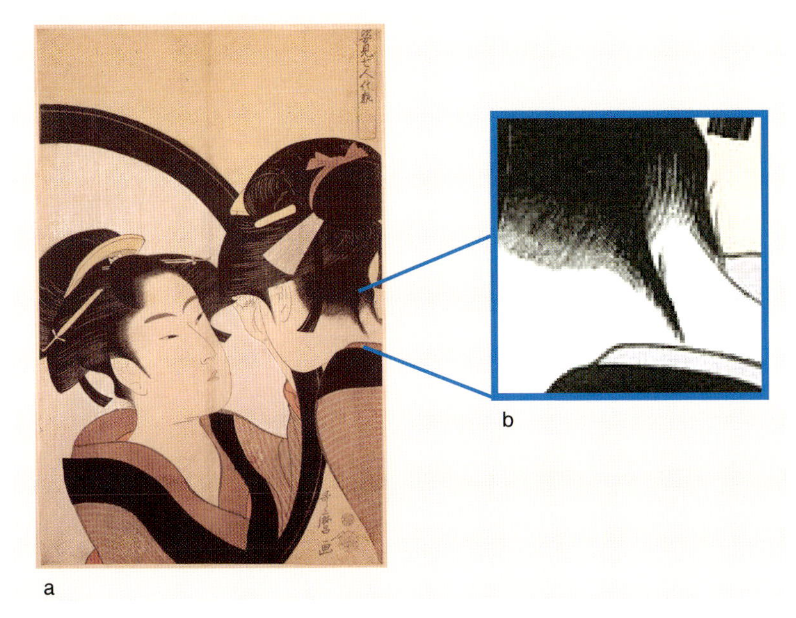

図 7　姿見七人化粧（喜多川歌麿）にみる生え際の美
a：鏡を使うことで，額，もみあげ，うなじの生え際の中間毛がぼかしで表現されている．
b：うなじの拡大図．中間毛がしっかり描かれている．
（国立博物館所蔵品統合検索システム〈https://colbase.nich.go.jp/collection_items/tnm/A-10569-1847〉より）

る（**図 5**）．また，幼少時に形成外科的治療を受けた植皮片から二次性徴を迎えた際に発毛し，精神的に悩み，手入れに困る場合も脱毛は有効で，心理的な QOL 向上につながる（**図 6**）．

美容，時短目的

生え際形成は，かつては美容が目的だったが，現代ではスタイリングのしやすさ等も重視されている．

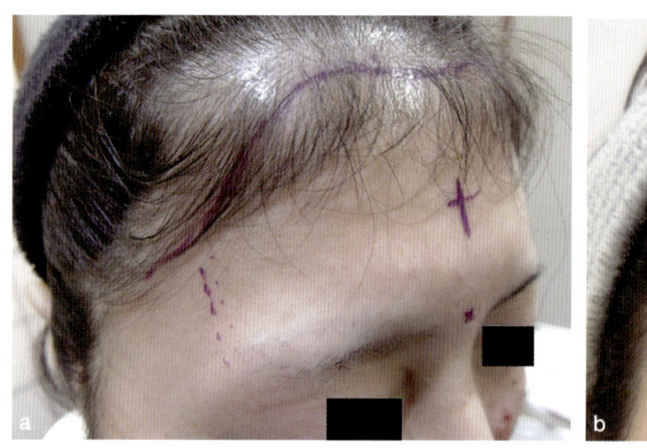
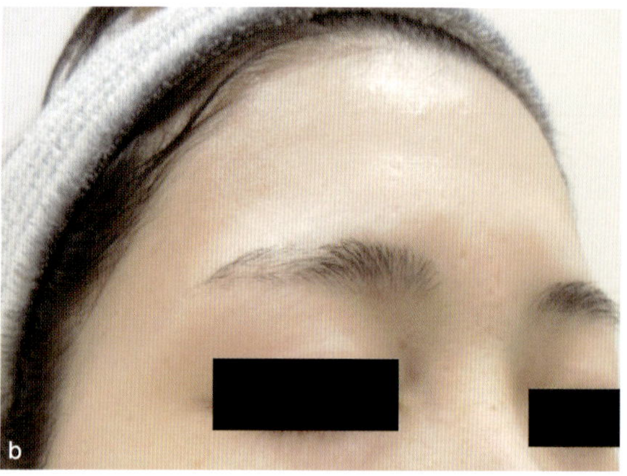

図8 前髪の生え際形成
29歳，女性．a：施術前．女性らしく丸みを帯びるデザインを希望．b：3回施術後3年7か月．

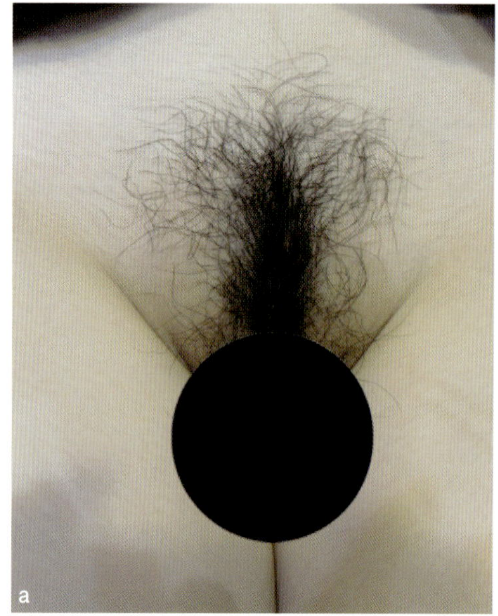
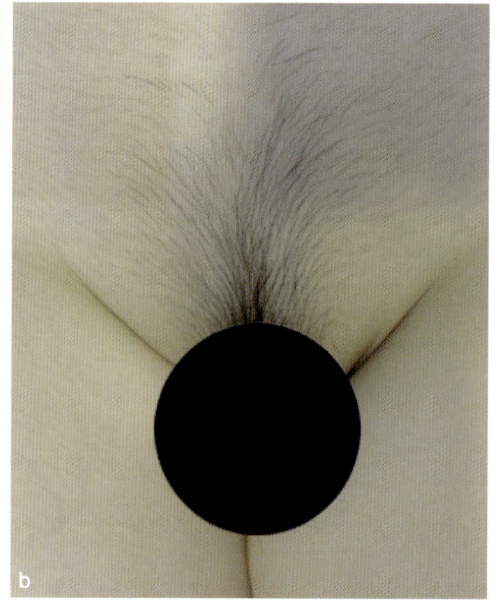

図9 自然なVIライン形成
26歳，女性．ハイジニーナは希望していない．剃毛の前処置は一切行わず，VIライン周縁から軟毛化させ，毛が生えている部位を正中部へと徐々に脱毛，軟毛化した．a：施術前，b：5回施術後3か月．

喜多川歌麿の浮世絵（**図7**）[5] では，鏡を使うことで，額，もみあげ，うなじの生え際を同時に描いている．拡大して見ると生え際の特徴の中間毛でぼかしがしっかりと描かれていて，生え際は産毛，中間毛，硬毛とグラデーションしながら調和がとれた描かれ方をしている．

現代においては，見た目の美しさもさることながら，スタイリングをしやすくし，身支度の時短のためにうなじや，額の生え際形成を希望する人が多い（**図8**）．

また，全部を抜きたいわけではなく，最初からその毛量だったように見せたい要望もある．男性の四肢や胸毛では全体的に疎毛化を行い，全脱毛ではなく自然に見せたいVIOラインの形成においては，本人と相談し急激な見た目の変化が起こらないように徐々に減毛と軟毛化を施す[6]（**図9**）．生え際の形成が困難な部位としては，まだらに脱毛していく須毛はグラデーションができないため，残したいところは残す，抜くところは抜くデザインを心がける．

おわりに

筆者は，蓄熱式レーザー脱毛を施術してきて剃毛しなくてもよい脱毛ができると思い，照射に工夫をしてきた．ジェルを使用するレーザーであれば，プロトコールを間違えなければ蓄熱式でもショット式でも剃毛しない脱毛はできる．この照射を利用して脱毛に新しい価値をもたらすことを期待する．

（有川公三）

引用文献

1） 有川公三．ダイオードレーザー—脱毛．宮田成章編．Non-Surgical美容医療超実践講座．東京：全日本病院出版会；2017．pp.162–77.
2） Anderson RR, Parrish JA. Science 1983；220（4596）：524–7.
3） Altshuler GB, et al. Lasers Surg Med 2001；29（5）：416–32.
4） 有川公三．蓄熱式レーザー脱毛—実際の手技とコツ．塚原孝浩編．よくわかる医療脱毛—テクニックとトラブル対策．東京：克誠堂出版；2021．pp.74–86.
5） 喜多川歌麿．姿見七人化粧．東京国立博物館所蔵（国立博物館所蔵品統合検索システム〈https://colbase.nich.go.jp/collection_items/tnm/A-10569-1847〉）
6） 有川公三．Derma 2023；No340：58–66.

1章 脱毛症・ムダ毛

毛穴開大の治療

ここで伝えたいエッセンス

- 毛穴の開大には様々なタイプがある．それぞれの状態によって治療法は異なる．
- 毛包漏斗部の開大には角栓除去のためのダイヤモンドピーリングが有効である．
- さらにカーボンオイルを用いたレーザー治療も用いられる．
- 毛包周囲の形状によるくぼみにはフラクショナル CO_2 レーザーが有効である．

毛穴の構造

臨床的にわれわれが取り扱う，俗に言う「毛穴」を構成するものは，毛包とその周囲皮膚の陥没である．またこれに脂腺が付随して毛包脂腺系を構成している．これらの構造を理解することが毛穴開大の治療には重要である．

毛包の構造は表層，つまり毛孔部から漏斗部，峡部，毛球上部（下部毛包），毛球部と呼ばれる．付随する組織として脂腺があり，皮脂を産生する脂腺細胞からなる脂腺小葉と皮脂を毛包内腔へと導く脂腺導管で構成される（**図 1**）．脂腺は脂腺小葉内で皮脂を貯留した脂腺細胞がホロクリン分泌と称される細胞ごと崩壊することで皮脂を分泌する．この皮脂は漏斗部の下層に開口する導管を通して毛包内腔に至る．

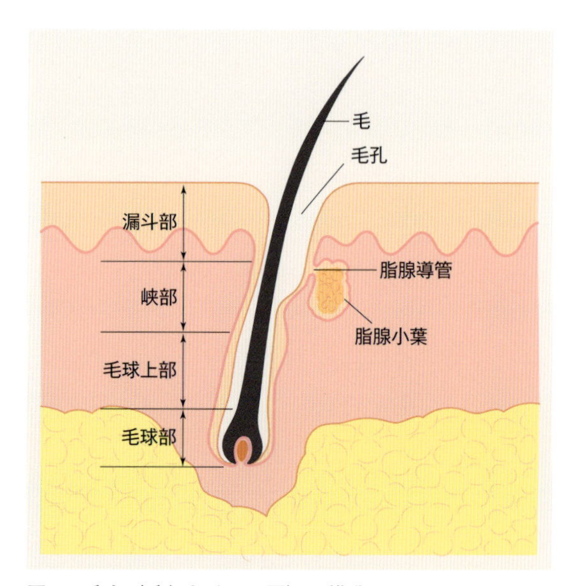

図 1　毛穴（毛包とその周囲）の構造

また毛包脂腺系は，脂腺性毛包，終毛性毛包，軟毛性毛包に分類され，そのうち脂腺性毛包は顔

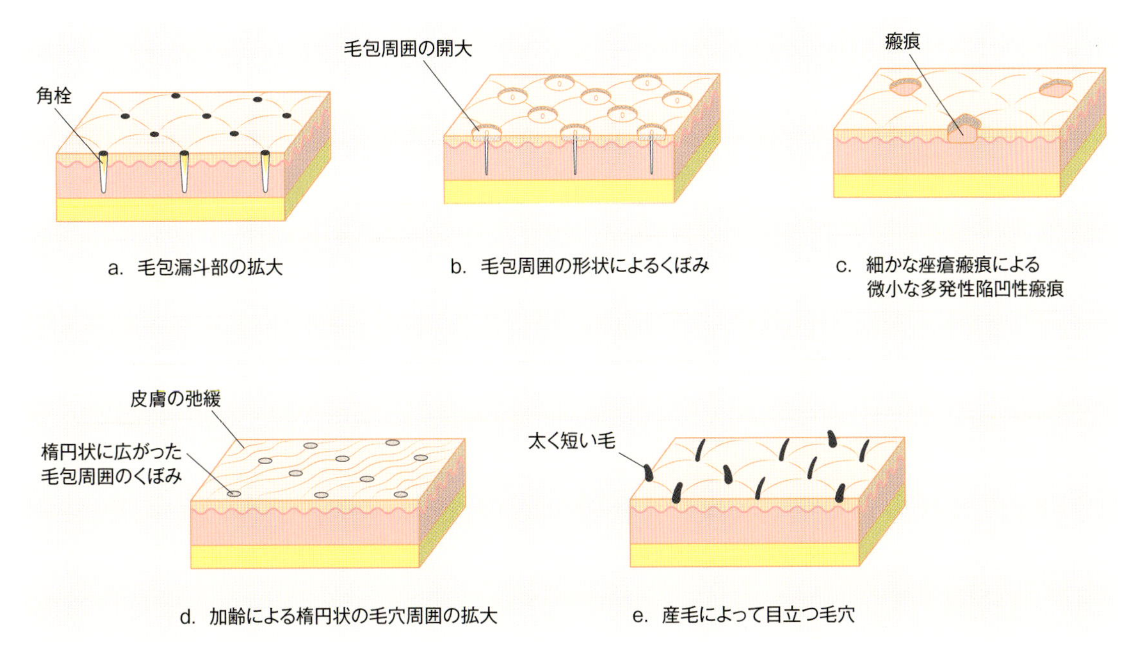

図2　毛穴開大の主なパターン

面に多く，深く広い毛包内腔を有するため，肉眼的に毛穴が目立つこととなる[1, 2]．さらには毛包そのものだけではなく，その周囲皮膚は陥没している．この陥没はなだらかに毛包へとつながる場合もあれば，径の大きな漏斗のようにくぼむ場合もある．

毛包と周囲の皮膚のくぼみ，この2つをもって臨床的には毛穴として扱う．

毛穴開大の種類と治療法

毛穴の開大にはいくつかの種類がある．

狭義には毛包の漏斗部が広がっている状態であるが，毛包の径が大きくなくても毛穴周囲がくぼみ，広がって見えると患者の主訴は「毛穴の開大」となる．また加齢によるたるみや瘢痕，産毛によって毛穴が目立っている場合もある．これらを総合していくつかのパターンに分類することができる（**図2a〜e**）．それぞれの状態によって治療法は異なる．以下に毛穴開大のパターンとその治療法について述べる．

毛包漏斗部の拡大

多くの場合，皮脂の分泌が過剰となり，角栓が生じ，肉眼的に「詰まって見える」状態である．俗にブラックヘッドと言われ，分泌された皮脂が毛包出口までちょうどラードのように固形物とし

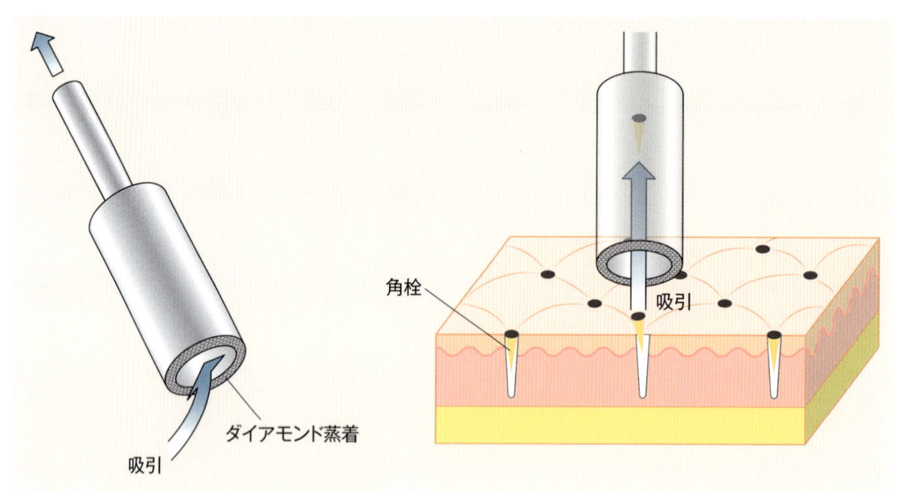

図3 ダイアモンドピーリングの仕組み
毛包開口部を軽く削りつつ角栓を吸引除去していく.

て固まった状態で，表面は酸化によって黒色に変化している．多くの患者は詰まった皮脂を押し出したり，毛穴シートと称される粘着シート状の製品で剝がしたりという行為を繰り返している．これによって時に毛包出口は瘢痕化して柔軟性を失い，さらに広がっていくという悪循環に至ることもある．

治療としては，まず詰まった硬い皮脂を除去しつつ毛包出口の皮膚の柔軟性を回復させる．そのためにはマイクロダーマブレーションが適している[3, 4]．クリスタルピーリングやダイヤモンドピーリングなどが挙げられるが，ダイヤモンドピーリングが角栓の除去には便利である．粉末状のダイヤモンドを蒸着させた金属製のバーの中央に吸引口があり，皮膚表面を吸い込みながらヤスリのように表層を剝皮する．これによって固く詰まった角栓を取り除きつつ，毛包出口の辺縁を剝皮する（**図3**）．2週ごとに6回程度反復治療を行うと，酸化して黒色調となっていた角栓が視認されない状態となる．効果は一時的であるので，その後はピーリング系のスキンケア用品で患者自身がホームケアを行う必要がある．

さらに広がった毛包を収縮させるための積極的治療としては，上述のマイクロダーマブレーションで皮脂を除去したのちにカーボン粒子が配合されたオイルを塗布し毛包内に充填させ，レーザー照射を行う[5]．主にQスイッチNd:YAGレーザーを照射することでごく限られた範囲に光熱作用を生じさせ，毛穴を収縮させる．メラノソームよりもカーボン粒子は径が小さく，ナノ秒レベルのパルス幅でも熱緩和時間を超えた照射となるので，カーボンオイルが充填された毛包には熱作用が生じる．最近ではピコ秒Nd:YAGレーザーの照射も試みられている．この場合は光熱作用は小さく，衝撃波による光機械的作用が主となり，より安全に治療が可能となる．さらに脱毛目的で用いるロングパルスアレキサンドライトレーザーを照射することでより強く広範囲に熱作用を及ぼすことも可能である（**図4**）．表層は軽い熱傷となり1週間程度の痂皮が生じるが，強い熱収縮が生じる．通常1か月ごとに複数回の治療で効果を得ることが可能である（**図5，6**）．

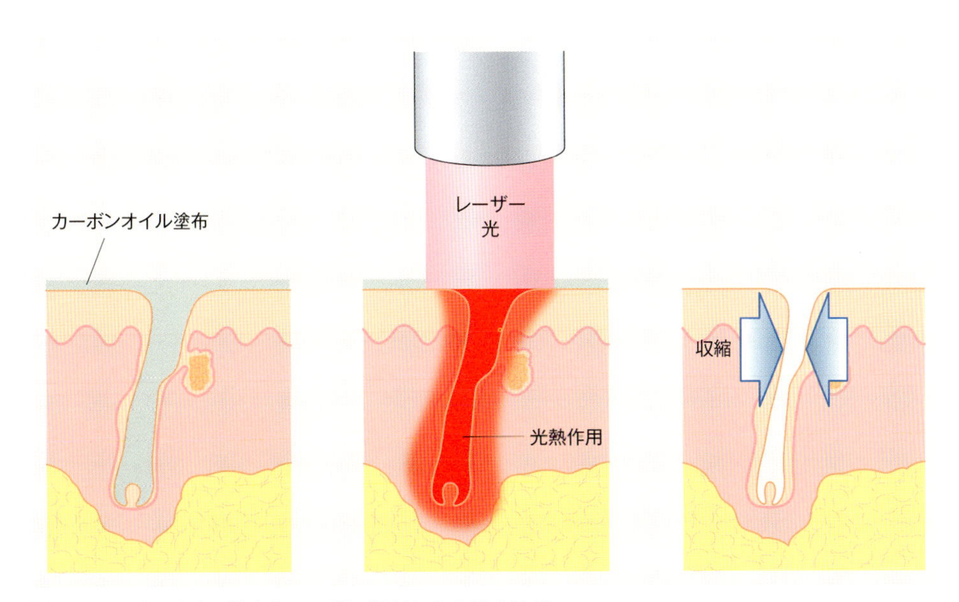

図4　カーボンオイル塗布とレーザー照射による毛穴治療

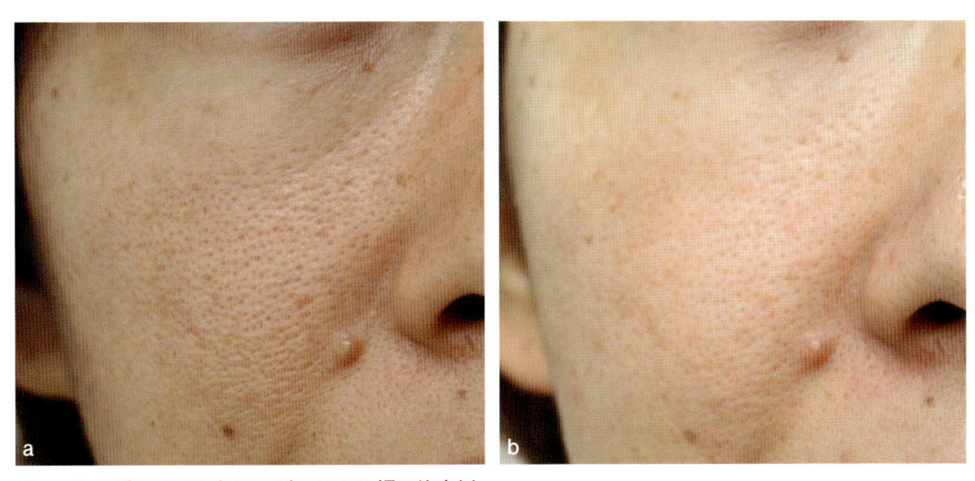

図5　カーボンオイルとレーザーによる頬の治療例
37歳，女性．a：治療前，b：3回治療後．

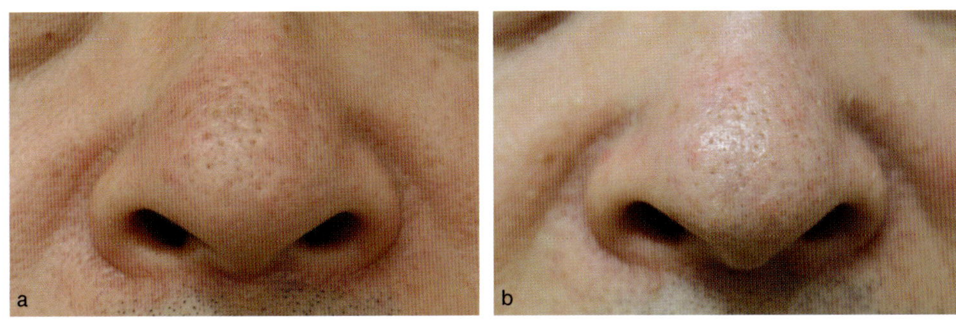

図6　カーボンオイルとレーザーによる鼻の治療例
56歳，男性．a：治療前，b：8回治療後．

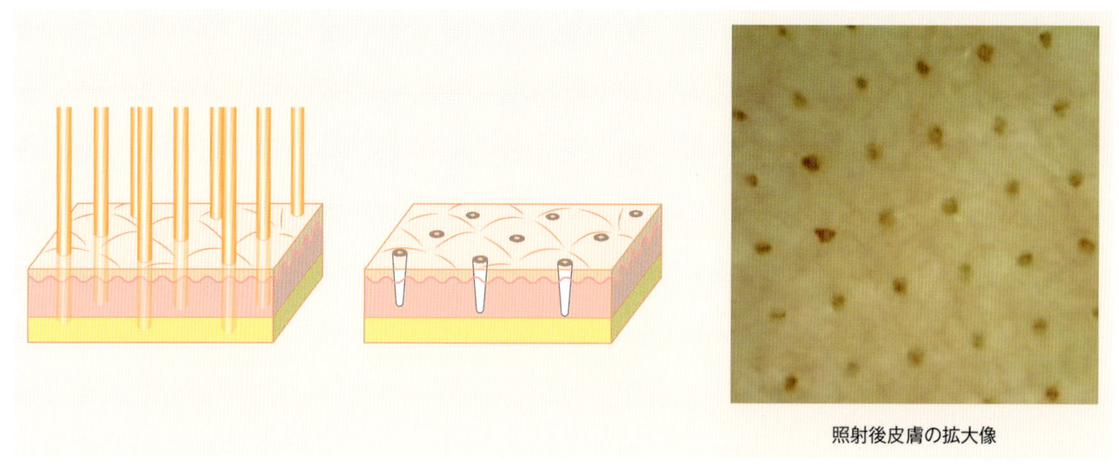

図7　フラクショナル CO_2 レーザー
0.12～0.15 mm 程度の微小径のレーザービームを多数照射し，皮膚に微小な孔を作る．面状の照射と異なり周囲組織からの速やかな創傷治癒機転を生じさせる．

毛包周囲の形状によるくぼみ

これは毛包漏斗部が広がっていないにもかかわらず，毛包の浅層や周囲がくぼんでいる状態である．毛包漏斗部と連続性を持つので，ここも含めて毛包漏斗部と称するのがよいのかもしれないが，これを詳細に解説した成書は見当たらない．

スキンケア等の問題ではなくそもそもの形状であるため，真皮に何らかの損傷を与えて平坦化を図る必要がある．つまり真皮までを削皮し再構築を図る．その開大の深度が浅いほど，いわゆるアブレーション様の治療が効果を発揮する．面状にそぎ取る方法もあるが，長期間の発赤や色素沈着などが生じ，またやや瘢痕化するため現実的な選択肢にはならない．

毛穴という美容的要素を考えると，フラクショナルレーザーを用いてリサーフェシング（resurfacing）するのがよい[6)]．そのなかで CO_2 レーザーや Er:YAG レーザーのようなアブレイティブなタイプが有効である（**図7**）．1週間程度，点状の痂皮は生じるが，2か月ごとに複数回治療することで改善する（**図8，9**）．

そのほかにもマイクロニードリング（micro needling）やニードル RF（needle RF）などで点状に皮膚に損傷を与えることでフラクショナルレーザーと同様に創傷治癒機転を生じさせ，改善を図ることも可能である．

細かな痤瘡瘢痕による微小な多発性陥凹性瘢痕

痤瘡瘢痕の径が小さい場合，患者はこれを毛穴として認識することもある．主としてごく小さな box scar や ice pick scar の形態であり，本態は毛穴の開大とは異なり，痤瘡瘢痕の治療に準ずる．ただしあくまで真皮内の瘢痕による陥没であり，やはりアブレイティブなフラクショナルレーザーを用いる．つまり臨床上は上述の毛穴周囲のくぼみと同じ治療であるが，瘢痕であるために，その効果は劣る．事前に患者に対して瘢痕であることを説明して，治療回数が多くなることなども理解してもらう必要がある．

このような瘢痕は全ての毛穴に生じているわけではなく数は限局され，他は毛包周囲のくぼみであることが多いため，効果を上げるにはアブレイ

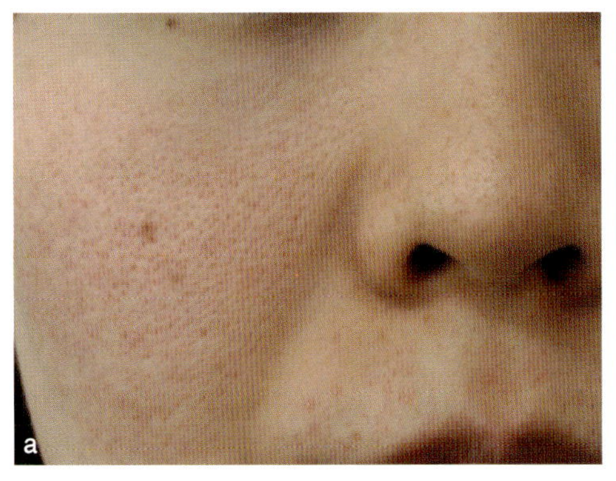

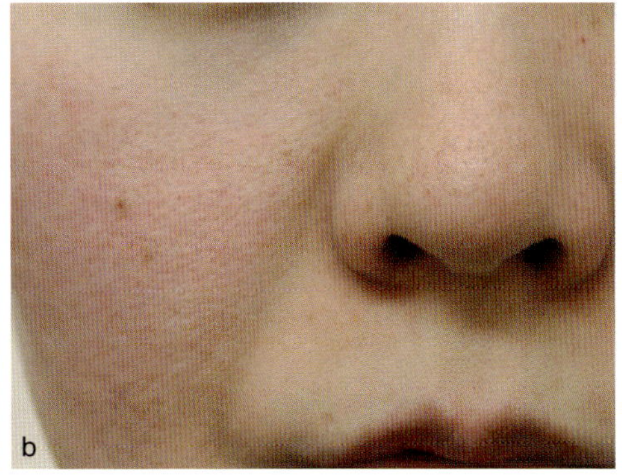

図 8　フラクショナル CO_2 レーザーによる頬の治療例
33 歳，女性．a：治療前，b：2 回治療後．

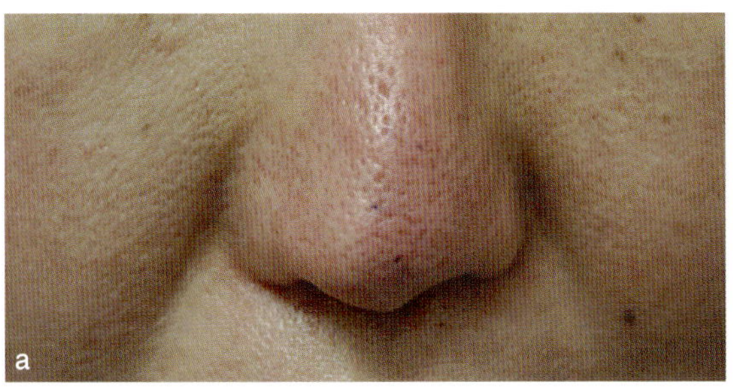

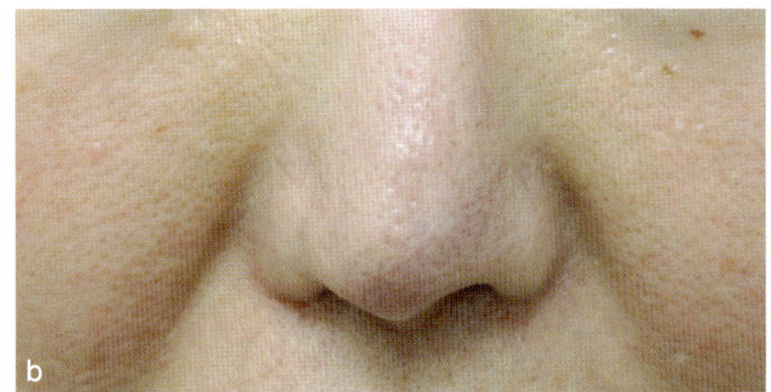

図 9　フラクショナル CO_2 レーザーによる鼻の治療例
50 歳，女性．a：治療前，b：11 回治療後．

ティブフラクショナルレーザーを小範囲で高密度，高フルエンスで瘢痕を狙うように照射し，そのうえで全体に低密度，低フルエンス照射を重ねるとよい．一度改善するとその効果は半永久的になり，後述の加齢による変化を除けば患者満足度は高い．

加齢による楕円状の毛穴周囲の拡大

いわゆるたるみ毛穴である．皮膚自体の弛緩によって毛穴とその周囲が楕円状にくぼむ．鼻唇溝外側が主として目立つ傾向にある．多くの患者は中高年となってから目立ってきたと訴え，かつ形状が楕円なので診断は容易である．手で軽く皮膚を引き上げると毛穴は目立たなくなるので，患者に鏡を持たせて実際に皮膚を引き上げて納得してもらう．

治療としてはやはりフラクショナルレーザーが有効であるが，本態は加齢によるものであり，皮膚のたるみ治療としてスキンタイトニング（skin tightening）系の機器を用いるとよい．ただしその効果は持続するものではなく，加齢とともに反復した治療が必要である．

産毛によって目立つ毛穴

毛穴そのものは開大していないにもかかわらず生えている毛が太く，これが黒色点に見えることによって毛穴が開大しているという主訴にて受診することもある．ダーモスコピーなどで拡大観察すれば明確に毛であると鑑別できるが，鼻の場合には毛が非常に短く，また皮脂による角栓と混在することも多い．

毛に関してはレーザー脱毛が最も有効な治療手段であるが，産毛に関しては脱毛効果は一時的であることも多く，患者にはその点を事前に説明する必要がある．臨床上は月に1回，5～6回程度実施し，以後は目立ってきたらまた再度受診し都度治療を行う．

毛穴開大治療の考え方

臨床的には毛穴の開大は上記が複合してみられることが多いが，毛穴を削るべきか，収縮させるべきか，皮脂詰まりを取るにとどめるべきか，状態により用いる治療機器は異なる．特に毛包の開大と周囲のくぼみが併発している場合には，単一の治療では効果を得ることは困難であり，まず角栓を除去してから毛穴を収縮させ，さらにフラクショナルレーザー等で平坦化するなど複数のステップを踏む必要がある．

毛穴の開大は臨床上よく遭遇するものであるが，実際に良好な結果を得ることは難しい．そもそも毛穴の開大は改善できても物理的に毛穴の数を減少させることはできない．生まれ持った毛穴の状態は個人差があるので，患者には事前に厳しく説明をしておくことが肝要である．

また，毛穴の数自体が多い場合，本人が考えているほどは毛穴自体は開大しておらず，むしろ皮脂詰まりや毛穴周囲の色素沈着，誤ったスキンケアなどで目立って見えることも多い．保湿を促し，トレチノインやハイドロキノン外用，場合によってはケミカルピーリングなどの非機器による治療が時に功を奏する．

（宮田成章）

引用文献

1） 山田七子．美容皮医Beauty 2021；4（8）：6-13.
2） 大日輝記．皮膚の構造と機能―付属器（毛・汗腺・脂腺・爪）．宮地良樹ほか編．〈最新美容皮膚科学大系1〉美容皮膚科学のきほん．東京：中山書店；2023．pp.22-35.
3） 土佐真弓．マイクロダーマブレージョン（クリスタルピーリング）．松永佳世子ほか編．〈皮膚科診療プラクティス11〉ケミカルピーリングとコラーゲン注入の全て―美容皮膚科最前線．東京：文光堂；2001．pp.89-94.
4） 宮田成章．マイクロダーマブレーション―ダイヤモンドピーリング．宮田成章編．Non-Surgical美容医療超実践講座．東京：全日本病院出版会；2017．pp.346-8.
5） 宮田成章．毛穴・キメや肌質に対する治療．イチからはじめる美容医療機器の理論と実践．第2版．東京：全日本病院出版会；2021．pp.161-4.
6） Manstein D, et al. Lasers Surg Med 2004；34（5）：426-38.

2章

痤瘡（にきび）

痤瘡（にきび）を理解するための基礎知識

ここで伝えたいエッセンス

- 痤瘡は毛包・皮脂腺の炎症性疾患である.
- 痤瘡は脂腺性毛包で起きる.
- 痤瘡桿菌（*Cutibacterium acnes*）は痤瘡の病態に深くかかわっている.
- 痤瘡桿菌の抗菌薬耐性化は重要な課題である.

痤瘡（にきび, acne）とは, 毛包一致性の丘疹, 膿疱, および面皰の混在する状態である. 痤瘡の代表的疾患は尋常性痤瘡である. 痤瘡を理解するうえで, 毛包・皮脂腺の構造を理解することが重要である.

毛包・皮脂腺の構造（図1）[1]

毛包と皮脂腺

1 毛包（漏斗部, 外毛根鞘）

表皮と連続して, 毛包は皮脂腺導管開口部までの毛包漏斗部とそれ以下の外毛根鞘に分かれる. 毛包漏斗部は表皮と同様のケラトヒアリン顆粒を有する角化が起こる.

2 皮脂腺

皮脂腺は2種類の皮脂腺導管と脂腺小葉から構成される. 皮脂腺導管は角化が起こる. 脂腺小葉は脂腺細胞が分化し, 脂肪滴が貯留し, 自壊して, 皮脂が皮脂腺導管に排出される.

毛包の種類（図2）[2]

毛には3種類の毛包があると考えられている.

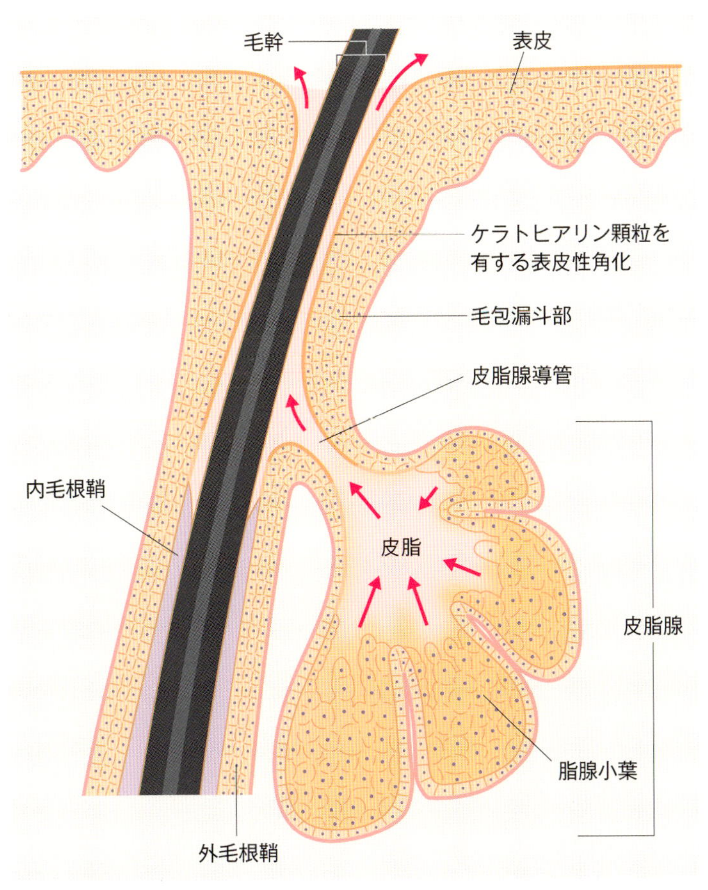

図1　毛包・皮脂腺の構造
皮脂腺は毛包漏斗部，外毛根鞘に連続して存在する上皮性組織である．皮脂腺は皮脂を産生する脂腺小葉と皮脂腺導管より成る．脂腺小葉は皮脂を産生する脂腺細胞，皮脂腺導管は角化を示す導管細胞から構成されている．脂腺細胞は細胞内に脂肪滴が貯留し，次第に成熟した皮脂腺細胞に分化し，自壊してホロクリン型排出で皮脂が皮脂腺導管内に排出され，毛包に移行し，毛包漏斗部を経て表皮の表面に排出される．
（黒川一郎．Bella Pelle 2019[1]を参考に作成）

1 軟毛性毛包

いわゆる「うぶ毛」（産毛）で，毛は細くて短い．皮脂腺は小さい．

2 脂腺性毛包

脂腺性毛包の毛は細くて短い．また，毛包管が広いので毛穴が詰まりやすい性質を有している．皮脂腺は豊富で多房性で大きいという特徴がある．

尋常性痤瘡が起こるのは脂腺性毛包である．脂腺性毛包は顔面，前胸部，上背部に多いので，痤瘡はこれらの部位に好発する．

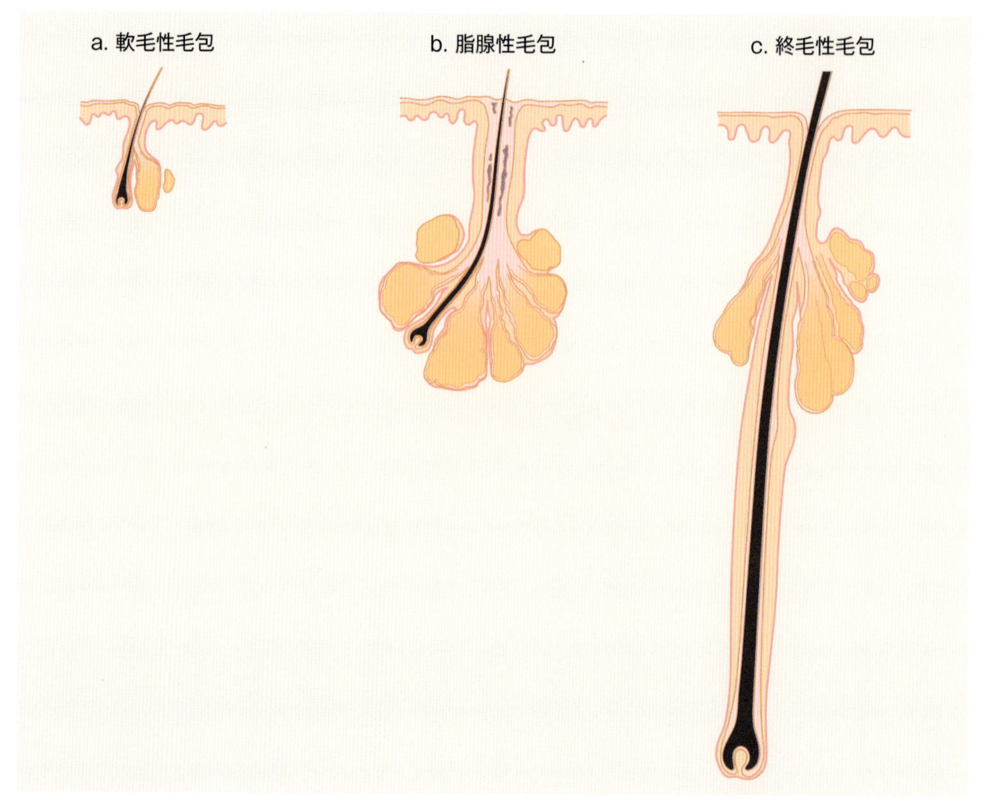

図2 毛包の種類
軟毛性毛包はいわゆる「うぶ毛」（産毛）で，毛は細くて短く皮脂腺は小さい．脂腺性毛包の毛は細くて短い．また，毛包管が広いので毛穴が詰まりやすい性質を有している．皮脂腺は豊富で多房性で大きい．終毛性毛包の毛は太くて長いが皮脂腺はそれほど大きくはない．頭毛，腋毛，陰毛などがこの終毛性毛包にあたる．
（Plewig G, et al. eds. Plewig and Kligman's Acne and Rosacea. 4 th ed. Springer；2019[2] を参考に作成）

3 終毛性毛包

毛は太くて長い．皮脂腺はそれほど大きくはない．頭毛，腋毛，陰毛などがこの終毛性毛包にあたる．

痤瘡の病因

皮脂

痤瘡の発症因子として皮脂分泌の亢進は重要である．皮脂分泌量と痤瘡の重症度は相関すると考えられている[3]．皮脂を増加させるホルモンとして，男性ホルモン，副腎皮質刺激ホルモン放出ホルモン（coricotropin releasing hormon：

CRH），メラニン刺激ホルモン，成長ホルモン，甲状腺ホルモンなどがある[4]．皮脂を減少させるホルモンは女性ホルモンが代表的ホルモンである[4]．

皮脂の成分では過酸化脂質，単不飽和脂肪酸が重要である．サピエニック酸，オレイン酸はIL-1αを増加させ，毛包漏斗部の角化を促し，面皰形成に関与すると考えられている[2]．過酸化脂質は皮脂腺導管の角化を促進し，炎症性サイトカイン（proinflammatory cytokine）を産生し，炎症を惹起すると考えられている[4]．また，皮脂の成分の変化としてリノレン酸の減少も重要な因子として考えられている[4]．

また，面皰形成にはperoxisome proliferator-activated receptor（PPAR），アセチルコリン，oxidant，aryl hydrocarbon receptor（AhR）が関与している[4]．皮脂腺において，5α還元酵素（reductase）が痤瘡患者で有意に上昇している[4]．

内分泌的因子

内分泌的因子として重要なものは男性ホルモンである．尋常性痤瘡は思春期に好発する．思春期になると男性では精巣より特に男性ホルモンの分泌が増加し，痤瘡が発症する．女性においても副腎，卵巣より分泌されたホルモンが代謝を受け，男性ホルモンに転換されると考えられている．

代謝された男性ホルモンは皮脂腺の男性ホルモン受容体に働き，5α還元酵素により，テストステロンがジヒドロテストステロンに代謝され，皮脂が分泌される．男性ホルモンの血中濃度の上昇はなく，男性ホルモン受容体の感受性の亢進状態になっていると考えられている[5]．

角化→面皰形成

痤瘡の初発疹は面皰である．面皰は毛孔が角質で詰まった状態を意味する．

面皰において，毛包漏斗部は前述したようにケラトヒアリン顆粒を有する表皮性の角化がみられる．面皰には肉眼的に2種類ある．すなわち，白色面皰（閉鎖面皰）と黒色面皰（開放面皰）である．実際は病理学的には微小面皰という肉眼では見えない病理学的面皰から痤瘡は始まっている[5]．

痤瘡では毛包漏斗部の貯留角化が認められる[6]．漏斗部の角化細胞が剝がれにくい固着性の角化を呈し，ケラトヒアリン顆粒の増大や数の増加，また，表皮性角化の最終段階の指標であるフィラグリン，過増殖型のケラチン（K 16, K 17）の増加，IL-1α，5α還元酵素の増加がみられる[7]．さらにインスリン成長因子（IGF）-1の関与も示唆されている[7]．

痤瘡では毛周期も変化し，休止期，退行期に移行すると考えられている[8]．成長期でみられるK 79, K 75が減少すると考えられている[9]．

近年，“Comedo switch”という以下の概念が提唱されている[10]．junctional zone（漏斗部，皮脂腺，外毛根鞘の境界領域）の幹細胞（LG 1 R 1）が皮脂腺へ分化をせずに，漏斗部上皮，皮脂腺導管部へ分化を示す．

細菌と炎症

細菌と炎症の関与

痤瘡桿菌は常在菌で *Propionibacterium acnes*（*P.acnes*）と呼ばれていた．プロピオン酸を産生し，皮膚表面の弱酸性を維持し，酸外套を形成し，外部より皮膚を防御する役割を担っている．2016年に遺伝子学的解析により *Cutibacterium acnes*（*C.acnes*）に改名された[11]．

C. acnes は通性嫌気性菌で毛包の深部に存在する．脂質を好みリパーゼを産生し，皮脂のトリグリセリドを分解し，遊離脂肪酸（FFA）を産生する[2]．遊離脂肪酸は面皰形成，炎症性サイトカイン産生に寄与する[2]．また，*C.acnes* はリパーゼ以外の菌体外酵素，ヒアルロニダーゼ，プロテアーゼなどを産生し，毛包壁を破壊し，異物肉芽腫，肥厚性瘢痕を形成するマトリックスメタロプロテアーゼ（matrix metalloprotease：MMP）を産生し，毛包上皮の破壊にも関与し，瘢痕形成に関与する．

FFA は健常人に比べ，痤瘡患者では50%多いと考えられている[2]．また，FFA は NLRP 3，IL−1β を産生する[2]．IGF−1 は皮脂腺細胞の増殖，分化を促し，IL−1β を産生する[2]．

常在菌である *C.acnes* は，自然免疫という側面から痤瘡の炎症に深くかかわっていると考えられている．また，マイクロバイオームという概念からも痤瘡の病態が明らかになりつつある[12]．dysbiosis という *C.acnes* の系統型（phylotype）の多様性がなくなる不均衡状態により，virulent *C.acnes*（IA 1 株）が優位となり，細菌の多様性がなくなることによって，炎症が惹起されると考えられている[12]．面皰形成は炎症が先行し，角化が起きているという考え方もある[13]．

C.acnes と免疫との関係では，*C.acnes* とマクロファージ，皮脂腺細胞，角化細胞との自然免疫を介したかかわりが解明されつつある[14]．*C.acnes* は TLR（Toll-like receptor）を介して単球に働き，IL−12，IFN−γ を産生する Th 1 の方向へ誘導し，炎症を起こす．また，*C.acnes* は TLR を介し，皮脂腺細胞，毛包漏斗部のケラチノサイトに作用し，さまざまなサイトカイン，成長因子などを産生することが明らかになってきた[14]．すなわち，*C.acnes* が AP−1，NF−κB を活性化し，MMP，TNF−α，IL−1β，IL−8 と IL−17，IL−23 を活性化する．さらにこれらのサイトカインにより膠原線維の変性，断裂が起き，瘢痕形成に至ると考えられている．また，late stage ではメモリー T 細胞，形質細胞（plasma cell），B 細胞が関与し，瘢痕を形成すると考えられる[15]．

C.acnes は常在菌であるので，生体側の *C.acnes* に対する免疫反応が痤瘡の病態によりかかわっているとの考えもある[16]．

薬剤耐性菌の問題

C.acnes 薬剤耐性菌が重要である．痤瘡治療に抗菌薬が使われるようになって，抗菌薬耐性の *C.acnes* の問題がクローズアップされてきた．海外では高頻度に薬剤耐性 *C.acnes* が検出されている[17]．日本においてもマクロライド系抗菌薬を中心に薬剤耐性 *C.acnes* が検出され，近年，増加傾向にある[18]．

C.acnes のマクロライド系抗菌薬の耐性獲得機序は，①薬剤作用点である 23 sRNA 遺伝子の

数，②外来耐性遺伝子（*ermX*）の獲得によると考えられている[17]．マクロライド耐性はクリンダマイシン，ロキシスロマイシンに交差耐性である．また，キノロン耐性，テトラサイクリン耐性も報告されている[18]．本邦においてドキシサイクリン耐性 *C. acnes* が増加し，高度クリンダマイシン耐性 *C. acnes* が2.5倍に増加しているという報告がある[19]．

C.acnes はバイオフィルムを形成し，薬剤耐性に関与すると考えられている．過酸化ベンゾイル（BPO）は耐性がなく，殺菌剤のようでバイオフィルムにも有効である．BPOは抗菌薬の薬剤耐性を減少させる効果があると考えられている．

（黒川一郎）

引用文献

1） 黒川一郎．Bella Pelle 2019：4（2）：110-1.
2） Plewig G, et al（eds）. Plewig and Kligman' s Acne and Rosacea. 4th ed. Berlin：Springer；2019. p.9.
3） Cotterill JA, et al. Br J Dermatol 1971；85（1）：93-4.
4） Kurokawa I, et al. Dermatol Ther（Heidelb）2021；11（4）：1129-39.
5） 黒川一郎ほか．尋常性痤瘡．〈最新皮膚科学大系17〉付属器・口腔粘膜の疾患．東京：中山書店；2002. pp.117-29.
6） 黒川一郎ほか．ニキビの病理所見．みてわかる！ニキビ診療 虎の巻．東京：南江堂；2023. pp.6-8.
7） Kurokawa I, et al. Exp Dermatol 2009；18（10）：821-32.
8） Van Scott EJ, Maccardle RC. J Invest Dermatol 1956；27（6）：405-29.
9） Fontao F, et al. J Eur Acad Dermatol Venereol 2020；34（2）：357-64.
10） Saurat JH. Dermatology 2015；231（2）：105-11.
11） Scholz CFP, Kilian M. Int J Syst Evol Microbiol 2016；66（11）：4422-32.
12） Dréno B, et al. J Eur Acad Dermatol Venereol 2018：32（Suppl2）：5-14.
13） Jeremy AH, et al. J Invest Dermatol 2003；121（1）：20-7.
14） Kurokawa I, et al. Dermatol Ther（Heidelb）2023；13（7）：1423-33.
15） Carlavan I, et al. Br J Dermatol 2018；179（4）：906-17.
16） Sugisaki H, et al. J Dermatol Sci 2009；55（1）：47-52.
17） 中瀬恵亮ほか．美容皮医Beauty 2019；2（4）：12-9.
18） 中瀬恵亮．Visual Dermatol 2021：20（2）：133-5.
19） Koyanagi S, et al. J Dermatol 2023；50（6）：793-9.

2章 痤瘡（にきび）

痤瘡（にきび）の病態

ここで伝えたいエッセンス

- 痤瘡は単純な感染症ではなく，*C. acnes* の増殖を引き金とする脂腺性毛包の慢性炎症性疾患である.
- 思春期以降，皮脂分泌が増えることで毛包内に皮脂貯留が起こり，毛孔が閉塞すると面皰ができる.
- 痤瘡の初発病変は面皰と考えられるが，必ずしも炎症性痤瘡は面皰のみから続発するわけではない.
- *C. acnes* が増殖すると *C. acnes* 由来の多彩な起炎因子により炎症が惹起され毛包壁の破壊を伴う炎症性痤瘡が発症する.
- 炎症性痤瘡治療のストラテジーは，皮脂分泌の制御，*C. acnes* への抗菌的対応，白血球機能の制御にほぼ集約される.
- 日本人では軽症例でも早期から痤瘡瘢痕が生じているので，標準治療介入により炎症を制御することが肝要である.

痤瘡は脂腺性毛包の単純な感染症ではなく，*C. acnes* の増殖を引き金とする慢性炎症性疾患である．*C. acnes* に感受性のあるペニシリンやセフェム系薬が治療にあまり使われず，MIC（minimum inhibitory concentration：最小発育阻止濃度）以下の少量のテトラサイクリン・ミノサイクリンやマクロライドが奏効するのは，その抗菌作用よりもむしろ抗炎症作用のためと考えられる．このような痤瘡の病態を理解することが治療を考えるうえで極めて重要である．ここでは痤瘡をめぐる多彩な病態要因をわかりやすく臨床に即した形で実践的に解説する．

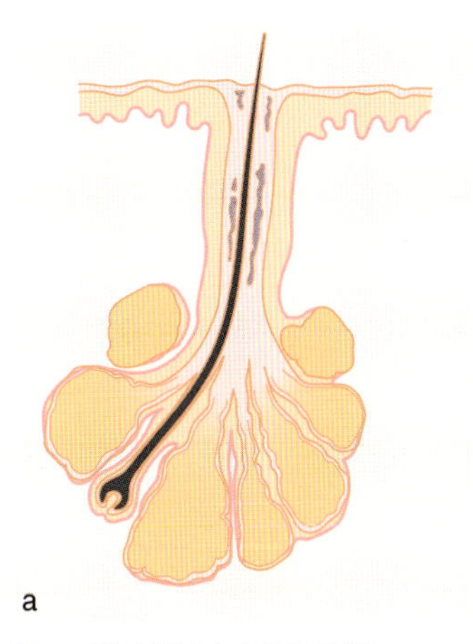

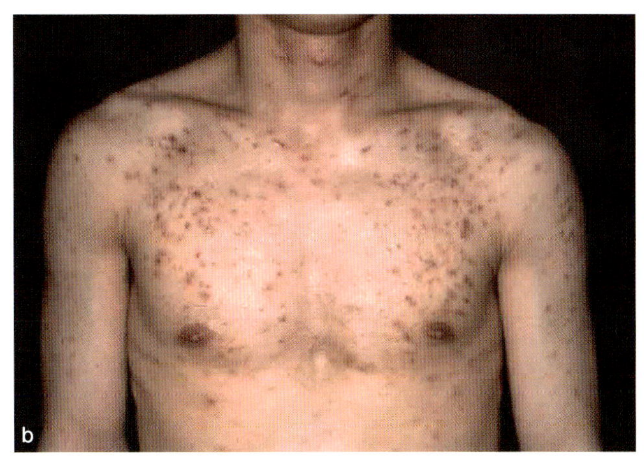

図 1　脂腺性毛包と重症痤瘡
脂腺性毛包（a）は顔面や胸背部に分布している．重症痤瘡では脂腺性毛包が存在する前胸部や背部にも皮疹が生じるが（b），その場合でも顔面には痤瘡が見られる．痤瘡様所見が顔面になくて胸背部のみに見られる場合にはステロイド痤瘡やマラセチア毛包炎などを鑑別すべきである
（a：Plewig G, et al〈eds〉. Plewig and Kligman's Acne and Rosacea. 4 th ed. Springer; 2019. p.9 より，b は自験例）

脂腺性毛包とは

発達した脂腺が多房性に付属している毛包を脂腺性毛包といい，顔面や胸背部に分布している（**図 1**）．脂腺性毛包は太く短いが毛はほとんどない．皮脂腺が発達しているため，毛包漏斗部が閉塞すると皮脂やケラチンが蓄積し，嚢腫状の毛包となる．痤瘡はこの脂腺性毛包を炎症の「場」としているので，痤瘡は顔面が中心で重症例では胸背部にも発生するが，「下肢ににきびができた」と言うことはあり得ない．集簇性痤瘡などの重症痤瘡では前胸部や背面にも皮疹が生じることが多いが，その場合でも顔面には必ず痤瘡があるので顔面にない場合はステロイド痤瘡やマラセチア毛包炎などの類似他疾患を鑑別する必要がある．

アンドロゲンと皮脂分泌のライフサイクル

皮脂はアンドロゲンの制御を受けるので，生下時は母親からのホルモン供給のため「新生児痤瘡」ができるほど脂ぎっていることが多い．その後，生後半年頃から自らアンドロゲンを産生するようになる思春期までは一般に皮脂分泌が少なく，したがって小児はドライスキンに傾きやすいので小児の皮膚は決して「理想的な肌」ではない．

思春期になって一気に皮脂分泌が増えることで毛包内に皮脂貯留が起こりやすくなり，角栓により脂腺性毛包が閉塞されると面皰（コメド）ができやすくなる．このため思春期は痤瘡の好発年齢となる．

その後，40～50歳代までは潤沢な皮脂分泌が維持されるため，ドライスキンに傾くことは少ないが，閉経や加齢などにより皮脂分泌が低下すると再びドライスキンに悩まされることになる．エアコンなどによる低湿住環境や洗浄剤の過度の使用などによる脱脂はドライスキンを助長するので，スキンケアにより保湿成分を補充する必要が出てくる．

このように皮膚の乾燥も痤瘡も皮脂のライフサイクルに大きな影響を受けることを銘記すべきである．

微小面皰とは

毛包漏斗部の角化亢進が惹起されると毛孔が閉塞し，毛包内にケラチンや皮脂の貯留が起こる．俗にいう「にきび症」というのはおそらくこの毛包漏斗部の閉塞が起こりやすく，かつ皮脂分泌が多い人ではないかと思われる．もちろん，ファンデーションなどで厚化粧をしたり，洗顔の頻度が減少したりするとこの毛孔閉塞は助長されると思われる．その結果，面皰（コメド）が形成されるが，実はその前段階として，肉眼的には見えないが顕微鏡的に認められるのが微小面皰（マイクロコメド）である．

微小面皰は閉鎖面皰の始まりと考えられる．瞬間接着剤などで皮膚を剝離して病理的に微小面皰の有無を調べるのがノンコメドジェニックテストで，比較的皮脂腺の多いヒトの背中を利用して試験サンプルを複数回繰り返し塗布し，組織学的検査で微小面皰形成を調べることで痤瘡を誘発する化粧品かどうかを検証するものである．

従来は面皰の時期を非炎症性痤瘡，紅色丘疹や膿疱の時期を炎症性痤瘡と考え，治療方法のスイッチを行うべきとされてきたが，最近の報告ではこの微小面皰の時期にすでに炎症細胞の増加が見られることからすべての痤瘡皮疹を炎症性と考えるべきとするむきもあり[1]，将来の瘢痕化リスクを考慮すると，面皰に対しても抗炎症作用を有するBPO（benzoyl peroxide；過酸化ベンゾイル）製剤や抗菌薬を使用すべきという指針の論拠となっている．また，炎症性皮疹の先行病変の28％は面皰の前段階である微小面皰を含む一見正常な皮膚であるとの報告もあり[2]，画一的に非炎症性面皰から炎症性痤瘡が発症するというドグマは否定されつつある．

痤瘡治療中止後，目に見える面皰の発生には時間がかかるが微小面皰は治療中止直後から発生しており[3]，痤瘡寛解後の維持療法の際に全顔塗布をすべきという見解の根拠となっている．このように微小面皰は痤瘡の病態や治療を考えるうえで極めて重要なコンセプトである．

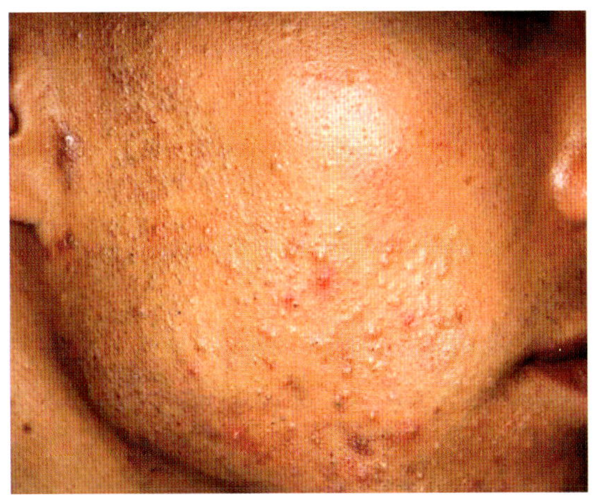

図2　開放面皰と閉鎖面皰
開放面皰（黒色面皰；中央頂点に黒色点が見られる）と閉鎖面皰（白色面皰；内容物が黄白色に透見される）が混在して見られる．

病態から考える面皰とその治療

面皰には毛孔が開口して頂点に黒色点が認められる開放面皰（黒色面皰）と毛孔が閉鎖して内容物が黄白色に透見される閉鎖面皰（白色面皰）とがある（**図2**）．面皰があることは痤瘡の重要な診断根拠となるばかりでなく痤瘡と紛らわしい酒皶や口囲皮膚炎・酒皶様皮膚炎との鑑別の要点にもなるので，十分な皮疹の視診が求められる．

以前は面皰圧出やケミカルピーリングなどによる毛孔の開放が行われていたが，最近は毛包漏斗部角化異常是正作用のあるアダパレンや角質剝離（ピーリング）作用のあるBPO製剤などが頻用される．特にBPO製剤は，抗炎症作用もあるので面皰にも存在するとされる炎症を制御する作用も期待でき有用である．

炎症性痤瘡の発症機序[4]（図3）

皮脂分泌の増加に伴い，毛包が嚢腫状に拡張すると痤瘡桿菌（かつては *P. acnes* と呼称されたが最近 *C. acnes* と改称された）が増殖する．*C. acnes* は毛包内リパーゼの最大の供給源であり，そのリパーゼにより毛包内に起炎性の遊離脂肪酸が産生される．また，*C. acnes* は走化性因子を産

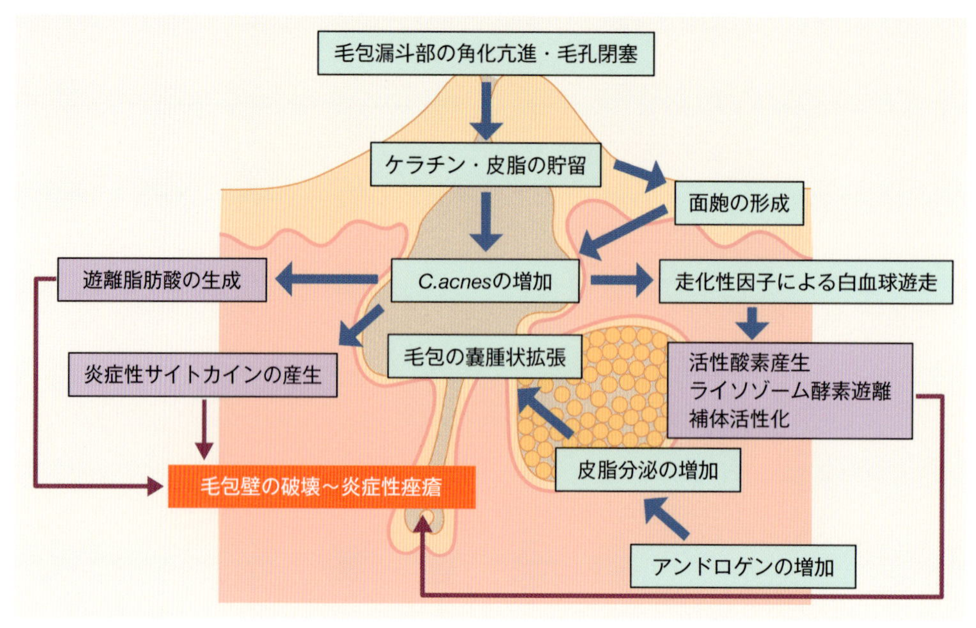

図3　痤瘡の病態

生するため白血球の毛包壁への遊走を誘起し，集積した白血球は活性酸素産生，ライソゾーム酵素遊離，補体活性化などにより毛包を攻撃し炎症を惹起する．さらに *C. acnes* は TLR（Toll-like receptor）の発現などにより自然免疫が介在する炎症性サイトカインの産生にも関与するとされる．これらの複合的な機序により *C. acnes* は毛包内外の炎症惹起に介在し，毛包壁の破壊を経て炎症性痤瘡が発症すると考えられる．この病態機序からも，痤瘡が単なる *C. acnes* による感染症でなく，脂腺性毛包の慢性炎症性疾患であることは自明であろう．

病態から考える炎症性痤瘡の治療

これらの病態から合理的に導かれる炎症性痤瘡の治療のストラテジーは，①皮脂分泌の制御，② *C. acnes* への抗菌的対応，③白血球機能の制御[5]にほぼ集約される．

①の皮脂分泌の制御に対しては，抗アンドロゲン製剤やスピロノラクトンなどが用いられるが，わが国では保険適用はない．25 歳以降の女性の下顎に好発する思春期後痤瘡は，月経不順や多毛，多嚢胞性卵巣症候群などを伴うアンドロゲン過剰が背景にあるが，低用量ピルがオフラベルで処方されることが多い．

②の *C. acnes* への抗菌的対応としては，抗菌薬の内服・外用が頻用される．ただ，痤瘡は単純な感染症ではないので抗菌薬の MIC のみで臨床

効果が決まるわけではない．*C. acnes* に感受性のあるペニシリンやセフェム系薬があまり使われずにテトラサイクリン・ミノサイクリンやマクロライドが頻用されるのは，その奏効機序が抗菌作用よりもむしろ抗炎症作用に依存するところが大きいことを理解すべきである[6]．実際，抗菌作用を発揮しない徐放性低用量のドキシサイクリンが酒皶に対する抗炎症薬としてFDAの認可を受けたことは周知の通りである．

抗菌薬の最大の問題点は長期連用により耐性菌を生じることで，本邦ガイドラインでも抗菌薬の単剤使用は推奨されていないにもかかわらず，一般医による抗菌薬単剤処方が漫然と行われていることは憂慮すべきである．BPO製剤は耐性菌を生じにくいので，BPO単剤または抗炎症効果を期待しての抗菌薬配合BPO製剤あるいはピーリング作用のあるアダパレンとの配合剤などが頻用されている．

重症痤瘡に対して欧米ですでに認可されているイソトレチノインの臨床試験もわが国でやっと始動したところで，近い将来，保険適用となることが期待されている．

病態から考える痤瘡瘢痕の予防と治療

痤瘡瘢痕は炎症による毛包破壊に伴う組織リモデリングの結果と思われるので，炎症性痤瘡を早期介入により制御することが予防の王道である．筆者らの検証では[7]，日本人患者の90.8％に痤瘡瘢痕が見られ，その多くは直径2 mm以下の微小瘢痕であるが，炎症性痤瘡の早期から，しかも軽症であっても発症することが判明している．また早期に医療機関で治療を開始したほうが痤瘡瘢痕の頻度が減少することも報告されており，患者啓発を通じて市販薬やにきび化粧品ではなく医薬品による標準治療を開始することが求められている．

痤瘡瘢痕はいったん生じると，QOLを大きく低下させ精神的にもトラウマになるので炎症を早期に消退させて瘢痕を生じさせないことが肝要である．痤瘡瘢痕に対しては整容的にケミカルピーリングや光線・レーザー療法が行われている．

おわりに

痤瘡の病態を臨床的な側面とリンクさせて解説した．痤瘡には多くの治療オプションがあるが，病態ごとに合理的な治療法を選択することが求められ，そのためには痤瘡の病態を十分理解することが重要である．また患者・家族にも治療開始時に痤瘡の病態を十分説明することで，急性期の炎症性痤瘡のみでなく，痤瘡瘢痕や炎症性色素沈着，さらに再発予防のための慢性期治療から脱落しないようにあらかじめ理解を求めることが肝要である．

わが国の痤瘡治療は欧米の後塵を拝していたが，ほぼ世界の標準治療介入が可能となったので，病態をわきまえた標準治療の早期介入が行われるように十分な啓発が必要である．痤瘡の社会的影響を考えると，患者・家族にとっては「たかがニキビ」ではあるが「されどニキビ」なのである．

（宮地良樹）

引用文献

1） Jeremy AH, et al. J Invest Dermatol 2003；121（1）：20–7.
2） Do TT, et al. J Am Acad Dermatol 2008；58（4）：603–8.
3） Thielitz A, et al. Br J Dermatol 2001；145（1）：19–27.
4） 林伸和，宮地良樹（編）．〈ファーマナビゲーター〉にきび治療薬編．東京：メディカルレビュー社；2016.
5） Miyachi Y. Clin Dermatol 2000；18（3）：369–73.
6） Miyachi Y, et al. J Invest Dermatol 1986；86（4）：449–53.
7） Hayashi N, et al. J Dermatol 2015；42（7）：690–6.

痤瘡（にきび）の標準治療

ここで伝えたいエッセンス

- 急性炎症期には，早期の炎症改善のために，配合剤＞併用療法＞単剤で治療法を選択する．
- 急性炎症期と維持期に分けて，維持期には抗菌薬を使用しない．
- 薬剤耐性菌の増加が問題となっている．その対策として，面皰治療薬をベースに使用し，維持療法へ移行することが望ましい．
- アダパレンと過酸化ベンゾイルの配合剤や，過酸化ベンゾイルによる維持療法は，炎症の再発予防効果だけでなく，萎縮性瘢痕の新生や悪化を予防する効果が期待できる．

毛包脂腺系慢性炎症性疾患としての痤瘡

尋常性痤瘡の個疹は，皮脂の分泌亢進と毛包漏斗部の閉塞により面皰に始まり，そこに *Cutibacterium acnes*（*C. acnes*）の増殖などによる炎症が加わり，紅色丘疹や膿疱へと移行する．実際の臨床像は，これらの皮疹が混在して軽快，再発を繰り返す．思春期痤瘡を例にとると，小学6年生から中学1年生の頃に発症し，20歳頃まで続き[1]，思春期後痤瘡は難治で長期にわたることが知られている．また，萎縮性あるいは肥厚性の瘢痕を残しうる生活の質（quality of life：QOL）への影響の大きい疾患である[2]．そのため，尋常性痤瘡は毛包脂腺系の慢性炎症性疾患ととらえることができる．

集簇性痤瘡や電撃性痤瘡などの嚢腫を多数形成したり，全身症状を伴ったりするものがあるが，本稿では尋常性痤瘡のみを取り上げる．

標準治療の変化の歴史

日本の痤瘡治療は海外に比べて大きく遅れていた．海外の標準治療であった過酸化ベンゾイル（BPO）や外用レチノイドもなく，内服抗菌薬と院内製剤の抗菌外用剤を使用し，症状が改善したら，抗菌薬を中止して，ビタミンB2やビタミンB6といったビタミン剤を投与していた．面皰に対する積極的な治療薬であるアダパレンが承認されたのは2008年であり，過酸化ベンゾイルや過酸化ベンゾイル含有の配合剤が上市されたのは2015年から2016年にかけてであった．これらの薬剤の導入に伴って，痤瘡診療の目標も変化し，日本皮膚科学会の『尋常性痤瘡治療ガイドライン』[3]が策定され，その後改訂されている[4-6]（**図1**）．

炎症性皮疹をターゲットとした治療（対症療法）

1992年までは適応をもつ外用抗菌薬がなかったため，主にミノサイクリンなどの抗菌薬を内服し，イオウ製剤（イオウカンフル）を外用していた．外用抗菌薬を処方したい場合には，自家製剤（院内製剤）のクリンダマイシンローション（注射あるいは内服のクリンダマイシンを溶解したもの）を使用していた．

1993年のナジフロキサシンクリームの上市によって，痤瘡に適応のある外用抗菌薬が初めて日本に登場した．その後，クリンダマイシンやオゼノキサシンが承認され，剤型もローションが出てきた．

2008年にアダパレンが登場するまでは，内服あるいは外用抗菌薬が治療の主体であったため，治療は炎症への対症療法となり，患者が炎症性皮疹を訴えて受診し，抗菌薬を投与，炎症軽快で治療が終了していた．しかし，面皰が残っているため，炎症は再燃し，抗菌薬の再投与を繰り返していた（**図2**）．このため，患者は炎症性皮疹が悪化した際には医療機関を受診するが，それ以外は洗顔を念入りにすることや，生活習慣を改善することで対応していた[7]．

アダパレン承認（面皰治療，維持療法の確立）

2008年になって，日本では初めての外用レチノイドであるアダパレンが導入された．これによって，面皰への有効性を示す明確なエビデンスを持つ薬剤が使えるようになった．炎症がない面皰への治療によって炎症性皮疹を予防できるようになったため，面皰のみの場合や，炎症性皮疹が軽快したのちの維持療法が可能となった（**図3**）．

これを機に，痤瘡においてもエビデンスのある治療を推進するために，日本でも『尋常性痤瘡治療ガイドライン』[3]を策定した．

過酸化ベンゾイルと過酸化ベンゾイル配合剤の承認（耐性菌対策）

日本でも薬剤耐性菌の検出率が増える傾向にあり，2015年4月に薬剤耐性菌対策の一つである過酸化ベンゾイルが上市された．過酸化ベンゾイルは，細菌に対して非特異的な抗菌作用があり，さらに毛漏斗の角化異常を改善する作用を有することから，薬剤耐性菌を誘導する懸念のない，面皰にも有効な薬剤である．

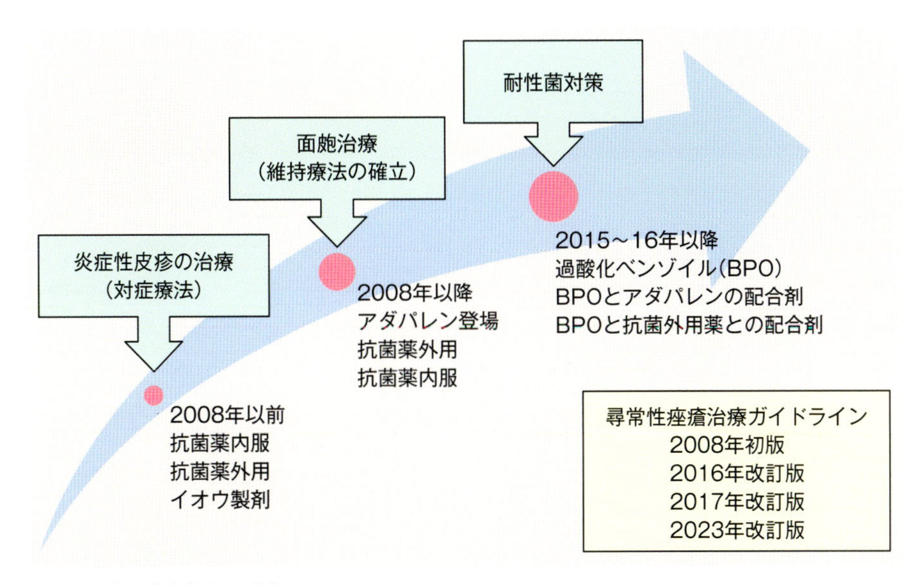

図1　日本の痤瘡治療の進化

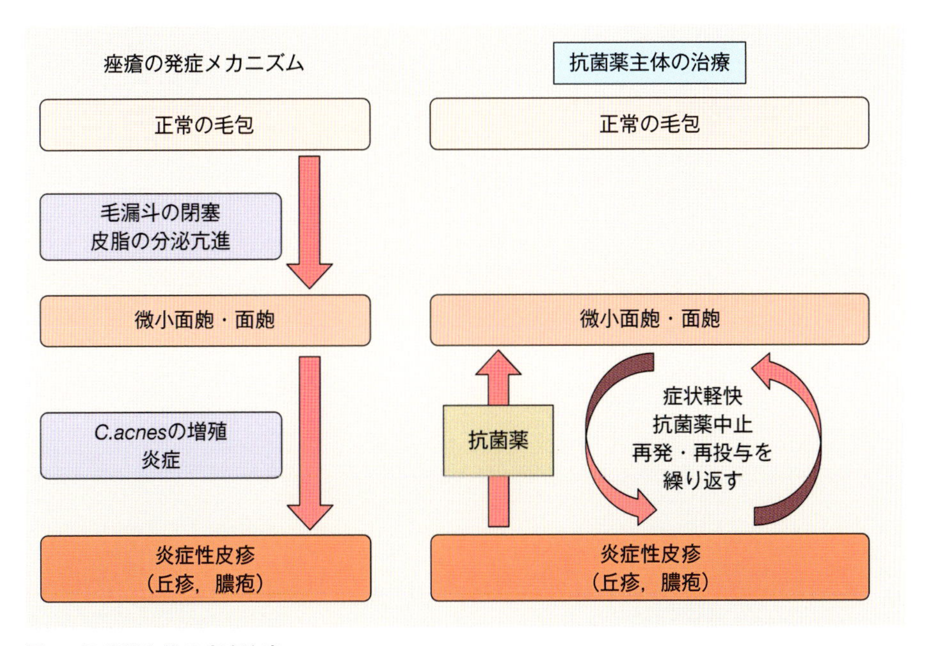

図2　抗菌薬主体の痤瘡治療

過酸化ベンゾイルとクリンダマイシンの配合剤，過酸化ベンゾイルとアダパレンの配合剤も上市され，これらに合わせてガイドライン[4, 5]も改訂された．

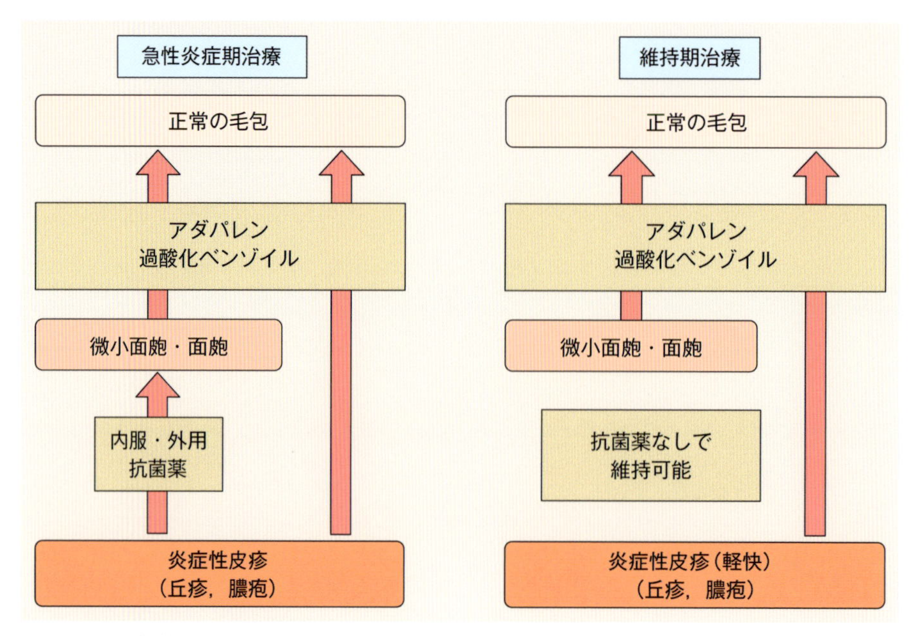

図3　面皰治療導入後の治療法

日本皮膚科学会『尋常性痤瘡・酒皶治療ガイドライン 2023』[6] について

ガイドラインの考え方

『尋常性痤瘡治療ガイドライン』は，痤瘡治療の混乱を未然に防ぐために，エビデンスに基づく医療の推進を目的に作成した．そのため，様々な治療の有効性に関するエビデンスを収集し，そのエビデンスの質によって推奨度を決定した．アダパレンが上市された2008年に策定し，その後2016年，2017年，2023年と改訂しているが，エビデンスに基づくという基本的な考えは変わっていない．エビデンスの質の評価方法を**表1**[6] に，エビデンスと推奨度の関係を**表2**[6] に示す．

表1　『尋常性痤瘡・酒皶治療ガイドライン 2023』におけるエビデンスレベルの分類

I	システマティックレビュー，メタアナリシス
II	1つ以上のランダム化比較試験
III	非ランダム化比較試験（統計処理のある前後比較試験を含む）
IV	分析疫学的研究（コホート研究や症例対照研究）
V	記述研究（症例報告や症例集積研究）
VI	専門委員会や専門家個人の意見

（山﨑研志ほか．日皮会誌 2023[6] より）

表 2 『尋常性痤瘡・酒皶治療ガイドライン 2023』における推奨度の分類

推奨度	推奨内容	エビデンスレベル
A	行うよう強く推奨する.	少なくとも 1 つの有効性を示すレベル I もしくは良質のレベル II のエビデンスがある
A*	行うよう推奨する.	A に相当する有効性のエビデンスがあるが, 副作用などを考慮すると推奨度が劣る
B	行うよう推奨する.	少なくとも 1 つ以上の有効性を示す質の劣るレベル II か良質のレベル III あるいは非常に良質の IV のエビデンスがある
C1	選択肢の一つとして推奨する.	質の劣る III ～ IV, 良質な複数の V, あるいは委員会が認める VI のエビデンスがある[1)]
C2	十分な根拠がないので（現時点では）推奨しない.	有効のエビデンスがない, あるいは無効であるエビデンスがある
D	行わないよう推奨する.	無効あるいは有害であることを示す良質のエビデンスがある

[1)] 化粧品等に含有されている成分や保険適用外の施術は, レベル II のエビデンスがあっても, 本邦において医薬品と同等あるいは優位であることが 明確に示されていなければ, 選択肢の一つとして推奨するとした.
（山﨑研志ほか. 日皮会誌 2023[6)] より）

急性炎症期と維持期

多くの患者は炎症を生じて初めて医療機関を受診するため, 最初は炎症に対する治療が必要となる. この時期を急性炎症期と呼ぶ. 急性炎症期に推奨する治療は, 重症度により異なり, 炎症性皮疹の数により軽症, 中等症, 重症, 最重症と分けている[8)]（**表 3**）. なお, 本重症度分類は尋常性痤瘡の重症度であって, 集簇性痤瘡を含まないため, 集簇性痤瘡を含む海外の痤瘡治療ガイドラインの重症度分類とは異なっている.

急性炎症期の治療が奏効して炎症が軽快したのちも面皰が残るため, 面皰に対する治療を行い, 炎症の再発を予防する. この時期を維持期と呼ぶ. 尋常性痤瘡は, 慢性炎症性疾患であり, 炎症の再燃を防ぐための維持療法が重要な位置を占める.

表 3 尋常性痤瘡の重症度分類*

重症度	片顔の炎症性皮疹数（紅色丘疹数＋膿疱数）
軽症	片顔に炎症性皮疹が 5 個以下
中等症	片顔に炎症性皮疹が 6 個以上 20 個以下
重症	片顔に炎症性皮疹が 21 個以上 50 個以下
最重症	片顔に炎症性皮疹が 51 個以上

＊尋常性痤瘡の重症度分類であり, 集簇性痤瘡を含まない. 海外の痤瘡診療ガイドライン等では, 集簇性痤瘡を含む点で重症度分類が異なる点に注意が必要である.

尋常性痤瘡治療アルゴリズム 2023[6)]

ガイドラインにおける治療アルゴリズムを**図 4**[6)] に示す. 治療は, 急性炎症期と維持期によって異なり, 急性炎症期の治療は重症度によって分けられている. スキンケアは炎症の有無には関係なく, 全期間を通じて行う. エビデンスが豊富で, 有効性が確立している推奨度 A の治療（強く推奨されている治療）をベースにして概説する.

急性炎症期の軽症であれば, 外用薬による治療を強く推奨している. 外用薬は, 複数の作用機序を持たせるために併用療法を推奨し, さらにアドヒアランスを考慮して, 配合剤を推奨している. その結果, クリンダマイシンと過酸化ベンゾイルあるいは, アダパレンと過酸化ベンゾイルの配合

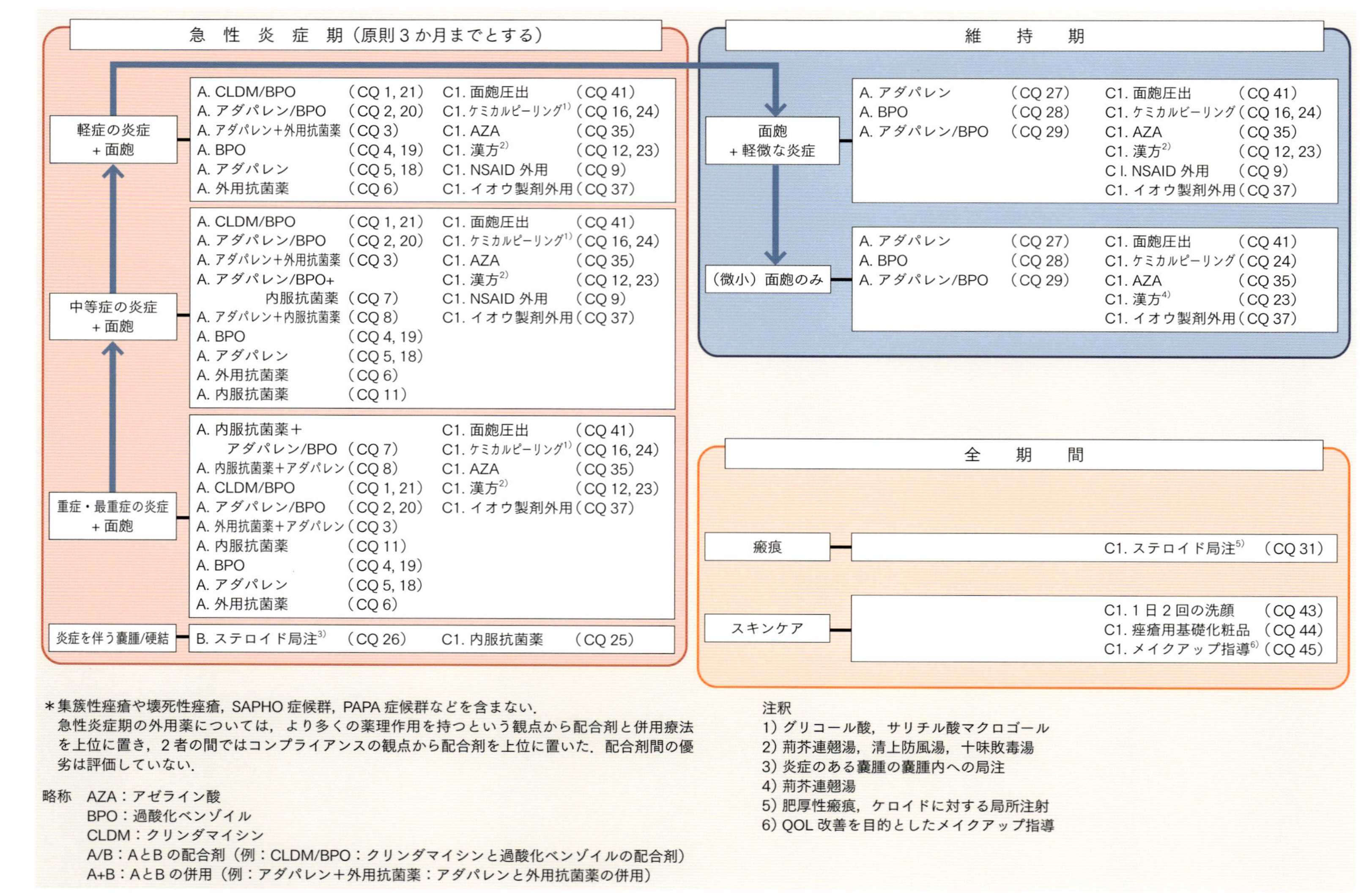

＊集簇性痤瘡や壊死性痤瘡，SAPHO 症候群，PAPA 症候群などを含まない．
急性炎症期の外用薬については，より多くの薬理作用を持つという観点から配合剤と併用療法を上位に置き，2者の間ではコンプライアンスの観点から配合剤を上位に置いた．配合剤間の優劣は評価していない．

略称 AZA：アゼライン酸
BPO：過酸化ベンゾイル
CLDM：クリンダマイシン
A/B：AとBの配合剤（例：CLDM/BPO：クリンダマイシンと過酸化ベンゾイルの配合剤）
A+B：AとBの併用（例：アダパレン＋外用抗菌薬：アダパレンと外用抗菌薬の併用）

注釈
1) グリコール酸，サリチル酸マクロゴール
2) 荊芥連翹湯，清上防風湯，十味敗毒湯
3) 炎症のある嚢腫の嚢腫内への局注
4) 荊芥連翹湯
5) 肥厚性瘢痕，ケロイドに対する局所注射
6) QOL 改善を目的としたメイクアップ指導

図4 日本皮膚科学会尋常性痤瘡治療アルゴリズム 2023
（山﨑研志ほか．日皮会誌 2023[6] より）

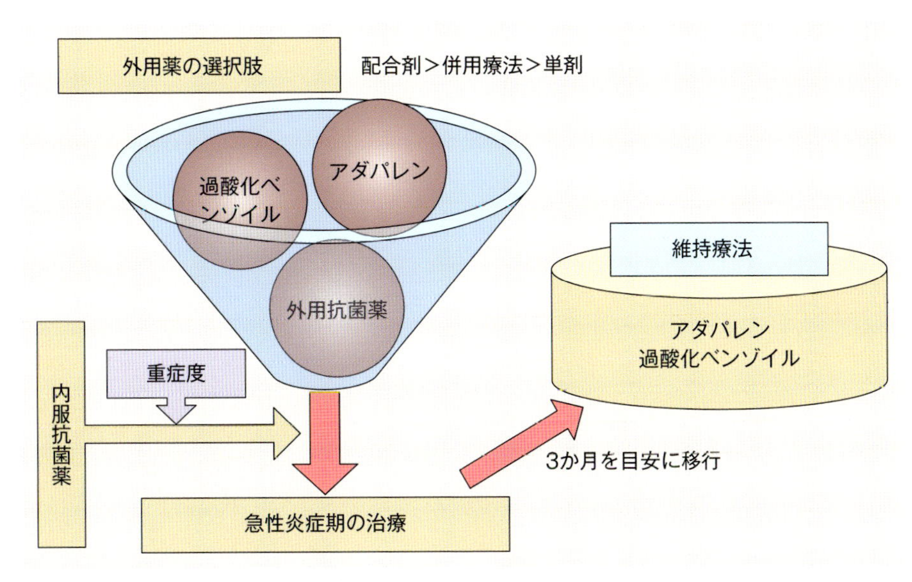

図5　尋常性痤瘡の治療（推奨度A）

剤を最も強く推奨し，アダパレンと外用抗菌薬の併用を次に推奨している．中等症では，症状に応じて内服抗菌薬を併用し，さらに重症，最重症では内服抗菌薬の併用の優先度が高くなる（**図5**）．

ガイドライン[6]では外用抗菌薬や内服抗菌薬の単独使用も推奨度Aとなっているが，薬剤耐性菌を誘導する可能性が高いことから，外用，内服を問わず，抗菌薬単独使用はできる限り避けて，アダパレンや過酸化ベンゾイルと併用するのが望ましい．また，炎症が軽快したら，抗菌薬を中止して過酸化ベンゾイルやアダパレン，両者の配合剤による維持療法に移行して，抗菌薬の再投与の必要性を下げることも重要である．なお，過酸化ベンゾイルと内服抗菌薬を併用したエビデンスレベルの高い臨床試験は行われていなかったため，ガイドラインでの取り扱いはないが，両者の併用により作用点が増えることに加え，内服抗菌薬単独の場合に懸念される薬剤耐性菌誘導を防ぐことも期待できることから，積極的な併用が好ましいと筆者は考えている．

治療各論

外用抗菌薬

日本での痤瘡に有効な外用抗菌薬の承認は1993年9月までなく，ナジフロキサシンクリーム（アクアチム®クリーム1%）が発売され，痤瘡に適応症を持つ外用抗菌薬が登場した．その後，1999年6月にナジフロキサシンローション

（アクアチム® ローション1%），2002年9月クリンダマイシンゲル（ダラシン®Tゲル1%），2010年5月クリンダマイシンローション（ダラシン®Tローション1%），2016年1月オゼノキサシンローション（ゼビアックス® ローション2%），2021年6月オゼノキサシン油性クリーム（ゼビアックス® 油性クリーム2%）と続いている．

痤瘡に対する抗菌薬は，*C. acnes* に対する抗菌作用だけでなく，面皰形成性のない基剤であることが必要であり，アクアチム® 軟膏には痤瘡の適用はない．後述するアダパレンや過酸化ベンゾイルの場合には痤瘡ができる可能性のある全顔（目の周りを除く）に塗布するが，外用抗菌薬の適応は炎症性痤瘡に限定されていることから，丘疹や膿疱に点状に適量を塗布する．薬剤耐性菌の観点から，炎症のない部位への予防的な外用は避ける．急性炎症期にはアダパレンや過酸化ベンゾイルと併用し，炎症軽快後には外用抗菌薬を中止して，アダパレンや過酸化ベンゾイルによる維持療法へ移行する．

アダパレン0.1％ゲル

アダパレンは，2008年に日本で承認された唯一の外用レチノイドである．海外で古くから使用されているトレチノイン外用薬と比較して，有効性は変わらず，副作用が少ない利点から日本に導入された．アダパレンは，毛包漏斗部の角化異常を是正し，面皰に有効である．炎症性皮疹への即効性はないため，急性炎症期には抗菌薬や過酸化ベンゾイルと組み合わせて使用し，炎症軽快後には抗菌薬は中止して，維持療法に移行する．

過酸化ベンゾイル2.5％

過酸化ベンゾイルは，非特異的な抗菌作用があり，薬剤耐性菌にも有効で，薬剤耐性誘導の報告がない．同時にピーリング作用も併せ持つことから，炎症性皮疹のみならず面皰にも有効である．ゲルは2015年4月に，ローションが2023年5月販売開始となった．ローションには保湿成分が含有されていて，ゲル剤よりも水分蒸散抑制率や保水率が高いことを示す基礎データがある．臨床試験での治験薬塗布部位に発現した有害事象の発現割合は，ゲルの35.3％に比べてローションでは15.6％と低く[9]，副作用の点で安心して使用できる可能性が高い．また，ゲル剤を維持療法として使用することで，痤瘡による萎縮性瘢痕の増数を防ぎ，萎縮性瘢痕の面積，体積，深さの悪化を防ぐという結果が示されている[10]．

アダパレン0.1％/過酸化ベンゾイル2.5％配合剤（エピデュオ® ゲル）

本剤は，アダパレンの面皰改善作用と過酸化ベンゾイルの抗菌作用，面皰改善作用を併せ持つ．アダパレンや過酸化ベンゾイルの単剤よりも局所刺激の頻度が高く，注意が必要であるが，海外での臨床試験を含めた統合解析（添付文書参照）では，アダパレン単独，過酸化ベンゾイル単独よりも高い効果が期待できる．また，維持療法として使用することで，痤瘡による萎縮性瘢痕の増数を防ぎ，萎縮性瘢痕の面積，体積，深さを軽減するという結果[10]や，欧米では痤瘡瘢痕を目立たなくする効果[11]が示されている．

クリンダマイシン1％/過酸化ベンゾイル3％配合剤（デュアック® 配合ゲル）

過酸化ベンゾイルとクリンダマイシンを配合することから，特に炎症性皮疹への効果が期待できる．アダパレンとクリンダマイシンの併用よりも，過酸化ベンゾイルとクリンダマイシンの配合剤のほうが，急性炎症期の炎症性皮疹への有効性が高く[12]，即効性が期待できる外用薬である．クリンダマイシン単独よりも薬剤耐性菌を誘導しにくい利点もあり，薬剤耐性菌対策としても急性炎症期の使用が推奨される．しかし，抗菌薬を配合することから，長期の連用は避けるべきである．

内服抗菌薬

内服抗菌薬は急性炎症期の中等症以上に推奨されている．より上位に置かれているのは，アダパレンと過酸化ベンゾイルの配合剤や，アダパレンとの併用である．維持期には推奨されておらず，予防的投与や維持療法としての投与は避けるべきである．

ガイドラインではエビデンスの観点からドキシサイクリンが推奨度A，ミノサイクリンが推奨度A*（副作用を考慮し，推奨度Aよりやや低く推奨する）となっていて，それに続いてロキシスロマイシン，ファロペネムが推奨度Bで推奨されている．

ドキシサイクリンとミノサイクリンは痤瘡に対する保険適用を持たないが，ドキシサイクリンについては適応外使用事例として認められ，「原則として，ドキシサイクリン塩酸塩水和物【内服薬】（販売名：ビブラマイシン錠50 mg，同100 mg）を痤瘡（化膿性炎症を伴うもの）に対して投与した場合，当該使用事例を審査上認めることとなっている．また，ロキシスロマイシン，ファロペネムは炎症を伴う痤瘡を適応症として持つ．ミノサイクリンについては，適応はないが，実際の審査では容認されている．

併用療法

外用抗菌薬，内服抗菌薬と，アダパレンあるいはエピデュオ® ゲルとの併用療法は，臨床試験によって有用性のエビデンスが示されている[6]．外用抗菌薬，内服抗菌薬と，アダパレンあるいはエピデュオ® ゲルとの組み合わせは，炎症軽快後に抗菌薬を中止して，外用薬はそのまま継続することで，維持療法への移行につながりやすく，合理的と考えられる．

外用抗菌薬と過酸化ベンゾイルの併用は，アドヒアランスを考慮すると配合剤を使用することが合理的である．炎症軽快後には過酸化ベンゾイル単剤に切り替えることで維持療法へ移行できる．

内服抗菌薬と過酸化ベンゾイルの併用療法については，臨床試験は行われていないが，内服抗菌薬に過酸化ベンゾイルを加えることで抗菌作用が高まり，面皰改善作用を付加できることから，有効性が高くなることが期待できる．また，内服抗菌薬単独投与で懸念される薬剤耐性菌の出現が，過酸化ベンゾイルとの併用で減少することが期待される．その場合にも，炎症軽快後には，内服抗菌薬を中止し，過酸化ベンゾイルで維持することとなる．

そのほかの治療（推奨度C1の主な保険治療）

保険適用のある他の治療として，イオウ製剤の外用，イブプロフェンピコノールクリーム5％外用，漢方やビタミンB2，B6などの内服薬，面皰圧出などがある．

イオウ製剤については，十分なエビデンスがないが，脱脂作用と角層の剝脱作用が期待でき，保険適用があることから選択肢の一つとして推奨されている（推奨度C1）．イブプロフェンピコノールクリームについては，炎症性皮疹への有効性が無作為化比較試験で示されていて，保険適用もあるものの，外用抗菌薬との優劣をみた比較はなく，推奨度としてはC1となっている．

漢方については，いずれもエビデンスレベルIIIないしVと有効性のエビデンスは不十分であるが，痤瘡に保険適用のあるものとして，荊芥連翹湯，清上防風湯，十味敗毒湯（十味敗毒湯は化膿性皮膚疾患への適応）を炎症性皮疹に選択肢の一つとして推奨しており（推奨度C1），面皰に対しては荊芥連翹湯を選択肢の一つとして推奨している（推奨度C1）．漢方やビタミン類については，今後エビデンスの確立が望まれる．

また，面皰圧出についてはエビデンスを得ることは難しいが，ガイドライン委員会でも有用性は確立していると考えられていることから，積極的に行いたい．

保険適用外のケミカルピーリングやアゼライン酸については，エビデンスレベルの高い臨床研究がなされているが，保険診療と同等性あるいは有意性が示されていないために推奨度C1となっている．詳細は，別項目で取り上げられているが，特に過酸化ベンゾイルやアダパレンでの局所刺激性が問題となる症例に対する維持療法として，自費診療を容認する患者の場合には選択肢となる．

痤瘡治療に必要なスキンケア

洗顔

尋常性痤瘡は皮脂の分泌亢進と毛包漏斗部の角化異常に伴う閉塞で生じる．そのため，皮脂の分泌の盛んな思春期に発症する．患者の多くは脂性肌であり，余分な皮脂を取り除き，皮膚を清潔に保つことによる痤瘡予防効果は合理的な根拠があると考えられていて，ガイドライン[6]では，1日2回の洗顔料を用いた洗顔を推奨している（推奨度C1）．

基礎化粧品・保湿

スキンケアについては，低刺激性でノンコメドジェニックな痤瘡用基礎化粧品の使用を推奨している（C1）．その目的として，痤瘡治療薬に併用することで，治療薬による皮膚への刺激を緩和し，効果を高めながら治療を円滑に進めることが期待できるとあり，使用試験が報告されているものが望ましいとしている．

保湿剤による痤瘡改善効果はないが，保湿が痤瘡に有効と誤解している患者が少なからずいる．そのような患者は，脂性肌であっても，洗顔料を使った洗顔回数を減らし，水洗いのみとし，化粧水，美容液，保湿クリームなどの保湿作用のあるものを重ね塗る．皮脂を落とすための洗顔は，1日2回洗顔料を使って行うべきである．また，それぞれのスキンケア製品がノンコメドジェニックテスト済みの化粧品でも，過剰な塗布や数種類の化粧品の重ね塗りなどでの面皰形成性までは示されていないので，不必要に重ね塗ることは不適切である．

保湿剤の使用については，アダパレン塗布時に併用することで局所刺激症状による脱落例が減ることを報告している[13]．しかし，経験的に脂性肌の中高生の男性などでは副作用は容認できることが多い．それぞれの患者の肌質にあった適切なスキンケア指導を行いたい．

標準治療の意義

尋常性痤瘡の主たる患者は，思春期の中高生である．保険適用のある薬剤施術での治療が望ましいのは議論の余地はない．エビデンスの確立した治療は，成功する確率の高い治療である．一方で，エビデンスの確立していない治療は，「試みる治療」となりかねない．まずは，ガイドラインに沿った標準治療を十分に行うことが重要となる．

アダパレンや過酸化ベンゾイルの副作用が忍容できない場合や効果不十分の場合には，肌質に合ったスキンケア指導を行い，それでも改善がない場合にケミカルピーリングやアゼライン酸などの自費診療を検討することになる．一方で，いわゆる思春期後痤瘡の女性の場合には，肌質が乾燥肌や混合肌の場合があり，面皰治療薬の副作用が出やすいことから，ケミカルピーリングなどの自費診療の対象となりうる．標準治療を行い，そのうえで自費治療を検討するのが妥当であろう．

現状の治療の問題点

近年，薬剤耐性 *C.acnes* の検出率が高くなっている．また，*C. acnes* の薬剤耐性獲得の方法にも違いが出てきている[14]．従来は，偶発的にできた遺伝子変異による耐性獲得株が主で，抗菌薬投与によって選択的に増殖するために生じていた．その場合，抗菌薬の中止により，変異のない菌に置き換わる．また，遺伝子変異による薬剤耐性株は，一般的に MIC は低い．一方で，トランスポゾンやプラスミドの形で細菌間を伝播する薬剤耐性遺伝子を獲得した薬剤耐性株が見つかっている．エリスロマイシン耐性遺伝子である erm（X）や erm（50），テトラサイクリン耐性遺伝子である tet（W）などである[14]．erm（X）や erm（50）は，*C. acnes* 遺伝子のマクロライドやクリンダマイシンの結合部位にメチル化を起こし，抗菌薬の結合を阻止して薬剤耐性を示す．伝播によって獲得した薬剤耐性遺伝子を持つ薬剤耐性株は，高度耐性株であることが知られており，遺伝子変異株以上に注意が必要である．

アダパレンや過酸化ベンゾイルなど抗菌薬以外の選択肢が増え，維持療法も可能となっていることから，理論的には痤瘡の薬剤耐性菌は減るはずだが，実際には減っていない．その理由として，維持療法に移行せずに，再発を繰り返し，そのたびに抗菌薬が処方されていることが想定される．その背景には，痤瘡は炎症が悪化したときに受診し，炎症が軽快したらスキンケアで対応するという抗菌薬主体の時代の受療行動が変わっていないことと，医師の処方が相変わらず抗菌薬主体であることがある．実際に，佐々木らの調査[15]では，初診患者の再診率は44.9％に過ぎず，継続して受診する患者（維持療法へ移行している患者）は8.9％という結果が出ている．2019年の初診時の痤瘡患者への医師の処方は，抗菌薬単独（内服抗菌薬，外用抗菌薬，あるいは両者の併用）が半数以上を占め，面皰治療薬（アダパレンや過酸化ベンゾイル）の併用率が低いことがわかった[15]．また，初診時面皰治療薬を併用した場合には，その後の通院継続率がよい印象があった[15]．

再診率を上げ，維持療法へ移行するためには，炎症性痤瘡の治療時から抗菌薬に面皰治療薬を併用し，その後抗菌薬を中止して面皰治療薬を継続することで，スムーズに維持療法に移行する標準治療のさらなる啓発が求められている．

維持療法を用いた痤瘡瘢痕対策

過酸化ベンゾイルや，アダパレンと過酸化ベンゾイルの配合剤を用いた維持療法では，炎症性皮疹の再発を抑制する効果があることに加え，萎縮性瘢痕の新生を予防し，瘢痕が目立たなくなる効果を示す[10]．炎症性皮疹の再発は炎症後紅斑や炎症後の色素沈着，萎縮性瘢痕の新生につながる．萎縮性瘢痕を目立たなくする効果を具体的に患者に説明することが，維持療法への移行をスムーズにする．

まとめ

尋常性痤瘡に対する特に保険適用がある標準治療をまとめた．今後，薬剤耐性菌は大きな問題となる可能性がある．それを未然に防ぐために，抗菌薬単独処方を避け，面皰治療薬を併用することと，炎症軽快後には抗菌薬を中止し，維持療法に移行することが大切である．

併用療法は，有効性を高める．また，維持療法を継続することは，炎症の再燃を予防し，新たな痤瘡瘢痕の形成も抑制する．有効性と安全性のエビデンスを有する標準治療を，適切に指導することの重要性を強調しておきたい．

（林 伸和）

引用文献

1） 谷崎英昭ほか．日皮会誌2020；130（8）：1811-9.
2） Hayashi N, ct al. J Dermatol 2004；31（12）：971-6.
3） 林伸和ほか．日皮会誌2008；118（10）：1893-923.
4） 林伸和ほか．日皮会誌2016；126（6）：1045-86.
5） 林伸和ほか．日皮会誌2017；127（6）：1261-302.
6） 山﨑研志ほか．日皮会誌2023；133（3）：407-50.
7） 島田辰彦ほか．日臨皮医誌2021；38（5）：757-65.
8） Hayashi N, et al. J Dermatol 2008；35（5）：255-60.
9） 林伸和ほか．日臨皮医誌2022；39（4）：600-6.
10） Tanizaki H, et al. J Dermatol 2023；50（12）：1513-22.
11） Dréno B, et al. Am J Clin Dermatol 2018；19（2）：275-86.
12） Hayashi N, et al. J Dermatol 2018；45（8）：951-62.
13） Hayashi N, Kawashima M. J Dermatol 2014；41（7）：592-7.
14） 中南秀将．Aesthe Derma 2023；33：27-35.
15） 佐々木優ほか．日皮会誌2023；133（2）：217-25.

痤瘡(にきび)の自費治療 レーザー治療・光治療

ここで伝えたいエッセンス

- 痤瘡（にきび）の標準治療を行っても，十分満足な結果が得られない場合が少なからずある．そのための治療手段の１つにレーザー治療がある．
- 治療の標的は，面皰，丘疹，炎症後丘疹，炎症後紅斑，瘢痕などである．
- 痤瘡は慢性炎症性疾患なので，長期にわたる外用剤による維持治療を併用することが重要である．

痤瘡（にきび）は，思春期以降に発症し，青年期以降には通常軽快する顔面，胸背部の毛包脂腺系を場とする脂質代謝異常（内分泌的因子），角化異常，細菌の増殖が複雑に関与する慢性炎症性疾患である．2023年に『尋常性痤瘡・酒皶治療ガイドライン2023』[1] が策定され，アダパレン，過酸化ベンゾイル，クリンダマイシン配合過酸化ベンゾイル，アダパレン／過酸化ベンゾイルの外用療法を中心とした標準治療[2] が行われているが，未だに，標準治療のみでは改善しない症例も少なからず存在する．そこで，標準治療以外の方法としてレーザー治療や光治療を必要とする場合がでてくる．

本稿では痤瘡治療に用いられるレーザー治療および光治療と治療効果について概説する．

1,726 nmダイオードレーザー治療

AviClear（Cutera社／USA）は，皮脂腺に選択的に吸収される世界初の波長による痤瘡治療レーザー装置で，2022年FDAにおいて「軽度から重度のにきびに対する治療機器」として認証を取得している．

接触／圧力センサーを備えた独自の接触クーリング機構とクロモフォアとなる過剰産生された皮脂腺内の皮脂を選択的に加熱する1,726 nmダイオードレーザーにより，表皮を熱損傷から保護し，皮脂腺の皮脂生成を抑制，正常化することで

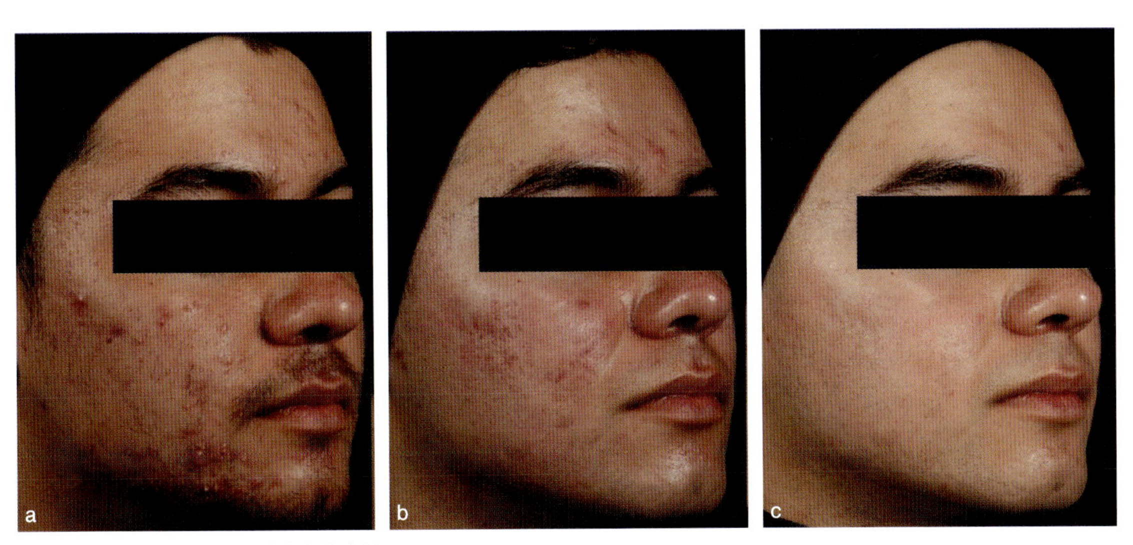

図1　AviClearによる尋常性痤瘡治療例
20歳代，男性．a：治療前，b：治療後6か月，c：治療後12か月．
（写真提供：Cutera社）

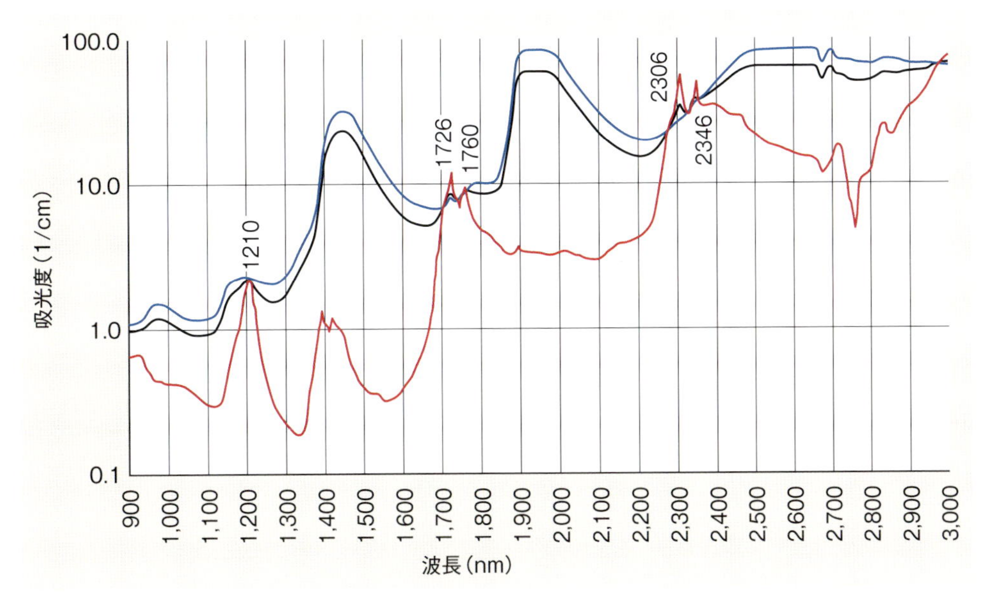

図2　水・人工皮脂に対するレーザー波長の吸収曲線
皮脂腺をターゲットとした選択的光熱破壊に最適な波長は1,726 nmである（2,306，2,346 nmの吸収体の波長は皮脂腺の深さまで到達しない）．青線は水，赤線は人工皮脂，黒線は水70％人工皮脂30％を示す．
（Sakamoto FH, et al. Lasers Surg Med 2012[3] より）

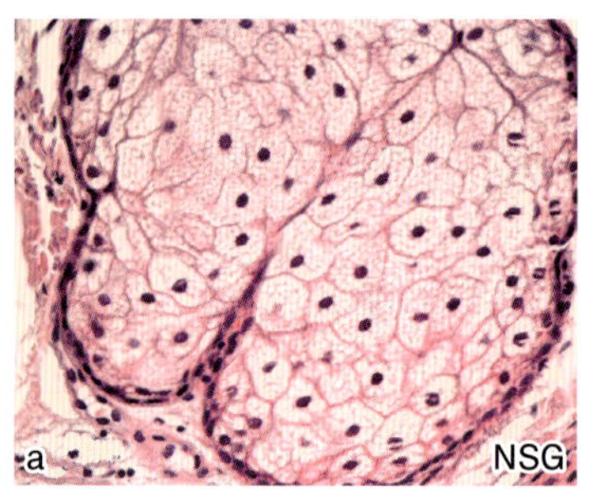

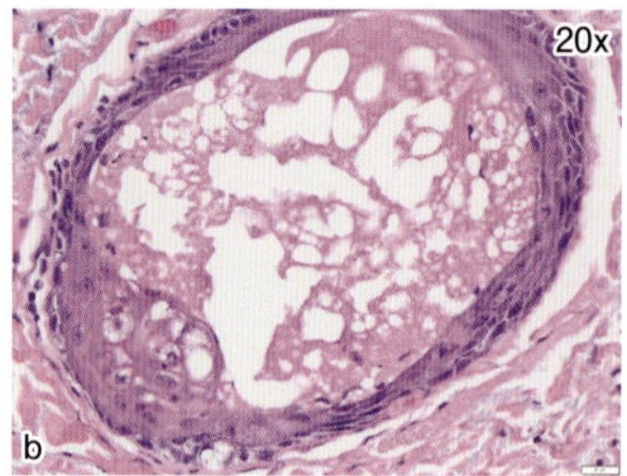

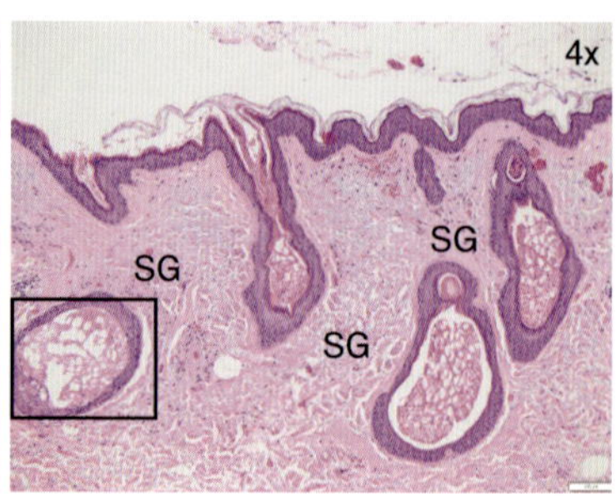

図3 1,726 nm ダイオードレーザー照射後の組織学的所見
a：正常皮脂腺（NSG），b：照射5日後の壊死を伴う皮脂腺（SG，bの左図は右図の黒枠箇所の拡大像）．1,726 nm ダイオードレーザーは表皮を損傷することなく皮脂腺を選択的に破壊できる（白抜けの部分）．表皮と真皮は破壊されていない．
（写真提供：Cutera 社）

痤瘡の改善をもたらす（**図1**）．波長 1,726 nm は皮脂に高い吸収波長（**図2**）[3] で，皮脂腺を選択的に破壊するが，皮脂腺壁は破壊されず，皮脂腺の幹細胞（stem cell）は生存する．いったん幹細胞の機能は低下し，皮脂腺は縮小するが，その後機能は正常化し皮脂分泌が生じる（**図3**）．

ロングパルスアレキサンドライトレーザー治療

GentleLase Pro（Syneron Candela 社 /USA）は，厚生労働省の認可を受けているレーザー脱毛装置で，DCD（dynamic cooling device）による冷却ガス（テトラフルオロエタン，気化点 −26.1 ℃）が間歇的に噴霧され皮膚表面を保護する．本装置は 755 nm のロングパルスレーザーで，脱毛用に作製され長年使用されており安全性と有効性が認められている．

755 nm はメラニン吸収波長で，毛包のメラニンに吸収され，熱に変換され，毛のバルジ領域，皮脂腺開口部，毛乳頭部の破壊を生じ，脱毛が可能となる．当初より，本装置の照射で痤瘡（にきび）が改善することが認識されている．機序は不明であるが，痤瘡への直接作用ではなく，レーザーの光熱作用の殺菌効果，脱毛による毛孔閉塞の改善などが考えられる．今後，機序については研究の必要がある．

IPL 治療

intense pulsed light（IPL）は，広帯域波長（515～1,200 nm）の非干渉性の光をフラッシュランプから照射する装置である．IPL 機器は Lumenis 社（Israel）をはじめ，数社から開発販売されている．病変によって適切な波長を選択するフィルターを使用することで，日光性色素斑，雀卵斑，血管腫，毛細血管拡張，多毛，痤瘡，痤瘡の炎症後紅斑，非剥皮的（non-ablative）なスキンリジュビネーション（skin rejuvenation）に広く使用されている．

痤瘡に対する IPL 治療は，単独治療では効果が十分でないが，外用療法，内服療法の併用による治療が推奨されており，特に炎症後紅斑に対する効果が高いとされている．

IPL の作用機序として，光の毛細血管への障害と，*C. acnes* が産生するポルフィリンへの光励起（415 nm）により生じる活性酸素が *C. acnes* を殺菌することなどが想定されている．

ブロードバンド光治療

Isolaz pro（Solta Medical 社 /USA）は，photopneumatic technology（皮膚の吸引と光の放射）を利用した，ブロードバンドの光を照射する治療機器である．波長特性によるチップを使用することで，痤瘡治療，スキンリジュビネーション（色素性疾患，血管性疾患），脱毛が可能である[4]．

皮膚の吸引効果

ハンドピースを皮膚表面に当てると，自動的にチップ内部が陰圧（大気圧の約 1 / 5）になり，皮膚表面が伸展され治療部位が光の照射口に押し上げられる．この作用により，①皮膚へ光線透過性の約 20％の向上をもたらし，低出力でも従来の効果が得られる，②毛包内の皮脂や，膿の排出効果がある，③気化熱による冷却効果がある（**図 4，5**）．**図 6** に Isolaz で治療した嚢腫性痤瘡の例を示す．

波長域

Isolaz の波長域は，単一波長のレーザーと異なり，400～1,200 nm に及ぶ．治療には 400，530，580 nm をピークとした，目的に合わせたチップを使用する．照射光はブロードバンドの可視光線であり，痤瘡治療では主に 400 nm，瘢痕に対しては 530 nm を使用する．

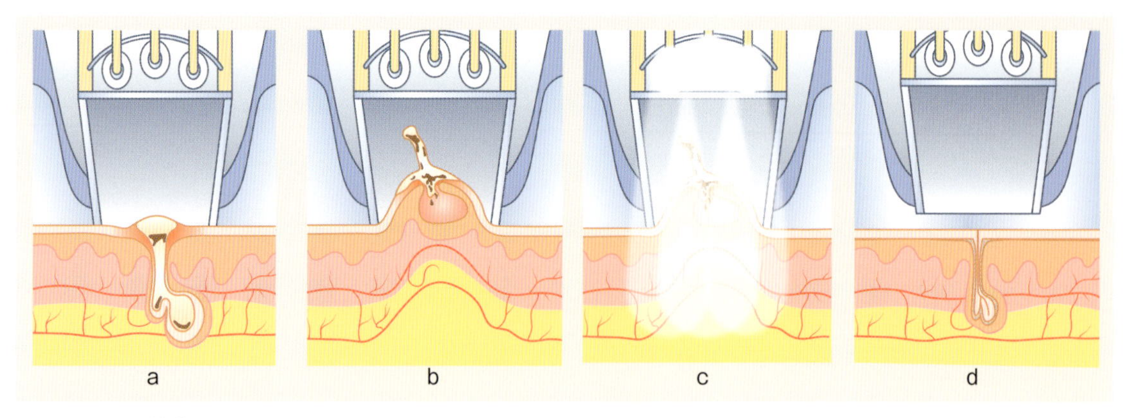

図4 Isolazの機序
a：ハンドピースを治療部位に当てる．自動的に先端チップ内部が陰圧状態になる．
b：吸引エネルギーで皮脂腺が表皮近くに押し上げられ，皮脂・老廃物が放出される．
c：ヘモグロビン・メラニン・皮脂に吸収効果の高い波長光を効率よく照射．痤瘡に有効な短波長光（400 nm付近）が *C. acnes* を殺菌し炎症の赤みを消失させる．
d：毛孔の深部までクレンジングされターゲットは破壊される．照射後吸引された皮膚は自動的に元に戻る．

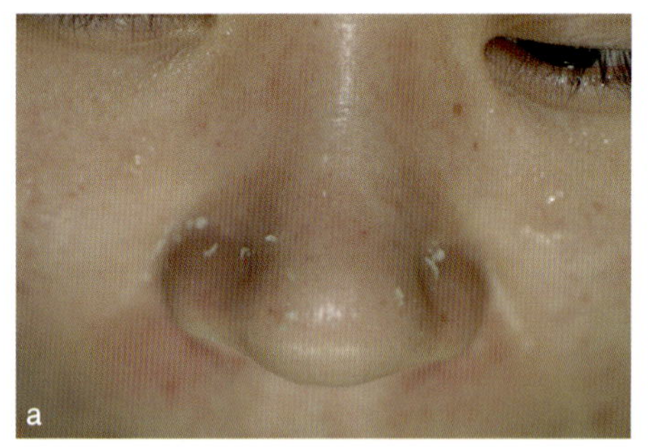

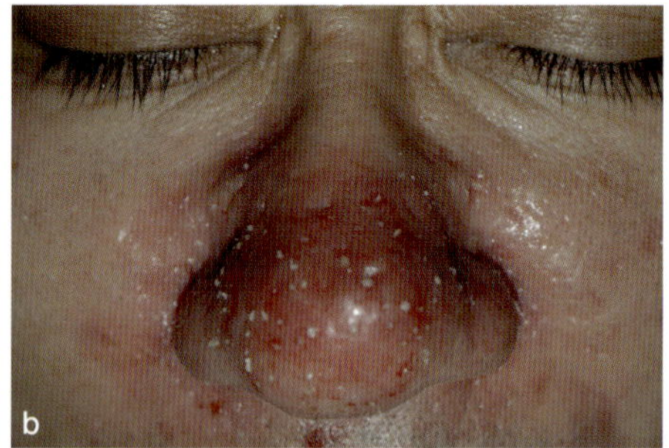

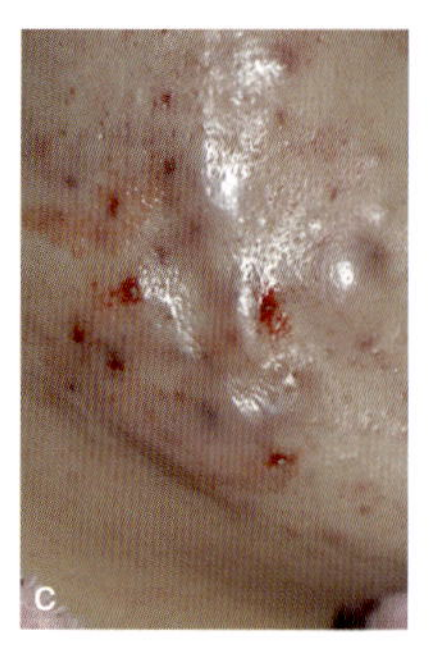

図5 Isolazによる皮脂や膿の排出効果
a：皮脂の排出，b：排膿，c：嚢腫からの排膿．

パルスモードの設定

シングルパルス：1回の照射で，パルスディレイはない．

ダブルパルス：光が2回照射され，中間に1回のパルスディレイ（200～1,000ミリ秒）がある．

トリプルパルス：光が3回照射され，1回目と2回目，2回目と3回目の間にパルスディレイがある．

iMP：1回の施術中に4回吸引し，4回照射を行う．

気化熱による冷却

施術前に蒸留水を顔面に噴霧し十分な湿度を与える．照射時の吸引により，ハンドピース内の大気圧が減少し，沸点63℃で皮膚表面の水分の気化が生じる．この気化熱が皮膚表面の熱を吸収することで，表皮が冷却される（evaporative cooling）．したがって冷却用のジェルが不要となり，治療時間の短縮，コストの節約が可能となった．

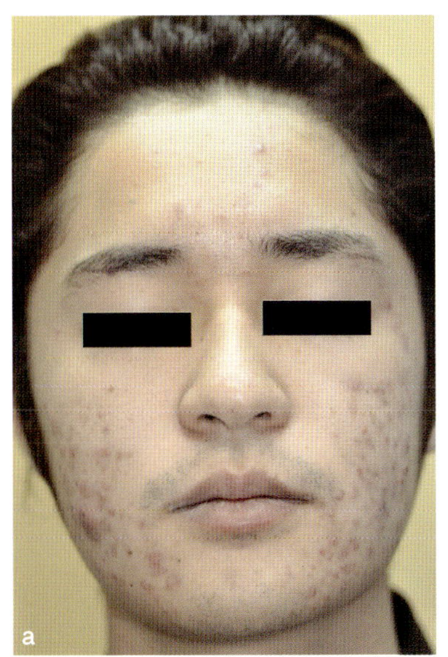

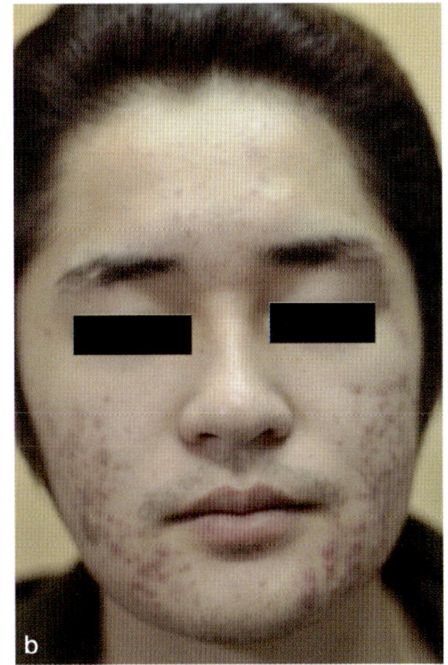

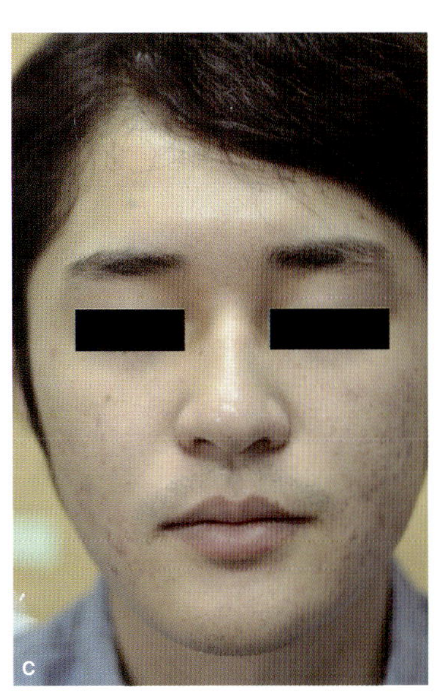

図 6　Isolaz による嚢腫性痤瘡治療例
20 歳代，男性．a：治療前，b：3 回治療後，c：6 回治療後．

1,450 nm ダイオードレーザー治療

Smooth beam（Candela 社 /USA）は，波長 1,450 nm のダイオードレーザー治療装置で，水分に高い吸収波長で，水分への吸収から生じる熱で皮脂腺の破壊を目的としている．レーザーの照射時間は 210 ミリ秒であり，4 つのパルスと照射パルス間で GentleLase Pro と同様に DCD による冷却ガス（テトラフルオロエタン）が間歇的に噴霧され，皮膚表面の冷却具合を調整することが可能となる．これを 1 パルスとして，毎秒 1 回の照射が可能である．これにより，レーザー照射時の痛みの軽減，皮膚表面を冷却保護することができ，炎症後色素沈着等の副作用の予防ができる．炎症後紅斑，炎症後丘疹に適している[5]（**図 7**）．

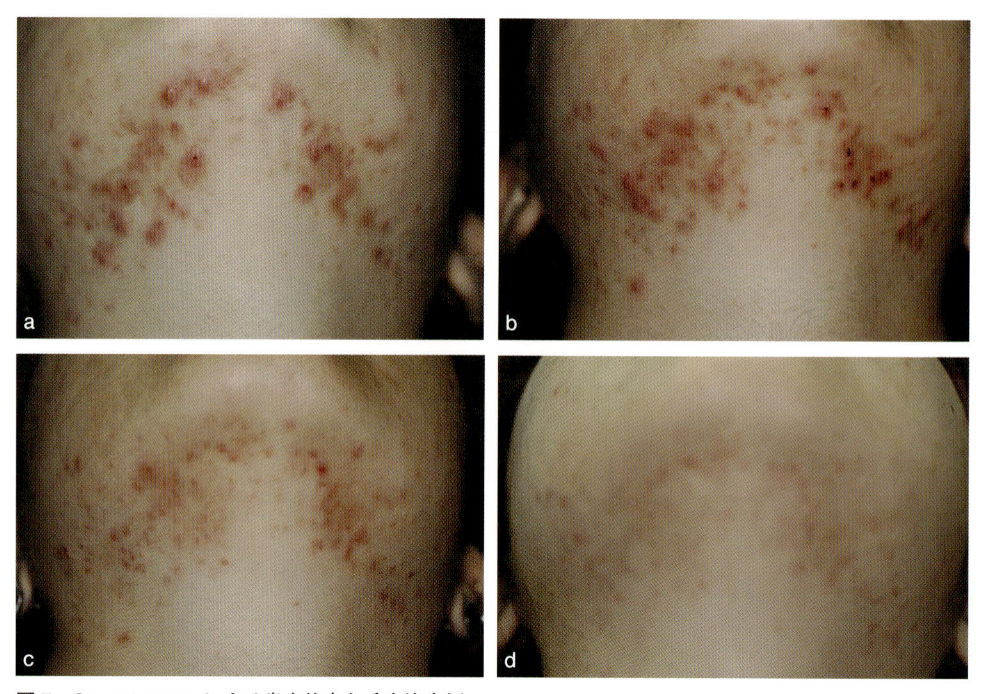

図7　Smooth beamによる炎症後赤色丘疹治療例
28歳，女性．a：治療前，b：1回治療後2週間，c：2回治療後2週間，d：5回治療後2週間．

おわりに

痤瘡のレーザー治療・光治療の具体的な装置，機序について概説した．特に，近年，痤瘡病変の中心となる皮脂腺に対し高い吸収波（1,726 nm）を有するダイオードレーザーがFDAで承認され，痤瘡治療が一段と進化した．痤瘡の治療ゴールは瘢痕予防にあり，保険治療に加えて効果的なレーザー治療・光治療も積極的に取り入れていくことが重要である．

（乃木田俊辰）

引用文献

1) 山﨑研志ほか．日皮会誌 2023；133（3）：407-50.
2) 乃木田俊辰．ニキビ治療薬選択の実際／ニキビ治療における「急性炎症期・維持期」の考え方．黒川一郎ほか編著．みてわかる！ニキビ診療 虎の巻．東京：南江堂；2023．pp.37-53.
3) Sakamoto FH, et al. Lasers Surg Med 2012；44（2）：175-83.
4) 乃木田俊辰．ざ瘡に対するレーザー治療．川田暁編著．スキルアップ皮膚レーザー治療．東京：中外医学社；2011. pp.156-65.
5) 乃木田俊辰．日レーザー医会誌 2010；31（1）：61-4.

痤瘡(にきび)の自費治療 ケミカルピーリング

ここで伝えたいエッセンス

- 痤瘡の自費診療であるケミカルピーリングは，角層剝離作用により毛包漏斗部の角化異常による閉塞の除去や，膿疱の排出作用，抗菌作用がある．
- 本邦のガイドラインでは，最浅層から浅層ピーリングである20～35％グリコール酸と，最浅層ピーリングであるサリチル酸マクロゴールが選択肢の一つとして推奨されている．
- ケミカルピーリングは自費診療であるため，痤瘡の標準的な治療が無効あるいは実施できない場合に適応する．
- 医師の管理下で治療前後のスキンケア，維持療法・併用治療を行うことによって，治療効果が向上し患者QOLが改善する．

ケミカルピーリングとは，皮膚に化学薬品を塗り，皮膚を剝がすことによって皮膚の再生を促す簡便な治療法である．痤瘡治療としては，角層剝離作用により毛包漏斗部の角化異常による閉塞の除去や，膿疱の排出作用，抗菌作用がある．しかしながら，用いる試薬や方法，治療時の皮膚の状態により効果がまったく異なるため，施術には注意が必要である．

ケミカルピーリングの分類と使用薬剤

ケミカルピーリングは，組織学的に皮膚が剝離される深さ（剝離深度）によって，角層までの最浅層，表皮顆粒層から基底層の間の浅層，表皮と真皮乳頭層の一部～全部までの中間層，網状層に及ぶ深層ピーリングの4段階に分類名称されている[1,2]（**図1**）．

一般的に痤瘡治療に使用されている薬剤として，グリコール酸（glycolic acid：GA）や乳酸を代表としたα-ヒドロキシ酸や，β-ヒドロキシ酸であるサリチル酸（エタノール基剤の場合；サリチル酸エタノール，マクロゴール基剤の場合；30％サリチル酸マクロゴール〈salicylic acid in

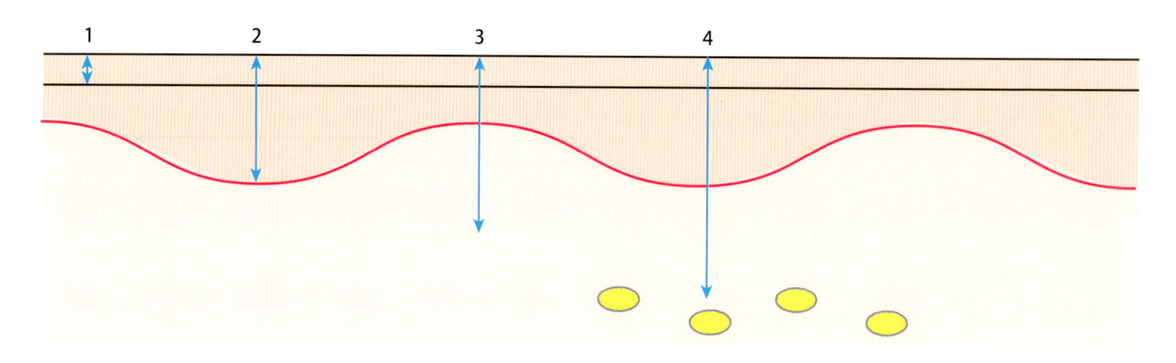

剥離深達レベル	剥離深度による分類名称	使用薬剤		組織学的剥離の深さ
1	最浅層ピーリング	30%サリチル酸マクロゴール（SA−PEG）	50〜70% GA 35〜50% TCA	角層
2	浅層ピーリング	20〜35% α−ヒドロキシ酸（グリコール酸〈GA〉・乳酸・マンデル酸・リンゴ酸・酒石酸・クエン酸） 20〜35% β−ヒドロキシ酸（サリチル酸エタノール） 10〜20%トリクロロ酢酸（TCA） ポリヒドロキシ酸，ピルビン酸 リポヒドロキシ酸，アゼライン酸，酸性アミノ酸，フェルラ酸 フィチン酸，レチノイン酸（トレチノイン）		表皮顆粒層から基底層の間
3	中間（深）層ピーリング	ベーカーゴードン液 フェノール（濃度88%以上）		表皮と真皮乳頭層の一部から全部
4	深層ピーリング			表皮と真皮乳頭層および網状層に及ぶ深さ

図1　ケミカルピーリングの剥離深度と使用薬剤
（古川福実ほか．日皮会誌 2008[1] をもとに作成）

polyethylene glycol vehicle：SA−PEG〉）がある．

日本人の肌には，最浅層から浅層ピーリングである 20〜35% GA（製剤により pH が異なり至適濃度も異なる）や，最浅層ピーリングである 30% SA−PEG が比較的安全に使用できるので，多くの施設で使われている．

GA や SA−PEG は本邦でも有効性が報告され，『尋常性痤瘡・酒皶治療ガイドライン 2023』でも，選択肢の一つとして推奨されている[3-5]．

なお，ケミカルピーリングは自費診療であるが，アダパレン，過酸化ベンゾイルの外用や抗菌薬の外用・内服といった保険適用のある痤瘡の治療法がある．このため，痤瘡の標準治療が無効あるいは実施できない場合に，ケミカルピーリングを適応する[3]．

表1　施術前の確認・説明項目，施術上の注意点

施術前の確認事項	● 基礎疾患の有無（精神状態，全身状態） ● 皮膚の状態 ● ケミカルピーリング前後の臨床の記録の保存 ● 皮膚病理所見（症例によっては必要）
施術前の説明項目	● ピーリング作用機序 ● 予測される改善までの治療回数の目安 ● 実際の治療の流れ ● 自宅でのケアの方法 ● ケミカルピーリング以外の治療方法の提示 ● 自費診療であること，治療費用の告知 ● 文書による同意書の取得
適応に注意を要する人	● 遮光が十分にできない人 ● 妊娠中，授乳中の人 ● 免疫不全状態や他の疾患で加療中の人 ● 光線過敏の有無，アトピー性皮膚炎・接触皮膚炎などの既往 ● ケロイド体質の人 ● 施行部位に，ウイルス・細菌・真菌感染がみられる人 ● 施行部位に，外科的手術や放射線治療の既往がある人 ● 最近の顔面への処置や加療歴：レーザー，毛剃り，顔のパック，スクラブ洗顔，ナイロンタオルを使用している人 ● アダパレンを含むレチノイドを外用または内服していた人 ● ケミカルピーリングに過度の期待をもっている人

（古川福実ほか．日皮会誌2008[1]より）

施術前の確認・説明事項と施術上の注意点

まず，施術前の確認・説明事項として，基礎疾患の有無，妊娠・授乳中の有無，光線過敏の有無，アトピー性皮膚炎，アスピリン喘息，接触皮膚炎，ケロイド体質などの既往，ヘルペスなどのウイルス疾患の既往，最近の顔面皮膚への処置や加療歴（毛剃り，レチノイド，レーザー，外科的手術など）についての問診と皮膚状態を確認する（**表1**）[1,2]．精神疾患など基礎疾患が安定していない場合，日焼けして遮光が十分にできない場合，痤瘡以外の皮膚感染症を生じている場合は施行を控えるほうがよい．

妊娠・授乳中の患者に対するケミカルピーリングの安全性については，確立したエビデンスレベルはない[6]．α-ヒドロキシ酸は，真皮への深達性は乏しいため，一般的に比較的安全とされている．サリチル酸は胎児危険度分類基準カテゴリーCに指定されているが，角層のみに作用するSA-PEGであれば比較的安全と考えられる[6]．なお，SA-PEGの場合は，サリチル酸が血中に移行することはないが，サリチル酸アレルギー（アスピリン喘息）について問診と施術前にパッチテストを行い，アレルギー性接触皮膚炎の有無について確認が必要である．

ケミカルピーリングの適応と判断した場合は，ケミカルピーリングの実際の施術方法や治療後のケアについて説明し，同意書を得る．

施術方法

グリコール酸（GA）による施術

①脱脂，②塗布，③観察，④中和（薬剤によっては中和が不要である），⑤洗浄（洗顔），⑥冷却，⑦後処置の7つのステップに大別される（**図2**）．

前準備として，コンタクトレンズを装着している場合は外してもらい，ヘアバンドやピンにて髪を留め，治療の妨げにならないようにする．洗顔の後に仰臥位となり閉眼してもらい，照明を当てる．びらんなど薬剤を避けたい部位は，ワセリンで保護する．

①脱脂：25％エタノール水溶液を脱脂綿に含ませ脱脂を行う．なお，患者がアルコール過敏症の場合は，アセトンを用いて脱脂を行う．

②塗布：はけを用いて約20秒でピーリング剤を塗布する．眼や口周りを避けて，前額部，鼻，頬，下顎部の順（時間を長く置きたい部位から塗り始める）で塗布を行い，ストップウォッチで計測する．初回はテストとして20〜30％GA（pH

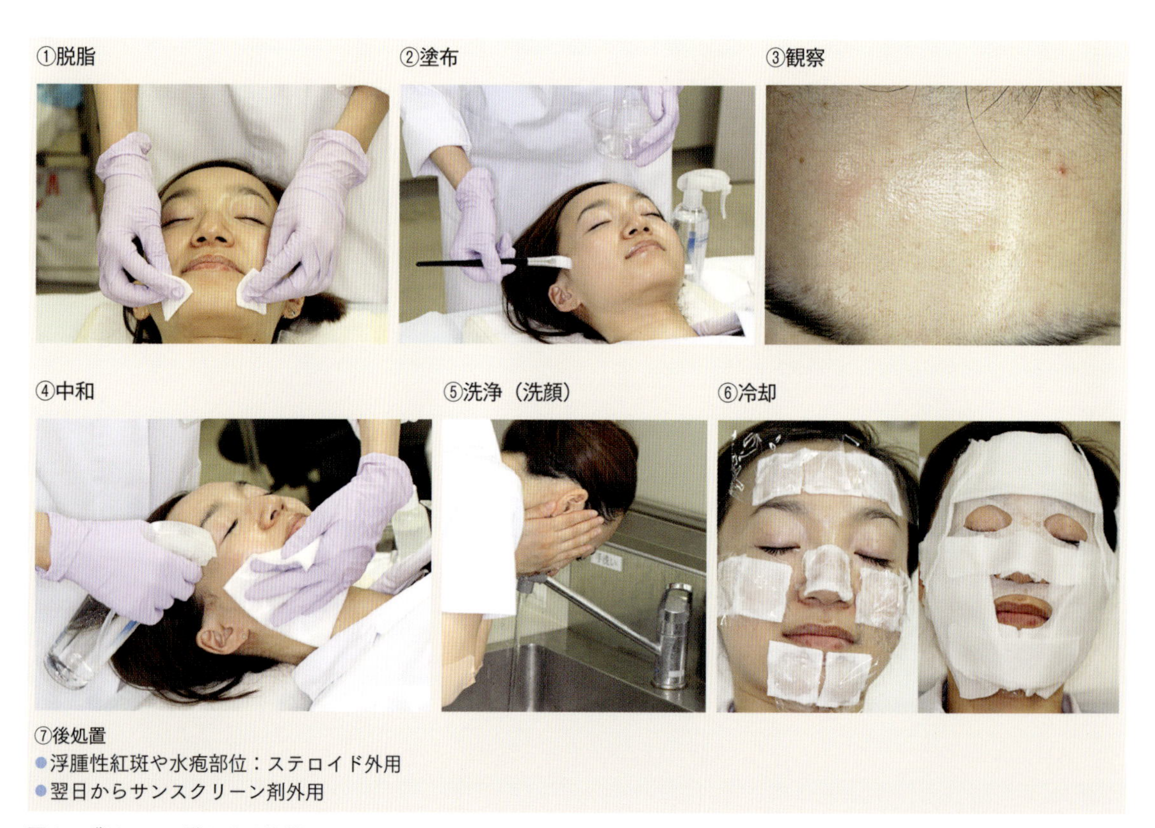

図2　グリコール酸による施術

は製剤により異なる）を2〜3分間反応させることから開始し，刺激感や皮膚反応をみる．

③観察：施術中の観察は，ケミカルピーリング後の水疱・痂皮形成を防止するうえで重要である．また，刺激感を緩和する目的で，施術中は送風を行うことが望ましい．

④中和：軽度の紅斑・浮腫や強い痛みが生じた部位から，中和液を用いて中和を開始する．

⑤洗浄（洗顔）：中和後は，ピーリングによる刺激感が取れるまで，患者自身に水道水で十分に洗顔してもらう．特に髪の生え際，下顎部は洗い残しがないように注意する．

⑥冷却：薬剤の経皮吸収促進を目的として，ビタミンCローションパックと氷冷した医療用不織布ガーゼを用いて冷却し，5分毎に交換する（計3回）．

⑦後処置：冷却後も浮腫性紅斑や水疱が形成された部位があれば，ステロイド外用を行う．症例により面皰圧出法を併用し，また，排膿した炎症性皮疹は，薄い痂皮を形成するが数日で脱落することを伝える．

サリチル酸マクロゴール（SA-PEG）による施術

前準備や脱脂等はGAと同様であるが，SA-PEGの場合は，最浅層ピーリングのため刺激感や皮膚反応はほとんどの場合において認めず，中和のステップも不要である．①脱脂，②塗布，③拭き取り，④洗浄，⑤冷却，⑥後処置の6つのステップに大別される（**図3**）．

①脱脂：GAと同様．

②塗布：施術者は，パウダーフリーのプラスチック手袋を着用し，ピーリング剤を手の上でよく温

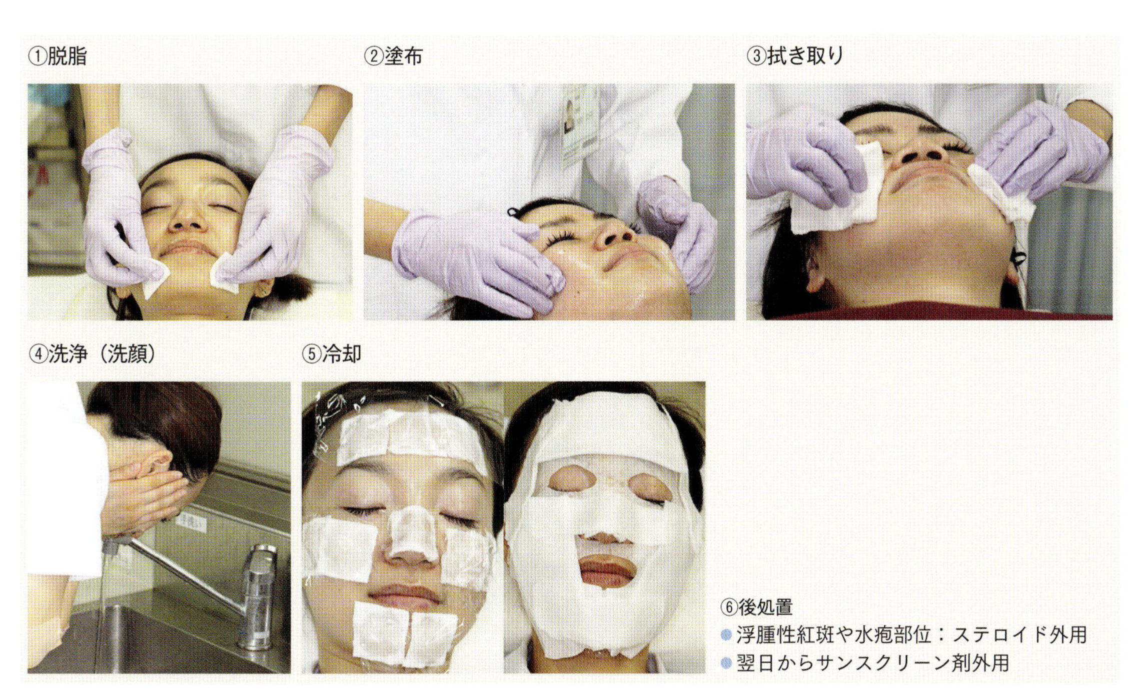

図3　サリチル酸マクロゴールによる施術
①④⑤⑥はグリコール酸と同様である．

めながら混ぜて，試薬が白色から透明になった後に使用する．なお，温めても透明にならず，サリチル酸が析出している場合は，薬剤調整不良のおそれがあり使用しない．眼や口周囲を避けて，前額部，鼻，頬，下顎部の順で塗布を行い，ストップウォッチで5分間計測し放置する．

③拭き取り：冷水で湿らせたガーゼを使用し，擦らないように，また取り残しがないように拭き取る．拭き取りの順序は塗布した順序と同様で，各部位別にガーゼを交換し拭き取る．

④洗浄（洗顔）・⑤冷却・⑥後処置：GAと同様．

SA-PEGの場合は洗い残しがあると白く残って確認できるため，十分洗浄するよう指導を行う．

施術後のスキンケア

痤瘡後の色素沈着やケミカルピーリングによる色素沈着の予防目的で，治療の翌日より，低刺激性でノンコメドジェニックなサンスクリーン剤の使用と遮光の徹底に努める．脂性肌の場合は問題がないが，一般的に皮膚が乾燥しやすいため，保湿剤などでの保湿を十分に行うよう勧めている．

治療プログラム

治療間隔はGAの場合は2週間〜1か月間，SA-PEGの場合は1か月間で，3〜5回の施術で改善を認めることが多いが，一時症状が悪化することがある．維持療法として，1〜2か月毎に治療を継続し，症例によっては他の治療方法との併用も行う．

なお，ケミカルピーリングに対する皮膚の反応は個人差があり，また同じ人でも治療時の皮膚の状態や行う季節によって異なるので，効果の発現時期も様々である．すぐに治療効果が見られない場合でも，治療目標の達成のためには根気よく続けることが必要である．

副作用

施術中および施術後に見られ得る所見で，刺激感・乾燥・浮腫・紅斑・鱗屑などがあり，特に避けたい副作用として，水疱・びらん・痂疲形成などがある（**表2，図4**）[1,2]．

韓国における痤瘡関連の医療訴訟（1997〜2018年）の11例のうち6例は，ケミカルピーリング関連であったとされている．痤瘡瘢痕に対するトリクロロ酢酸（TCA）治療2症例では，第Ⅱ度熱傷後の炎症後色素沈着や痤瘡瘢痕の悪化，ヘルペス感染症，丘疹形成を認め，痤瘡に対するジェスナー液（レゾシノールと14%サリチル酸エタノール，14%乳酸の合剤）治療1症例では，刺激性接触皮膚炎後の炎症後色素沈着を認めたとされ，最浅層ピーリング以外の薬剤を使用する場合は注意が必要である[7]．

グリコール酸（GA）での副作用

GAについては，『ケミカルピーリングガイドライン』（2008）によると，pH 3以上で濃度が10%以下であれば，ほとんど皮膚反応は見られず安

表2　施術中・施術後に見られ得る所見

施術中および施術後に見られ得る所見	施術後にまれに見られ得る所見
●刺激感	●瘢痕
●浮腫（数日で治まる）	肥厚性瘢痕
●紅斑（数日で治まる）	萎縮性瘢痕
●水疱形成	ケロイド
●びらん，潰瘍	●感染
●鱗屑，痂皮	細菌
●色調異常	ウイルス（単純疱疹の再発など）
色素沈着，脱失	真菌
施行部位と周囲の境界の明瞭化	●ピーリング剤によるアレルギー性接触皮膚炎および接触蕁麻疹
既存黒子の顕在化	●その他
●持続する紅斑や瘙痒	
●一過性の痤瘡増悪や毛孔拡大	
●毛細血管拡張	
●稗粒腫	

赤字は頻度が多い副作用である.
（古川福実ほか. 日皮会誌 2008[1] より）

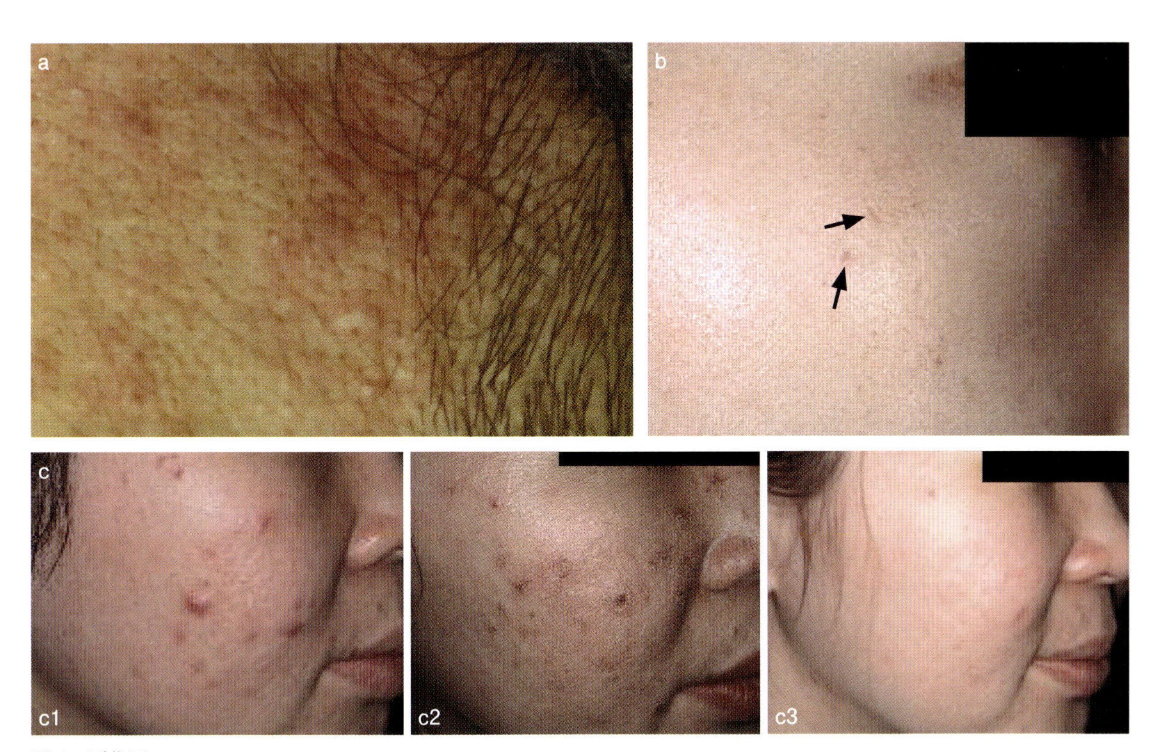

図4　副作用
a：額部における施術中の紅斑，浮腫と小水疱（35 %GA，pH1.2，3 分間施術後）.
b：頬部における施術翌日の痂皮形成（35 %GA，pH1.2，3 分間施術後）.
c：炎症性皮疹に一致した痂皮形成（c 1：施術前，c 2：50 %GA，pH0.9，4 分 30 秒間施術後，c 3：9 回施術後に痤瘡は消失している）.

全性が高いとされている[1, 2]．しかしながら，2016年度の「毒物及び劇物指定令の一部を改正する政令」により，3.6%を超える濃度のGAはその被刺激性の問題より劇物と指定され，適切な管理が必要となった．35〜70% GA（pH不明）の場合では，スキンタイプの高い199症例において，痂皮形成6.0%，色素沈着2.0%，紅斑2.0%，水疱0.5%が出現し，8か月以内に消失したとされている[8]．

このように，高濃度（30%以上），低pH（2以下）では，治療効果が優れているものの，浮腫やびらん，痂皮形成などの危険性が高くなるため，注意深い観察と医師の管理下の施術が必要である[1]．その他，Vishalらは一症例報告として，18歳の痤瘡患者において施術時に非アレルギー性接触蕁麻疹が生じたとしており，施術中の観察が特に必要である[9]．

サリチル酸マクロゴール（SA-PEG）での副作用

最浅層ピーリングであるSA-PEGは，強い刺激感や紅斑といった副作用が生じないとされているが，薬剤調整不良による析出サリチル酸の刺激で生じることがある．このため，信頼性の高い製剤を使用し，医師による適切な管理を要する[4]．

副作用対策

このような副作用対策のひとつとしては，ガイドラインで掲示されているように，施術前の詳細な問診とパッチテストなどの前準備，施術中の観察，施術後の後処置，施術後のスキンケアが重要である．

併用治療

併用治療は，ケミカルピーリングの角層剝離作用により，併用する薬剤の浸透性を高めることで相乗効果を及ぼす．しかしながら，ケミカルピーリングの剝離深度が予想以上に増す場合や，紫外線の影響，接触皮膚炎を生じる可能性が高くなることから，患者に応じて適切な治療方針を検討する必要がある．

抗菌薬の内服

重症の炎症を伴う痤瘡に対しては，抗菌薬の内服療法を併用している．『尋常性痤瘡・酒皶治療ガイドライン2023』で掲示しているとおり，内服抗菌薬の投与は原則3か月までとする[3]．

面皰圧出法

ケミカルピーリング直後に，炎症性皮疹から膿を排出する症例では，面皰圧出法を併用している．施術した部位は薄い痂皮を形成するが，数日で脱落することを伝える．

ビタミンC外用

テトラヘキシルデカン酸アスコルビルとL-アスコルビン酸-2-リン酸ナトリウムにおいては，前述の『尋常性痤瘡・酒皶治療ガイドライン2023』で炎症性皮疹と炎症後の紅斑に対して選択肢の一つとしてあげられている[3]．

イオントフォレーシス

Kurokawaらは，31例の痤瘡患者に対してpH3.2の20% GAによるケミカルピーリング後にビタミンC・E誘導体によるイオントフォレーシスを行ったところ，痤瘡の重症度と炎症後色素沈着も改善したとしている．有害事象としては，軽度の局所発赤と刺激症状4例のみとされている[10]．

アダパレン外用

上出らは，pH3.2の40% GAによるケミカルピーリング後にアダパレンを外用することにより，患者満足度が高い結果となったとしている[11]．レチノイド外用剤としては，Castilloらは，フィッツパトリックスキンタイプ（Fitzpatrick skin type）Ⅰ～Ⅲでは施術前48時間，スキンタイプⅣ～Ⅵの場合は施術2～3週間前より使用中止を勧めているとしており，患者に応じて使用開始時期を検討する必要がある[12]．

（上中智香子）

引用文献

1）古川福実ほか．日皮会誌 2008；118（3）：347-55.
2）Yamamoto Y, et al（Committee for Guidelines of Care for Chemical Peeling）. J Dermatol 2012；39（4）：321-5.
3）林伸和ほか．日皮会誌 2023；133（3）：407-50.
4）Dainichi T, et al. Dermatol Surg 2008；34（7）：891-9.
5）Kaminaka C, et al. Dermatol Surg 2014；40（3）：314-22.
6）Trivedi MK, et al. Int J Womens Dermatol 2017；3（1）：6-10.
7）Cho SI, et al. J Dermatol 2019；46（12）：1210-4.
8）Vemula S, et al. J Am Acad Dermatol 2018；79（3）：508-13.e2.
9）Vishal B, et al. J Cutan Aesthet Surg 2012；5（1）：58-9.
10）Kurokawa I, et al. J Dermatol 2017；44（4）：401-5.
11）上出三起子ほか．新薬と臨 2013；62（10）：1890-4.
12）Castillo DE, Keri JE. Clin Cosmet Investig Dermatol 2018；11：365-72.

痤瘡（にきび）の自費治療
フォトダイナミックセラピー（PDT）

ここで伝えたいエッセンス

- フォトダイナミックセラピー（PDT；光線力学的療法）は，特に中等度から重症痤瘡の治療として有用性が高い．
- 光増感剤 ALA（5-アミノレブリン酸）からのプロトポルフィリン IX（Pp IX）とその励起波長による光化学反応である．
- 選択的な毛包脂腺系細胞および *C. acnes* のアポトーシスが主な作用機序である．
- ALA-PDT には外用法と内服法がある
- IPL，LED 治療は内因性ポルフィリンを活用した PDT である．

皮膚科領域のフォトダイナミックセラピー（photodynamic therapy〈PDT〉；光線力学的療法）は，5-アミノレブリン酸（ALA）を光増感剤として用いることが多く，日光角化症や基底細胞癌をはじめとする前癌病変・悪性腫瘍に対して低侵襲性の治療法として発展してきた．

ALA が選択的に毛包脂腺系に集積する[1] ことを活用して，1995 年に Anderson らのグループが 20% ALA 外用による PDT（ALA-PDT）は毛包組織を傷害し脱毛効果のあることを学会報告した．それを応用して 2000 年に Hongcharu ら[2] そして Itoh ら[3] が，外用 ALA-PDT が尋常性痤瘡の治療に有効であることを報告し，画期的な治療として絶賛された．以来，PDT は特に中等度から重症の痤瘡には欠かせない治療法の一つとして確立されている．光増感剤として，紅斑などの副反応が ALA より少ないとされる MAL（methyl-ester aminolevulinic acid）や ICG（インドシアニングリーン）も検討されてきたが，価格や汎用性の点から ALA が主流である．

痤瘡に対するALA-PDTの作用機序

ALAは2日間以内という短時間で体外に排出されること，および経皮吸収が可能という特徴がある．ALAはミトコンドリア内でのヘム生合成経路においてポルフィリン系化合物の前駆物質であり，それ自体には光感受性はない．生体内ではネガティブフィードバックによりALAの生合成がヘム産生によって阻害される．ALAが過剰に投与されるとこの制御が崩れ，ヘム生合成が滞り，ポルフィリン系化合物，とくにプロトポルフィリンIX（Pp IX）が細胞内に蓄積される．ALA-PDTではこのPp IXを光増感物質として利用している．

ALAは投与されて所定時間経つと選択的に毛包脂腺系，とくに皮脂腺に集積し，光増感作用を持つポルフィリン系化合物（コプロポルフィリンIII，Pp IXなど）となる．そこに励起波長を照射すると，光化学反応によって一重項酸素やヒドロキシラジカルなどの活性酸素種あるいはラジカル種が生成される．これにより，*Cutibacterium acnes*（*C. acnes*）や常在菌が殺菌される．さらに，皮脂腺を構成する細胞に損傷を与えてアポトーシスを誘導し皮脂の産生を抑制する．この選択的に皮脂腺を破壊することと同時に殺菌作用が高いことが重症度の高い痤瘡にも効果的な理由である．

照射光源

光増感剤の投与後にポルフィリン系化合物が蓄積されるまでの一定時間（incubation time）を待ってから励起波長を照射する．

ALA-PDTで産生されるPp IXの励起波長は410 nm，510 nm，545 nm，580 nm，630 nmにピークがある（**図1**）[4]．Pp IXの最大吸収ピーク（Soret band）は410 nmであり，この波長は励起率が最も高い．しかしながら，この波長は皮膚組織深達度が低いため，病変の主座が深い痤瘡の治療において難点がある．また，アジア人のようなdarker skin typeではメラニンへの吸収が高いため施術後の強い色素沈着が懸念される．さらに，Pp IXは励起するとフォトプロトポルフィリンなどの二次産物を産生し，その励起波長が670 nmにピークがあるため，630 nm，670 nm双方の波長を含む可視光線はより効果的と考えられる．

以上のような観点から，アジア人には630～635 nmのLEDあるいはその波長を含む赤色ランプやIPLが推奨される．顔面であれば20～30 J/cm^2，躯幹であれば40～80 J/cm^{2}で照射するが，適正照射量は，スキンタイプ，光源として使用する機種により最適値は異なってくるため，テスト照射を行うことが推奨される．近年は後述のような有害事象を避けるため，また，PDTの大きな課題である長いincubation time（ALAが毛

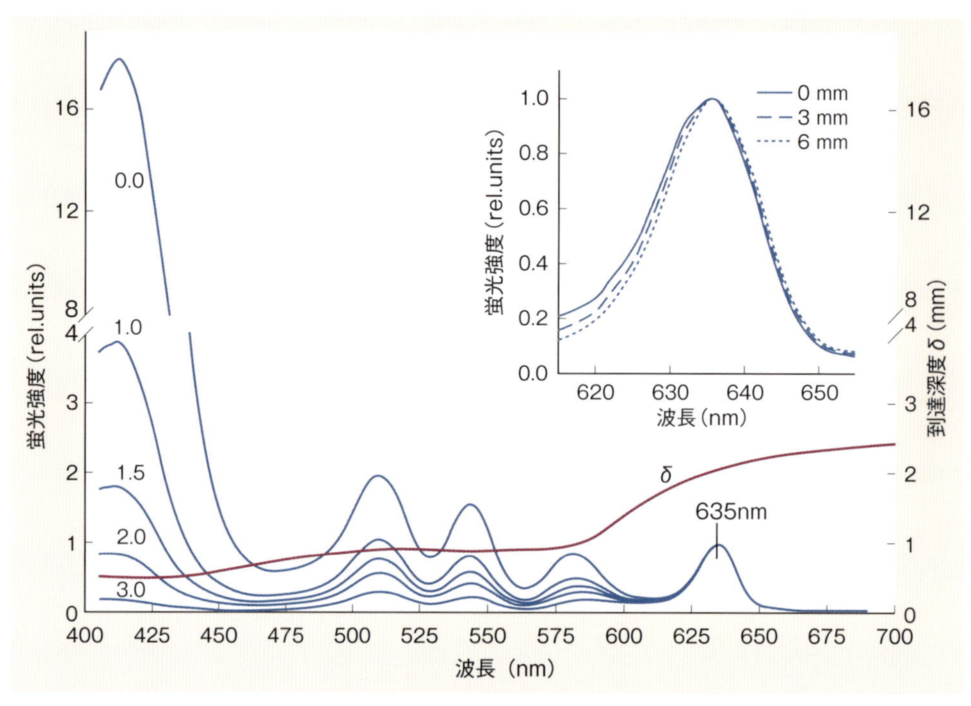

図1 プロトポルフィリンIX（PpIX）の皮膚の深度における吸収波長のスペクトラム
（Slutsky-Bank E, et al. J Cosmet Dermatol 2021[4] より）

包脂腺系に集積するまでの待ち時間）の克服のため，日光を光源として活用するdaylight PDTも試みられており[4]，そのための日照時間を測定するアプリも開発されている．さらに，家庭で照射できる簡便なマスクタイプのLED光源も活用されている．

治療の実際

ALAの投与は国際的には外用法が一般的であるが，本邦では内服法も多く施行されている．ALAの内服あるいは外用後の組織における分布の経時的変化についてまだ知見は少ないが，痤瘡のモデルマウスではALAが表皮から毛包脂線系へと経時的に選択的に集積することが確認されており（**図2**），内服のほうが表皮障害が少ないことが示唆される[5]．また，ポルフィリンの発現量は濃度依存性であり経時的に増加することが明らかにされている[6,7]．

本邦では，アラグリオ®（SBIファーマ）が膀胱癌や脳腫瘍（悪性神経膠腫）の光力学診断に使用する診断薬として保険適用になっており，このALAを使用する．

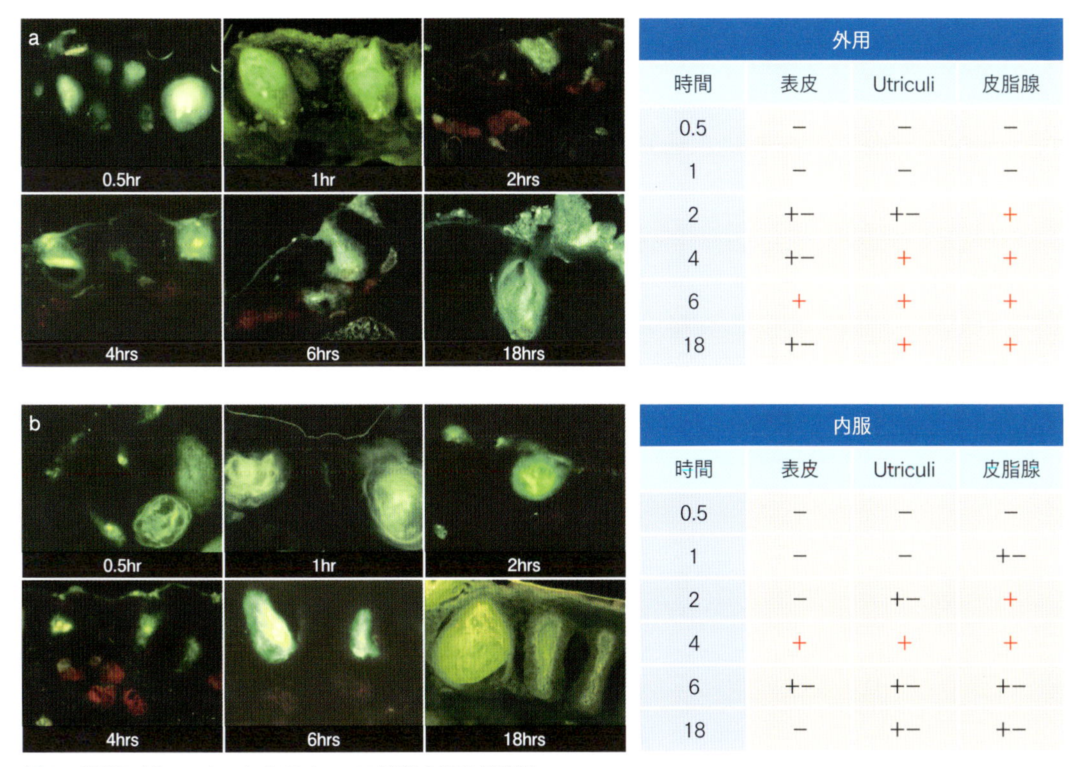

外用			
時間	表皮	Utriculi	皮脂腺
0.5	−	−	−
1	−	−	−
2	+−	+−	+
4	+−	+	+
6	+	+	+
18	+−	+	+

内服			
時間	表皮	Utriculi	皮脂腺
0.5	−	−	−
1	−	−	+−
2	−	+−	+
4	+	+	+
6	+−	+−	+−
18	−	+−	+−

図 2　痤瘡モデルマウスにおける PpIX 発現の経時的変化

a：20% ALA 外用，b：40 mg/kg ALA 内服．左の写真は蛍光顕微鏡による組織写真の典型例，右の数値はそれぞれの投与方法における経時的な PpIX 発現部の変化を示す．

Utriculi（コメド様構造）と皮脂腺を有するライノマウスにおいて ALA の選択的な集積によりポルフィリンの発現部位が時間とともに変化している．

（立原利江子．Aesthe Derma 2005[5] より）

初期の外用法プロトコールでは，悪性腫瘍に対する方法に準じて，20 wt% 外用 ALA で施行していたが，現在では有害事象の観点から 5～10% 製剤や 0.5% リポソーム化 ALA など低濃度の外用が一般的である．incubation time は本来 3～6 時間と長い．ALA 塗布後 30 分～1 時間で照射という short contact 法も試みられているが，これは ALA の選択的毛包脂線系の集積が期待できず，ピーリング的な効果が主体と考えられる．一方，到達までの時間を縮小させる目的で超音波導入，マイクロニードリングなどのドラッグデリバリーも試みられているが，まだ一定の有用性には至っていない．

内服法は ALA 10 mg/kg を水あるいはオレンジジュースに溶かして内服し，遮光された環境で 4～6 時間放置した後に励起光を照射する[8, 9]．悪心，嘔吐，胃部不快感を防ぐため，制吐剤を同時に服用する必要が少なくない．incubation time は 4～6 時間であるが，自宅などであらかじめ内服し来院後すぐ照射できるため，患者の待ち時間軽減になる点ではより実用的な方法である．

施術後は，残存する ALA と日光や室内光が反応するのを避けるため，体内から ALA が排泄される 48 時間程度は厳密な遮光が必要である．屋外はもちろん，室内で生活する場合でも必ずガーゼ，厚めのファンデーションなどで塗布部よりも広範囲に物理的に遮光する．ALA の励起光は可視光線領域であるため，通常のサンスクリーン剤

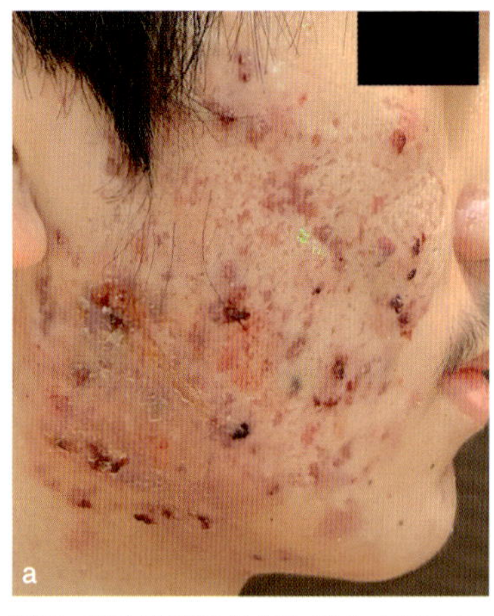

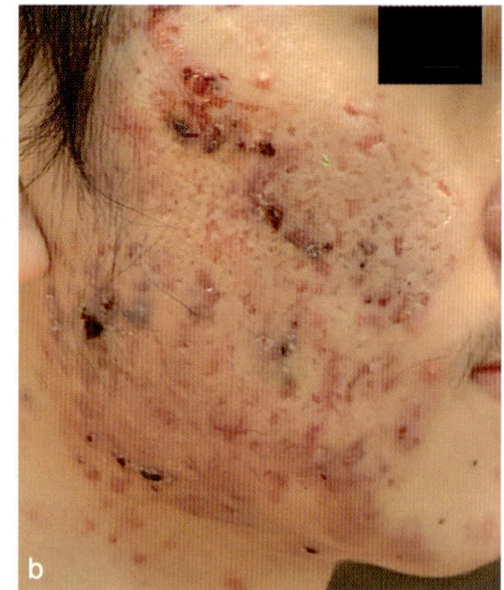

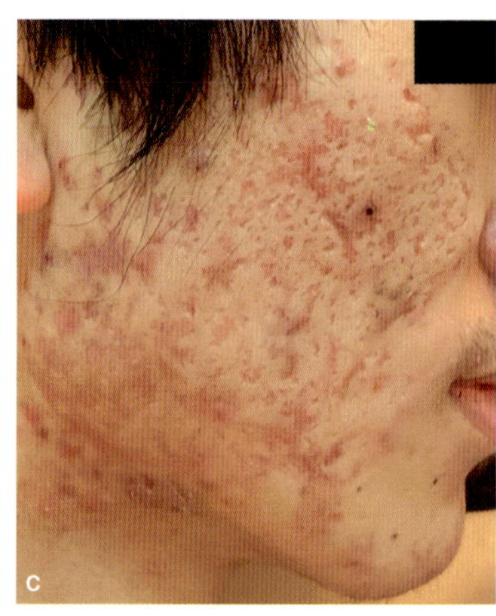

図3　重症痤瘡に対するALA-PDTの一例
16歳，男子．10％外用ALAと630 nm赤色光によるPDTの経過．a：治療前．丘疹，膿疱，血疱，嚢腫，痂皮が集簇し紅色に腫脹する局面があり，rolling scar，boxcar scarが多数みられる．b：1回治療1か月後．丘疹や膿疱の新生や痂皮形成がみられるが紅斑腫脹はかなり軽快している．c：6回治療1か月後．紅色瘢痕が主体で炎症性皮疹の新生はほとんどみられない．

は無効であることに留意する．内服法の施術後は，眼などの皮膚以外の正常組織にも一時的にポルフィリン系化合物が蓄積すると考えられるため，サングラスの使用や施術部以外の皮膚も衣服などで覆う必要がある．

治療回数やインターバルは症状によるが，2週後に2回目，その1か月後に3回目を施行することが多い．その後1～3か月ごとに治療を繰り返すとさらに症状の改善が期待できる（**図3**）．

有害事象

ポルフィリン症や可視光線領域に原因が多い日光蕁麻疹などの光線過敏症がある患者には適さない．

照射時の疼痛，紅斑，また照射後には紅斑，炎症後色素沈着，痂皮，浮腫，一過性の痤瘡の増加，乾燥などの副反応が見られやすい．とくに外用法ではALAが表皮から浸透して基底層近傍にも少し集積するため，表皮の障害によるダウンタイムが出やすい．

内服法ではそれらの副作用は通常軽度である一方，全身症状がありうる．ALA摂取時の悪心，嘔吐，不快感は高率に出やすく，一過性の肝機能障害も少なくない．内服ALAの全身の組織における経時的な代謝については動物で報告があるにとどまるため，施術後の血液検査が推奨される．

内因性ポルフィリンを活用したPDT

415 nm や 635 nm の波長の LED（light emitting diode；発光ダイオード），それらの波長を中心に発振する IPL やランプなどを単独で照射する方法は，皮膚内に存在する *C. acnes* が産生するポルフィリンを活用したもので，いわば内因性 PDT である．

従来は青領域の光がよく使用されてきたが，炎症後色素沈着が懸念されることと深達度の観点から本邦では赤色光が主流である．光増感剤を投与する PDT に比較して反応するポルフィリンの量が少ないため，効果は弱くなるが副反応がほとんどなく incubation time もないため簡便な治療方法である．そのため，痤瘡治療でも比較的軽症から中等度の場合に適用されることが多い．

おわりに

PDT は，とくに重症度の高い痤瘡に対して有用性が確立されているが，効果を最大にしつつ副反応を最小限にすること，またより実用的な方法については，今後も最適なプロトコールを確立するための検討が必要である．

（坪内利江子）

引用文献

1） Divaris DXG, et al. Am J Pathol 1990；136（4）：891–7.
2） Hongcharu W, et al. J Invest Dermatol 2000；115（2）：183–92.
3） Itoh Y, et al. Arch Dermatol 2000；136（9）：1093–5.
4） Slutsky-Bank E, et al. J Cosmet Dermatol 2021；20（12）：3924–30.
5） 立原利江子．Aesthe Derma 2005；15（9）：9–14.
6） Kosaka S, et al. Lasers Surg Med 2011；43（5）：376–81.
7） 坪内利江子ほか．Aesthe Derma 2008；18（1）：7–16.
8） Kimura M, et al. J Dermatol 2004；31（12）：956–60.
9） Itoh Y. Treatment of acne with systemic photodynamic therapy. In：Goldman MP, et al（eds）. Procedures in Cosmetic Dermatol Series：Photodynamic Therapy, 2nd ed. Philadelphia：Sanders；2007. pp.11–30.

痤瘡瘢痕の治療

ここで伝えたいエッセンス

- 痤瘡瘢痕は萎縮性瘢痕や隆起性瘢痕に加え，炎症後色素沈着や炎症後紅斑が混在することが多い．
- 皮膚表面の凹凸の治療に加え，色調（赤みやくすみ）の治療も考えていく必要がある．
- 痤瘡瘢痕の治療はエビデンスの高い治療は少なく，複数の治療を併用して行う．
- 何より大切なことは，痤瘡瘢痕を残さないよう，早期に積極的な痤瘡治療を行うことである．

痤瘡は慢性炎症性疾患であり，炎症軽快後に瘢痕を生じることがある．（痤瘡）瘢痕は，炎症性皮疹，その他の皮疹が軽快したあとに生じる，皮膚の陥凹（萎縮性瘢痕あるいは陥凹性瘢痕と呼ぶ），隆起（肥厚性瘢痕とケロイドを含む），色素沈着からなる症状をいう[1]（**図1**）．また，炎症性皮疹が軽快し炎症所見が消失した後に，一時的に残る紅斑を炎症後紅斑といい，痤瘡後の色調変化の一つとして記載されている[2]．

つまり，痤瘡瘢痕の治療は，性状・形態変化である①隆起性痤瘡瘢痕（肥厚性瘢痕・痤瘡ケロイド）と②萎縮性瘢痕（陥凹性瘢痕），色調変化による③炎症後色素沈着と④炎症後紅斑とに大きく分けられ，それぞれについて病態を把握し，治療計画を立てる必要がある．実際には複数の瘢痕のタイプが混在することが多い．

『尋常性痤瘡・酒皶治療ガイドライン 2023』における瘢痕に対する治療と推奨度は，肥厚性瘢痕に対してのステロイド局注は推奨度Ｃ1，トラニラスト内服や皮膚の陥凹に対する皮膚充填剤（フィラー），ケミカルピーリング，外科処置は推奨度Ｃ2となっており[1]，痤瘡瘢痕の治療については推奨度の高い治療がないのが現状であるが，現在までに試みられている痤瘡瘢痕の治療について解説する．

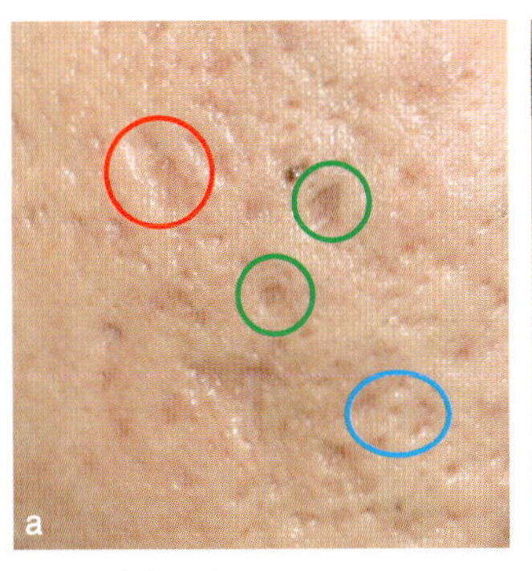

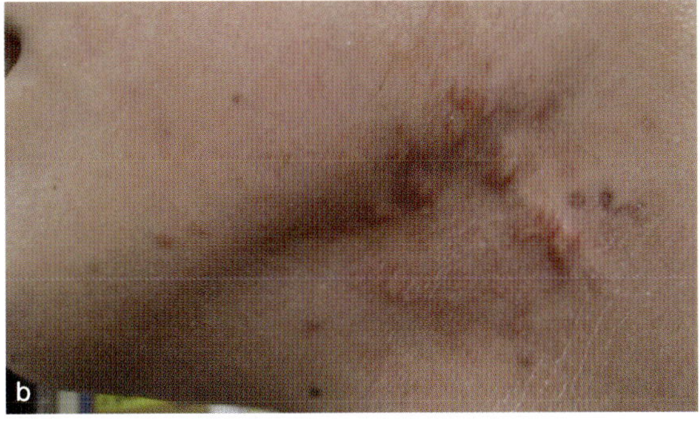

図1　痤瘡瘢痕
a：萎縮性瘢痕（陥凹性瘢痕），b：隆起性瘢痕．○アイスピック型，○ローリング型，○ボックスカー型．

隆起性痤瘡瘢痕（肥厚性瘢痕・痤瘡ケロイド）

病態

肥厚性瘢痕・ケロイドは，真皮網状層における慢性炎症が原因である．感染が持続し，浅い炎症が深部に波及した場合，肥厚性瘢痕・ケロイドになるリスクが高まる[3]．炎症がいくつかの毛包に波及し，1つ1つの毛包の炎症がケロイドとなり癒合していくことが多い．生じやすい部位は，下顎や前胸部，肩甲骨など皮膚に強い張力がかかりやすい部位である．

治療

1 局所注射

ステロイド局注がガイドライン[1]でC1として推奨される．トリアムシノロンアセトニド水性懸濁注射液やベタメタゾン酢酸エステル・ベタメタゾンリン酸エステルナトリウムなどが使用されており，局所麻酔で希釈して3～4週に1回瘢痕内に注射されている．ステロイド局注は瘢痕を平坦化させるが，副作用として皮膚萎縮や毛細血管拡張の可能性もあるので注意する．また，インターフェロン，5-フルオロウラシル（5-FU），ブレオマイシンの局注も行われることがある[4]．

2 ステロイドテープ剤

本邦では，デプロドンプロピオン酸エステルプラスター（エクラー®プラスター）が発売されており，貼付後12時間または24時間毎に貼りかえて使用する．瘢痕の形状に沿って貼付しないと周囲まで萎縮する可能性があり，注意を要する．

3 内服療法

トラニラストは線維芽細胞の増殖抑制やTGF-β1の産生や遊離抑制作用をもち，保険適用のある内服薬である．また本邦では，漢方薬の柴苓湯による治療[5]も報告されている．

4 外科処置

瘢痕拘縮で機能障害のある場合，目立つ場所で醜状が問題となれば，手術の適応となる．しかし，ケロイドは再発しやすいため，縫合の工夫や術後にはステロイドテープ剤の使用，放射線療法を併用する．

5 圧迫療法

シリコーンテープやサージカルテープ，シリコーンジェルシートやポリエチレンジェルシートが用いられる．

6 レーザー治療

血管病変治療に使用されるレーザーが有効である．パルスダイレーザー（PDL）やロングパルスNd:YAGレーザーによる効果が報告されている[6, 7]．現在では健康保険を適用しての治療はできない．

7 その他

液体窒素を使った治療法[8]など，種々の治療法が報告されているが，単独で効果のあるものは少ない．

萎縮性瘢痕（陥凹性瘢痕）

病態と分類

膿疱性痤瘡，嚢腫性痤瘡などの毛包組織への炎症波及が強い痤瘡では，毛包が損傷，破壊されて炎症が真皮内まで到達してしまうことがある．とくに内容物が毛包外に破裂した場合には，異物肉芽腫を伴う強い炎症が生じて，真皮が完全には修復出来ずに瘢痕に置き換わって治癒が完了する．真皮，毛包組織が部分的に線維化，萎縮した後に，volume lossが生じる結果，陥凹した瘢痕が形成されることになる[9]．

Jacobら[10]は，萎縮性痤瘡瘢痕をその形状によって3つに分類している．直径2 mm以下で真皮深層や皮下組織に及ぶ深さの，アイスピックの刺し傷のように細い「先細り型の点状瘢痕」を呈するアイスピック（icepick）型，直径4〜6 mm程度で皮下の索状膠原線維により牽引されてなだらかな陥凹を呈するローリング（rolling）型，直径1〜4 mm，類円形，境界明瞭に垂直に陥没したボックスカー（boxcar）型に分類される（**図2**）．

萎縮性（陥凹性）瘢痕は，真皮が完全には修復出来ずに瘢痕に置き換わっているので，真皮へのアグレッシブな治療が行われなければ高い治療効果は期待できない．多くの治療はダウンタイムも長く，複数回による治療が必要であり，費用も高くなる．瘢痕を完全に修復することは難しく，いくつかの治療をコンビネーションすることにより，陥凹の程度を軽減し，目立たなくする．治療前にインフォームドコンセントをしっかり行い，できるだけ患者の希望に沿った治療方針を決定す

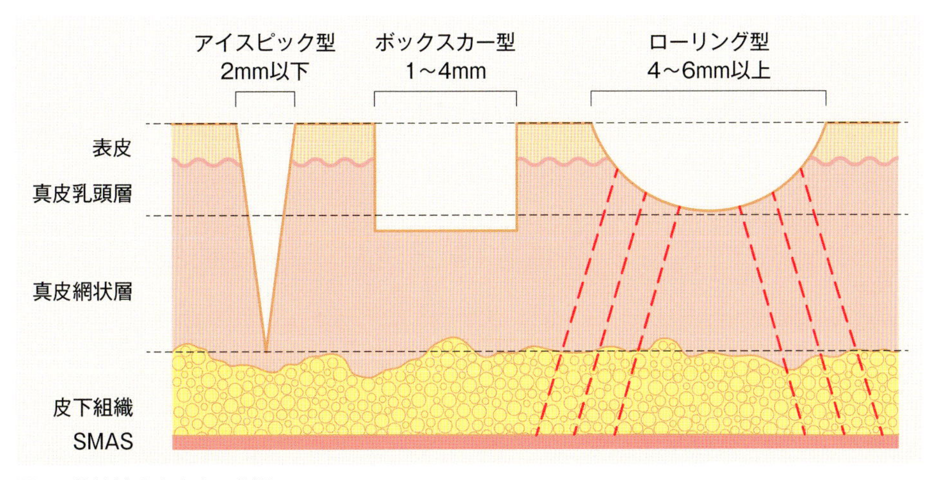

図2　萎縮性痤瘡瘢痕の分類
（Jacob CI ,et al. J Am Acad Dermatol 2001[10] を参考に作成）

ることが大切である．

治療

1 外科処置

外科的にデルマパンチによる切除を使って，瘢痕部を直接切る取る方法（パンチ切除），もしくはパンチ切除を使って，陥凹部の組織を挙上する方法（punch elevation）なども行われ，瘢痕の底面が平坦なボックスカー型に有用である．アイスピック型は11番メスで小さくくり抜いて1針縫合するだけでよい．

2 サブシジョン

サブシジョン（subcison）は，局所麻酔下で針または鈍針カニューレを瘢痕の下に挿入し，前後に動かして線維化組織を切断し，陥凹部を隆起させる治療方法である．萎縮性（陥凹性）瘢痕のなかでもローリング型に効果が高い．従来はNokorニードルと呼ばれる特殊な針によるサブシジョンが主流であったが，近年鈍針カニューレによるサブシジョンも報告されている．針によるサブシジョンとカニューレによるサブシジョンを比較すると，同等の効果を示すが後者のほうが副作用は少なく，患者の満足度も高いと報告されている[11]．サブシジョンによる剝離部へ，PRP（多血小板血漿）やヒアルロン酸などを注入すると治療成績が向上し，瘢痕の再陥凹を防ぐことができるとされる．

3 ケミカルピーリング

中間（深）層（medium-depth）のケミカルピーリングは表皮と真皮乳頭層の一部から全部を剝離深達レベルとし，真皮リモデリングを促進させて痤瘡瘢痕の陥凹や色素沈着の症状を改善する[12]．TCA（トリクロロ酢酸）は濃度依存的に組織を非選択的に腐蝕させる働きがあり，炎症を起こさせることで真皮の「コラーゲンやエラスチン，基質の増生」を生じさせて，再構築を促す．特に深いアイスピック型の治療には50％以上のTCAが使用されている[13]．

4 皮膚充填剤

瘢痕の陥凹部に皮膚充填剤（フィラー）を注入して，瘢痕部を内部より膨らませる方法である．フィラーとしては，コラーゲン，ヒアルロン酸，患者自身の脂肪などが使用される．比較的即効性があり安全な治療であるが，一時的な効果であり，アイスピック型には効果が低い．サブシジョンと併用療法が行われていることが多い．また，ポリ-L-乳酸（PLLA）やポリ-DL-乳酸（PDLLA）はコラーゲンブースターとも呼ばれ，線維芽細胞などを効果的に刺激することでコラーゲンの生成が促進されるため，瘢痕治療に使用される．ヒアルロン酸より作用が長く，ローリング型の瘢痕治療に長期で有用であった報告がある[14]．

5 ニードリング

針が刺してあるローラーを動かし皮膚に穴を開ける方法や針が電動で出し入れされて機械化された「ニードリング」や「マイクロニードリング」により，皮膚に微細な無数の穴を開ける．治癒とともにコラーゲンが生成してはりが出ることを目的とする[15]．ローリング型に有効であるとされている．

6 マイクロダーマブレーション

ピーリングの一つで，微粒子を用いて角質を物理的に削る．クリスタルピーリングやダイヤモンドピーリングなどあげられる．

7 ラジオ波

ラジオ波（RF）を用いて真皮浅層～中層を非特異的に加熱する．膠原線維の新生を促し，真皮リモデリングを促進させて真皮を引き締める効果により，アイスピック型やボックスカー型など比較的深い瘢痕にも効果がある．フラクショナルRFに関しては，萎縮性瘢痕に対するRCT，左右比較試験にて，非剥皮的フラクショナルレーザーと有意差なく有効とする報告[16]がある．

8 レーザー治療

萎縮性瘢痕のレーザーによる治療は多くの報告がある．スキンタイプや瘢痕の形状，深さなどにより異なるレーザーや他の治療を併用した治療が段階的に行われている．

使用される主なレーザーは大きく2つに分類される．1つ目は，非剥皮的（non-ablative）なもので，皮膚を削らず，真皮に熱を与え，主にコラーゲンの新生や増生を促進する治療を行う．ダウンタイムが比較的短く，患者が治療を受けやすい反面，多くの治療回数を要し，1回あたりの治療効果は限定的なものとなる．2つ目は，皮膚を削る剥皮的（ablative）な治療で，ダウンタイムが比較的長く，副作用のリスクが高くなる反面，治療回数は少なく，1回あたりの治療効果は高くなる．

非剥皮的レーザーでは，1,540 nm Er:Glass レーザー，1,320 nm Nd:YAG レーザー，1,064 nm Nd:YAG レーザー，1,450 nm ダイオードレーザー，755 nm アレキサンドライトピコ秒レーザー，585 nm, 595 nm PDL レーザーによる治療前後で萎縮性瘢痕に有効であった報告がある[17]（**図3, 4**）．

剥皮的レーザーには CO_2 レーザー（波長10,600 nm），Er:YAG レーザー（波長2,940 nm），Er:YSGG レーザー（波長 2,790 nm）があり，非剥皮的レーザーに比べ，重度の萎縮性瘢痕に使用されている（**図5**）．

CO_2 レーザーなどで皮膚の表面を蒸散させ，新しい肌を再生させて痤瘡瘢痕を目立たせなくするレーザーリサーフェシング（laser skin

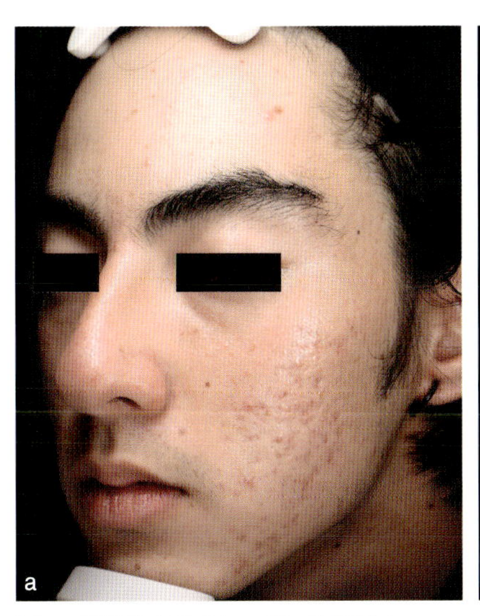

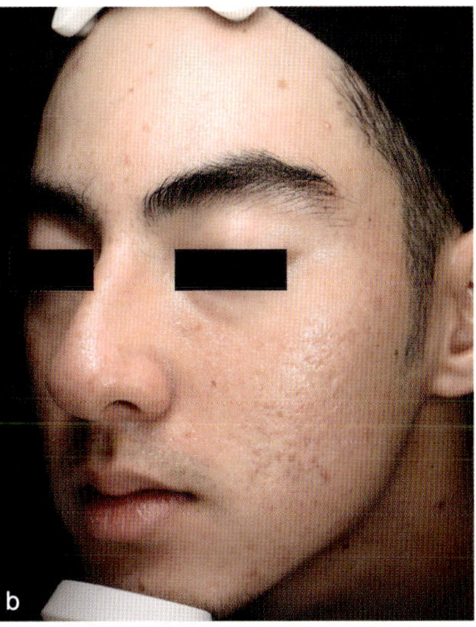

図3　萎縮性瘢痕のレーザー治療例1
20歳代，男性．a：治療前．萎縮性瘢痕と炎症後紅斑が散在する．ロングパルスNd：YAGレーザー（波長1,064 nm）の照射と30％グリコール酸によるケミカルピーリングを1か月おきに5回施術した．b：5回照射3か月後．萎縮性瘢痕と炎症後紅斑の改善がみられる．

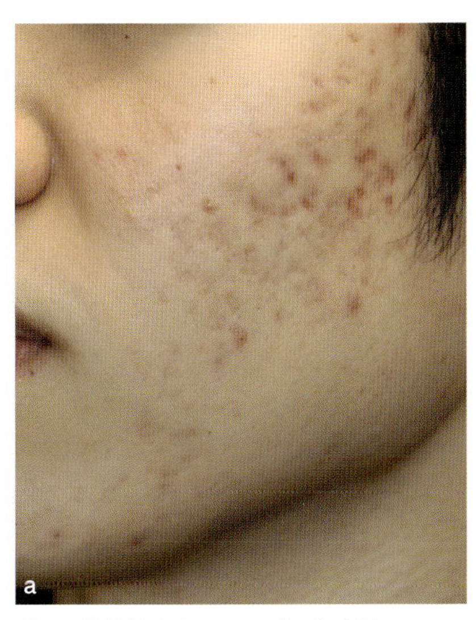

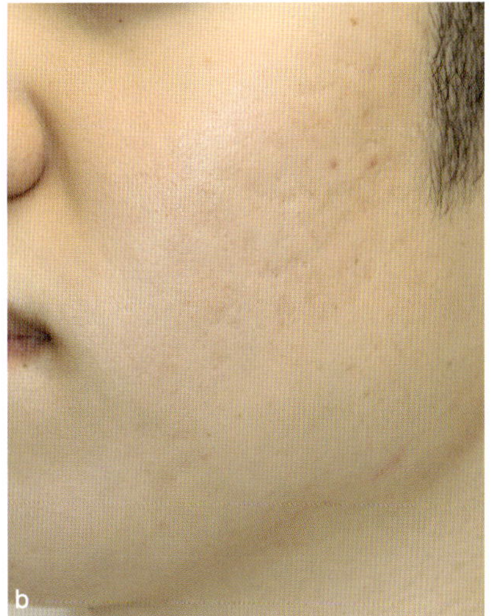

図4　萎縮性瘢痕のレーザー治療例2
20歳代，男性．a：治療前．萎縮性瘢痕と炎症後紅斑が散在する．PDL（波長595 nm）のV-beam®（Syneron・Candela社）を1か月おきに3回照射した．b：3回照射3か月後．萎縮性瘢痕と炎症後紅斑の改善がみられる．

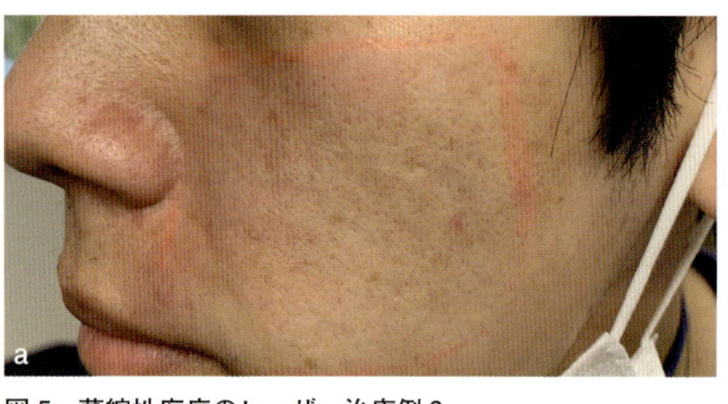

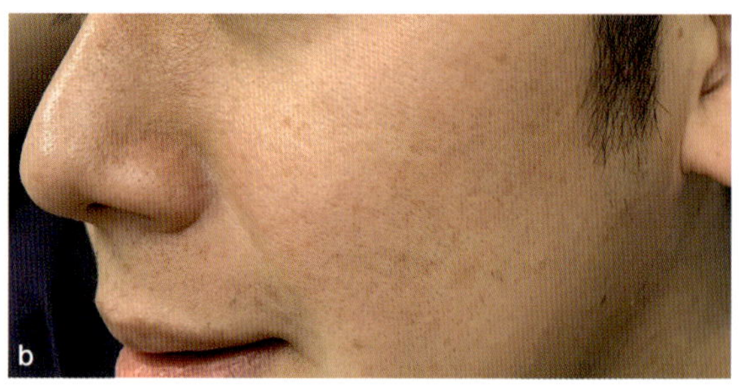

図5 萎縮性瘢痕のレーザー治療例3
30歳代，男性．a：治療前．萎縮性瘢痕と軽度の色素沈着が散在する．
CO_2フラクショナルレーザー（波長10,600 nm）であるUltraPulse EncoreのDeepFX™（ルミナス社）を使用し2か月おきに2回照射した．b：2回照射4か月後．頬部のボックスカー型瘢痕の改善が得られた．

resurfacing）が行われていた．しかし，治療直後より遷延する「滲出液，紅斑，出血」などが1週間以上にわたって続き，さらに，その後に炎症後色素沈着や色素脱失，肥厚性瘢痕・ケロイドのリスクも高く，施術者によって治療効果が一定ではないなどの理由で本邦ではあまり行われていない．しかし，近年ではフラクショナルレーザーを使って，比較的ダウンタイムの少ないレーザーリサーフェシングを行うことが可能となり，照射する総面積を絞り込むことで，後に生じるダウンタイムや副作用を最小限にした治療をすることができる．

剥皮的フラクショナルレーザーは，①瘢痕の下床でのリモデリングにより深さが浅くなる，②瘢痕周囲からのタイトニング，③陥凹部辺縁が蒸散され，辺縁がスムースになり目立たなくなる，などの作用により瘢痕が改善すると考えられている[9]．アイスピック型，ローリング型，ボックスカー型いずれにも効果がある．しかし，剥皮的フラクショナルレーザーはダウンタイムが比較的長い治療であり，まれに色素沈着やドット状の瘢痕が残存することもある．治療効果を出したいために，強い設定での照射や，軽症の瘢痕患者に，ドット径の大きなフラクショナルレーザーの機器を選択してしまうと，このような副作用が生じてしまうこともあるので注意が必要である．最近では，低密度で高フルエンスのほうが，高密度で低フルエンスでの照射をするよりも瘢痕の改善率が高い[18]と報告されている．

非剥皮的フラクショナルレーザーは，真皮に凝固層を形成し，リモデリングが促進され，凹凸面の改善と皮膚の質感（はり等）が改善するため，瘢痕が目立たなくなる．

9 外用療法

トレチノイン外用療法が行われている[17]．また，24週間のプラセボ比較盲検試験で，アダパレン0.3％ / 過酸化ベンゾイル2.5％配合ゲルが萎縮性瘢痕の予防と減少に有効であると報告された[19]．適切な痤瘡治療が，新生痤瘡予防効果だけでなく，瘢痕の予防・改善のためにも継続されることが大切である．

炎症後色素沈着

病態

炎症後色素沈着（postinflammatory hyperpigmentation：PIH）は，炎症が繰り返されることで，基底層のメラニン沈着やメラニンの滴落が起こることによる．痤瘡患者は，繰り返す症状のため，痤瘡と色素沈着が混在することが多い．

治療

ビタミンC内服や外用，ハイドロキノンやトレチノイン外用療法，ケミカルピーリングが行われていることも多い．『ケミカルピーリングガイドライン』[12] では炎症後色素沈着に対してはグリコール酸がC2となっており，保険適用外ではあるが治療の選択肢として多く行われている．美白成分のイオン導入やエレクトロポレーションなども行われている．

また，スキンケアも大切であり，日常での洗顔やメイク時に機械的な摩擦を加えないこと，痤瘡治療時の保湿の必要性などの指導も大切である．紫外線対策も必要であり，ノンコメドジェニック製品のサンスクリーン剤をすすめる．

炎症後紅斑

病態

炎症後紅斑（postinflammatory erythema：PIE）は，炎症性皮疹の炎症反応回復期に起こる局所の血流増加に伴う紅斑の持続状態である．真皮乳頭層の毛細血管拡張が組織学的変化の主体と考えられている[4]．

治療

時間経過で軽快することも多く，痤瘡治療の継続を行う．また，レーザー治療を行うこともあり，PDLレーザーやロングパルスNd:YAGレーザーなどが使用されている[17]．

おわりに

多くの痤瘡瘢痕は，いくつかのタイプの瘢痕が散在しており，患者の瘢痕の状態に沿った複数の治療を併用して行う．

（木村有太子）

引用文献

1） 林伸和ほか．日皮会誌2023；133（3）：407-50.
2） Bae-Harboe YS, Graber EM. J Clin Aesthet Dermatol 2013；6（9）：46-7.
3） Ogawa R. Int J Mol Sci 2017；18（3）：606.
4） Goodman GJ, Baron JA. Dermatol Surg 2007；33（10）：1175-88.
5） 黒川一郎．美容皮医Beauty 2021；4（1）：58-65.
6） 服部尚子ほか．日レーザー医会誌 2007；27（4）：270-9.
7） 赤石諭史ほか．PEPARS 2009；No35：46-52.
8） Zouboulis CC, et al. Arch Dermatol 1993；129（9）：1146-51.
9） 須賀康．痤瘡瘢痕の分類と生じるメカニズム．古江増隆ほか編．〈皮膚科臨床アセット8〉変貌する痤瘡マネージメント．東京：中山書店；2012. pp.109-12.
10） Jacob Cl, et al. J Am Acad Dermatol 2001；45（1）：109-17.
11） Ahramiyanpour N, et al. J Cosmet Dermatol 2023；22（3）：744-51.
12） 古川福実ほか．日皮会誌 2008；118（3）：347-55.
13） Tam C, et al. Clin Cosmet Investig Dermatol 2022；15：455-69.
14） Sapra S, et al. Dermatol Surg 2015；41（5）：587-94.
15） Mujahid N, et al. Dermatol Surg 2020；46（1）：86-92.
16） Rongsaard N, Rummaneethorn P. Dermatol Surg 2014；40（1）：14-21
17） Sadick NS, Cardona A. J Cosmet Laser Ther 2018；20（7-8）：424-35.
18） Jung JY, et al. Dermatol Surg 2010；36（12）：2022-9.
19） Dréno B, et al. Am J Clin Dermatol 2018；19（2）：275-86.

3章

多汗症・腋臭症(わきが)

汗腺の構造と多汗症・腋臭症の病態

ここで伝えたいエッセンス

- ヒトは２種類の汗腺をもつ.
- いずれの汗腺も管状構造で，汗管（導管）と分泌部からなる.
- 汗腺の機能や発汗の生物学的な意義は未知の部分が多い.
- 多汗症の病態は遺伝的要因，中枢神経・自律神経の変調などが関わる.
- 腋臭症の病態は湿性耳垢に関連する遺伝的要因，ホルモンの関与が示唆されている.

ヒトの皮膚には主に２種類の汗腺，エクリン汗腺とアポクリン汗腺がある（**図 1**）.

アポクリン汗腺は腋窩，外耳道，乳輪，肛門周囲，陰部等の毛包に開口し，断頭分泌による混濁した粘性の液体を放出する．エクリン汗腺は口唇，亀頭など一部を除く全身の皮表に直接開口し，主に電解質を含む水を分泌することによって効率よく体温を下げる重要な役割を果たしている．アポクリン汗腺の機能は思春期以降に活性化するため，その分泌物はフェロモンシグナルとして作用すると考えられているが科学的な裏付けとなるエビデンスに乏しい.

エクリン汗腺

構造

エクリン汗腺は表皮から真皮に位置する管状の構造を呈し，皮表から真皮深層までの比較的まっすぐな汗管と真皮深層でコイル状をなす分泌部からなる（**図 1**）．コイル状の分泌部は２種類の分泌細胞（secretory cells：SC），暗細胞，明細胞と，筋上皮細胞（myoepithelial cells：MEC）で構成される[1].

暗細胞と明細胞は好塩基性の染色パターンと顆粒の有無に基づいて分類され，前者は内腔側，後者はその周囲に位置しており，分泌部全体が厚い腺上皮構造をとる（**図 2**）．明細胞は分泌顆粒を

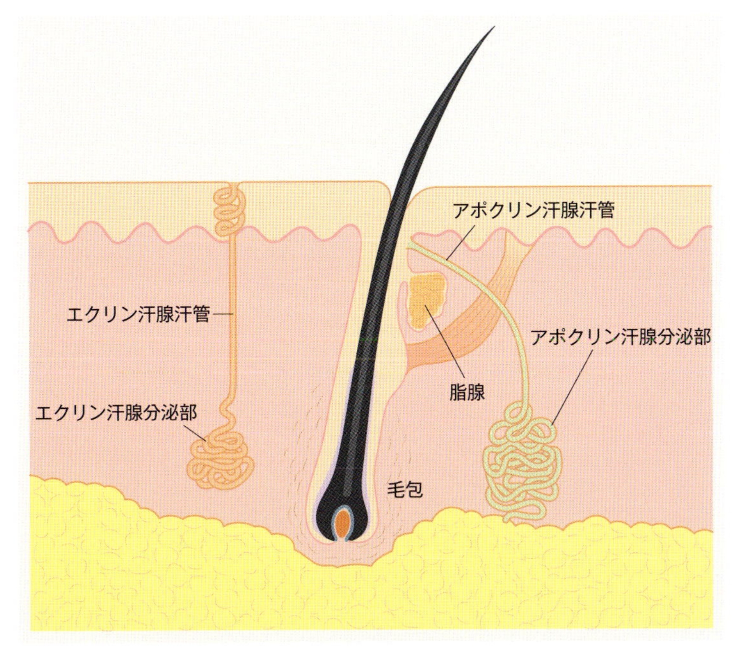

図1　エクリン汗腺とアポクリン汗腺の位置
エクリン汗腺は表皮に，アポクリン汗腺は毛包上部に開孔する．

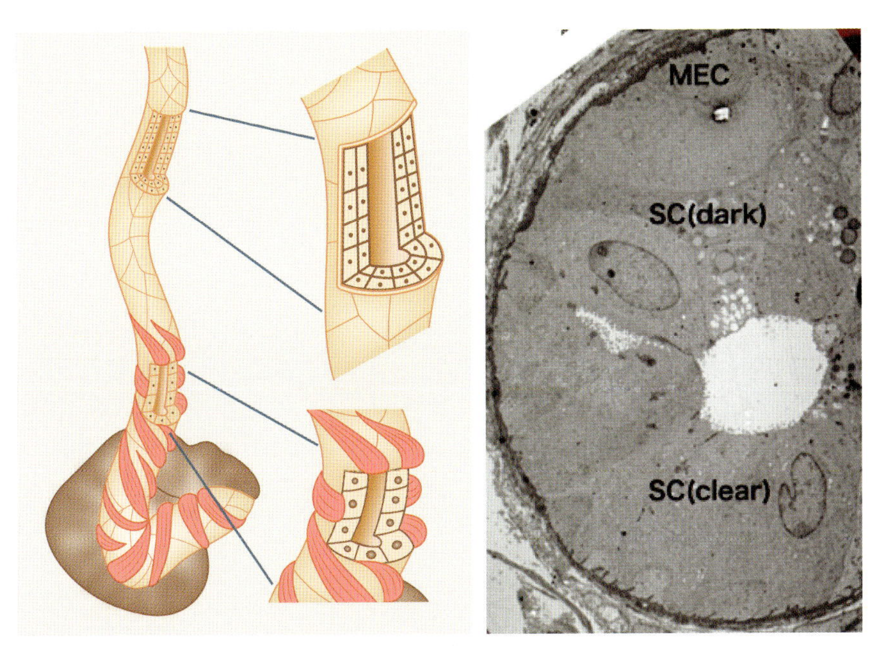

図2　汗腺の構造
左の図のように，汗管は二重立方上皮で，分泌部は分泌細胞（secretory cells：SC）による腺管の周囲に筋上皮細胞（myoepithelial cells: MEC）が取り巻く（図の赤色部分）．
右図は分泌部の電子顕微鏡像．SC には明細胞（clear）と暗細胞（dark）がある．

持たず，ミトコンドリアと繊毛が多く，これが汗中の水，電解質，および無機物質の生成に寄与している．対照的に暗細胞はPAS陽性を示す顆粒が多く含まれており，これは主に糖タンパクなどの大型分子の生成に関わっている．

コイル状分泌部の外周は筋上皮細胞が取り囲み，その外に基底膜が分泌細胞（腺細胞）と筋上皮細胞を共に覆う．筋上皮細胞は分泌部の縦方向および左上～右下の斜め方向に並んでいる．神経線維は分泌部を包みまとめるように筋上皮細胞層の外周に巻き付いており，汗管ではこのような所見を認めない．さらに発達した毛細血管が分泌部と汗管の双方を縦走するように三次元的に絡み合う．汗管壁は管腔細胞と外周細胞による二重立方上皮である．内腔は密な微絨毛（腺細胞より短い棍棒状）を認める．

発生

エクリン汗腺の発生についても理解が進みつつある．胎生期，Wnt/ β-catenin シグナリングで活性化した ectodysplasin A の作用により上皮にプラコードが形成され，これがエクリン汗腺と毛包双方の原基となる．*Engrailed-1*（*En-1*）遺伝子発現量が増えると真皮側に間葉ニッチ（EDEN：an *En-1* dependent eccrine niche）が形成され，これがエクリン汗腺の発生を促す．エクリン汗腺あるいは毛包への発生を決めるファクターとして，*En-1* 発現量と SHH（sonic hedgehog）/BMP（bone morphogenetic protein）のバランスが知られている．ヒトは *En-1* 遺伝子のエンハンサー領域に反復変異が生じる結果，*En-1* 発現量が他の恒温動物よりも多い．そのためヒトでは毛包よりもエクリン汗腺の発生が優位となっている．

アポクリン汗腺

構造

アポクリン汗腺の解剖学的構造はエクリン汗腺に似ているが，分泌部は比較的大きい．分泌部は立方形の腺細胞による単層上皮の周囲を筋上皮細胞が包みこむ．内腔側には種々のサイズの微絨毛が見られ，それらがちぎれるような形の断頭分泌像が確認される．筋上皮細胞は腺管長軸に平行して配列しており，エクリン汗腺のそれよりも発達している．アポクリン汗管は原則として毛包上部に開口する（**図 1**）．二重立方上皮で，内腔壁には微絨毛がある[2]．

発生

アポクリン汗腺の発生はエクリン汗腺とは異なり，毛包形成と同じ前駆体から誘導されると考えられているが，詳細は未だ不明である．思春期以降～成人の腋窩ではアポクリン汗腺の解剖学的特徴を有するも，毛包を介さず直接皮膚表面に開口するアポエクリン汗腺の存在も指摘されている．

多汗症の病態

多汗症は，体温調節の必要性を上回る発汗によって精神的，身体的，社会的に大きな支障を与え，患者のQOLに悪影響を及ぼす疾患である[3]．原発性多汗症の平均発症年齢は14～25歳であり，思春期前は掌蹠多汗症，思春期以降は腋窩，頭頸部，全身の多汗を訴える頻度が高くなる．

多汗症は，原発性多汗症と続発性多汗症に分類される．多汗症患者のほとんどが原発性多汗症であり，そのうちの90%以上が腋窩，手掌，足底および頭蓋顔面領域に典型的な局所的かつ両側性の分布を示す．続発性多汗症はより全身的あるいは非対称的な分布を示す傾向があり，生来「汗かき」の場合もあるが，様々な基礎疾患や薬剤の影響も考慮する．

原発性多汗症の病因は未だ不明な点が多く，自律神経系機能の複雑な障害や，情動を司る脳領域の制御異常により，エクリン汗腺の神経原性過活動が生じると考えられている．エクリン汗腺の大きさや数が増加することはなく，病理組織学的異常は確認できない．自律神経系の調節機能障害の関与を示唆する傍証がある．手掌多汗症患者はコントロール被験者と比較して，バルサルバ法による迷走神経刺激後の反射徐脈が減少し，冷水指浸漬後の血管収縮増加など心臓自律神経機能異常が確認されている．

このほか，多汗症が感情の中枢制御の異常の結果と仮定する理論がある．精神性発汗は，大脳辺縁系，前帯状皮質，および視床下部を通じて制御されており，主に腋窩，手掌，足底，額，頭皮にその影響がでる．掌蹠多汗症患者の脳波解析では，発汗時に情動野である前頭葉皮質領域の活性が見られる．つまり，温熱発汗の責任中枢である視床下部が，体温とは無関係に前頭葉情動野からの影響によって異常に活性化している状態と言える．

原発性局所多汗症の症状は家族内で重症度や伝播パターンに一貫性がなく多彩であることから，常染色体顕性遺伝，不完全浸透の遺伝病である可能性が示唆されている．原発性多汗症は2つの遺伝子座が染色体2 q31.182と14 q11.2–q 13にマップされており，この疾患における遺伝子座異種性を示唆している．

腋臭症の病態

皮脂，表皮由来の脂質，皮膚常在菌と混ざり合うことで独特の臭気を発生する．特に皮膚表面の細菌によるアポクリン汗腺中の脂肪酸の分解産物3–メチル–2–ヘキセノイン酸が臭いを発する主な成分となる．

腋臭症の発症は湿性耳垢と家族歴の関連があり，湿性耳垢形質の遺伝に関わる*ABCC 11*遺伝子塩基多型が関与するとされる[4]．

*ABCC 11*遺伝子はヒトの染色体16 q12.1に存在するABCトランスポーターで，多剤耐性関連

タンパク 8（multidrug resistance-associated protein：MRP 8）としても知られる．様々な親油性有機アニオンを輸送できることが示されている．*ABCC 11* 遺伝子の SNP 538 G>A は，ヒトの耳垢のタイプを決定する因子として同定された[4]．

ヒトの耳垢は耳垢アポクリン汗腺の分泌産物であり，湿性タイプと乾性タイプに分類される．*ABCC 11* 遺伝子の 538 G/G と 538 G/A はともに湿性型に相当し，538 A/A は乾性型に相当する．腋臭症は湿性耳垢を高率に伴うことから，耳垢の湿潤型が腋臭症の表現型に基づく診断基準の1つとなっている．

その他，アンドロゲン作用を有するホルモン（5α-リダクターゼ等）のアポクリン腺活性によるとの報告もある．

（室田浩之）

引用文献

1） Murota H, et al. J Dermatol Sci 2015；77（1）：3-10.
2） Kurosumi K, et al. Arch Histol Jpn 1959；16（4）：523-66.
3） 藤本智子ほか．日皮会誌2023；133（2）：157-88.
4） 日本形成外科学会腋臭症診療ガイドライン作成部門編．腋臭症診療ガイドライン．日本形成外科学会ほか三学会合同ガイドライン委員会編．〈形成外科診療ガイドライン7〉体幹・四肢疾患．東京：金原出版；2015. pp.39-61.

多汗症・腋臭症の治療
保存的治療

ここで伝えたいエッセンス

- 多汗症治療は，多汗の部位により，患者にとって侵襲が少なく，治療費用負担が少ないものから段階的に進めることが推奨される．
- 外用抗コリン薬は適応部位以外の使用は避け，散瞳や羞明，口渇，排尿障害といった抗コリン作用の副作用に注意が必要である．
- 腋臭症では，腋窩の皮膚常在菌を減らすため，日頃から腋窩を清潔にして，デオドラントの使用，腋毛の処理，腋窩多汗症を合併している場合は塩化アルミニウム製剤外用，外用抗コリン薬，A型ボツリヌス毒素局注療法を行い，乾燥させるようにする．
- デオドラントは制汗剤，殺菌剤，消臭剤が組み合わされている．ライフスタイルに合わせてスプレーやスティックタイプなど剤型を選択し使用する．

多汗症の保存的治療

手掌多汗症（**図1**），腋窩多汗症（**図2**）などの局所多汗症治療は『原発性局所多汗症診療ガイドライン』を参考にして行う[1]．治療は多汗の部位により，患者にとって侵襲が少なく，治療費用負担が少ないものから段階的に進めることが推奨される[1]．保存的治療として，塩化アルミニウム溶液，外用抗コリン薬，イオントフォレーシスがある．

塩化アルミニウム溶液

1 発汗抑制の機序

PAS陽性ムコ多糖類と金属イオンが合成した沈着物が角層内汗管や表皮内汗管を閉塞し，発汗の減少が起こる．治療を長年にわたり継続すると，汗腺の分泌細胞の廃用性萎縮の結果，分泌機能が失われる．またYanagishitaらは，20％塩化アルミニウム溶液で加療後の組織像に，アルミ

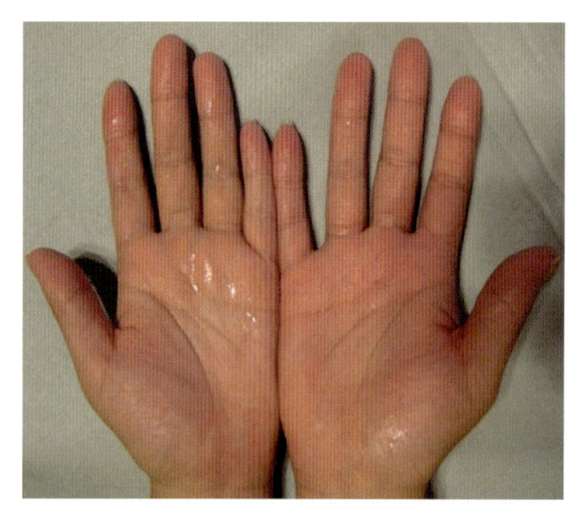

図1 手掌多汗症の臨床像

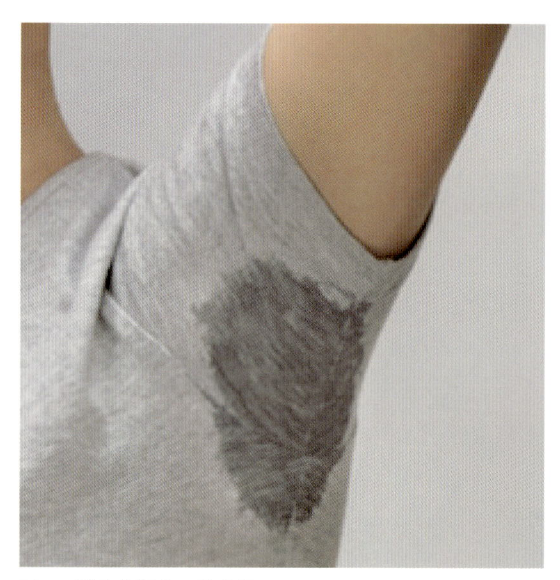

図2 腋窩多汗症の臨床像

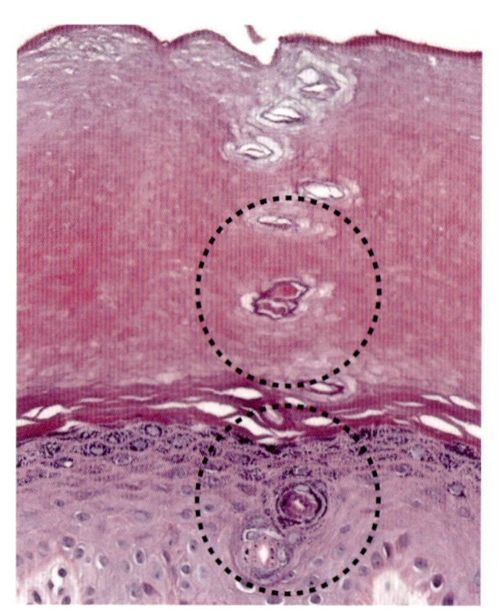

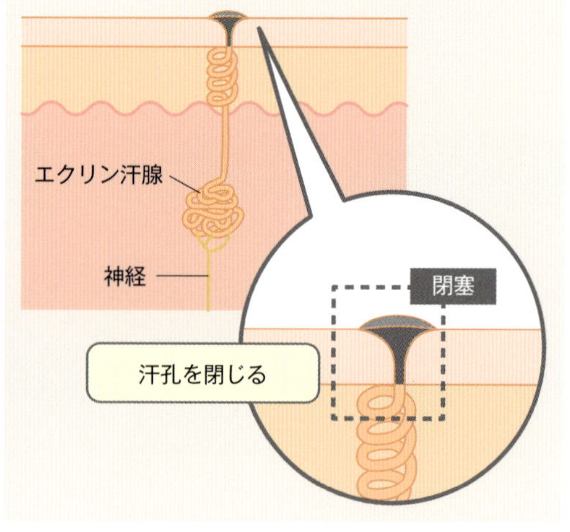

図3 塩化アルミニウム溶液の作用機序
好酸性の沈着物が角層内汗管や表皮内汗管を閉塞し発汗を抑制する．
（Yanagishita T, et al. J Dermatol Sci 2012[2] より，高針台皮フ科クリニック・柳下武士先生より提供）

ニウムと結合すると緑色の蛍光を発するルモガリオン（lumogallion）が，角層の表面と，角層内の汗管にらせん状に染色されている様子を示した[2]．このことから，塩化アルミニウムは，角層と角層内の汗管に沈着し，汗孔を塞ぐことで発汗抑制の機序にかかわっていることが示唆される（**図3**）[2]．

2 治療方法

局所多汗症は一般的に寝ている時は汗が止まっているため，基本的に寝る前に塗布する．就寝前に汗を拭いてから，塩化アルミニウム溶液をコットンにひたして，多汗部位に少し擦り付ける感じで塗布し（**図4**），翌朝洗い流す．

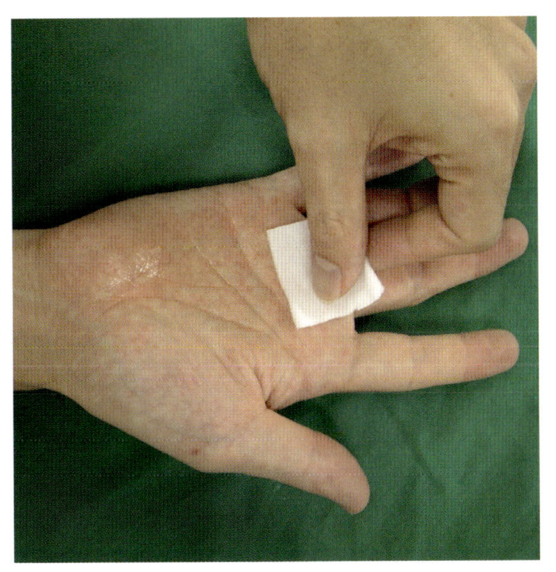

図 4　塩化アルミニウム溶液外用療法

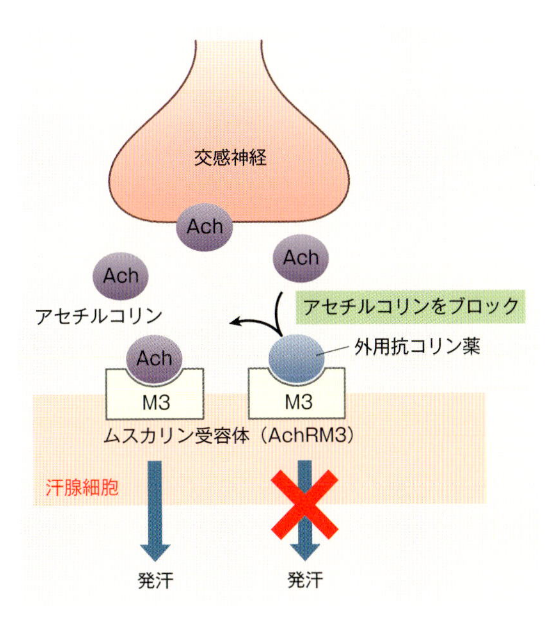

図 5　外用抗コリン薬の作用機序

掌蹠多汗症において，20％溶液の単純塗布で効果が得られない時は閉鎖密封療法を行うとアルミニウムイオンが水と化学反応する状態が長時間確保でき，より効果的である[1]．末端部以外で表皮が薄い部位（特に指趾間，手背，足背）や，傷，亀裂がある部位は，副作用として刺激性接触皮膚炎がでるのを避けるため，あらかじめ白色ワセリンなどを用いて保護する．20％溶液で発汗抑制効果が乏しい時，濃度を上げて50％溶液を外用することもあるが，50％溶液のほうが接触皮膚炎を起こしやすいため注意する必要がある．

塩化アルミニウム溶液を腋窩に外用する時は，皮膚刺激症状を避けるため，20％溶液を精製水などでさらに3倍に希釈して塗布する．特に接触皮膚炎がなければ徐々に濃度を上げて外用を続ける．

外用抗コリン薬

原発性腋窩多汗症に対して2種類の外用抗コリン薬（ソフピロニウム臭化物，グリコピロニウムトシル酸塩水和物），原発性手掌多汗症には1種類の外用抗コリン薬（オキシブチニン塩酸塩）が使用できる．腋窩多汗症と手掌多汗症が合併し，腋窩と手掌の両方に外用抗コリン薬を塗布する場合，散瞳や羞明，口渇，排尿障害といった抗コリン作用の副作用には，より注意が必要である．

1　発汗抑制の機序

発汗のシグナルは，体温調節中枢から脊髄へと下降し，交感神経節後線維の末端からアセチルコリン（Ach）を放出し，エクリン汗腺のアセチルコリンムスカリン受容体サブタイプ3（AchRM3）を刺激することにより発汗を誘発する．外用抗コリン薬は，エクリン汗腺に発現するAchRM3を競合的に阻害し発汗を抑制する（**図5**）[1]．

2　ソフピロニウム臭化物

臨床試験の主要評価項目は，腋窩多汗症に対す

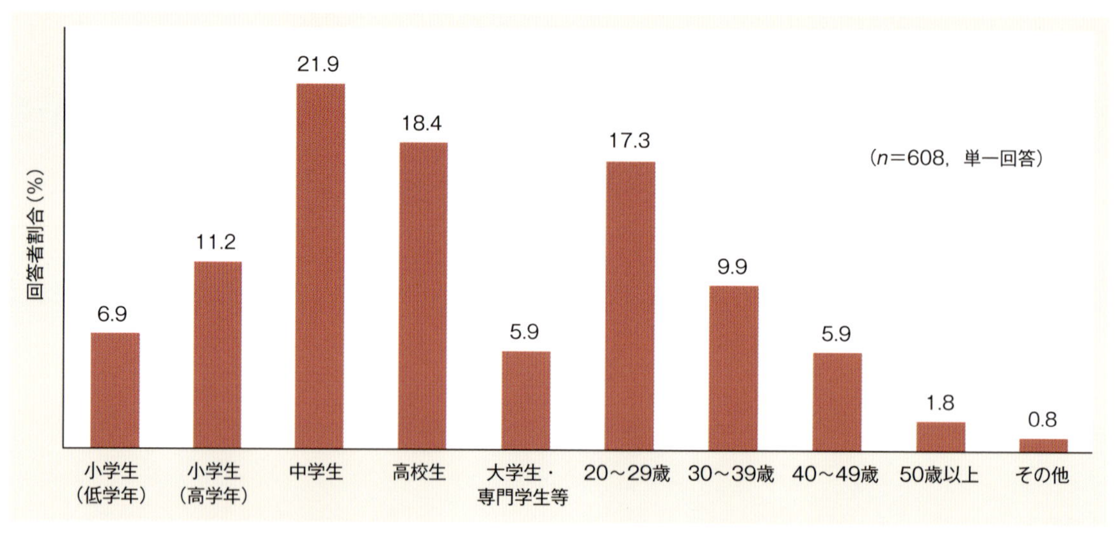

図6　腋窩の多汗症状が気になり始めた年齢
（藤本智子ほか．日臨皮医誌 2022[4] より）

る外用6週後の時点でHDSS（Hyperhidrosis Disease Severity Scale）が1または2で，発汗の総重量がベースラインに対して50%以上減少した患者の割合であり，ソフピロニウム群で53.9%，基剤群で36.4%と有意差が認められた[3]．DLQI（Dermatology Life Quality Index）スコアのベースからの平均変化量は，ソフピロニウム群で－6.8，基剤群で－4.5であった[3]．安全性について薬剤に関連した有害事象の発生率はソフピロニウム群で16.3%（23/141人），基剤群で5.0%（7/140人）であった．塗布部位の皮膚炎はソフピロニウム群8.5%（12/141人），基剤群2.1%（3/140人），塗布部位の紅斑はソフピロニウム群5.7%（8/141人），基剤群0.7%（1/140人）であった．抗コリン作用に関連する有害事象の発現割合はソフピロニウム群2.1%（3/141例），基剤群1.4%（2/140例）であり，明らかな差は認めなかった[1]．

ソフピロニウムは，抗コリン作用を有する化合物であり，体内で速やかに代謝されて不活性化する化学修飾が施されたアンテドラッグである．したがって，発汗作用を抑制し，抗コリン作用に起因する全身的副作用を軽減することが期待される．

3 グリコピロニウムトシル酸塩水和物

臨床試験の主要評価項目は，腋窩多汗症に対する外用4週後の時点でHDSSが2段階以上改善かつ，発汗の総重量がベースラインに対して50%以上減少した患者の割合であり，グリコピロニウムトシル酸塩水和物（GT）群で41.1%，プラセボ群で16.4%と有意差を認めた[1]．長期投与試験ではHDSSがベースラインから2段階以上改善した患者の割合は，28週後で60.5%（101/167例），52週後で64.3%（83/129例）であった[1]．さらにDLQIの合計スコアがベースラインから4段階以上改善した患者の割合は，28週後で86.8%（105/121例），52週後で90.1%（100/111例）と高い割合を維持していた[1]．安全性では長期投与試験における有害事象発生率はGT群20.8%であった．投与中止に至った副作用は，GT群で4例（接触皮膚炎2例，排尿困難・口渇・視力低下・適用部位湿疹が各1例）あり[1]，局所的な抗コリン作用や接触皮膚炎には少し注意しながら使用する必要がある．

GTは不織布のワイプ剤である．腋窩多汗症患者のほとんどは市販の汗ふきシートを使ったことがあり，ワイプ剤の使用に関して，特に抵抗なく使用することができる．またGTの臨床試験は対象患者が9歳以上からであるため，小児の腋窩多汗症患者にも使用しやすい．腋窩多汗症患者において自分の「わき汗」が多いと自覚する年齢は小学校低学年が6.9%，小学校高学年が11.2%との報告がある（**図6**）[4]．「わき汗」に悩んでいる小中学生患者にGTを使用することにより，腋窩多汗症状を抑え，QOL改善にも役立つと考える．

GTを両腋窩に塗布する際に，手に付着したGTが局所的に抗コリン作用を引き起こし，散瞳/霧視等の調節障害を生じる可能性がある．GT使用後は手を洗うなど，適正使用を促す患者への指導が必須である．とくに小中学生患者に処方する際には，使用した子どもが手洗いをしたかを確認するように家族にも説明することが重要である．

4 オキシブチニン塩酸塩

臨床試験の主要評価項目は，手掌多汗症に対する外用4週後の時点で，発汗量のレスポンダー（発汗量がベースラインから50%以上減少した患者）の割合であり，プラセボ群24.3%に比較してオキシブチニン群で52.8%と有意に高かった[5]．また長期投与試験でも発汗量のレスポンダーは12週以降60.7%から72.6%の間であり，発汗抑制効果の持続が確認された[6]．副作用発現率は36.0％で，発現率が3%以上であった副作用は，適用部位皮膚炎8.8％，適用部位湿疹6.4％，口渇，皮脂欠乏症が各3.2％であった．投与中止に至った副作用は，適用部位皮膚炎が2例のみであり，重篤な副作用は認めなかった[6]．

外用方法は，1日1回就寝前に手の汗を拭き取ってから塗布する．成人では5プッシュ分の薬を左右の手のひらに均等に塗布する．小児に外用する場合，手が小さいので3〜4プッシュでも十分治療効果が得られると考える．塗布後は薬液が眼に入らないように就寝し，翌朝に流水で手を洗う．

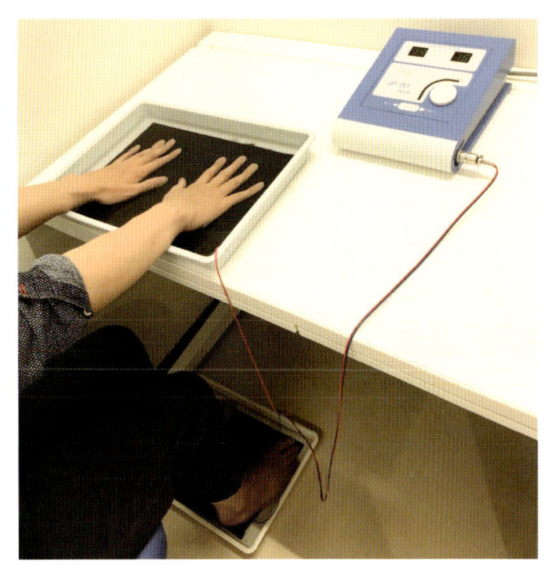

図7　イオントフォレーシス療法

イオントフォレーシス療法

1 発汗抑制の機序

水道水に直流電流を流すことにより，水が電気分解され陽極側に生じた水素イオンがエクリン汗腺分泌部に作用して，発汗を抑制させると推論されているが未だ不明である[7]．

2 治療方法

多汗部位を水道水に浸し，直流ないし交流電流を流す方法で，掌蹠多汗症において手掌を主な治療部位にする場合は手掌側を陽極にし，足底を陰極にする．電極の上にスポンジを乗せ，手掌を密着させる．手足が水に沈んでしまわない程度に水道水を入れる（**図7**）．電流は10〜20 mAで1回30分間，毎日あるいは1日おきに十分な治療効果が得られるまで（通常1〜3週間）初期治療を行い，それ以降は週1回の維持療法が勧められている[1)]．通院困難な場合には家庭用イオントフォレーシスの機器がインターネット等で購入することができる．

注意点は，手足に傷があると電流による痛みや軽い熱傷を起こすことがあるため，バンドエイド®などで傷を覆うようにする．また指輪など金属類を付けたまま行わない．ペースメーカが入っている患者には施行しない．

腋臭症の保存的治療

腋窩の常在菌を増やさないよう，入浴時は石鹸を使用して洗浄を心がける．さらに衣類は適切に取り替え，こまめに洗濯するなど，衣類の清潔にも配慮が必要である．腋毛の処理（剃毛，除毛，脱毛など）は腋窩に汗が貯留するのを抑制し，湿潤状態を継続させないことで皮膚常在菌の増殖を防ぐことが望める．腋窩多汗症を合併することが多く，腋窩の湿潤状態が皮膚常在菌を増やし腋臭をさらに強める要因となる．

腋窩多汗症の治療には，塩化アルミニウム製剤外用（自費診療），外用抗コリン薬（保険適用），A型ボツリヌス毒素局注療法（重度腋窩多汗症のみ保険適用）などがある[1)]．

腋窩常在菌に感受性のある抗生物質の外用は一時的に腋臭を軽快させるが，耐性菌による感染症発症が危惧されるため，安易に使用するべきではない[8)]．

デオドラント

デオドラントは医薬部外品の範疇に入り，制汗剤，殺菌剤，消臭剤が組み合わされ配合されている[9)]．制汗成分として塩化アルミニウム，硫酸アルミニウムカリウム，クロルヒドロキシアルミニウムなどがある．殺菌成分として銀，亜鉛，アンモニウム担特ゼオライト，トリクロサン，塩化ベンザルコニウム，グリセリンモノ2-エチルヘキシルエーテル，イソプロピルメチルフェノールなどがある．消臭成分として酸化亜鉛などがある（**図8**）．

デオドラントは汗で流れたり，衣服に付着すると効果は持続しない．まれに接触皮膚炎を起こすことがあり，注意が必要である．腋毛の処理は湿潤環境を抑えるだけでなく，デオドラントが直接腋窩の皮膚に塗布しやすくなるので有効と考える．

デオドラントはスプレータイプが多く全体の80%にのぼる[9)]．欧米ではスティックタイプが好まれる．スプレータイプの使用には「10 cm以上の距離から噴霧し，同一箇所の噴霧は3秒以内にする」と注意事項が記載されている．皮膚に近づけ過ぎると1点に薬剤が集中して効果が薄れるだけでなく，集中的にスプレーされた部分にかゆみや黒ずみなどの肌トラブルが生じるおそれもある．スプレー以外に，ウォーター，ロールオン，クリーム，ジェル，シートタイプなど多種多様な剤型があり，使用心地やライフスタイルに合わせて使用する．スプレーは短時間で広範囲に使用でき，速乾性や清涼感に優れている．一方，ロールオンやスティックタイプは皮膚に直接塗布するこ

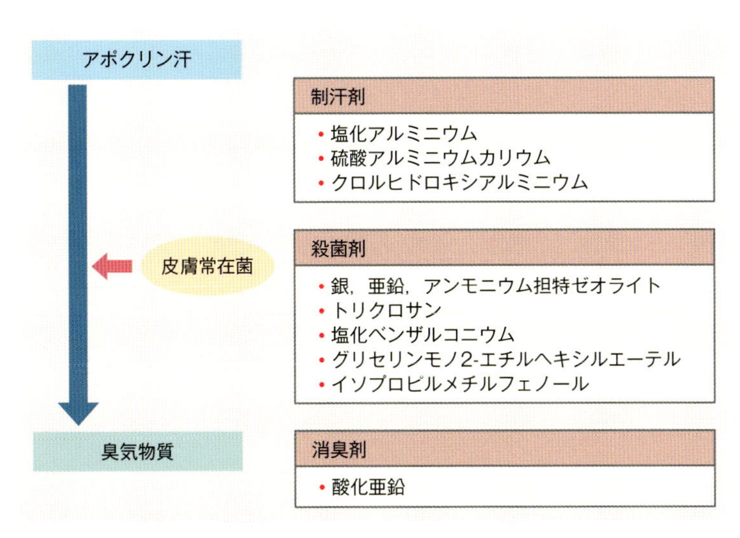

図 8　デオドラントの成分

表 1　デオドラントの剤型別特徴

種類	剤型	主な成分*	特徴
パウダースプレー	エアゾール	パウダー 油剤 噴射剤	● 強い清涼感 ● さらさら感 ● 手軽に広範囲に使用できる
ロールオン	液体（直塗り）	エタノール 水	● 皮膚に密着するため，デオドラント効果が高い
スティック	固形（直塗り）	パウダー 油剤 ワックス	● 皮膚に密着するため，デオドラント効果が高い
ウォーター	液体	パウダー エタノール 水	● みずみずしい清涼感 ● さらさら感 ● 首・腋窩・背部など，全身に使用できる
シート	液体を不織布やコットンシートに含浸	パウダー エタノール 水	● 汗や皮脂によるべたつき除去 ● さっぱりした清涼感 ● さらさら感

*有効成分を除く
（杉本真弓．FRAGRANCE J 2013[10] より）

とができ，効果持続性が高い．また，シートタイプでは汗や皮脂，細菌などを直接拭き取ることができるため需要も増大している（**表 1**）[10]．セルニュープラスデオドラントクリーム®（常盤薬品〈NOV〉）は発汗を抑えるクロルヒドロキシアルミニウムや抗菌作用のあるグリセリンモノ 2-エチルヘキシルエーテルなどが含まれている．D-bar®（ケイセイ）には収斂作用で毛穴を引き締め，発汗を抑える乾燥硫酸アルミニウムカリウム（焼ミョウバン）や抗菌作用のあるイソプロピルメチルフェノールなどが含まれている．

（大嶋雄一郎）

引用文献

1） 藤本智子ほか．日皮会誌 2023；133（2）：157–88.
2） Yanagishita T, et al. J Dermatol Sci 2012；67（1）：69–71.
3） Yokozeki H, et al. J Dermatol 2021；48（3）：279–88.
4） 藤本智子ほか．日臨皮医誌 2022；39（3）：431–9.
5） Fujimoto T, et al. J Am Acad Dermatol 2023；89（1）：62–9.
6） Fujimoto T, et al. J Dermatol 2023；50（11）：1459–72.
7） Sato K, et al. J Appl Physiol（1985）1993；75（5）：2258–64.
8） 日本形成外科学会腋臭症診療ガイドライン作成部門編．腋臭症診療ガイドライン．日本形成外科学会ほか三学会合同ガイドライン委員会編．〈形成外科診療ガイドライン7〉体幹・四肢疾患．東京：金原出版；2015. pp.39–61.
9） 水野惇子．Visual Dermatol 2006；5（5）：472–5.
10） 杉本真弓．FRAGRANCE J 2013；41（7）：42–7.

多汗症・腋臭症の治療
外科治療

ここで伝えたいエッセンス

- 腋窩多汗症は，精神的な緊張・ストレスなどによって腋窩部の汗が滴り落ち，衣類がびっしょりと濡れた状態となるなど日常生活に支障がでることも多い．
- 腋臭症は，腋窩部アポクリン腺からの分泌物が皮脂と混ざりあい，皮表細菌が産生する酵素により分解されることで，揮発性，異臭性の脂肪酸などとなり特有の臭いを生じる．
- 衣類に付着する黄ばみも悩みを大きくする要因である．
- 若年者により体臭を気にしすぎる傾向が見られ，腋臭が非常に軽度あるいは全くないにもかかわらず深刻に悩んでいる場合もある．
- 外科的治療法として，アポクリン腺・エクリン汗腺を除去するためさまざまな方法が行われているが，それぞれ一長一短があることを認識しておく必要がある．

腋臭症は，腋窩部アポクリン腺からの分泌物が皮脂と混ざりあい，*Corynebacterium* などの皮表細菌が産生する酵素により分解されることで，揮発性，異臭性の脂肪酸などとなり特有の臭いを生じる[1]．さらに衣類に付着する黄ばみも悩みを大きくする要因である．

また腋窩多汗症は精神的な緊張・ストレスなどによって腋窩部の汗が滴り落ち衣類がびっしょりと濡れた状態となり，日常生活に支障がでることも多い．

実際に臭いを確認できれば腋臭症と診断することは容易であるが，軽症例では受診時に腋臭を確認できないこともあり，詳細な問診を行う必要がある．特に若年者に体臭を気にしすぎる傾向が見られ，腋臭が非常に軽度あるいは全くないにもかかわらず深刻に悩んでいる場合もある．

外科的治療法として，アポクリン腺・エクリン汗腺を除去するためさまざまな方法が行われているが，それぞれ一長一短があることを認識しておく必要がある．

腋窩多汗症・腋臭症の診断

腋窩多汗症の診断

腋窩多汗症は思春期から始まることもあるが，多くは20歳前後から発症し，その診断は衣類にできる汗じみの状態を確認することで比較的簡単に行える．通常は下着・シャツなど腋窩部に密着する部分にのみ汗じみを生ずることが多いが，重症例では下着・シャツのみならず腋窩から滴り落ちた汗により，ズボンのベルトやジャケットの脇の部分が濡れるほどである．精神的な緊張状態で顕著になるため，特に社会人になってからのほうがより深刻な悩みとなるようである．

腋臭症の診断

腋臭症患者の最大の悩みが腋臭であることは言うまでもない事である．しかし腋臭を主訴に来院する患者の中には，臭いに敏感になりすぎ周囲の人が自分の臭いを気にしている（いやな顔をする・咳ばらいをする・鼻に手をやる・近くに寄ると立ち上がる等）と思い込んでしまう自己臭妄想患者も少なからず存在することを忘れてはならない．

また患者の悩みは腋臭の他にも，多汗・衣類の黄ばみ・腋窩部皮膚の色素沈着などさまざまであり，治療する際にはまず確実な診断を行うことが必要である．

腋臭症と診断する際に確認すべき問診のポイントを以下に示す．

1 主訴とその発症時期

腋臭，衣類の黄ばみがほとんどの患者の悩みである．

腋臭は，腋毛の生え始める時期に発症し20歳前後でピークとなる．腋臭が成人になってから突然発生することはほとんどないので，その場合には自己臭妄想を疑う必要がある．

衣類の黄ばみは黄菌毛に伴う下着の黄ばみや頻繁に使用している外用剤が衣類に付着することが原因となることも多い．したがって衣類の黄ばみのみで腋臭症とは診断できない．

2 耳垢の状態

ほとんどの腋臭症患者では耳垢が湿っている．しかし耳垢が湿っていることのみで腋臭症と決めつけてはならない．

3 家族歴

腋臭症は優性（顕性）遺伝で継承されるため，両親どちらかが腋臭症であることが多い．

4 腋臭症に対する手術歴

過去に腋臭症手術を受けている場合には，手術法と効果，再発時期を確認する必要がある．たとえ不確実な手術法を受けた場合であっても手術直後には一時的に腋臭は消失していることが多い．その後数か月から数年で腋毛の再生とともに腋臭が再発してくることが多い．手術直後から腋臭を気にしている場合には，自己臭妄想の可能性が否

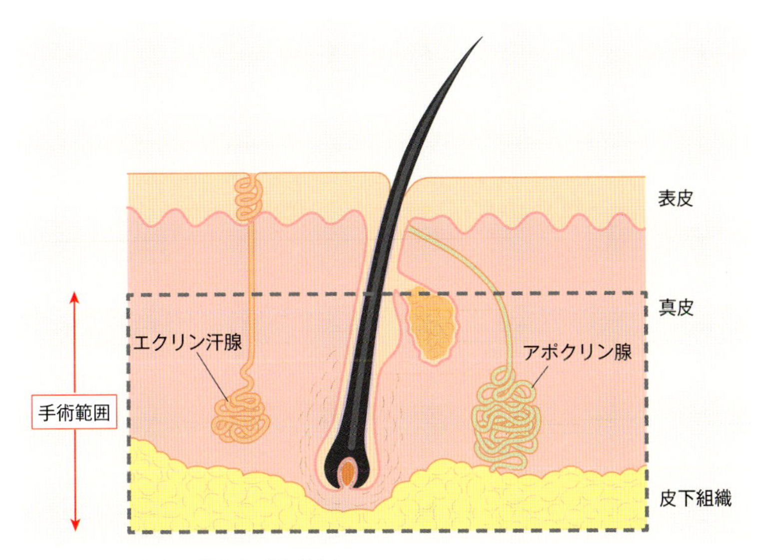

図1　腋窩部皮膚の構造と手術範囲

定できない．

腋窩多汗症・腋臭症の手術療法

腋窩多汗症および腋臭症に対する手術療法では，皮下脂肪組織のみならず真皮下層～中層にあるアポクリン腺・エクリン汗腺を取り除くことが重要である（**図1**）．確実な治療を行うと結果的に残存皮膚の厚みは2 mm以下と薄くなってしまうため，下床脂肪組織への生着には植皮術と同様の圧迫固定と術後の安静が必要となることが多い．

また手掌多汗症を伴う腋窩多汗症に対しては，胸腔鏡下交感神経遮断術（endoscopic thoracic sympathectomy：ETS）が適応となる[2,3]．

切除法および皮弁法

アポクリン腺のある腋窩部皮膚を長さ15～20 cm・幅3～5 cmの大きさで紡錘形に大きく切除する方法である．線状に縫合することとなるが術後瘢痕拘縮を起こしやすく，拘縮を防ぐ目的で皮弁法（Z-Plasty，W-Plasty）を同時に行うこともある[4]．腋毛部皮膚をすべて切り取ることは困難であるため，切除周囲に腋毛が残るなど治療効果としては不完全となりやすい．現在ではあまり行われていない方法である（**図2**）．

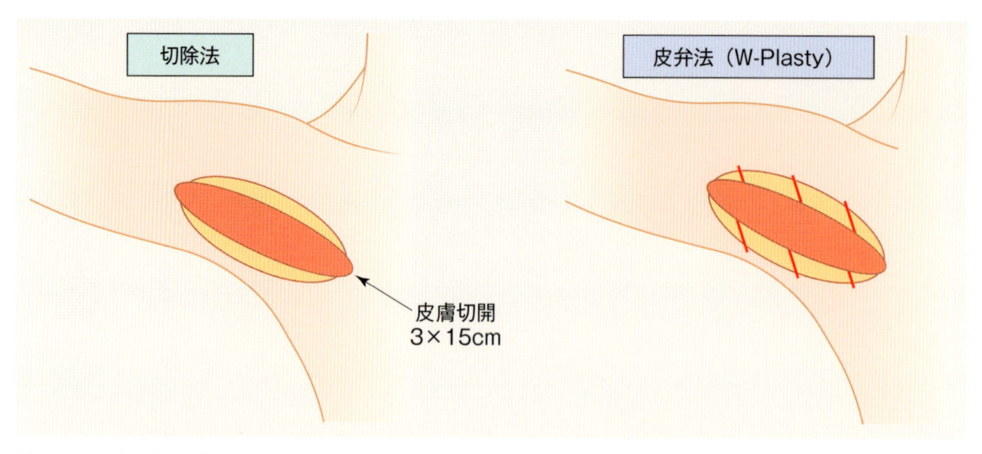

図2 切除法と皮弁法

剪除法

腋窩部皮膚のしわに合わせ長さ3 cmほどの切開を1～2か所に入れる（**図3**）．皮下脂肪組織浅層にて剝離した後に，皮膚を示指または中指で伸展反転させる．直視下で直径数mmの黄褐色房状のアポクリン腺を確認しつつ，小剪刀で少しずつ皮下組織を毛根を含め摘除する方法である[5,6]．

腋窩部皮膚全体の厚さを均等に2 mm以下になるまで取り除くこととなるが，その際に皮脂腺を含めて除去するかどうかは意見の分かれるところである．特に腋窩多汗が顕著な場合には，アポクリン腺・エクリン汗腺をしっかりと除去するため，皮脂腺を残さないほうが効果も確実で術後に腋毛は再生しない．しかし，皮膚が薄くなりすぎることで術後の皮膚壊死や色素沈着の危険性が高くなることもある．一方，皮膚壊死を起こさないために真皮下血管叢を温存させると，アポクリン腺の上部が真皮内に残存し，将来再発の可能性が上がることとなる．

なお術後はタイオーバーなどを用いた圧迫固定が必須となる．上肢の動きなどにより皮下血腫を形成した場合には血腫を取り除く処置が必要で，その後皮膚壊死となった場合には，デブリドマン

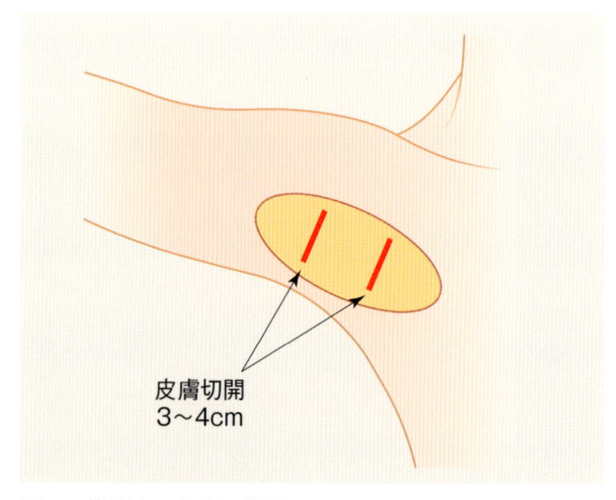

図3 剪除法の皮膚切開部

後に皮膚潰瘍治療薬外用などで瘢痕治癒する．

腋窩辺縁部は皮膚の伸展反転にて直視できない部分もあり不完全な剪除となりやすく，ドーナツ状に腋毛・汗腺が残りやすい．時間をかけて腋毛部皮膚全体を均一に施術することがポイントとなる．

吸引法

脂肪吸引器に取り付けた金属の管を数mmの

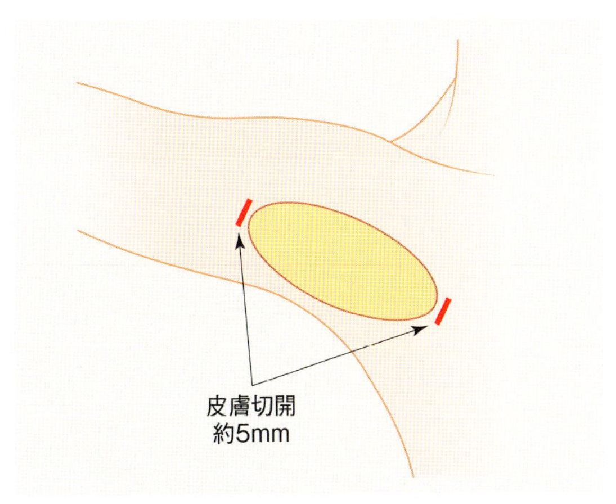

図4　吸引法・超音波吸引法・クワドラカット法の皮膚切開部

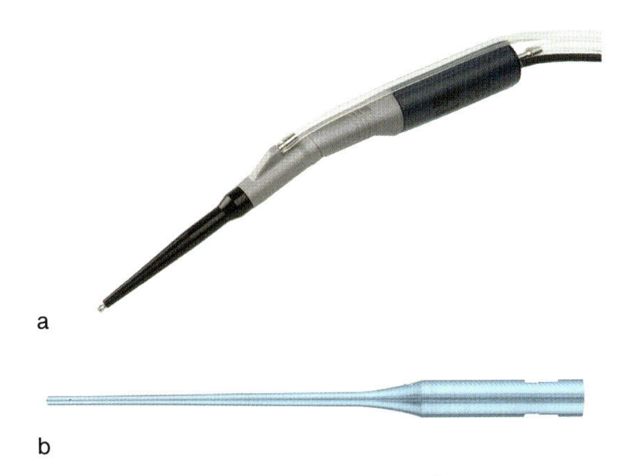

図5　超音波吸引法に用いるSONOPET®
a：ハンドピース，b：先端振動チップ.
（写真提供：日本ストライカー株式会社）

切開部から皮下組織内に挿入し，吸引力によって皮下脂肪組織を吸い出す方法である[7]（**図4**）．皮下脂肪組織内のアポクリン腺は簡単に取り除くことができるが，真皮内にあるアポクリン腺までは除去できず，腋毛の再生とともにアポクリン腺が再生してくることがある．

超音波吸引法（キューザー法）

吸引法の効果をより高めるため，超音波メスを利用した方法も開発された[8,9]．SONOPET®（ストライカー社／米国）が使用されることが多い（**図5**）．この機器のハンドピース先端には25 kHzの周波数で振動する金属製チップが装着されている．チップに接触した組織を破壊吸引することができ，整形外科や耳鼻科領域などで使用されているものである．また組織破砕時に生じる熱を冷却するための送水装置も使うことができる．

腋窩部皮膚の1〜2か所の数mmの切開部から皮下脂肪浅層内にハンドピースを挿入し，扇型に動かしながら真皮内のアポクリン腺やエクリン汗腺を含め破壊吸引する（**図4**）．その際に皮膚にテンションをかけながら先端のチップが1か所に留まらないよう動かすことが良いようである．単なる吸引法と比較すると治療効果は出やすいが，表皮直下の真皮に熱が加わりすぎると熱傷となり水疱・潰瘍形成の問題もあるので注意が必要である[10]．

クワドラカット法

整形外科領域などで使用されている回転する刃が装着された機器で皮下組織を摘出するクワドラカット法も開発され，吸引法と比べより効果を出すことができるようになった（**図4**）[11]．CROSSFIRE™ 2 & Formula shaver handpiece（ストライカー社／米国）が使用されることが多い（**図6**）．この機器のハンドピース先端部には金属製外套の中に鋭利な刃が付いた内筒が装着されている．そして内筒が回転することで皮下組織および真皮下層を吸引除去することができる．

施術後に残存する腋毛を鑷子でつまみ，抵抗なく腋毛が除去できる程度が施術終了の目安とされる．前述の超音波吸引法と同様に真皮内の毛細血管は温存されるため，術後は比較的軽い圧迫固定

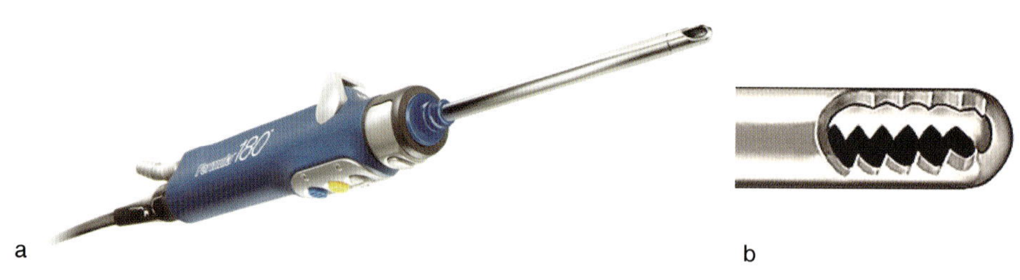

図6　クワドラカット法に用いるCROSSFIRE™ 2のハンドピース
a：Formula ハンドピース，b：Formula 先端回転チップ．
（写真提供：日本ストライカー株式会社）

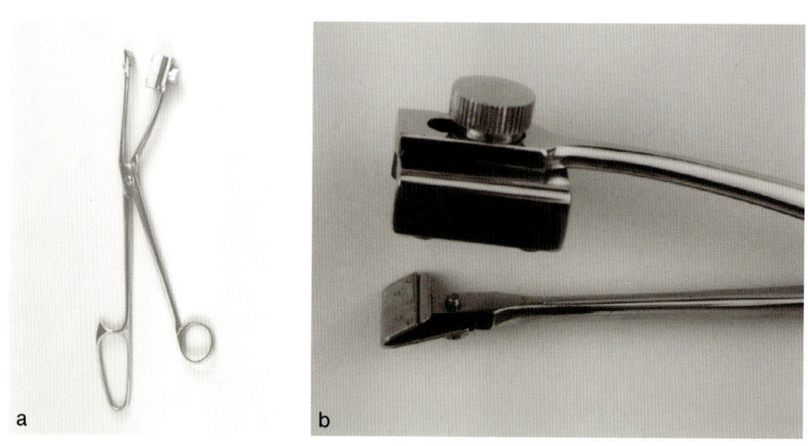

図7　皮下組織削除法に用いる削除器
a：削除器，b：削除器先端のローラーと刃．

で済むため回復が早いのが特徴である．しかし真皮浅層にダメージを与えると皮膚壊死を生じる可能性が高まる[12]．

皮下組織削除法

カミソリの刃を取り付けた皮下組織削除器を1 cm程度の切開から皮下脂肪組織へ挿入し，腋窩部皮膚の裏側からアポクリン腺・エクリン汗腺をまとめて削り取る方法である[13, 14]（**図7**）．皮膚全体を厚さ1～2 mmになるまで削ることが可能で，アポクリン腺・エクリン汗腺とともに毛根が除去され効果が確実である（**図8a**）．剪除法と同様に術後の確実な圧迫固定が必要で，筆者はダブルタイオーバーにて固定を行っている（**図8b**）．術後の安静が保てないと血腫形成による皮膚壊死の可能性が高まるので，注意深く術後の観察が必要となる．術後7日目までに血腫などを認めなければ，軽い圧迫にて9～10日目でガーゼ固定は不要となる（**図8c**）．血腫を認めた際には凝血塊を除去し，再圧迫にて皮膚の生着を待つが，皮膚壊死が起こった場合には前述と同様に皮膚潰瘍治療薬外用にて瘢痕治癒させる．

皮膚の厚みが薄くなることによって，術後にしわ状の拘縮や色素沈着を起こしやすいので，術後は皮膚の伸展運動と軟膏塗布などのアフターケアが必要となる．

なお，術後に多少なりとも腋毛の残存を希望する男性症例の場合には，皮脂腺が残存するレベル

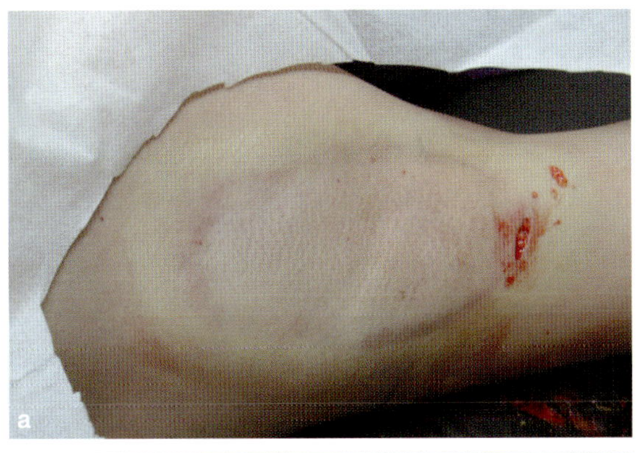

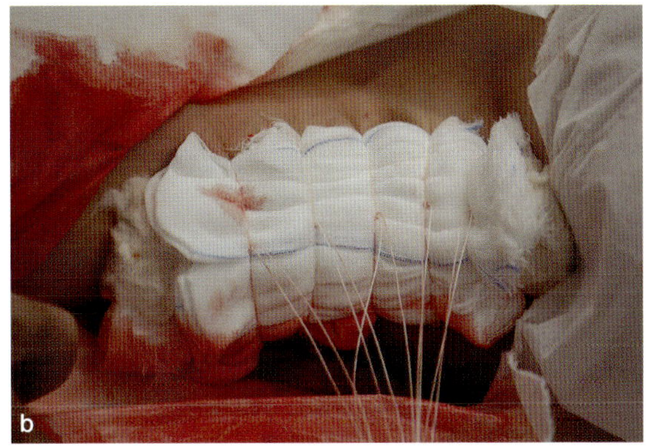

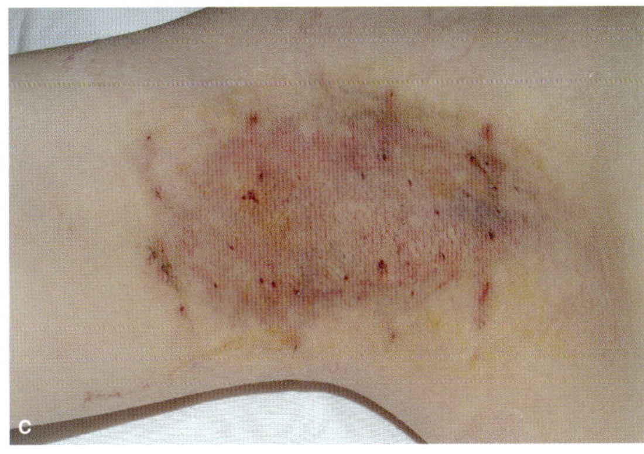

図8　皮下組織削除法
a：切開部と削除後の皮膚の状態，b：術後のダブルタイオーバー固定，c：術後7日目の状態．血腫などを認めなければ，軽い圧迫にて9〜10日目でガーゼ固定は不要となる．

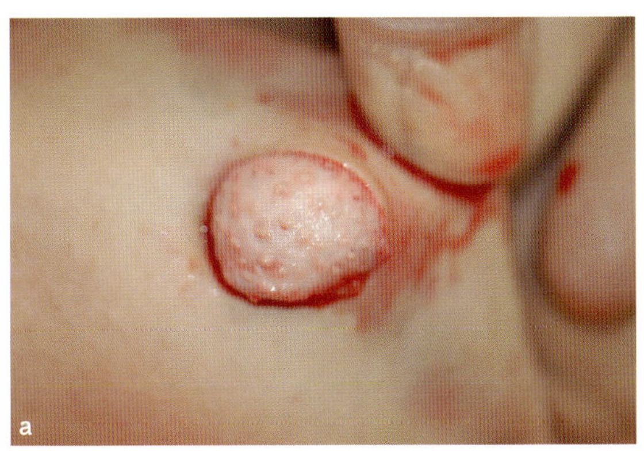

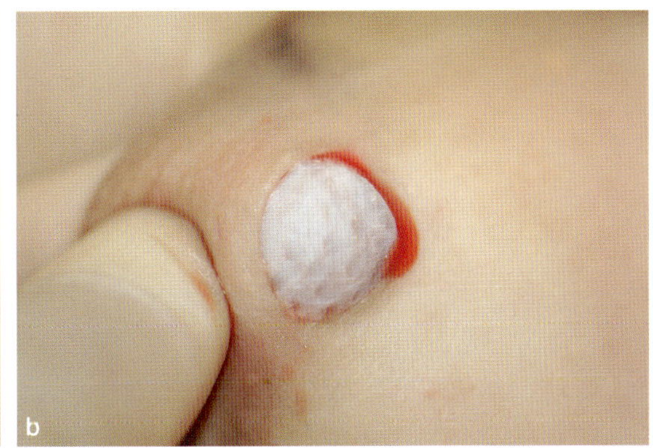

図9　皮下組織削除法における皮脂腺残存の有無
a：皮脂腺が残存するレベルでの皮下組織削除の例，b：皮脂腺を含めたレベルまで削除した例．真皮中層のエクリン汗腺も除去できる．

で削除範囲を留める（**図9a**）．しかしあまりに腋毛を残存させることを優先させると術後腋臭が再発することがある．一方，重度の多汗を伴う場合や確実な治療効果を希望する症例では，皮脂腺を含めたレベルまで削除することで真皮中層のエクリン汗腺も除去できる（**図9b**）．

おわりに

腋臭症・腋窩多汗症患者の悩みは些細な悩みと思われやすいが，実際には患者の悩みは想像以上に大きいものである．その悩みを理解したうえで，自己臭妄想の患者も存在することを念頭に置き，確実な診断をつけ，対処する必要があると思われる．

（稲葉義方）

引用文献

1） 今門純久．Derma 2007；No124：45-7.
2） 池辺晴美ほか．日ペインクリニック会誌 2004；11（2）：129-30.
3） 大西克幸．日ペインクリニック会誌 2006；13（2）：145.
4） Skoog T. Plastic Surgery：New Method and Refinements. Stockholm：Almqvist & Wiksell Insternational；1974. pp.393-410.
5） 秦維郎，鈴木真澄．形成外科2004；47（増刊）：S313-S6.
6） 野平久仁彦，新冨芳尚．横切開剪除法．秦維郎編．〈形成外科アトラス〉腋臭症の治療．東京：克誠堂出版；1998． pp.47-55.
7） Shirakaba T. J Plast Reconstr Surg 1986；6：707-8.
8） 西村俊身．日美容外会誌1995；32（1）：18-9.
9） 井上淳ほか．日形会誌2005；25（8）：546.
10） 上田明弘ほか．西日皮2005；67（5）：536.
11） 新垣実．日美容外会報2007；29（3）：179.
12） 衣笠哲雄．クワドラカット法．細川亙ほか編．腋臭症・多汗症治療実践マニュアル．東京：全日本病院出版会；2012． pp.91-6.
13） Inaba M, et al. Plast Reconstr Surg 1978；62（3）：355-60.
14） 松田和美．形成外科2004；47（11）：1253-9.

多汗症・腋臭症の治療 マイクロ波治療器による治療

ここで伝えたいエッセンス

- マイクロ波治療器「ミラドライ®」は，マイクロ波により汗腺を熱破壊させ，腋窩多汗症や腋臭症の治療，腋窩の減毛効果を及ぼす．
- ミラドライ®は，重度の成人原発性腋窩多汗症においてのみ本邦での薬事承認を取得しており，手術療法より非侵襲的かつ術後1～3年の治療効果が期待できる．
- 副作用として，末梢神経障害，感染症，瘢痕形成などがあげられ，適応基準や治療設定，治療経過について，十分な注意が必要である．
- 機器による治療法は自費診療であり，予想される効果と副作用，効果の持続性，費用の問題などを考慮し治療にのぞむ．

多汗症や腋臭症の機器による治療

腋窩多汗症や腋臭症の治療では，手術療法は侵襲性が高く，瘢痕形成が必発で，薬物療法は持続性がないといった欠点がある．多汗症や腋臭症の機器による治療法として，脱毛レーザーや，マイクロ波療法，フラクショナルラジオ波療法，超音波，脂肪分解レーザー等が登場し，多種多様になった．

2007年に米国で開発されたマイクロ波治療器であるミラドライ®（製造：miraDry/USA，製造販売：株式会社ジェイメック，**図1**）は，2013年に成人腋窩多汗症・腋臭症において，また2015年に腋窩の減毛の適応で，米国食品医薬品局（FDA）で承認を取得し，日本国内では2018年に重度の成人原発性腋窩多汗症のみ，薬事承認を得ている．

マイクロ波療法の機序は，皮膚の吸引と冷却により表皮の損傷を抑えながら，電磁波の一種である5.8 GHzのマイクロ波の特性を利用し，真皮深層～皮下組織浅層を加熱し，汗腺を熱破壊する（**図2**）[1]．本稿ではミラドライ®によるマイクロ波治療を中心に述べる．

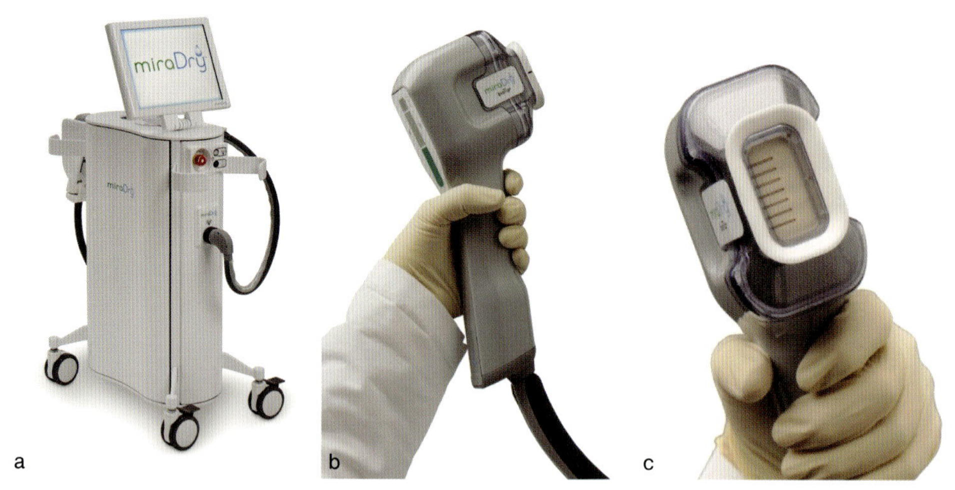

図1　マイクロ波治療器ミラドライ®
a：本体，b：ハンドピース，c：バイオチップ（ディスポーザブル）．（写真提供：株式会社ジェイメック）

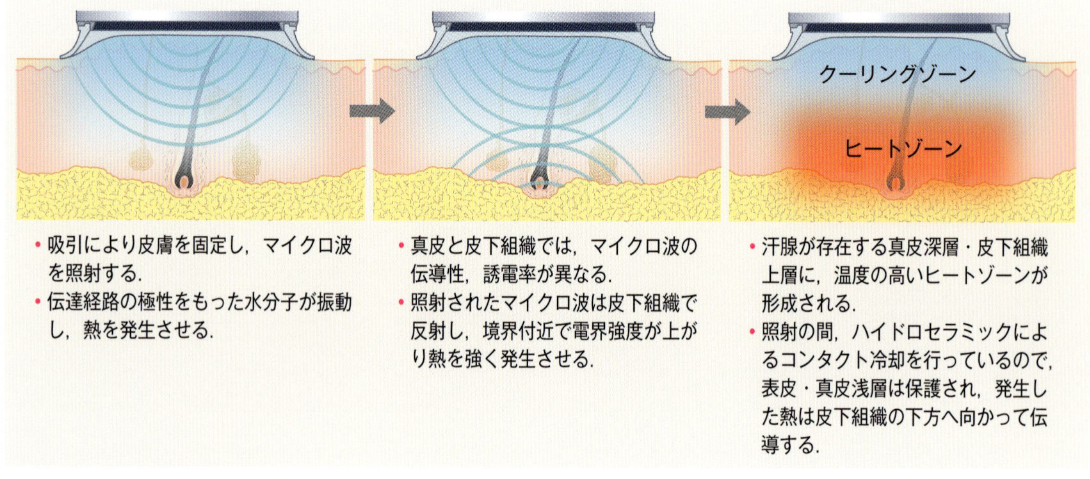

図2　マイクロ波療法の機序
マイクロ波療法は，皮膚の吸引と冷却により表皮の損傷を抑えながら，マイクロ波の特性を利用し，真皮深層〜皮下組織浅層を加熱する．
（Johnson JE, et al. Lasers Surg Med 2012[1)] より，株式会社ジェイメック miraDry システム資料を参考に作成）

治療の手順とポイント

事前に**表1**に示した適応・除外基準に問題がないかを確認し，十分な説明と同意を得る．最近では，簡便な麻酔方法や，照射漏れを予防するため麻酔と転写の順番を逆とする，照射方法の工

表1　ミラドライ®の適応・除外基準

対象年齢
●成人
適応疾患・対象者
●重度の原発性腋窩多汗症（日本で薬事承認あり） ●腋臭症 ●腋窩の減毛を希望する人
禁忌
●心臓ペースメーカや他の電子機器が体内に埋め込まれている人 ●腋窩付近に金属製のインプラント等が埋め込まれている，または刺青のある人 ●治療部位に悪性腫瘍，または皮膚悪性腫瘍がある人 ●局所麻酔アレルギーやエピネフリン使用が禁忌の人
注意を要する人
●広範囲リンパ節郭清手術を受けたことのある人 ●腋窩切開による乳房再建術を受けたことのある人 ●上記以外にも，腋窩部の外科手術を受けたことのある人 ●大豆アレルギーの人（テンプレートのインクは大豆インクを使用），アルコールアレルギーの人，ヨードアレルギーの人（ヨードテストで使用）
下記のケースは安全性が確立されていない
●妊娠中，または妊娠の可能性がある人 ●腋窩以外の部位への使用 ●合併症である代償性発汗が生じた部位等に対する使用は，有効性および安全性が確立されておらず，重篤な不具合，有害事象が発現するおそれがある
下記に該当する場合は，治療の延期，または中止を検討
●腋窩部の皮下脂肪が少ない人（痩せ型・筋肉質：BMI〈Body Mass Index〉が低い，体表超音波検査で筋膜の深さが5 mm 未満の人は，神経叢の分枝が浅い部分にあり，副作用のリスクが高くなるため） ●免疫力低下，または術後治癒の妨げとなる薬を服用している人 ●肥満の人 ●治療部位に極端に凹凸がある，皮膚に広範囲のしわ等があり，テンプレートの転写が難しい人 ●治療部位に湿疹，または乾癬，皮膚感染症等の皮膚疾患がある人 ●治療後1週間以内に袖のない衣服を着用する予定がある人 ●治療後1週間以内に気圧の変動を招くような予定（飛行機に乗る・登山など）がある人 ●腋窩の減毛が生じることを受け入られない人 ●マイクロ波治療の副作用が消失していない人

（miraDry システム添付文書を元に作成）

夫，といった改訂がなされている．

治療の手順として，3日前より剃毛を行い，治療前に多汗症についてはHDSS（Hyperhidrosis Disease Severity Scale）やミノール法等を用い，腋臭症についてはガーゼテスト等を用いて，重症度と治療効果の判定を行う．

付属のアームレストを使用し，上肢を外転・外旋した体位をとり，当日も剃毛を行う．付属のスケールを用いて腋窩にマーキングし（**図3a**），治療範囲に応じた大量の生理食塩液と1%エピネフリン入りキシロカイン，8.6%重炭酸液の混合液（チューメセント液）を用いてチューメセント麻酔を行う（**図3b，4**）．チューメセント液は，除痛効果以外に，液体を大量注入することでヒー

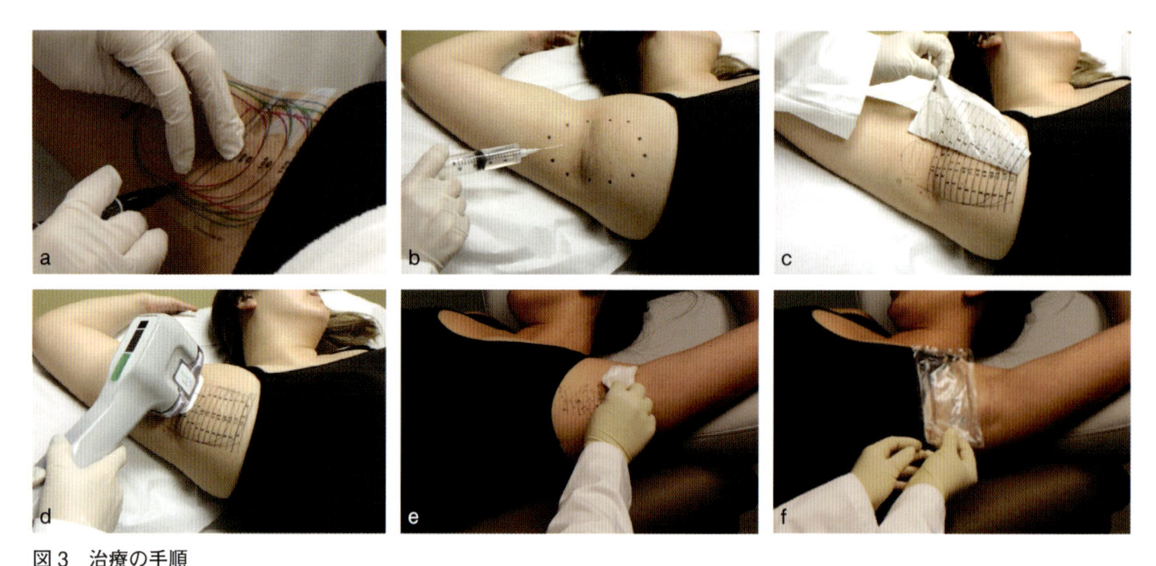

図3　治療の手順
a：治療部位の範囲測定とマーキング，b：局所麻酔，c：付属テンプレート紙による転写，d：照射，e：洗浄，f：冷却．

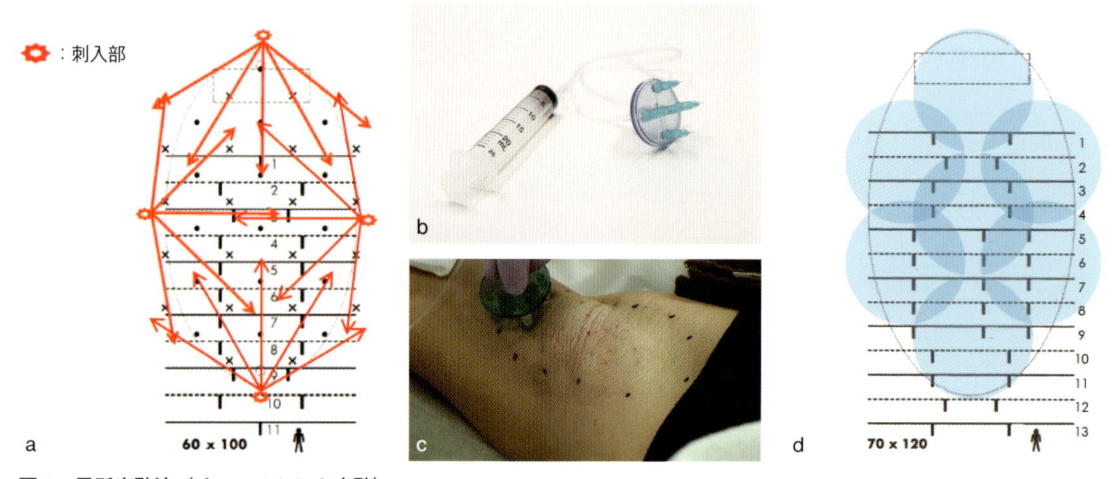

図4　局所麻酔法（チューメセント麻酔）
a：ファニング法での注入箇所とテンプレートの位置．カテラン針や鈍針カニューレを用いて，4〜6か所の刺入部から放射状に，術野全域にチューメセント液を注入する．
b：MESORAM® インジェクションプレート（写真提供：株式会社ジェイメック）．
c：インジェクションプレート法による注入．
d：インジェクションプレート法での注入箇所とテンプレートの位置．

トゾーンと筋膜下の神経等を遠ざけ，末梢神経障害といった副作用の予防効果がある．注入方法は，ファニング法で放射状に注入していたが（**図4a**），最近では簡便なMESORAM® インジェクションプレート（30〜34 G針，針先4 mm）を用いるインジェクションプレート法でスタンプ状に注入されている（**図4b〜d**）．

続いて，70%アルコールと付属テンプレート紙を用いて転写し（**図3c**），テンプレートに沿って照射を行う（**図3d**）．照射は，①吸引，②照射＋冷却，③冷却の3つのステップで構成され（**図2**），照射時間により5段階のエネルギーレベルで設定される．腋臭症では，アポクリン汗腺がエクリン汗腺より深部に存在するため，最大エネルギーレベル5（3.0秒）が選定されている．また，アポクリン汗腺が密に存在する腋窩の中央には，さらに深部まで到達すると組織学的に検証されている，2パス照射が施行される[2]．

治療時間は，準備から照射終了まで，両側で90～180分程度である．照射後は，腋窩の洗浄，外用抗菌薬を塗布し，付属アイスパックで15分程度冷却する．当日はシャワー浴が可能で，帰宅後も冷却し，1週間は重い荷物を持つなど上肢に負荷をかけないように指導する．

治療を行ううえでの注意点

治療後の経過であるが，チューメセント液を注入し吸引と照射を行うため，減毛以外に腋窩部の腫脹や内出血，疼痛は必発で，1～2週間程度続く．副作用と対処方法，当科での臨床研究の結果について，**表2**に示す[3]．

特に注意すべき副作用として，末梢神経障害や感染症，瘢痕形成がある．末梢神経障害の予防として，BMIの測定や事前に体表超音波検査で腋窩筋膜の深さを測定し[4]，腋窩の皮下脂肪の少ない患者（**表1**）は，低エネルギーレベルの設定や，推奨量以上のチューメセント液を使用する工夫がなされている[5, 6]．感染症としては，化膿性汗腺炎の報告があり[7]，治療前に皮膚障害がないかを確認する以外に，事前の腋窩の脱毛治療が予防になるとされている[6]．また，フルニエ壊疽の報告があり[8]，腋窩以外の不適切使用は控える必要がある（**表1**）．

治療効果

治療直後から効果を認め，約1～3年間の持続効果がある．初回の治療効果が不十分であった場合は，**表1**の基準を再確認し，エネルギーレベルの変更といった治療方法を見直し，副作用が消失した後に3か月に1回，最大3回の再照射が可能である．

腋臭症に対する，剪除術とマイクロ波治療との比較試験では，3年後の改善率は，剪除術90%，マイクロ波治療23%，再発率は剪除術21%，マイクロ波治療39%であったが，有害事象についてはマイクロ波治療のほうが優れており，整容面が気になる患者にはマイクロ波を推奨するとされている[9]．

多汗症に対しては，本邦での診療ガイドライン[10]や美容医療診療指針[11]でも，治療効果はボツリヌス毒素注入療法に匹敵し，安全性は比較的

表2 ミラドライ® 治療の副作用と対処法，当科での臨床研究*の結果

副作用の種類（治療部位）	持続期間の目安	発症後の主な対処法	例数*	1年間の転帰*
重大な副作用				
局所麻酔（エピネフリンを伴うリドカイン）によるアナフィラキシーショック				
一般的な副作用				
浮腫	1〜8週間	経過観察	22（91.7％）	消失
疼痛	2〜3週間	消炎鎮痛薬の内服 冷却	21（87.5％）	消失
不快感			22（91.7％）	
痺れ（皮神経障害）	1〜12週間	経過観察	1（4.2％）	消失
知覚低下（皮神経障害）			4（16.7％）	消失
発赤	数日間	ヘパリン類似物質の外用	18（75.0％）	消失
皮下出血・内出血	数日間	経過観察	16（66.7％）	消失
一時的な陥凹	4〜6週間	経過観察		
腕，もしくは側胸部の腫脹	1週間	経過観察		
色素沈着	最大で8週間	経過観察		
硬化	最大で8週間	優しいマッサージやストレッチ	3（12.5％）	消失
発疹	数週間	抗菌薬の外用	1（4.2％）	消失
脱毛			8（33.3％）**	不変
代償性発汗		経過観察	5（20.8％）	1例（4.2％） 不変
熱傷	数週間	ステロイド薬の外用		
一時的な腕の筋肉，および指の力の減少（腕神経叢麻痺）	数か月	経過観察・リハビリテーション		
感染症，瘢痕				

* 当科での臨床研究における報告例．24症例（うち女性22例，BMI：17.5〜32.6）に対して，旧式の治療法でエネルギーレベル5にて1回治療を施行した．
** 過去に脱毛治療歴のある症例も含まれるため，発症率はさらに高いことが見込まれる．通常では，80％以上の減毛効果が得られる．
(miraDryシステム添付文書およびKaminaka C, et al. Lasers Surg Med 2019[3] を参考に作成)

高く，選択肢の一つとして弱く推奨されている．腋臭症に対しても，十分な根拠はないが，剪除術と同等の効果が期待できる非観血的治療とされる[12]．しかしながら，機器による治療法は自費診療であり，機器や施術方法は多種多様で治療効果もさまざまである．腋窩多汗症や腋臭症の機器による治療では，予想される効果と副作用，効果の持続性，費用の問題，施術者の習熟などを十分に考慮し，治療にのぞむことで患者QOLを改善させる．

（上中智香子）

引用文献

1) Johnson JE, et al. Lasers Surg Med 2012；44（1）：20-5.
2) Hatano T, et al. Lasers Surg Med 2021；53（9）：1220-6.
3) Kaminaka C, et al. Lasers Surg Med 2019；51（7）：592-9.
4) Huang YL, et al. Dermatol Surg 2021；47（5）：738-9.
5) Chang CK, et al. J Cosmet Laser Ther 2017；19（7）：439-41.
6) 百澤明，大河内裕美．形成外科 2023；66（2）：179-84.
7) Aleisa A, Feingold DS. JAAD Case Rep 2020；6（10）：999-1000.
8) Wen S, et al. Leg Med（Tokyo）2022；58：102095.
9) Chen SQ, et al. Dermatol Surg 2022；48（1）：126-30.
10) 藤本智子ほか．日皮会誌2023；133（2）：157-88.
11) 大慈弥裕之ほか．日美容外会報 2022；44（特別号／美容医療診療指針 令和3年度改訂版）：147-8.
12) 武田啓ほか．第VII編 腋臭症診療ガイドライン．形成外科診療ガイドライン1―皮膚疾患／頭頸部・顔面疾患／体幹・四肢疾患．2021年版．東京：金原出版；2021. pp.341-52.

4章

血管腫・赤ら顔
(毛細血管拡張・酒皶)

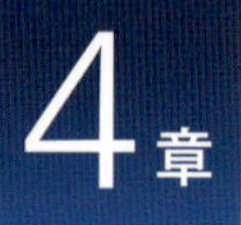

血管腫の診断と治療

ここで伝えたいエッセンス

- 本邦では体表や軟部組織の血管病変を慣用的に「血管腫」と呼称し，血管内皮の増殖の有無は関係ない．
- ISSVA分類では，血管異常は，血管内皮の増殖を伴う「腫瘍」と増殖を伴わない「奇形」に分類される．
- 本邦の「血管腫」は，大別すると，①血管（脈管）腫瘍，②血管（脈管）奇形，③その他（老人性血管腫，クモ状血管腫，静脈湖等）に分類される．
- 治療は，レーザーや高周波（電気メス），切除術，硬化療法，塞栓療法，薬物療法等，疾患毎に異なるため，診断が重要である．

本邦では，体表や軟部組織の血管病変を慣用的に「血管腫」と呼称する．

形態的特徴や部位，年齢によって，「苺状血管腫」「単純性血管腫」「クモ状血管腫」「海綿状血管腫」「蔓状血管腫」「筋肉内血管腫」「滑膜血管腫」「老人性血管腫」などがある．血管内皮の増殖がなくとも血管腫と命名されている疾患も多い．

血管異常の国際的分類は，ISSVA（International Society for the Study of Vascular Anomalies）分類が標準的で，腫瘍と奇形は別の疾患として分類されている．

小児期に「血管腫」と診断されるもので最も頻度の高いのは乳児血管腫であり，血管内皮の増殖を伴う血管腫瘍である．一方，単純性血管腫は血管内皮の増殖を伴わない血管奇形である．本邦においても近年では，単純性血管腫を毛細血管奇形に変更もしくは併記することが増えてきた．成人において「血管腫」と診断されるもので頻度の高いのは老人性血管腫やクモ状血管腫であるが，これはISSVA分類には含まれていない．本邦における「血管腫」の定義と分類は明確ではないが，ISSVA分類に含まれる血管（脈管）腫瘍と，血管（脈管）奇形，ISSVA分類に含まれない血管病変に大別できる．

表 1　ISSVA 分類（2018 年度版）

血管（脈管）腫瘍	血管（脈管）奇形			
	単純型	混合型	主な名称付き血管型（主幹型）	関連症候群
【良性群】 乳児血管腫 先天性乳児血管腫 房状血管腫 ほか 【境界群】 カポジ肉腫様血管内皮細胞腫 網状血管内皮細胞腫 ほか 【悪性群】 血管肉腫 類上皮型血管内細胞腫 ほか	毛細血管奇形（CM） リンパ管奇形（LM） 静脈奇形（VM） 動静脈奇形（AVM） 動静脈瘻（AVF）	CVM: CM+VM CLM: CM+LM CAVM: CM+AVM LVM: LM+VM CLVM: CM+LM+VM CLAVM: CM+LM+AVM CVAVM: CM+VM+AVM CLVAVM: CM+LM+VM+AVM	異常脈管 リンパ管 静脈 動脈 異常の種類 起始 走行 本数 長さ 径（無形成，低形成，狭窄，拡張，動脈瘤） 弁 交通（AVF） 胎生期血管の遺残	クリッペル・トレノネー症候群 パークス ウェーバー症候群 セルヴェル・マルトレール症候群 スタージ・ウェーバー症候群 四肢 CM+ 先天性非進行性四肢肥大 マフッチ症候群 大頭症 - CM 小頭症 - CM クローブス症候群 プロテウス症候群 バナヤン・ライリー・ルバルカバ症候群 CLAPO 症候群

毛細血管奇形（CM：capillary malformation），リンパ管奇形（LM：lymphatic malformation），静脈奇形（VM：venous malformation），動静脈奇形（AVM：arteriovenous malformation），動静脈瘻（AVF：arteriovenous fistula）.
（ISSVA classification for vascular anomalies, 2018 [2] をもとに作成）

ISSVA 分類とは

1982 年に Mulliken と Glowacki が，血管内皮細胞の増殖性の有無に着目し，乳児血管腫と脈管奇形（リンパ管も含む）が異なる病態であると報告した[1]．

その 10 年後の 1992 年に，Mulliken らが ISSVA（International Society for the Study of Vascular Anomalies）を創設し，1996 年のローマの学術集会で，脈管異常を脈管腫瘍と脈管奇形の 2 群に大別した ISSVA 分類が初めて報告された．脈管奇形は，さらに主たる構成脈管に基づき，毛細血管奇形（capillary malformation: CM），静脈奇形（venous malformation: VM），リンパ管奇形（lymphatic malformation: LM）および動静脈奇形（arteriovenous malformation: AVM）に細分された．このように ISSVA 分類は脈管病変の分類であり，血管腫以外の疾患を数多く含んでいる．

その後，種々の亜型の存在が明らかになるとともに，中間悪性的な腫瘍や悪性腫瘍も扱われるようになり，改訂が重ねられ，現在の ISSVA 分類（**表 1**）となった[2,3]．

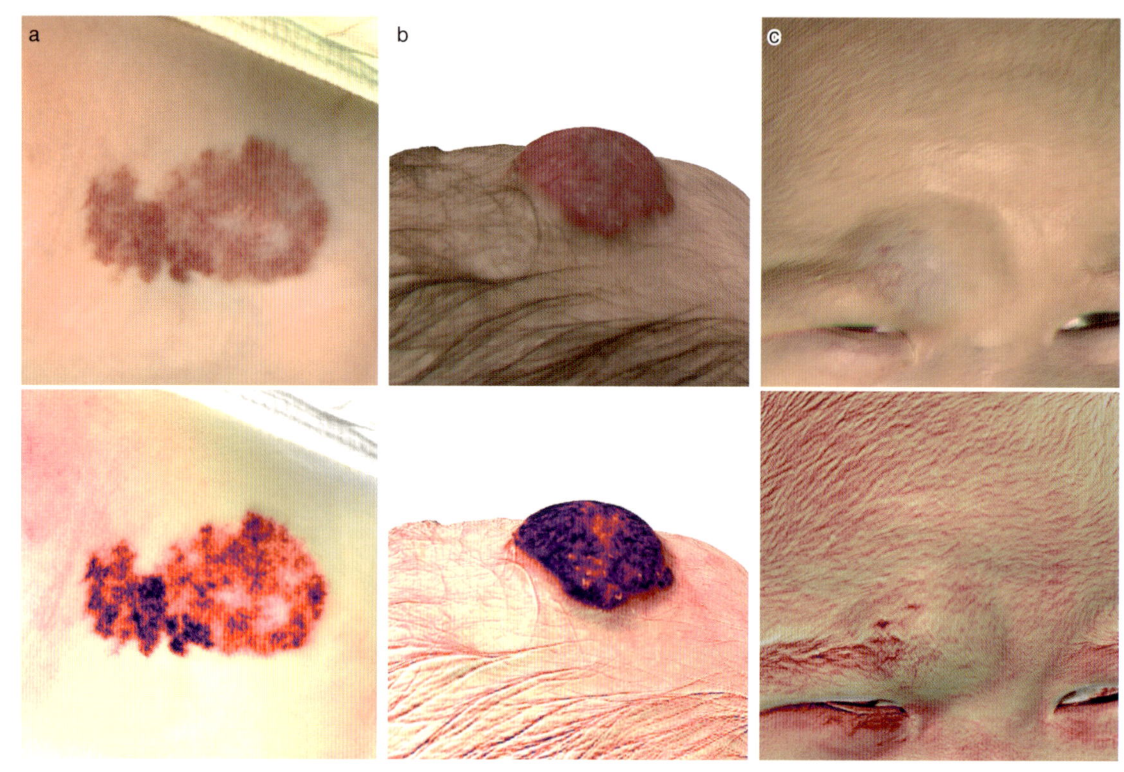

図1　乳児血管腫
a：表在型（0歳，女児），b：腫瘤型（0歳，女児），c：皮下型（0歳，女児）．
いずれも上はAntera 3 D画像，下はヘモグロビン強調画像．

ISSVA分類における血管（脈管）腫瘍

ISSVA分類における脈管腫瘍は，「良性群」「境界群」「悪性群」の3つに分類される（**表1**）．「良性群」には乳児血管腫，先天性乳児血管腫（RICH, PICH, NICH；詳細は次頁），房状血管腫，紡錘形細胞血管腫，上皮様血管腫，化膿性血管腫等がある．

乳児血管腫（苺状血管腫）

血管内皮の増殖を伴う代表的な血管腫瘍である．新生児の1～2%に認められる．生後1か月までに紅斑として出現し，血管内皮の腫瘍性増殖により増大し，1歳前後に極期に達する．増殖期にCD 31とGLUT−1陽性の腫瘍細胞の集塊を形成する．血管内皮細胞のアポトーシスにより退縮に向かい，学童期までは消退傾向を認めるが，未治療の場合，半数以上に瘢痕，色素異常，腫瘤，毛細血管拡張等の整容面の問題が残存する（**図1**）．

積極的治療はプロプラノロール内服，色素レーザー（ダイレーザー）治療である．

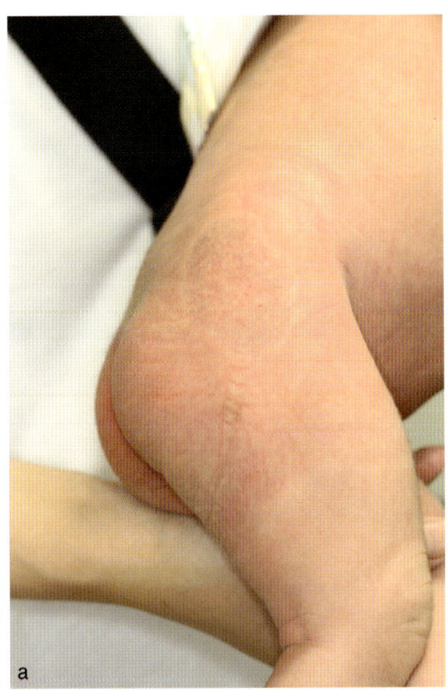
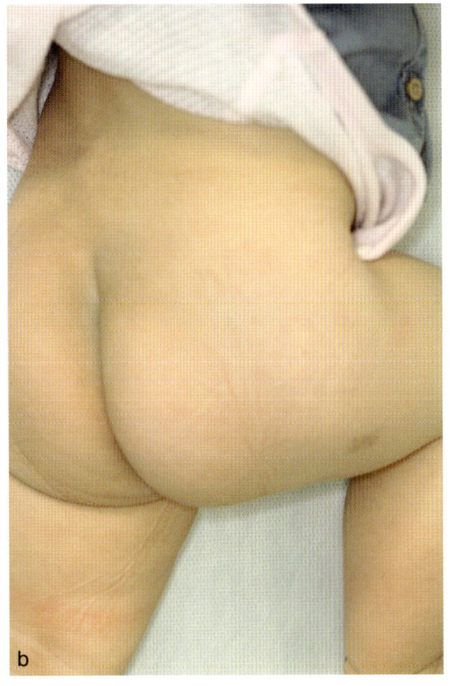

図2　先天性乳児血管腫
a：生後2週間，女児．右殿部に hallo を伴う腫瘤を認める．
b：同症例の1歳時．未治療だが色調・腫瘤共に改善した．

先天性乳児血管腫

出生時より認める血管腫瘍である．毛細血管拡張を伴う淡青色～暗青色の腫瘤病変で，辺縁に hallo を伴う場合もある（**図2**）．病理所見では，乳児血管腫と異なり GLUT-1 は陰性である．出生時が最も大きく，次第に縮小する場合が多い．急速に縮小するものを rapidly involuting congenital hemangioma（RICH），縮小傾向がほどんどないものを non-involuting congenital hemangioma（NICH），その中間型を partially involuting congenital hemangioma（PICH）という．

治療方針は経過観察が第一選択（wait and see）で，手術療法はまれである．

房状血管腫

四肢に好発する赤～暗紫色のやや隆起した硬い腫瘤である．出生時から乳幼児期に出現し，痛みや多汗，多毛を伴うこともある．病理組織像は真皮から皮下にかけて毛細血管が小結節状に分布し弾丸様（cannon ball appearance）を呈する．幼少期発症であれば自然消退の可能性があり，経過観察が第一選択となる．症状のある場合は，外科治療，放射線治療，レーザー照射，ステロイドの局所投与，インターフェロンの局所投与による治療等がある．

房状血管腫の病変部における血小板や凝固因子の局所での消費による全身性の出血傾向や血液凝固障害を生ずることがある（カサバッハ・メリット症候群，**図3**）．

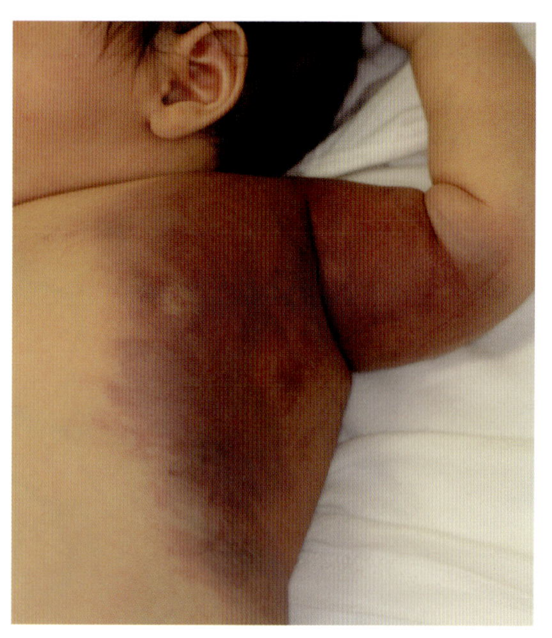

図3 カサバッハ・メリット症候群
生後1か月，女児．出血傾向と凝固障害に対してプレドニン，オンコビン，輸血投与を行った

カポジ肉腫様血管内皮細胞腫

「境界群」に分類されるカポジ肉腫様血管内皮細胞腫（Kaposiform hemangioendothelioma）は，中間悪性の血管腫瘍である．新生児期から乳幼児期に多く発症し，急速な増大や強い局所浸潤傾向を示す．異型性の乏しい紡錘形細胞の小葉構造が周囲に不規則に浸潤し，その中に裂隙様の血管腔や鬱血した毛細血管を認める．GLUT-1は陰性である．

房状血管腫と同じく，カサバッハ・メリット現象を惹起しうる血管腫である．

ISSVA分類における血管（脈管）奇形

ISSVA分類における脈管奇形は「単純型」「混合型」「主な名称付き血管型（主幹型）」「関連症候群」の4つに分類される（**表1**）．

「単純型」は，主たる脈管成分によって，毛細血管奇形（CM），リンパ管奇形（LM），静脈奇形（VM），動静脈奇形（AVM）および動静脈瘻（arteriovenous fistula：AVF）が大項目として分類され，各大項目はさらに中項目，小項目に相当するさまざまな疾患に細分される．

「混合型」は，複数の脈管成分が混在したものである．

「主な名称付き血管型（主幹型）」は，欠損や走行異常，低形成，狭窄，拡張，瘤化，短絡，胎生期血管遺残等である．

「関連症候群」は，脈管奇形に加えて，緑内障・痙攣等の機能異常や四肢長差・患肢肥大など軟部組織や骨格異常を合併する症候群が含まれる．

分類不能な病変として，疣状血管腫，被角血管腫やカポジ肉腫様リンパ管腫症などを挙げているが，老人性血管腫やクモ状血管腫，静脈湖等はここでは列挙されていない．

毛細血管奇形（単純性血管腫）

毛細血管奇形（CM）は，病理組織学的には，腫瘍性の増殖を認めない真皮内の毛細血管の拡張である．発生頻度は0.3％前後である．遺伝子の

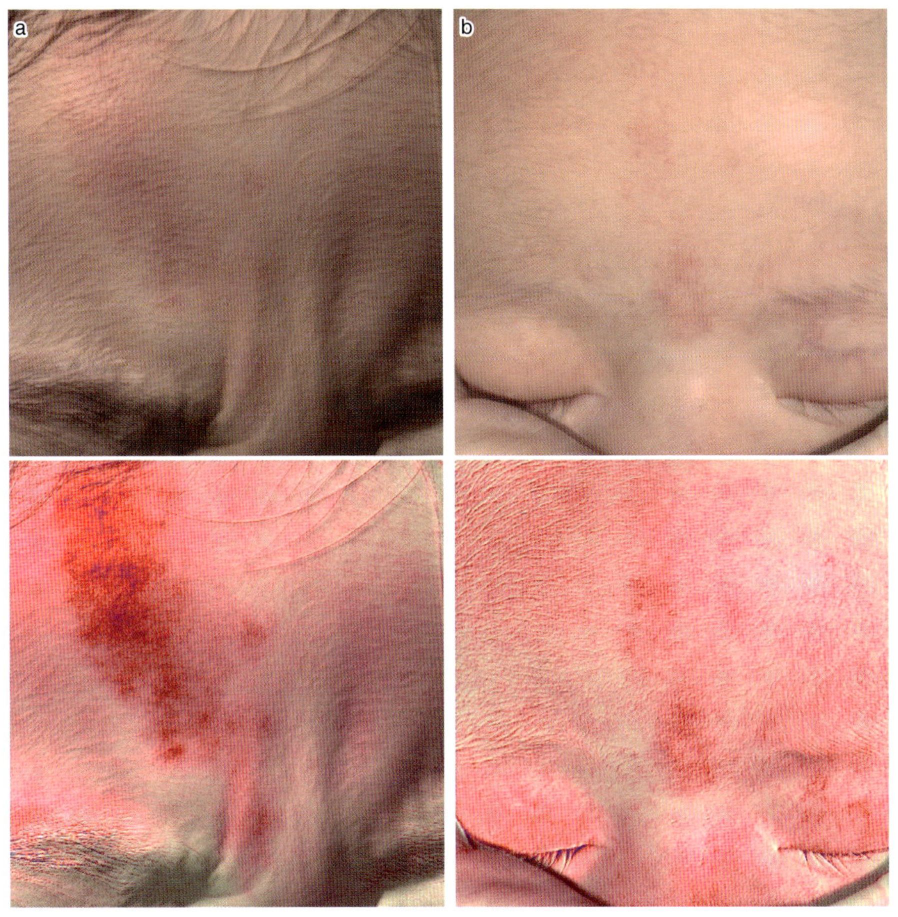

図4　毛細血管奇形
a：単純性血管腫（0歳，女児），b：サーモンパッチ（0歳，女児）．
いずれも上はAntera 3 D画像，下はヘモグロビン強調画像．
同じ前額部の毛細血管奇形であるが，単純性血管腫（a）は片側で自然消退はないが，サーモンパッチ（b）は正中に存在し消退傾向がある．

突然変異（GNAQ：Guanine nucleotide-binding protein G（q）subunit alphaをコードする遺伝子異常）が成因の一つと考えられる．加齢とともに，色調は紅色からピンク色，赤色，暗赤色と変化し，過形成により，肥厚や腫瘤を形成する．顔面では大唇症，歯肉過形成，上顎・下顎過形成などを来す．顔面の場合は，スタージ・ウェーバー症候群（顔面の三叉神経支配領域に一致した毛細血管奇形と脳軟膜の血管奇形，緑内障），四肢の場合はクリッペル・トレノネー・ウェーバー症候群（片側四肢の毛細血管奇形と静脈・リンパ管奇形，骨・軟部組織の肥大）やパークス ウェーバー症候群（片側四肢の毛細血管奇形と動静脈瘻ないし動静脈シャント，骨・軟部組織の肥大）を考慮する．

ISSVA分類では，毛細血管奇形の中に，毛細血管拡張症や先天性血管拡張性大理石様皮疹も含まれる．近年，単純性血管腫は毛細血管奇形と呼称されるようになったが，単純性血管腫と毛細血管拡張症は全く別の疾患であり，毛細血管奇形がすべて単純性血管腫というわけではない．

病変が正中部に見られる場合，正中部母斑（前

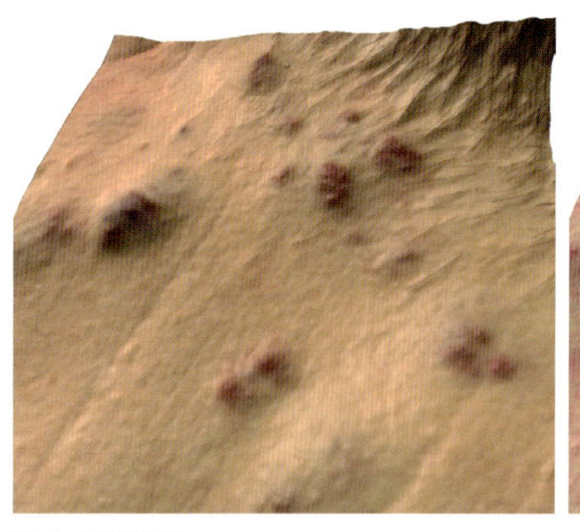
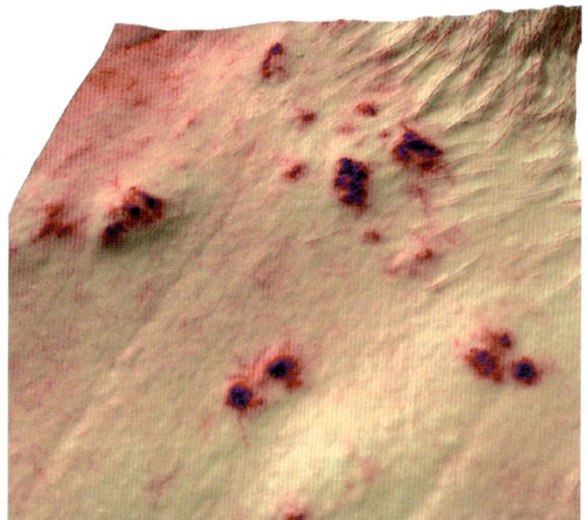

図5　静脈奇形
52歳，男性，頸部静脈奇型．
左はAntera 3D画像，右はヘモグロビン強調画像．

額部眉間部，眼瞼，上口唇：サーモンパッチ，項部：ウンナ母斑）と言われ，小児期に自然消退も期待できるが，成人まで残存する場合もある（**図4**）．

血液検査所見は，毛細血管奇形単発であれば，通常正常である．巨大静脈奇形を併発している場合は凝固異常を認める場合がある．顔面の毛細血管奇形では，成長とともに顔面CTで患側の上下顎骨や軟部組織の肥厚や増大を認める．また，スタージ・ウェーバー症候群では，頭部CTで石灰化を認める．

治療は色素レーザーが第一選択であるが，完治は困難で通常色調は残存する．治療後も加齢とともに再発を認める．隆起や腫瘤形成を認める場合は，炭酸ガス（CO_2）レーザーやYAGレーザー治療，高周波治療，手術療法を行う．

静脈奇形（海綿状血管腫，筋肉内血管腫，静脈性血管腫）

静脈奇形（VM）は，静脈を主体とした低流速の血管形成異常である．病理組織像では，拡張した血管が見られ，壁に薄い弾性線維が認められる．壁の一部で平滑筋の欠損を認める．拡張血管の中に血栓を認め，石灰化を伴うこともある．通常，孤発性であるが，内皮細胞に発現する受容体型チロシンキナーゼTIE2の体細胞変異が報告され，本疾患における血管平滑筋層の低形成による不規則な拡張の成因と考えられている．mTOR経路に関わる*PIK3CA*遺伝子の異常も指摘され，シロリムス（mTOR阻害薬）の有効性も報告されている．

全身のあらゆる部位に発生する．表在病変は，青色病変や静脈怒張，皮下腫瘤として気づかれることが多い（**図5**）．深部の病変は，学童期以降に腫瘤や疼痛として発症する場合もある．自然消退はなく成長に伴い症状が徐々に進行し，女性では月経や妊娠等により症状増悪をみることがある．弾性軟で，用手圧迫にて縮小し，圧迫解除により再増大する．

超音波検査では，蜂巣状から多嚢胞状の低エコー領域を示し，カラードプラでの血流は低流速である．単純X線像で静脈石を確認できる場合もある．MRIではT2強調像で高信号，T1強調像で低～中間信号を示し，造影剤で濃染されることが多い．

治療にはシロリムス内服療法や硬化療法，手術療法がある．

動静脈奇形

動静脈奇形（AVM）は，胎生期における脈管形成の異常で，病変内に動静脈シャントを有する拡張した異常血管の増生を伴う高流速の血管性病変である（**図6**）．パークス ウェーバー症候群や capillary malformation-arteriovenous malformation（CM−AVM）では，*RASA 1* 遺伝子などの突然変異が発見されている．

病相は加齢とともに変化する．AVM の病期判定には Schöbinger の臨床病期分類（**表2**）が用いられる．初期では紅斑と皮膚温上昇を認め，腫脹はあっても軽度であり，拍動などは認めない．その後，腫脹の増大と拍動の触知，血管雑音を認める．さらに進行するとスチール現象による末梢のチアノーゼや萎縮，皮膚潰瘍，疼痛，潰瘍などが現れる．一部の巨大 AVM では動静脈シャント量の増大により心不全を呈する．病変の増悪因子として，思春期や妊娠などによるホルモン変化，外傷などの物理的要因などが挙げられている．

超音波検査では，高流速の拡張血管腔を認める．MRI では，拡張血管内の流速が速いため，T 1・T 2 強調画像で無信号となり，いわゆる flow void として描出される点が AVM に特徴的な所見である．

治療は，圧迫療法，塞栓療法，硬化療法，切除手術である．限局性あるいは小範囲の AVM では切除手術が第一選択だが，びまん性浸潤性病変や巨大病変では大量出血や重要組織・臓器損傷のリスクが高く，完全切除が不可能なことが多い．

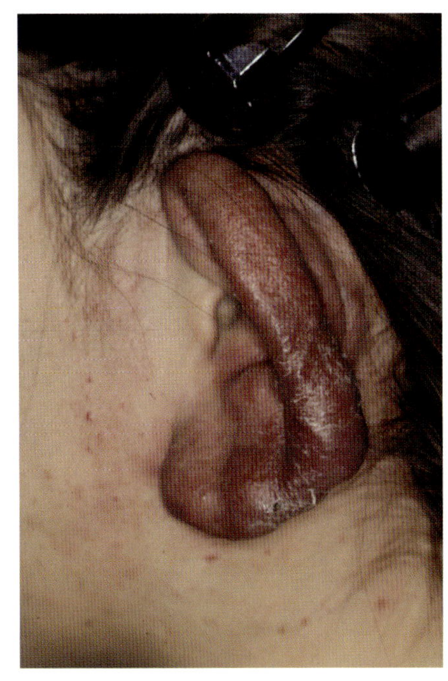

図6　動静脈奇形
17 歳，女性，左耳介動静脈奇形．拍動を触れる高流速の血管病変である．

表2　動静脈奇形の Schöbinger 臨床病期分類

病期	症状
I 期	皮膚紅潮・温感
II 期	拍動性腫脹・膨隆
III 期	疼痛・潰瘍・出血・感染
IV 期	高拍出性心不全

ISSVA 分類に含まれない血管病変

老人性血管腫

加齢とともに出現する鮮紅色の小結節である．体幹や四肢に多発することが多い．高齢者に多いが若年者にも生じる．加齢と主に増大するが，大きさは数 mm にとどまる（**図7**）．

治療はレーザー治療（色素レーザーや炭酸ガスレーザー，ロングパルス Nd:YAG レーザー治療），電気凝固を行う．病変が小さいため，色素レーザー以外の治療であっても瘢痕が問題となることは少ない．

クモ状血管腫

紅色小丘疹を中心とする放射状（クモ状）の毛細血管拡張である（**図8**）．顔面（特に頬部），体

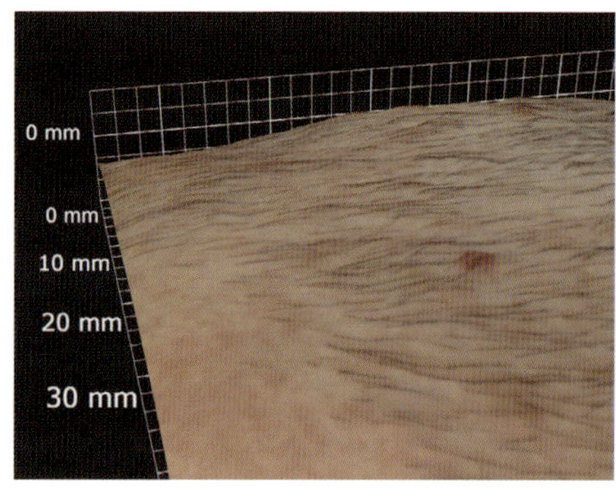

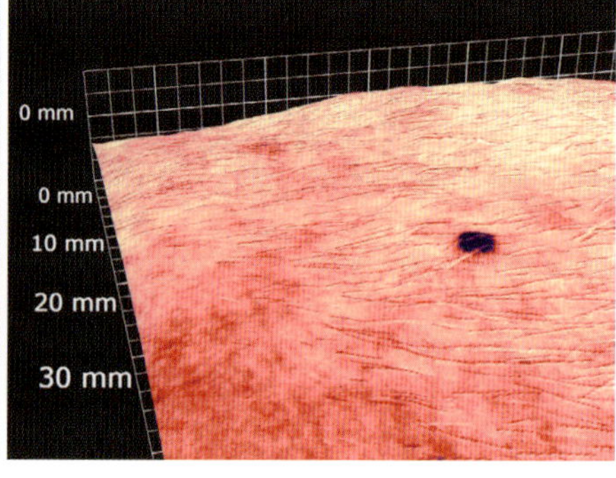

図7　老人性血管腫
58 歳，男性，頭部の老人性血管腫
左は Antera 3 D 画像，右はヘモグロビン強調画像．

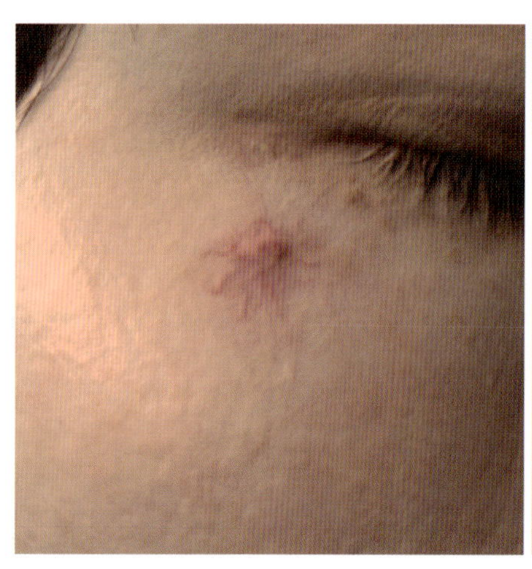

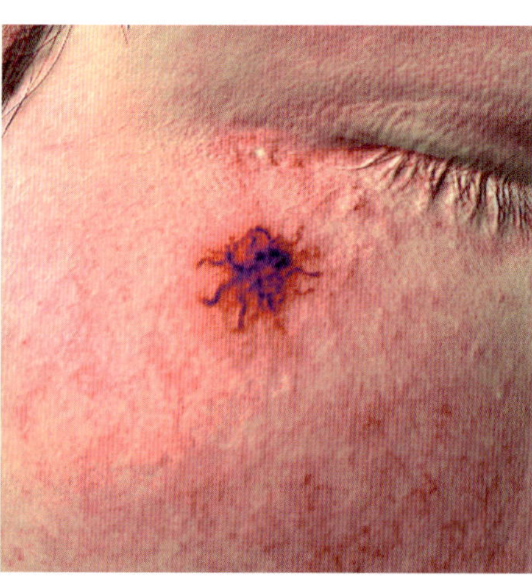

図8　クモ状血管腫
32 歳，女性，右頬部のクモ状血管腫．
左は Antera 3 D 画像，右はヘモグロビン強調画像．

幹，上腕に好発する．妊娠やエストロゲン内服，肝疾患が誘因となる．妊娠やエストロゲン内服中にできたクモ状血管腫は，出産後もしくは内服中止後6〜12か月で自然消失が期待できる．

治療は色素レーザーが第一選択である．ロングパルスNd:YAGレーザーや炭酸ガスレーザー，電気凝固でも治療可能であるが，広範囲に行うと瘢痕形成のリスクがある．

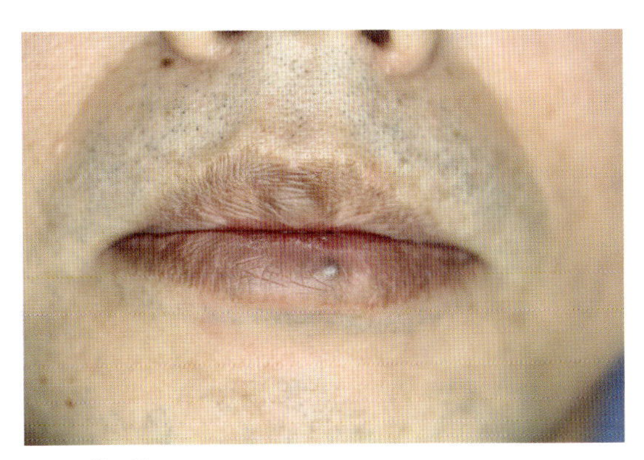

図9　静脈湖
53歳，男性，下口唇静脈湖．

静脈湖

毛細血管拡張を主体とした青赤色調の丘疹で，高齢者の口唇に好発する（**図9**）．腫瘍性病変ではないため，圧迫で平坦化する．内部に血栓を生じるとやや硬く触知する．

病理組織学的には真皮浅層に拡張した血管を認め，しばしば血栓を伴う．

手術が一般的であるが，自費のレーザー治療（色素レーザーや炭酸ガスレーザー，ロングパルスNd:YAGレーザー治療）や電気凝固も行われる．

（河野太郎）

引用文献

1）Mulliken JB, Glowacki J. Plast Reconstr Surg 1982；69（3）：412-22.
2）ISSVA classification for vascular anomalies.（approved at the 20th ISSVA Workshop, Melbourne, April 2014, last revision May 2018）
https：//www.issva.org/UserFiles/file/ISSVA-Classification-2018.pdf
3）「難治性血管腫・脈管奇形・血管奇形・リンパ管腫・リンパ管腫症および関連疾患についての調査研究」班（編）．血管腫・脈管奇形・血管奇形・リンパ管奇形・リンパ管腫症診療ガイドライン2022．第3版．2023.
https：//issvaa.jp/wp/wp—content/uploads/2024/02/456f4401fc4d6ae2872da1dd57563868.pdf

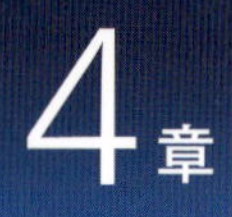

赤ら顔(酒皶)の診断と治療

ここで伝えたいエッセンス

- 「赤ら顔」は酒皶をはじめ多彩な炎症性皮膚疾患の集合体で，オーバーラップも多く慎重な鑑別が肝要である．
- 酒皶は自然免疫系の過剰反応が背景にあるので，増悪要因の回避とスキンケアが基本となる．
- 丘疹膿疱型酒皶治療の第一選択はメトロニダゾール外用薬で，中等症以上であればドキシサイクリン内服を併用する．
- 血管拡張や鼻瘤には血管収縮外用薬（本邦未発売）やレーザー治療が必要となる．

いわゆる「赤ら顔」を愁訴にクリニックを受診する患者は多い．その中には酒皶をはじめ多彩な炎症性皮膚疾患が混在しているので，正確な臨床診断を下したのちに，それぞれの症状に応じて最適な治療手段を選択することが肝要である．

赤ら顔とは

赤ら顔は顔面の末梢血管拡張・血流増加により惹起され，その背景としては皮膚炎症（酒皶・接触皮膚炎・花粉皮膚炎・脂漏性皮膚炎・アトピー性皮膚炎など）によるもの，ストレスや更年期障害などによる機能的な末梢血管拡張による潮紅，器質的な末梢血管拡張によるものなどが含まれるが，赤ら顔の愁訴の中で最も多いのは酒皶である．しかし，酒皶にも接触皮膚炎や花粉皮膚炎などを合併しやすいこと，尋常性痤瘡など鑑別すべき皮膚疾患も多くあるので，赤ら顔＝酒皶と短絡的に即断せず，慎重に診断を進めることが求められる．

酒皶とは

酒皶は，一定の遺伝的背景（色白や炎症性サイトカインとの関連が指摘されている）と自然免疫機構の過剰反応により惹起される顔面の多因子性慢性炎症性皮膚疾患と考えられている．したがって，多彩な環境からの刺激が契機となって赤ら顔を呈するが，気温の変化や日光照射，情動的ストレスなどによって周期的に増悪することが多い．実際の臨床では冬の寒い日に暖房のある部屋に入って増悪したり，屋外での日光照射により症状が発現したりするなどの愁訴を聞くことが多い．このほか季節の変化，激しい運動，花粉，緊張・ストレス，アルコールの摂取，温かい（熱い）食品の摂取，性周期，寒冷，香辛料の摂取，特定の化粧品の使用，乾燥，発汗，洗顔，ひげそり，疲労などが誘因としてあげられている[1]．

臨床所見としては，顔面の毛細血管拡張，一過性潮紅，丘疹・膿疱を主症状とし，ほてり感やチクチク感，熱感，皮膚の乾燥，顔面の浮腫などを伴うが（**図 1**），長期にわたって寛解と増悪を繰り返すことが多い．日本では約 95％の症例で紅斑・血管拡張，約 30％で丘疹・膿疱が見られるが（オーバーラップあり），鼻瘤型酒皶や眼型酒皶は白人に比べると少ない[2]．

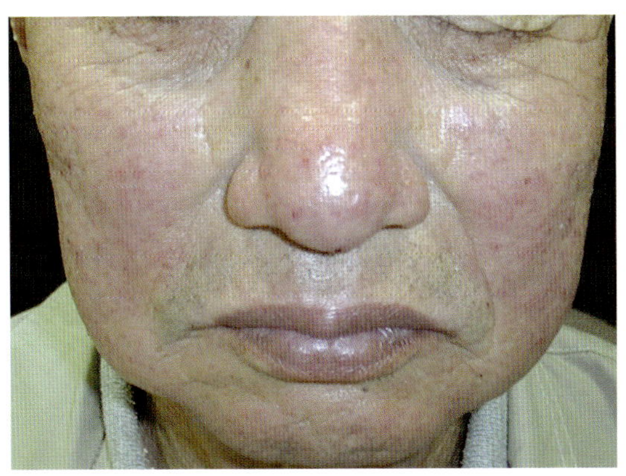

図 1　典型的な酒皶の臨床像
70 歳代，男性．本症例では丘疹・膿疱や血管拡張のみでなく軽度の鼻瘤も認められる．

赤ら顔（酒皶）の鑑別診断

臨床的に重要な酒皶の鑑別疾患として，尋常性痤瘡と酒皶様皮膚炎が挙げられる．

尋常性痤瘡は，脂腺性毛包漏斗部の閉塞・角栓形成による面皰から *C. acnes* の増殖と起炎因子の産生により脂腺性毛包から炎症が周囲に波及するが，酒皶は脂腺性毛包の炎症とその周囲の毛細血管拡張から始まるので面皰がない．この鑑別にはダーモスコピーが有用である．

酒皶様皮膚炎は，ステロイド外用薬やタクロリムス外用薬などによって誘発される顔面（特に頬部や口囲）の紅斑を呈するが，外用薬使用歴が唯一の鑑別点となることもある（**図 2**）．外用薬の短期使用で酒皶様皮膚炎になる事例では，もともと素因のあった酒皶の顕在化である可能性が高

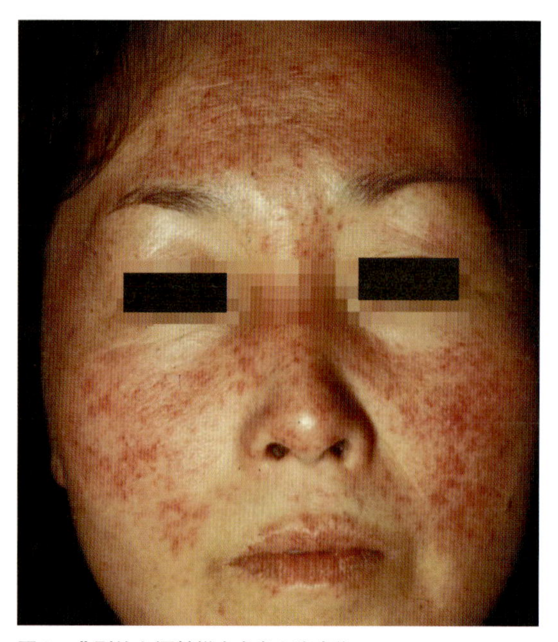

図2 典型的な酒皶様皮膚炎の臨床像
40歳代，女性．頬部を中心に血管拡張とかゆみが強い．外用薬を使用していない眼周囲や髪際部には発疹がない．

い．アトピー性皮膚炎などによる赤ら顔に対してステロイドやタクロリムス外用薬を処方されて惹起される酒皶様皮膚炎の場合，もともと酒皶の素因がある場合には早期から発症しやすく，外用薬中止によっても完治しないが，化粧の下地にステロイド外用薬を誤用・乱用した場合のように素因がない場合は，外用薬中止により完治する．このように酒皶の素因がある患者にステロイド・タクロリムス外用薬を不用意に処方して医原性の酒皶様皮膚炎（いわゆる「隠れ酒皶」）を誘起しないように十分留意する必要がある．

口囲皮膚炎は，海外では口囲・鼻唇溝に好発し，頬部に拡大するとされるが，わが国では「ステロイド酒皶」とほぼ同義に使用されてきた．

このほか，鑑別すべき疾患として，脂漏性皮膚炎，接触皮膚炎（花粉皮膚炎），アトピー性皮膚炎，好酸球性膿疱性毛包炎，毛包虫性痤瘡，顔面播種状粟粒性狼瘡などが挙げられる．

酒皶の治療

酒皶の治療を考える上で重要なポイントは，①本症は自然免疫炎症反応の亢進に起因するため，多彩な増悪要因を回避し，スキンケアにより皮膚防護を図ること，②丘疹・膿疱，血管拡張，潮紅などの症状ごとに治療法が異なるので，画一的な治療ではなく症状ごとに合理的な治療法を選択すること，の二点に集約される．脂漏性皮膚炎，接触皮膚炎（花粉皮膚炎），アトピー性皮膚炎などがオーバーラップしている場合にはその治療も行う．

日常生活指導とスキンケア

日常生活指導としては，それぞれ異なる増悪因子を把握して可能な限り回避すること，接触皮膚炎など合併する皮膚疾患を見極めて治療介入すること，香辛料・アルコール制限などの行動変容を促すことが肝要である．

保湿と遮光がスキンケアの基本であるが，ヒルドイドは血管拡張作用があるので親水クリームなどを使用することが多い．サンスクリーンは紫外線吸収剤がときに刺激になることもあるのでノンケミカルサンスクリーンや物理的光防御を優先す

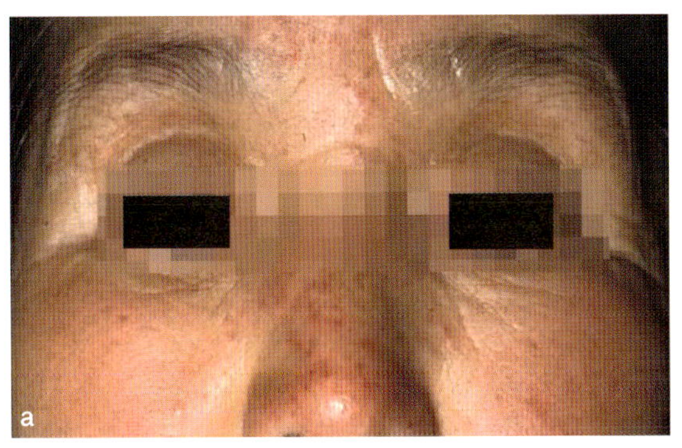

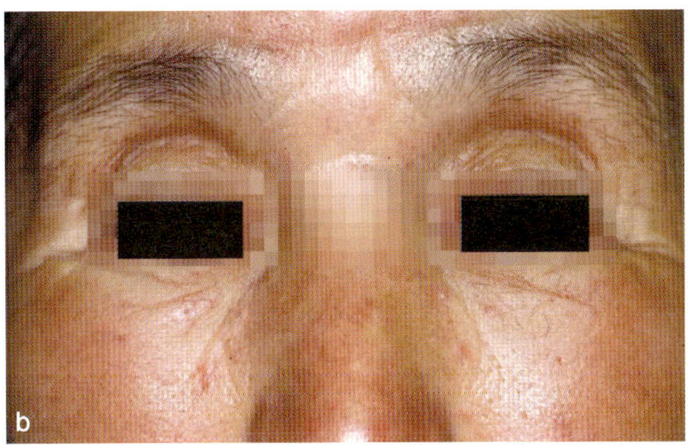

図3　メトロニダゾール院内製剤による丘疹膿疱型酒皶に対する効果（自験例）
70歳代，女性．a：治療前，b：治療後1か月．
（今村貞夫ほか．皮紀要 1986[3] より）

る．最近上市されたメトロニダゾールゲル（ロゼックス® ゲル；後述）は刺激が少ないことが臨床試験で明らかになったので，スキンケアと治療をかねて本剤を外用することも可能である．

外用療法

これまでわが国では酒皶に対して有用な外用薬がほとんどなかった．イオウカンフルローションは保険適用があるが，刺激を有するためかえって増悪させることも多くあまり使用されていない．ステロイド外用薬やタクロリムス外用薬は酒皶を誘発することもあり使用を回避するむきが多い．各種痤瘡治療外用薬（抗菌薬，過酸化ベンゾイル配合薬，アダパレンなど）を転用するオプションもあるが，いずれも奏効するエビデンスに乏しく，推奨しにくい．マクロライド系抗菌外用薬も耐性菌の問題から長期使用は避けるべきである．アゼライン酸も本邦では化粧品のみで臨床試験の報告がなくエビデンスに乏しい．結局，刺激を避けるスキンケアということでプロペト® や親水クリームでひたすら皮膚を保護してきたのが現状であろう．

海外ではメトロニダゾールが広く用いられてきたが，これまで本邦では未承認のため保険適用外使用の自費診療となっていた（**図3**）[3]．メトロニダゾールについてはすでに0.75％ゲルが「がん性皮膚潰瘍臭改善薬」として本邦でも保険承認されていたのでオフラベルでの使用もあったと思われるが，2016年に本剤の酒皶への適応追加を求める要望書が「医療上の必要性の高い未承認薬・適応外薬検討会議」に提出され，2019年より臨床試験（ランダム化，プラセボ対照，二重盲検，並行群間，多施設共同試験）が行われた[4]．その結果を基に2022年に酒皶に対する効能・効果追加が承認され，健康保険での処方が可能となった[5]．その作用機序としては自然免疫制御作用などが想定されるが，これまでのところ抗活性酸素作用による抗炎症作用のみが報告されている[6, 7]．メトロニダゾールの標的は丘疹膿疱型酒皶であり，血管拡張には奏効しないが，脂腺性毛包の炎症制御による二次的な紅斑抑制効果は臨床試験で実証されている．

海外では，イベルメクチン外用薬や，血管収縮作用により一過性の潮紅や毛細血管拡張に奏効するブリモニジン・オキシメタゾリン外用薬なども承認されているが，わが国ではまだ保険適用になっていない．

内服療法

中等症以上の酒皶に対してはテトラサイクリン系抗菌薬の内服が行われることが多い．米国で，ドキシサイクリン40 mg徐放錠（商品名Oracea®）が抗菌薬としてではなく抗炎症薬としてエビデンスのあるランダム化比較試験により酒皶に保険適用となった．ドキシサイクリンはマトリックスメタロプロテアーゼの阻害を介して表皮角化細胞のカリクレイン・セリンプロテアーゼ活性を抑制することで酒皶を改善するとされている[8]．ミノサイクリンにも強力な抗炎症作用があるが，ときに重篤な副作用もあるので酒皶にはドキシサイクリンを優先する．漢方薬やビタミンB2製剤を使用するむきもあるがエビデンスがないので，難治例やほてりに対して一部医師の裁量で処方されている．

レーザー療法

固定された血管拡張に対してはパルス色素レーザー（ダイレーザー），Nd:YAGレーザー，IPLなどが用いられ，鼻瘤に対しては外科的治療やリモデリング誘導のためにCO_2レーザーによるアブレーションが行われる．結膜炎・眼瞼炎などの眼症状に対しては眼科医によりステロイドや抗菌薬の点眼が行われることが多い．

おわりに

赤ら顔に遭遇した際の臨床鑑別診断，最も頻度が高いと思われる酒皶の治療について詳述した．酒皶はこれまで希少疾患と考えられがちであったが，臨床試験で多くの患者が短期間にエントリーされたことやメトロニダゾール外用薬がかなり処方されていることから，潜在的な酒皶患者はこれまでの想定よりもはるかに多いと思われる．さらにメトロニダゾール外用薬の承認により酒皶患者の受診は増加するものと思われるので，「赤ら顔」治療のニーズに応えるために高い診断治療スキルが求められる．いずれにしても「赤ら顔」を正しく診断し，症状に応じた合理的な治療法を選択することが求められる．

（宮地良樹）

引用文献

1） Yamasaki K, Miyachi Y. J Dermatol 2022；49（12）：1221-7.
2） Wada-Irimada M, et al. J Dermatol 2022；49（5）：519-24.
3） 今村貞夫ほか．皮紀要1986；81（1）37-43.
4） Miyachi Y, et al. J Dermatol 2022；49（3）：330-40.
5） 宮地良樹．Visual Dermatology 2023；22（5）：490-3.
6） Miyachi Y, et al. Br J Dermatol 1986；114（2）：231-4.
7） Miyachi Y. Clin Dermatol 2000；18（3）：369-73.
8） Yamasaki K, et al. Nat Med 2007；13（8）：975-80.

5章

くすみ・くま・白斑・しみ

5章 くすみ・くま・白斑・しみ

くすみの診断と治療

ここで伝えたいエッセンス

- 「くすみ」は，加齢や紫外線，機械的な刺激などの影響により肌色にむらができる，何となく全体的に黒ずんで汚れて見える肌のことをいう．
- 医学用語や疾患名ではないが，疲れて見える，老けて見えるなどネガティブな外見をあらわすため，広く使用される言葉であり，女性の肌の悩みのなかでも上位を占める．
- 表皮角層や基底層に蓄積したメラニン色素，真皮の糖化タンパクの蓄積，毛細血管の血行障害などが本症の原因となる．
- サンスクリーン剤や保湿剤によるスキンケア．美白剤，ビタミンA誘導体の外用療法やケミカルピーリング，IPL（intense pulsed light）などの美容皮膚科治療はくすみの予防や治療に役立つ．

「くすみ」とは，加齢や紫外線，機械的な刺激などの影響により，肌色にむらが生じて，何となく全体的に黒ずんで汚れて見える肌のことをあらわす．「くすみ」は医学用語や疾患名ではないが，顔全体，眼の周囲，両頬などの顔色がすぐれない，黒ずみ・黄ばみなどの症状をあらわす言葉として，広く一般に使用されている用語であり[1, 2]，疲れて見える，老けて見えるなどネガティブな外見となるため，女性の肌の悩みのなかでは上位を占めるが，必ずしも統一された認識を示す言葉ではない[3]．

また，くすみは後天性限局性のメラニン色素沈着症であるしみの前段階の状況とも解釈できる例があり，このため，しみの予防[4]のためには，その準備状態であるくすみの段階から，表皮バリア機能障害，微小炎症やメラノサイト活性化を予防することが重要課題と考えられる．なお，下眼瞼に限局してくすみ症状が生じる場合には，「くま」と呼び分けられることも多く，本項の次項目に詳細な記載がある[5]．

くすみの診断

1995年に日本化粧品工業連合会から提出された本症の定義案によると[6]，肌のくすみは『ある特定の視覚的現象で，顔全体または眼のまわりや頬などに生じ，肌の赤みが減少して黄色みが増し，肌の「つや」や「透明感」が減少したり，皮膚表面の凹凸などによる影によって明度が低下して暗く見える肌の状態で，境界は不明瞭である』と定義されている[1,3]（**表1**）.

この「くすみ」の対義語（antonym）としては肌の「透明感」が指摘されている[1,3]．すなわち，皮膚表面での乱反射によるつやの低下がない状態であり，美しい肌の条件の一つとして，女性にとっては世代を問わず関心が高い重要項目となっている.

また，金子ら[7]は色彩計で測定した色に着目し，くすみのメカニズムを調べたところ，くすみがある肌は「黄色みで，明度が低く，彩度が高い肌」であり，くすみがない肌は「赤みで，彩度が低く，明度が高い肌」であると報告した.

表1　くすみの定義（日本化粧品工業連合会による案）

- ある特定の視覚的現象である.
- 血流の低下によって肌の赤みが減少して黄色みが増す.
- 肌のつやや透明感が減少したり，皮膚表面の凹凸などによる影のために明度が低下して暗く見える状態で，その境界は不明瞭である.
- メラニンの色素沈着による色むらやしみが，周囲の正常な肌色との間に差異を生じるため明度が下がる.

なお，埃，汗，皮脂などの汚れが皮表に付着しても，視覚的にくすんで見える状態となるが，この場合は洗い流せば消失するため除外される.

また，肝斑は更年期前の30～40歳代のアジア人女性の眼窩下部～両頬に好発し，左右対称性で褐色調の色素斑（しみ）であるため，境界がはっきりとしない不顕性のsubclinicalなタイプではくすみとまぎらわしい.

くすみ発症のメカニズム（図1）

角層の透明度低下

透明度が高い角層では，皮膚表面から入った，豊富な光の量が吸収されずに真皮の膠原線維で反射され，つやが良い肌になる．一方，肌のきめが粗くなった状態では，皮表の凹凸による影や角層の肥厚などで皮膚表面では乱反射が生じて，透明度が低下した角層となり，くすみが目立つようになる（**図1-①**）.

また，岩井ら[8]は，角層の構成成分であるケラチンタンパクがUV照射によりカルボニル化することにより，ケラチン線維構造が変質して角層散乱特性の増加と透過率が減少して，透明感が失われる原因となることを報告した．また，このカルボニル化のレベルが高いと乾燥が誘導され視覚

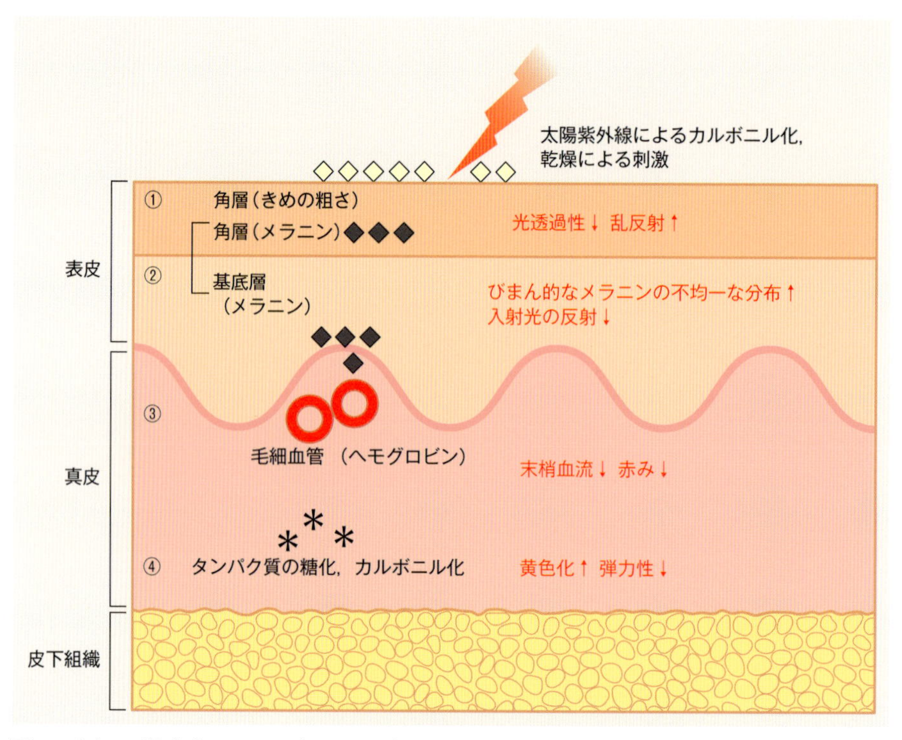

図1 くすみが発生するメカニズム—肌の色調，透過性に関連する因子の変化

①角層：角層の肥厚などによる光透過性（透明性）の低下，皮膚表面での乱反射によるつやの低下．

②メラニン：角層や基底層におけるびまん的，不均一なメラニン色素の分布．

③ヘモグロビン：末梢血行不良による肌色の赤みの低下．

④真皮：真皮コラーゲンや弾性線維に加齢に伴う糖化・カルボニル化が生じて，黄色化が生じる．また，皮膚の弾力が低下することにより生ずる皮膚表面の凹凸による影も生じる．

（参考文献：水野惇子．くすみ．美容皮膚科プラクティス．東京：南山堂；1999．pp.444–8；新井清一．くすみと基礎化粧品．日香粧品誌 1994；18（3）：149–53）

判定での透明感も低くなるためにくすみ発症の原因となる．

メラニン色素の増加・蓄積

くすみの病変部では，角層中や表皮基底部でのメラニン顆粒がびまん性に増加し，不均一に蓄積されて透明度が低下する（**図1**–②）．佐藤ら[9]はケミカルピーリングを行った10例で，デジタルマイクロスコープにより表皮のメラニン粒子とくすみの観察を行った．その結果，全例でメラニン粒子の消退と相関したくすみの改善が認められ，くすみの重症度や治療などを客観的に評価する手段として使用ができることを発見した．

毛細血管内のヘモグロビン色素

メラニンとヘモグロビンの量をくすみの有無により5段階で視感評価したところ，くすみの程度はメラニン量以外にも，ヘモグロビン量（血流）との相関関係が認められていた[7]．すなわち，皮膚中のメラニン以外にもヘモグロビンが光を吸収することにより，真皮のコラーゲン線維での反射光が皮表に出にくくなり，皮膚がくすんで見える（**図1-③**）．とくに血行状態が悪くなると，血中に酸素と結びつかない還元型ヘモグロビンが多く残るようになり，くすみ悪化の原因となる可能性がある．

真皮の糖化・カルボニル化タンパクの増加

くすみは20歳代後半～40歳代に増加することから，加齢による影響が大きいと考えられる[3]．老化すると真皮内部で糖質とタンパク質が結合しやすくなる．とくに紫外線の曝露部位と非曝露部位を比較した研究の結果，曝露部位の真皮内には終末糖化産物（advanced glycation end products: AGEs）が生成されるが，これは「糖化現象」と呼ばれており，タンパク質の寿命が長いコラーゲンや弾性線維に蓄積して，黄褐色調のくすみの原因となる[10]（**図1-④**）．

さらに，紫外線の曝露部位では，脂質の過酸化反応などに起因する「カルボニル化」と呼ばれるタンパク質の変性が真皮浅層を優位に生じる．その結果，40歳代以降になると脂質過酸化最終産物（advanced lipoxidation end products: ALEs）が生成され，糖化と同様に黄ぐすみを生じるようになる[11]．カルボニル化は弾性線維の変性とも密接に関わっており，弾力性の低下と黄色化が互いに関連しながら進行することが知られている[12]．また，真皮毛細血管の血流障害により，健康的なヘモグロビンの色調が減少すると，その背景にこれらの黄色調が増す結果，不健康そうな黄ぐすみが現れる[2]．

くすみ悪化要因とその対策

紫外線

太陽紫外線に多くの時間曝露すると，皮膚組織中に活性酸素種（reactive oxygen species : ROS）である $^1O_2$ や O_2^-，H_2O_2，·OHなどが生成され，酸化的プロセスが生じることにより，細胞から炎症性サイトカインが放出され，周辺の細胞にさまざまな生体反応が引き起こされる．

とくにインターロイキン1α（IL-1α）は炎症時に分泌される情報伝達因子で，メラニン産生を誘導する炎症性サイトカインとして知られている．また，エンドセリン1は紫外線B波（UVB）の照射によって表皮細胞より産生され，メラノサイトの増殖，メラニン生成，樹状突起の伸長を促進することなどが知られている．一方，シクロオキシゲナーゼ2（COX-2）は炎症を起こす情報伝達因子のプロスタグランジンを作るための酵素であり，メラニン産生を誘導する．これらにより長期的にはメラニンが過剰に生成され，くすみを引き起こす[4]．

UVBは単独照射においてもROSの産生により，天然保湿因子の主成分であるフィラグリンの発現量が低下するため角層水分量が低下し，表皮角層のバリア機能低下が引き起こされることが知られている．角質肥厚を起こして，角層内部のメラニン分布も不均等となり，表皮内にくすみを生じさせる．

皮膚の乾燥

くすみが悪化する季節は秋から冬が圧倒的に多く，秋冬は肌が乾燥傾向になることから，乾燥による肌荒れが関係している[13]．また，さまざまなストレスで皮膚機能が低下することもよく知られており，疲労，睡眠不足，精神的なストレスなどで，皮膚のバリア機能が低下し，皮膚が乾燥傾向になるため，肌のきめの粗さ，黄色みや暗さが目立つようになり，くすみの悪化要因となる．

摩擦などによる機械的刺激

東洋人は欧米人に比べて炎症後色素沈着を来しやすい人種である．このため，摩擦による機械的刺激も色素沈着やくすみの原因となる．強くこする洗顔やスキンケアの習慣があれば，皮膚に潜在的な慢性炎症が生じて，肝斑様の左右対称性の色素沈着を誘発するので控えるよう指導する．

大気汚染

PM2.5や排気ガス，タバコの煙，花粉なども，皮膚に付着することで肌内部に活性酸素を過剰に発生させる．するとバリア機能が破壊されてメラニンの過剰生成が促され，角化異常などくすみの原因が起こる．大気汚染物質に含まれるベンツピレンに紫外線が反応することによって，表皮内部で微弱な炎症が起こりメラニンを過剰生成させることが報告されている[14]．

くすみの治療（表2）

くすみ治療の目的は，透明度が高く，黒ずみ，黄色み，きめの粗さなどがない肌を取り戻すことである[15]．以下に有用と考えられる方法を述べる．

ケミカルピーリング

グリコール酸，サリチル酸，乳酸などをはじめとするケミカルピーリングには，ビタミンA誘導体と同様に，老化して新陳代謝が低下した表皮のターンオーバーを促進する作用があるため，メラニン色素が蓄積している角層や表皮基底部の新陳代謝を促す結果，くすみを改善させることができる[16]（**表2-①**）．角層の構築状態の変化も生じるため，角層肥厚などによる透明性（光透過性）の低下を改善し，皮膚表面での乱反射により生じるくすみも改善できる．また，剝離深達度レベル3の表皮と真皮乳頭層までを破壊する中間層ピーリングでは，顕著に黄ぐすみを除去することができる[17]．ただし，本治療後には遮光指導やスキンケアは徹底する必要がある．

美白剤

くすみを生じた部分の表皮には，色素細胞から過剰に産生されたメラニン色素が不均一に蓄積している．したがって，美白剤でメラニン産生量を

表2 くすみの病態に応じた治療法のまとめ（私案）

①角層（透明度，きめ）
角層肥厚による透明性（光透過性）の低下の改善 皮膚表面での乱反射を改善するためのきめやつやの亢進 ➡十分な角層ケアを行う（保湿剤，ケミカルピーリング）
②色素細胞（メラニン色調）
メラニン色素の沈着量と分布状況の改善 ➡紫外線を防御してメラニンの過剰な産生を防ぐ（サンスクリーン剤外用） 美白化粧品によりメラニン沈着を改善する（ハイドロキノン外用） ターンオーバーを促し過剰なメラニンを体外へ排出する （レチノイド外用，ケミカルピーリング，IPL 療法）
③毛細血管の血流（ヘモグロビン色調）
血液循環不良（ヘモグロビン色素）の改善 ➡マッサージによる血行改善
④真皮（糖化タンパクの色調）
糖化タンパク量の改善による黄色みの色調改善 真皮の弾力改善 ➡食事指導や内服サプリメントによる肌作り 肌を引き締める rejuvenation 誘導治療（フラクショナルレーザー）

（参考文献：水野惇子．美容皮膚科プラクティス．東京：南山堂；1999．pp.444−8；新井清一．くすみと基礎化粧品．日香粧品誌 1994；18（3）：149−53；船坂陽子．Bella Pelle 2019[16]；加藤聖子．Derma 2022[15]）

低下させることで，くすみが改善される．美白化粧品としては，メラニン生成酵素のチロシナーゼに対する阻害作用を有するハイドロキノン，コウジ酸などや，エンドセリンやプロスタグランジンなどの情報伝達阻害作用，メラノソーム転送阻害作用を有するものなどがある（**表2-②**）．

サンスクリーン剤

肌の透明感の消失は慢性の紫外線曝露による光老化で誘導されるので，サンスクリーン剤で紫外線を防御することにより，くすみの発症予防となり，また悪化を防ぐことができる（**表2-②**）．

ビタミンA誘導体の外用

レチノールを代表とするビタミンA誘導体には，老化して新陳代謝が低下した表皮のターンオーバーを促進する作用がある．メラニン色素が蓄積している角層や表皮基底部の新陳代謝を促す結果，くすみを改善させることができる[17]（**表2-②**）．濃度依存性に表皮細胞からのヒアルロン酸産生促進作用があり，角層の保湿能力やバリア機能の改善作用があり，乱反射を抑制して，角層の透明性を亢進するため，くすみも改善できる．また，真皮浅層のリモデリングも誘導するため，skin rejuvenation（皮膚の若返り）効果が得られ，くすみ改善につながる．

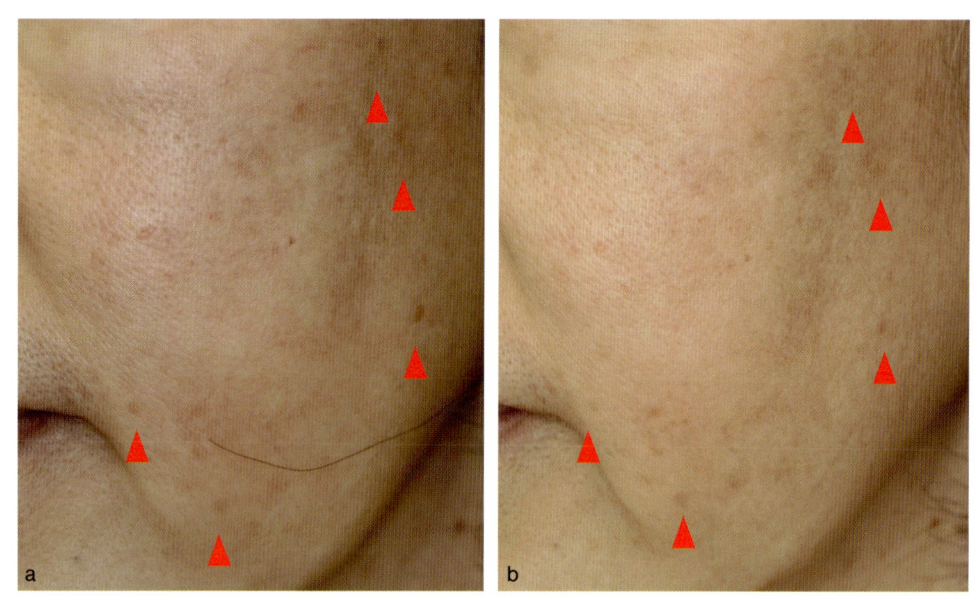

図2　高出力パルス発生装置（IPL）によるくすみ治療
60歳代，女性．a：施行前，b：6回施行後（約1年後）．6回照射後（約1年後）には日光黒子（小斑型）の色調は明らかに改善している．同時に顔面全体に背景に見られたくすみも改善できて，透明度が増している点も特徴である．効果を維持するためには数か月に1度，継続的に施術出来ることが望ましい．

IPL（intense pulsed light）

キセノンフラッシュランプを光源とした広帯域の波長の光を照射する光治療器で，顔全体の広域に照射が可能である．さまざまな皮膚状態を改善させるが，メラニンを豊富に含有する表皮細胞にはごく軽度の熱損傷を与える．レーザー治療のような選択性はないが，表皮のターンオーバーを促進する作用があり，ケミカルピーリングと同様にくすみの改善効果が期待できる（**表2-②**，**図2**）．線維組織の熱損傷とその修復過程による真皮浅層のリモデリング作用により[18]，真皮が原因で生じたくすみも対象となる．治療後の遮光指導やスキンケアは徹底する必要がある．

マッサージ

末梢血行の低下によるものは，マッサージにより血液循環を促進すると，酸化ヘモグロビンの色調が濃くなり，くすみは改善する[19]（**表2-③**）．ただし，マッサージを繰り返すことで皮膚に炎症を生じるとメラニン色素産生が増加するため，過度の機械的な刺激は避けるようにせねばならない．

フラクショナルレーザー

小口径のマイクロレーザービームをドットプリンターの如く，点状に照射するレーザーである．水への吸収率が高い炭酸ガス（CO_2）レーザーなどを使用することにより，真皮乳頭層の一部は熱損傷を受け，真皮浅層のリモデリング作用が生じることにより，黄色み（黄ぐすみ）を改善することができる（**表2-④**）．

おわりに

詮ずるところ，くすみは肌が疲れて見える，老けて見えるネガティブな外見のことを意味しており，メラニン色素（黒ずみ），ヘモグロビン色素（赤み），真皮の糖化・カルボニル化（黄色み），角層（きめの粗さ）などの色調が複合して，肌の透明感が低下した状態である．したがって，治療も，複合するこれらの各要因に対応して行うことになる．幸いにもくすみは，しみのように顕著化している状態ではないため，サンスクリーン剤や保湿剤，美白剤やビタミンA誘導体の外用などのスキンケアだけでも十分に改善させることが可能である[1]．日常診療でのスキンケア指導も十分に時間をかけて行うことが大切である．

（須賀 康）

引用文献

1）高橋元次．Bella Pelle 2019；4（4）：268-71.
2）中林康．Medical Practice 2002；19（3）：501.
3）尾見徳弥．形成外科 2016；59（11）：1154-9.
4）須賀康．しみの発生予防・再発予防．〈最新美容皮膚科学大系2〉しみの治療．東京：中山書店；2023. pp.166-80.
5）加藤聖子．くまの診断と治療．〈最新美容皮膚科学大系5〉脱毛・にきびの治療―美容皮膚科オールラウンド．東京：中山書店；2024. pp.232-239.
6）坏信子．くすみ．日本化粧品技術者会編．化粧品事典．東京：丸善出版；2003. pp.98-9.
7）金子治ほか．粧技誌 1997；31：44-51.
8）岩井一郎ほか．日本化粧品技術者会誌 2008；42（1）：16-21.
9）佐藤英明ほか．Aesthe Derma 2001；11：51-5.
10）長沼雅子．日香粧品誌 2015；39（4）：275-85.
11）江口琴音ほか．日香粧品誌 2020；44（2）：92-8.
12）松永由紀子．東邦医会誌2016；63（1）：36-8.
13）福安健司，田中浩．FRAGRANCE J 1996；24（2）：26-30.
14）Nakamura M, et al. Exp Dermatol 2015；24（6）：407-11.
15）加藤聖子．Derma 2022；No321：63-70.
16）船坂陽子．Bella Pelle 2019；4（4）：224-8.
17）船坂陽子．小じわ―グリコール酸．古川福実ほか編．ケミカルピーリング―これが私のコツと技 改訂2版．東京：南山堂；2009. pp.177-84.
18）根岸圭．IPL（Intense Pulsed Light）．〈最新美容皮膚科学大系1〉美容皮膚科学のきほん．東京：中山書店；2023. pp.141-7.
19）真柄綱夫．くすみ．日本化粧品技術者会編．化粧品事典．東京：丸善出版；2003. pp.419-20.

くまの診断と治療

ここで伝えたいエッセンス

- くまには色調によるものと物理的な影によるものがあり，治療法が異なる.
- 物理的な影によるくまは手術療法か注入療法が効果的である.
- 凹みがあるだけなのか，eye bag による影なのかによってアプローチが異なるのできちんと見極めて治療方針を考えなくてはならない.
- 充填剤で治療する場合は，解剖学的構造を頭に入れつつ，製剤の特性を理解して注入部位に応じた製剤を使用する必要がある.

「目の下のくま」の有無は顔の印象を大きく変える．くまがあると疲れて見える，覇気がないなどといったマイナスのイメージにつながるため，くまの成因と対処法を正確に把握し，適切な治療をすることでイメージを改善し患者満足度を高めることができる．また目の下のくまはエイジングによるものだけでなく，色調の問題や，アジア人（日本人）特有の生まれ持った構造上の問題であることもあるため，治療対象の年齢層が比較的広いことも特徴のひとつである．本項では目の下のくまの分類とその原因，治療法について述べる．

くまの分類と治療の考え方

茶くま

下眼瞼の皮膚自体にかぶれや花粉症，アトピー性皮膚炎などがあり，瘙痒に伴う掻破で炎症を生じ炎症後色素沈着（post inflammatory hyperpigmentation：PIH）を起こしたものをいう．

治療法としては，瘙痒の原因を特定し可能な限り排除したうえで，一般的な PIH に対して行われる治療を行う．また治療と同時にメイク落としや洗顔後タオルで無意識に目を擦る癖がないかなど，スキンケアの見直しを含めた生活指導も必要である．

最近では睫毛成長促進を目的としたビマトプロスト外用液剤によって独特な赤黒い色素沈着が生じている例もあるが，この場合は外用液の使用を中止すれば改善する．

青くま

血行不良の眼輪筋（orbicularis oculi muscle）の色が透けて見えるものをいう．

眼瞼周囲を覆う眼輪筋は，支持靭帯である orbicularis retaining ligament（ORL）を境として palpebral part（眼瞼部）と orbital part（眼窩部）に分かれる．眼輪筋の palpebral part には皮下脂肪がほとんど存在しないため，筋肉の色調が反映されやすい．青くまは血行不良によりヘモグロビン酸素飽和度が減少した静脈血優位の暗赤色の筋肉が透けて見えることで生じると考えられる．血行不良の原因は冷え性，眼性疲労，睡眠不足など生活習慣や体質と結びついたものが多い．

治療法としては根本的な冷え性の改善や血流改善を目的とした薬物療法，温熱療法，ロングパルス YAG レーザーなどがある．

影によるくま（物理的な凹み）

色調ではなく，物理的な凹み＝影としてのくまも存在する．物理的な凹みは化粧品や塗布薬など非侵襲的方法では改善が難しい．HIFU（ハイフ）などのタイトニング（tightening）効果のある機器で皮膚を引き締める治療法もあるが適応は軽度なものに限られる．

影によるくまの成因と分類はいくつかあるが，いずれも複雑で実臨床にそぐわないことや，アジア人には適さないことが多い．筆者は眼球と頬の位置関係に注目した「vector」という概念を取り入れ，より実際的な分類法を提案している[1]．

「vector」はもともと Jelks らが提唱した概念で[2]，下眼瞼の手術の不成功例の原因を探るうえで提唱された．眼球の最も突出した部位，眼窩下縁，頬の頂点の 3 つの位置関係を見て，positive vector，neutral vector，negative vector の 3 つに分類し，眼球が前方に突出している negative vector，いわゆる「出目」は，上顎骨が retrude（後退）しているため下眼瞼を支える頬の位置が低く，術後に下眼瞼が反転するいわゆる「あかんべー」の様相を呈しやすいとした．現在ではこの vector の概念は下眼瞼の注入治療においても導入されており，注入前に vector を判定することが第一段階と考えられるようになっている．とはいえ，肉眼的に眼窩下縁を見極めることが困難なこともあり，通常は**図 1**[3] に示すように簡略的に分類されている．つまり眼球の前縁が頬の頂点より内側に位置するものを positive vector，同じ位置にあるものを neutral vector，眼球が前に突出しているものを negative vector と呼んでいる．

基本的に顔全体の前方突出が少なく上顎骨が retrude していることが多い日本人は negative vector の確率が高く，このため若い頃から eye bag（目袋）が突出している例が少なくない[4]．また，neutral vector の場合，若いうちは大丈夫でも，年齢とともに軟部組織が下垂するとくまが出現しやすい．

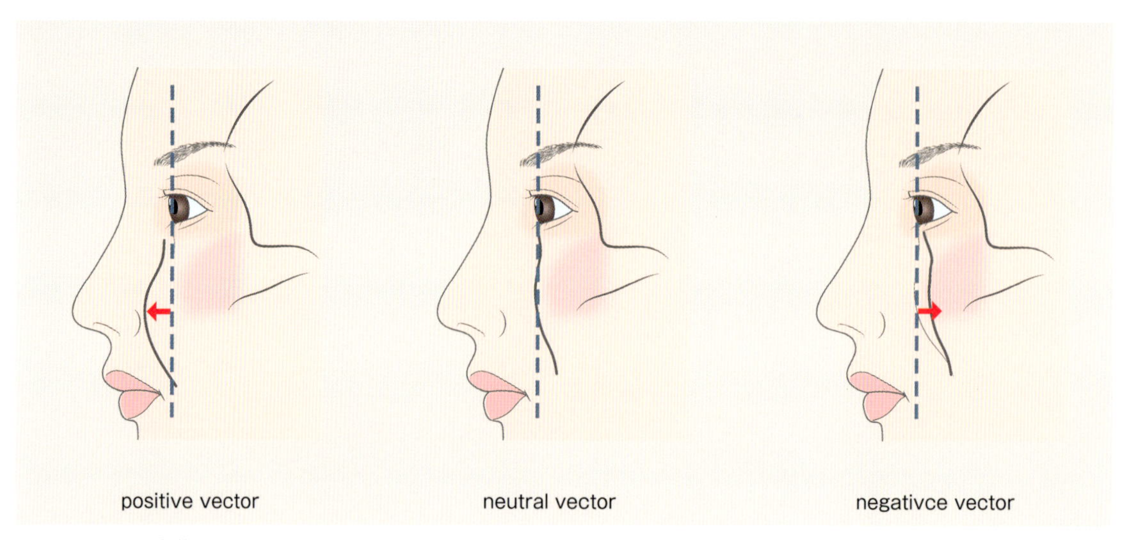

図1 vectorの定義
眼球の前縁と頬の頂点の位置を比較してvectorを決定する．眼球の前縁が頬の頂点より内側に位置するものをpositive vector，同じ位置にあるものをneutral vector，眼球が前に突出しているものをnegative vectorと呼ぶ．基本的に顔全体の前方突出が少なく上顎骨が後退していることが多い日本人はnegative vectorの確率が高い．
（Cohen AJ, et al. Oculofacial, Orbital, and Lacrimal Surgery. Springer；2019[3]より）

影によるくま（物理的な凹み）の治療

物理的な凹みによるくま，特にeye bagによるくまは，手術適応になることも多い．しかし，手術を受けることに抵抗がある患者やダウンタイムが取れない患者は注入治療による改善を望むことも多いため，ここでは特に注入治療を中心に述べる．

先に記述したようにvectorという考えが取り入れられるようになって，注入治療は単に凹みを充填剤で埋めればよいのではなく，根本的な原因から治療する必要があることがわかってきた．例えばnegative vectorの場合はretrudeした頬（上顎骨）から治療しないと根本的な解決にならない，などといったことである（**図2**）．くまの治療を希望する患者に対しては，このような解剖学的な説明を加えると，なぜ充填剤を頬から注入しなくてはならないのかなどの理解を得やすい．

ここからは2023年に筆者がvectorという概念を参考に目の下のくまを分類し，その分類に基づいた治療法を提唱した論文[1]を元に，タイプ別に治療の詳細を述べたい．また，**図3**には解剖学的構造[5]を元に靱帯や脂肪の位置を示すので参考にされたい．

タイプ1：positive vectorでORLに一致して凹みが生じているタイプに対する治療

このタイプはpositive vectorでORLに一致して凹みが生じているタイプである．

ORLは皮下から骨に至る真性靭帯で，瞳孔中

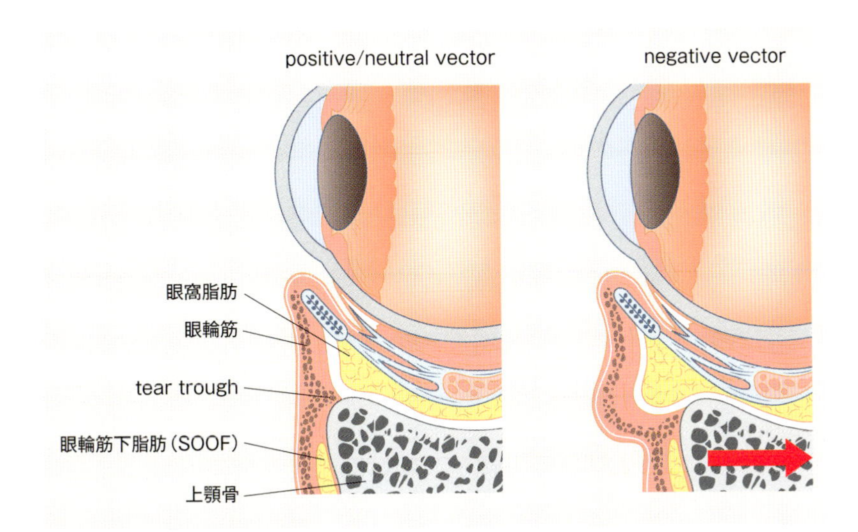

図2　negative vectorの特徴
右のように上顎骨が後退（retrude）した状態は negative vector を呈することが多い．上顎骨の後退により眼窩脂肪を支える「床」がなくなるため，必然的に眼窩脂肪は突出し，eye bag（目袋）となる．日本人（東アジア人）においては，生まれつき negative vector であることが多いため，若年者でもくまが生じる原因と考えられる．

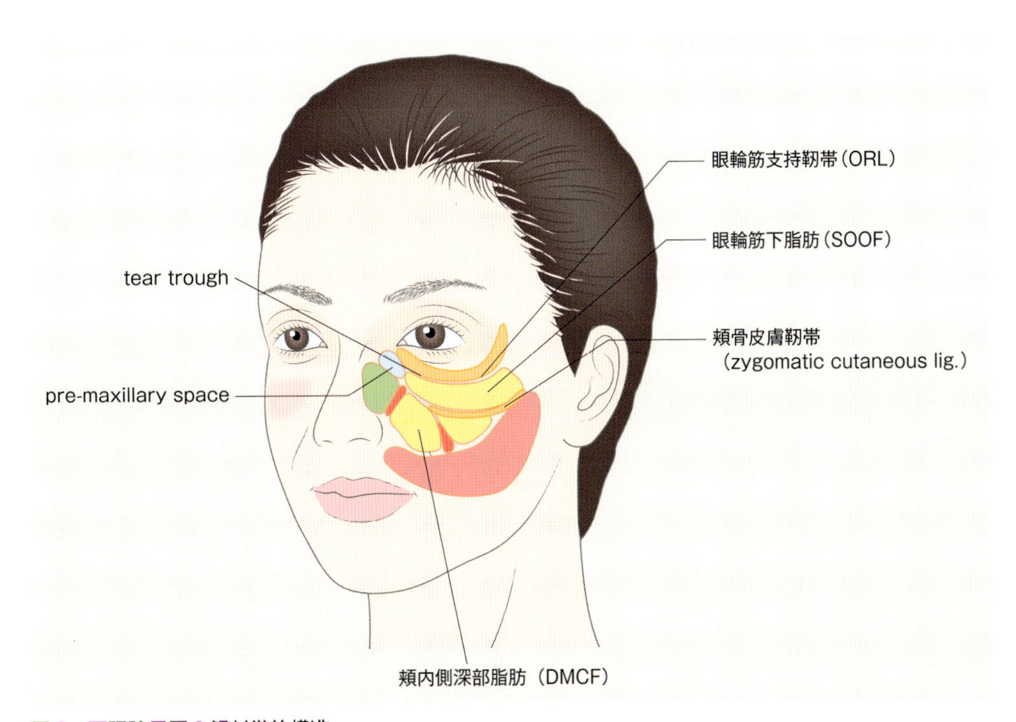

図3　下眼瞼周囲の解剖学的構造
（Cotofana S, et al. Plast Reconstr Surg 2019[5] Fig.7 を参考に作成）

心線より内側では tear trough と呼ばれ眼輪筋が直接眼窩下縁の骨上に付着している．加齢とともに眼輪筋の orbital part 上の浅層脂肪組織である infraorbital fat compartment や medial superficial cheek compartment は下垂するが，ORL はアンカーとして留まるため，この部位に一致した凹みが生じてくる．この凹みが内側のみの場合は tear trough depression と呼ばれ，さらに外側まで下垂が進行すると ORL の外側に「palpebromalar groove（PMG）」と呼ばれる凹みが出現する．

治療法は「凹みを埋める」治療が基本であり，フィラーと呼ばれる充填剤による注入治療や自家脂肪注入（手術療法）が効果的である．

注意すべきことは，皮下脂肪がほとんど存在しない眼輪筋の眼瞼部では ORL に沿って注入する行為そのものが皮下直下への注入を意味するため，ヒアルロン酸製剤を用いた場合，注入直後は一見よくなったように見えても数日あるいは数週間経って水分を吸収して膨らみすぎて，ソーセージ様の不自然な膨らみを生じたり，チンダル現象による不自然な色調を呈したりすることが少なからず生じうることである．初回の注入量はややもの足りない程度にとどめ，2 週間以上あけて必要であれば追加するのがよい．一方，ヒアルロン酸製剤以外の充填剤として使用されるコラーゲン製剤は，後に膨らむ，チンダル現象を生じるといった可能性はないが，水分が吸収されたのち若干ボリュームが減る．したがってヒアルロン酸，コラーゲンいずれを使用した場合でもリタッチが必須である．

ヒアルロン酸製剤は，弾性・粘性ともに低く，注入後モデリング（形成）しやすいもの，かつ濃度が低く吸水性の低いものが望ましい．筆者は Teosyal Redensity® 2（Teoxane Laboratories, Switzerland）もしくは Juvéderm® Volite™（Vycross 12 mg/mL HA［VYC-12 L］, AbbVie, Ireland），Juvéderm® Volbella™（Vycross 15 mg/mL HA［VYC-15 L］, AbbVie, Ireland）などを好んで用いている．

コラーゲン製剤に関しては，筆者は事前のアレルギーテストが必要ないヒトコラーゲン製剤 Humallagen®（Regenerative Medical International〈RMI〉社, USA）を用いることが多いが，胎盤由来の生物製剤である点，FDA の認可を得ていない点など問題点も多い．しかしながら代替品がないため汎用されているのが現状である．

タイプ 2：negative vector かつ笑顔により eye bag が消失するタイプに対する治療

このタイプは negative vector で eye bag があり，かつ笑顔によって eye bag が消失するタイプである．

図 2 右に示すように negative vector は眼窩脂肪（orbital fat）を支える「床」がない状態のため，眼窩脂肪が自ずと突出してしまう．したがって治療法は，手術の場合突出した眼窩脂肪を下方へ移動させるハムラ法が第一選択となろう．突出した眼窩脂肪のみを経結膜的に除去する手術法はその手軽さから人気ではあるが，negative vector という形状的な問題から，目の下全体が凹んでしまうため同時に自家脂肪注入を行うことが望ましい．

注入治療でこのタイプを治療する場合は，まず突出してしまった眼窩脂肪を支えるための「床」部分を作ることが第一段階である．**図 4 a** のように，まずは suborbicularis oculi fat（SOOF；眼輪筋下脂肪）や pre-maxillary space, deep medial cheek fat（DMCF；頬内側深部脂肪）内に比較的弾性の高い充填剤を注入し，支えとなる「床」を作る．筆者は Juvéderm® Voluma™（Vycross 20 mg/mL HA［VYC-20 L］; AbbVie, Ireland）を用いることが多い．その後残存した tear

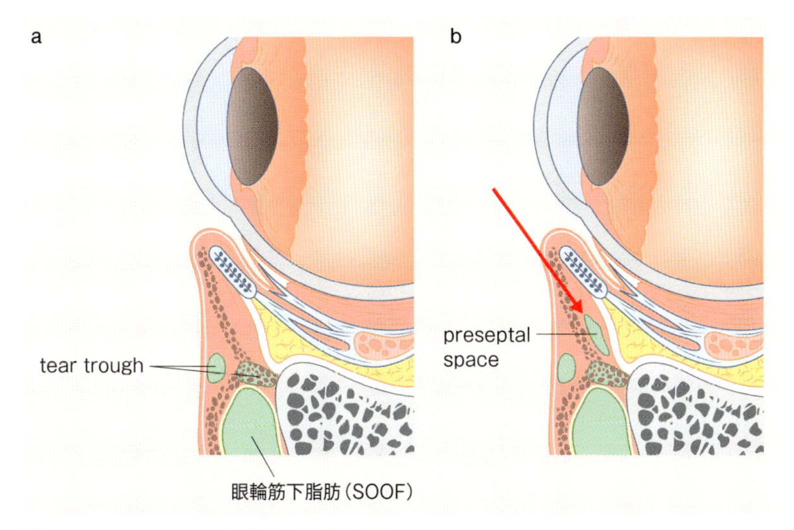

図4　negative vector に対する注入治療
a：上顎骨の後退により消失した「床」をつくるために SOOF や pre-maxillary space, DMCF 内に比較的弾性の高い充填剤を注入する．その後，tear trough あるいは PMG を充填する．緑色は SOOF と tear trough に充填剤が注入された状態を示す．
b：タイプ３は negative vector かつ笑顔により眼窩脂肪が突出するタイプであるが，筆者らは赤矢印のように preseptal space にコラーゲン製剤をごく少量注入すると改善する例が多数あることを経験している．
（Kato K, et al. J Cosmet Dermatol 2023[1] より）

trough あるいは PMG をタイプ１と同様に注入剤にて充填する．

実際の治療例を**図５**に示す．

タイプ３：negative vector かつ笑顔により眼窩脂肪が突出するタイプに対する治療

このタイプは negative vector でかつ笑顔により眼窩脂肪が突出するタイプである．

基本的には眼窩脂肪の突出は笑顔，つまり眼輪筋の収縮により改善するものである．ところが逆に笑顔により眼窩脂肪突出が改善しない，あるいは突出が悪化するタイプが一定数存在する．原因はわかっていないが，筆者は ORL の付着が非常に強いためではないかと考えている．

治療法としてはまだ確立したものがないが，筆者はタイプ２と同様に注入を行ったうえで最後に，**図４b** の赤矢印のように preseptal space に充填剤をごく少量注入すると改善する例が多数あることを経験している．ただしのこの場合，充填剤はコラーゲン以外では数週間後に逆に悪化することがあるためコラーゲン製剤以外では行っていない．またこの方法によっても改善しない例が存在するのも事実である．タイプ３は，今後検討・検証の余地のある難しいものと認識している．

注入治療の注意点

全てのタイプにおいて筆者はカニューレを用いて治療を行っている．鋭針の場合，注入角度に気をつければ針に沿って充填剤が浮上する原理を利用して[7]，表層まで綺麗に埋めることも可能なた

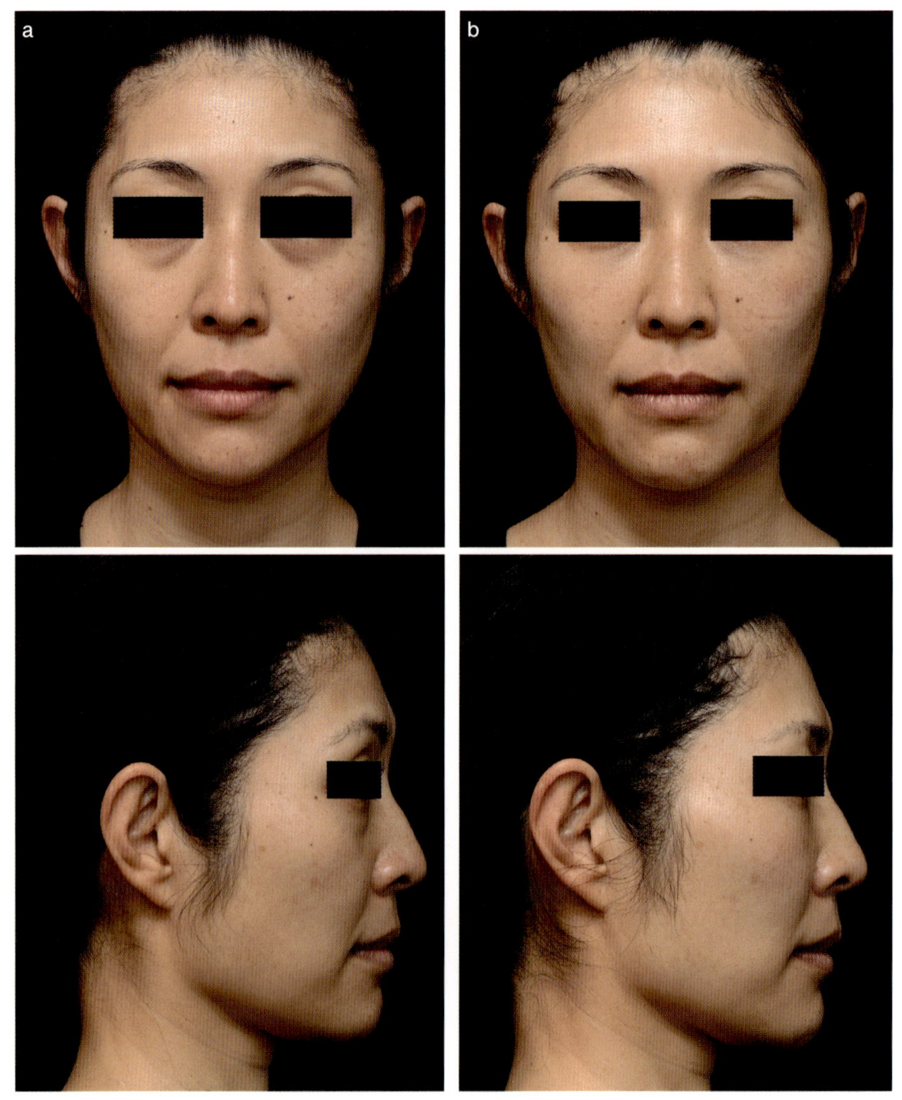

図5　タイプ2のヒアルロン酸製剤注入による治療例
48歳，女性．a：治療前．典型的なnegative vectorを呈しeye bagが顕著である．b：治療後1か月．まずnegative vectorを弾性・粘性の高いヒアルロン酸製剤（Vycross 20 mg/mL HA［VYC-20 L］3.6 mL）で改善し，その後tear troughおよびPMGを弾性・凝集性・濃度の低いヒアルロン酸製剤（Vycross 15 mg/mL HA［VYC-15 L］1.3 mL）にて充填した．

め決して悪い手技ではない．ただ一度内出血を作ってしまうとその後治療がしにくいため筆者は出血を起こしにくいカニューレを好んで用いている．カニューレの場合はORLそのものの中に充填剤を入れることはできないので，先に述べたように皮下直下の段差をなんらかのフィラーで埋めないとならない．カニューレでORLの付着部を剝がしながら入れる方法もあるが，術者の感覚に頼るので経験値が必要なのと，ORLの外側は骨への付着が非常に強く鈍的な剝離は困難である．

注入治療に限っていうと，目の下は顔の中で最も皮膚が薄く，わずかな段差でも目立つため繊細な手技が求められること，解剖が複雑かつ未だ共通のコンセンサスが得られていないこと，解剖学的に必須である皮膚直下への注入に適切な認可製剤がないことなど治療の難しい部位である．解剖学的構造と製剤の深い理解のうえに熟練した技術が必要なため「目の下のくまの治療を制するものは，注入治療を制する」といっても過言ではない．とはいえ習得したのちは患者からの信頼が厚くリピートにつながる重要な部位である．

（加藤聖子）

引用文献

1） Kato K, et al. J Cosmet Dermatol 2023；22（2）：439–48.
2） Jelks GW, Jelks EB. Clin Plast Surg 1993；20（2）：213–23.
3） Cohen AJ, et. al. Oculofacial, Orbital, and Lacrimal Surgery. Cham Switzcrland：Springer；2019.
4） Peng HP, Peng JH. J Cosmet Dermatol 2020；19（9）：2237–45.
5） Cotofana S, et al. Plast Reconstr Surg 2019；143（1）：53–63.
6） Peng PH, Peng JH. J Cosmet Dermatol 2018；17（3）：333–9.
7） Pavicic T, et al. J Drugs Dermatol 2017；16（9）：866–72.

白斑の診断と治療

ここで伝えたいエッセンス

- 白斑は日常ありふれた疾患であるが，時に再発し，難治な病態が見られる．
- 発症部位により，患者QOLは著しく低下し，治療に対する要求度も高い．
- 新たな病因論に基づいた治療法，治療薬の開発が世界的に進められている．
- 治療の選択，適応基準などの優先順位を加味したガイドラインの改訂作業が進められている（2025年公開予定）．

白斑・白皮症は広義の色素異常症に分類される．先天性，後天性の病態，疾患が知られ，完全ないし不完全色素脱失を呈する．一部の疾患で合併症や基礎疾患を伴うことがあるが，多くは患者の自覚症状が乏しいことや治療抵抗性であり，積極的な治療，診療を受けていない患者が多く存在すると考えられている[1)]．

後天性の疾患のなかで尋常性白斑（2011年の国際会議で汎発性の尋常性白斑は白斑と呼称することが決められたが本邦では慣習的に尋常性白斑という病名，診断名が使用されている）は白斑・白皮症の中で最も頻度が高いが，治療抵抗性で，再発頻度も高い難治性の疾患であり，発症部位により患者のQOLを著しく低下させ，社会活動も障害する．特に2013年に報告された化粧品白斑では，白斑辺縁の色素増強によるコントラストの差をどう治療するか[2)]，近年報告数が増加している免疫チェックポイント阻害薬で見られる白斑では，癌治療の経過中に白斑をどう治療するかなど，従来見られなかった新しい治療上の問題点が議論されている（**図1**）．

尋常性白斑の病型分類，診断

病型分類や診断は，臨床像，経過などを参考に『尋常性白斑診療ガイドライン』[1)]のアルゴリズムにより行う．尋常性白斑（非分節型）は神経支配領域と関係なく生じる（粘膜型〈mucosal〉，四

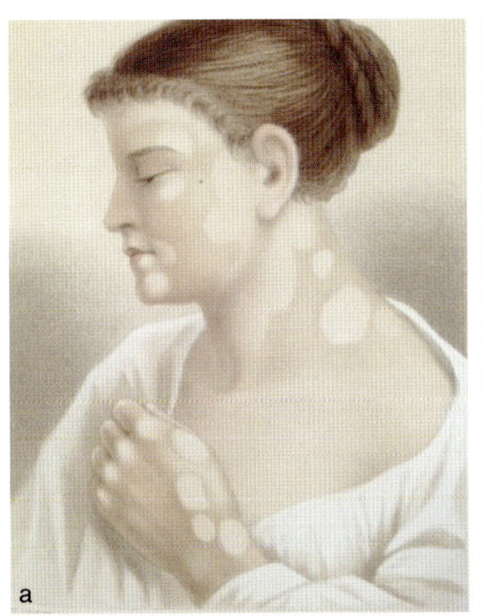

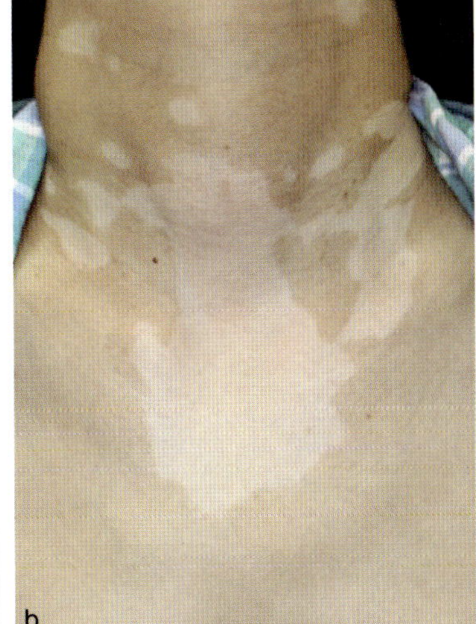

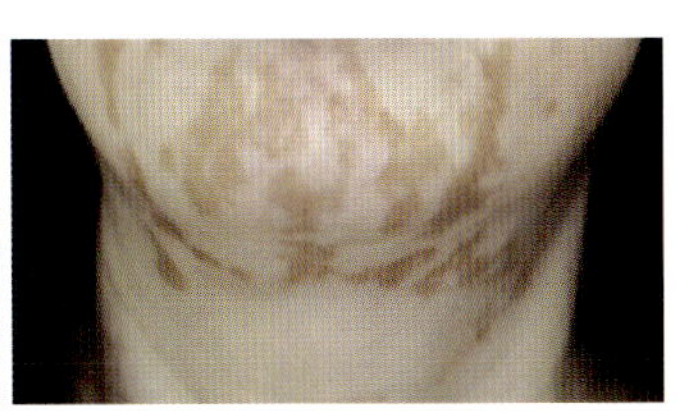

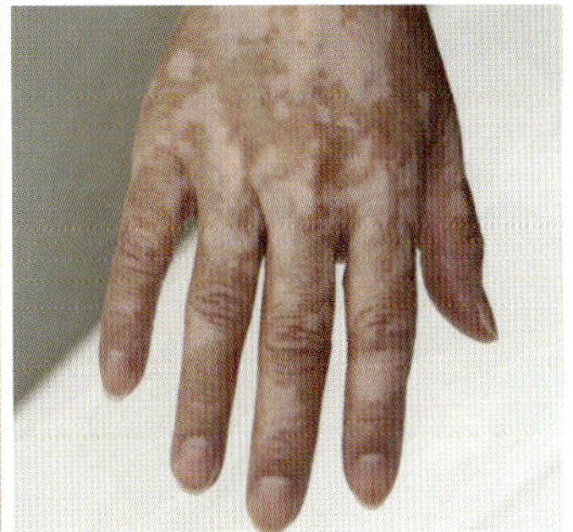

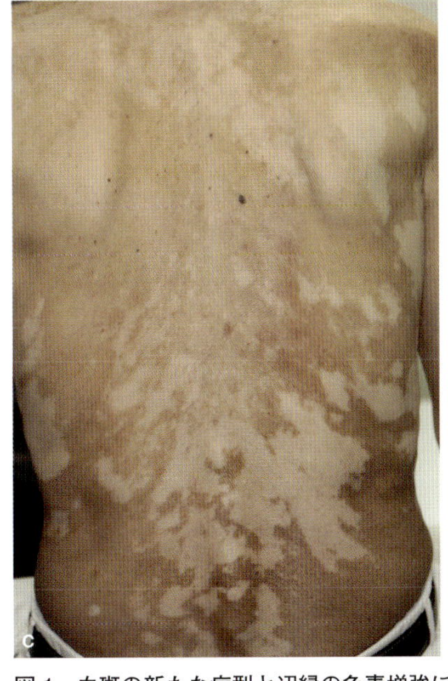

a：Duhring LA のカラーアトラス『Atlas of Skin Disease』に掲載されている白斑患者図（1868，ペンシルバニア大学）．ロドデノール白斑に類似した境界明瞭な白斑が，顔面・頸部・手背部に見られ，辺縁正常皮膚では色素増強が見られる．ケブネル現象的な発症機序も考えられる．
b：ロドデノールによる白斑（2014）．境界明瞭な白斑が化粧品使用部を中心に見られる．健常部皮膚は色素増強が見られ，コントラストが強く，患者 QOL は低下する．
c：抗 PD-1 抗体による白斑（2018）．悪性黒色腫患者の抗体治療開始後より，急速に新生・拡大する汎発性白斑が見られる．このような白斑は CD 8 陽性 T 細胞の抗腫瘍活性の増強により生じるとされ，良好な治療効果を反映していると考えられる．

図 1　白斑の新たな病型と辺縁の色素増強による患者 QOL の低下

肢顔面型〈acrofacial〉を含む）．分節型は神経支配領域に一致して片側性に生じる．未分類群（undetermined）は片側性一箇所のみの病変で神経支配に一致しない．また臨床上，単純性粃糠疹，脱色素性母斑，原田氏病や先天性白皮症など鑑別すべき疾患も多く，本邦の診療ガイドラインを参考に慎重に鑑別を進めていく必要がある[1]．

白斑の病因論

白斑はその発症に酸化ストレスや化学物質などのメラノサイト障害性物質が大きく関与すると考えられてきたが，2011年の国際会議以降，汎発性の白斑はNLRP 1などの自然免疫に関わる分子の関与が重視されるようになり[3]，その疾患活動性の血液マーカーとして，CXCL 9/10とNLRP 1がよい相関を示すことが報告されている[4]が，分節型や未分類型での自己免疫機序の関与やケモカインの誘導などは十分検討されていない．臨床上，汎発型でも時に左右対称性に白斑が見られる例では胎生期のメラノサイトの皮膚への遊走や定着の異常の関与を考える必要があるかもしれない．

現在，白斑の病因は**図2**に示すような多様な機序が報告され，検証されてきたが，白斑の病型，病態全てを説明しうる仮説は現在もない[5]．

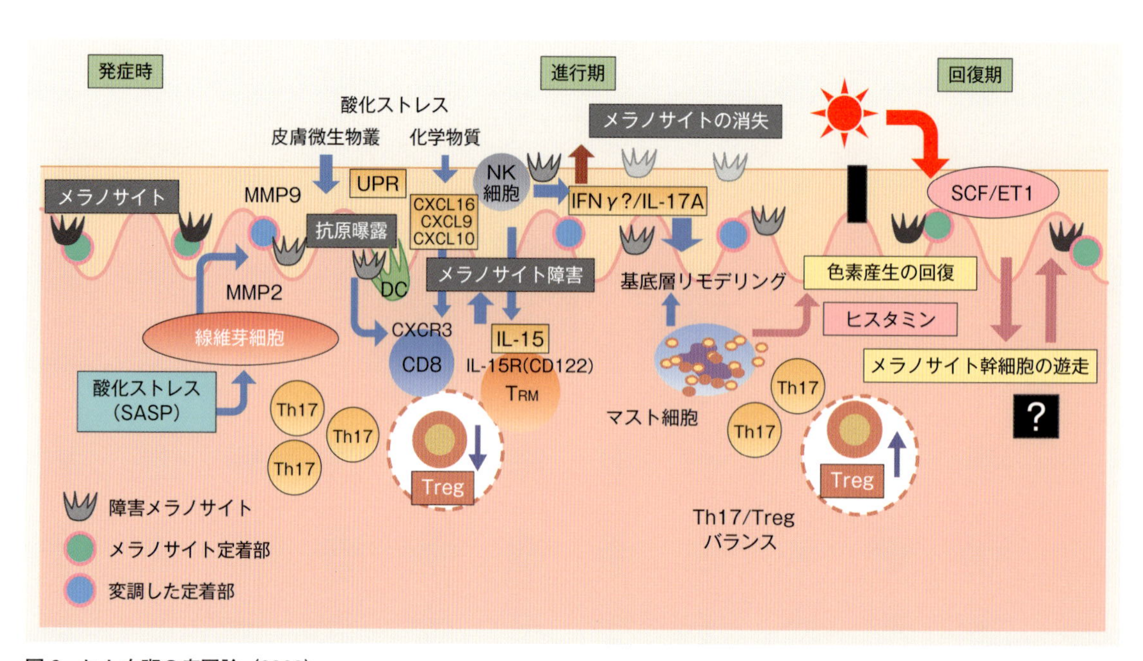

図2 ヒト白斑の病因論（2023）

MMP：matrix metalloproteinase（マトリックスメタロプロテアーゼ），SASP：senescence-associated secretary phenotype，UPR：unfolded protein response，DC：dendritic cell（樹状細胞），SCF：stem cell factor（幹細胞因子），ET：endothelin（エンドセリン），Treg：regulatory T cell（制御性T細胞），TRM：resident memory T細胞．

尋常性白斑の治療とその考え方

現在の治療指針は日本皮膚科学会の『尋常性白斑診療ガイドライン』[1]に基づいている（**図3**）．NbUVB（ナローバンドUVB），エキシマライトなどの光線療法では日本人のスキンカラーに適した照射法，適応基準，副作用の回避法など，またJAK阻害薬等の現時点での評価，アルゴリズムなどの検討も加え，2024年現在改訂作業が行われている（2025年公開予定）．

尋常性白斑の治療には，ステロイドやカルシニューリン阻害剤，活性型ビタミンD3などの外用療法，NbUVB照射やエキシマライト/レーザーなどの光線療法，ステロイドミニパルスなどの全身療法，水疱蓋移植や自己皮膚由来表皮角化細胞とメラノサイトの共培養シート移植などの外科治療などが含まれる．それぞれの治療法は作用機序，効果も異なるため，その特性をよく理解して，患者，病態，部位などを考慮して治療法を選択する．

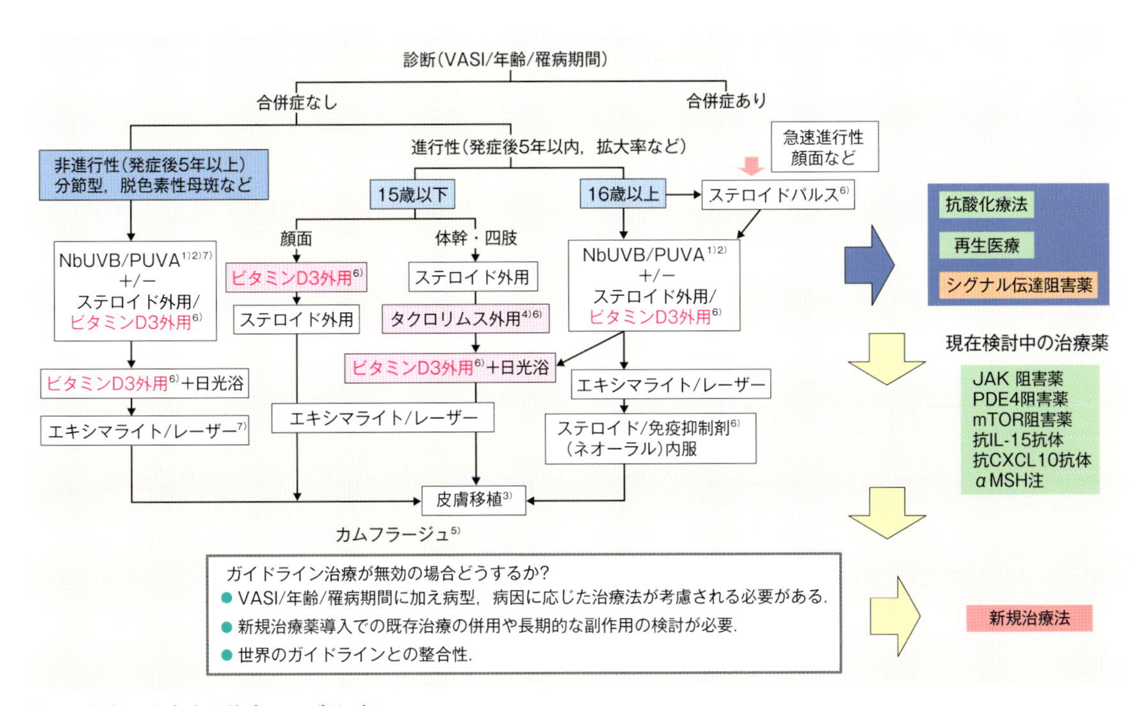

図3　白斑・白皮症の治療アルゴリズム
1) 保有機器で選択する，2) 白斑の面積，部位，通院の可否で考慮する，3) 患者の好みで選択する，4) 露光部禁，5) 患者の希望で適宜使用する，6) 保険未収載，7) 16歳以上．
（『尋常性白斑診療ガイドライン』[1]を参考に筆者作成）

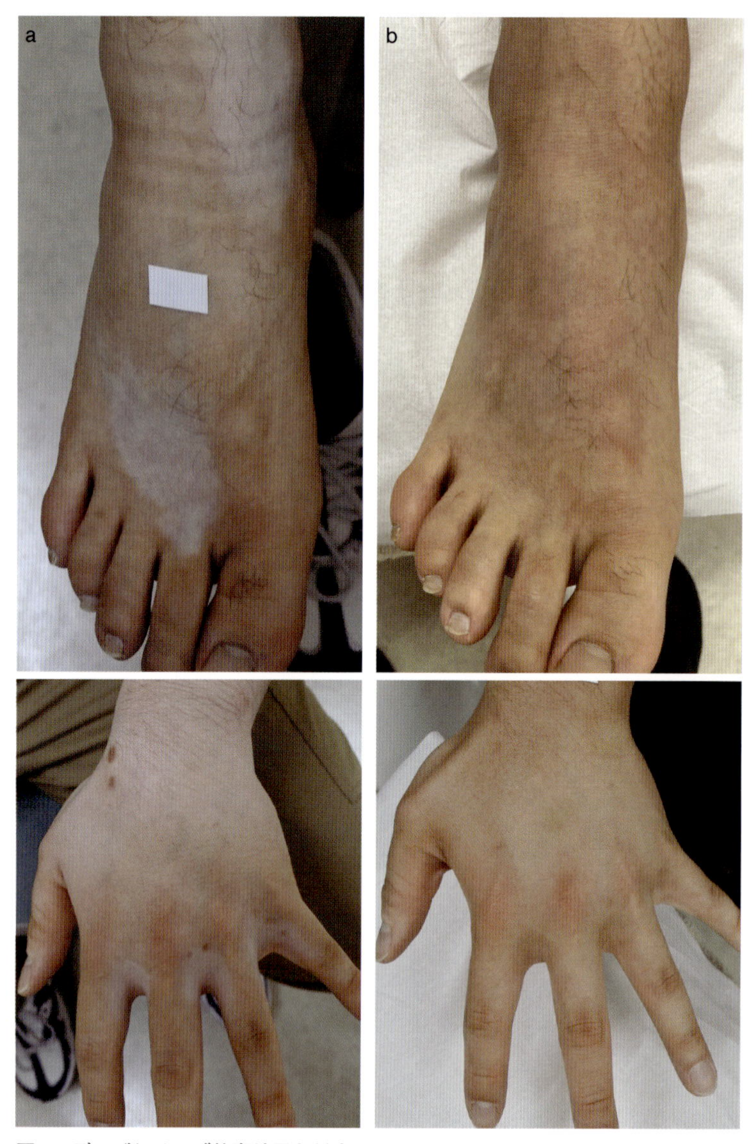

図4　デルゴシチニブ軟膏外用と低容量エキシマライト照射による白斑の治療例
a：当科受診時．ベリーストロングクラスのステロイド，ビタミンD3外用，プレドニゾロン5mgにより3年間治療を続けたが改善していない．
b：ステロイド外用を中止し，デルゴシチニブ軟膏に変更後，低容量エキシマライト照射（120mJ 週1回）を併用．3か月後には著明な色素再生を認めた．
詳細は本文p.246を参照．

国際白斑治療ガイドライン

最近改訂された国際ガイドラインでは，治療法選択に際し，臨床型（分節型／非分節型）とその時点の疾患活動性を評価することが提唱されている[6]．

治療指針の特徴として，非分節型白斑は6か月を目安として，病歴，難治皮疹の有無により進行期，非進行期に分け，進行の抑制，色素再生とし

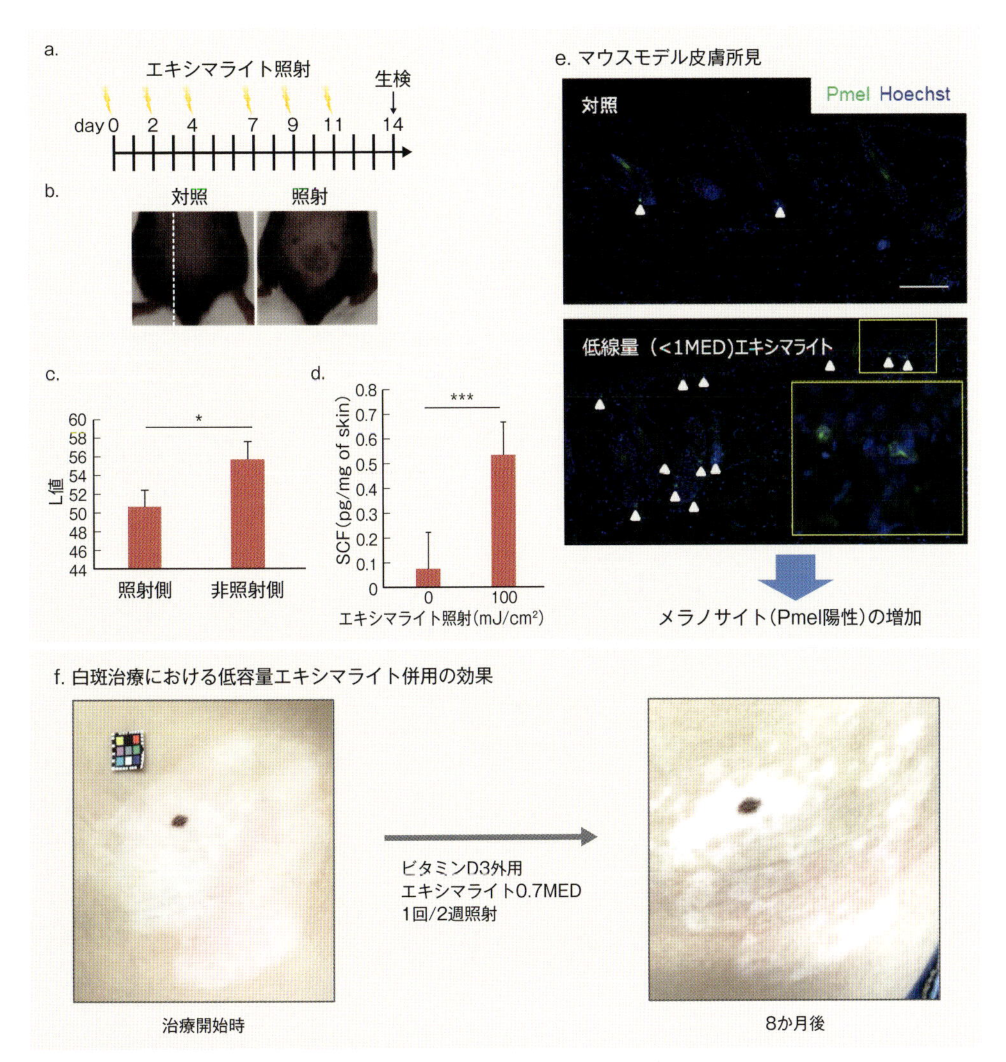

図5　低容量エキシマライト照射による白斑の改善効果

エキシマライト照射により，マウスの皮膚色素沈着とメラノサイトの増加が確認された．
a：実験デザイン．14日目の生検で比較，b：皮膚，c：ΔL値（白さを表す）は照射群で低く，改善している（$*p < 0.05$），d：SCF値（$***p < 0.01$），e：マウス皮膚のPmelの免疫蛍光染色．Pmel陽性メラノサイト（白三角）はエキシマライトを照射した皮膚に誘導された（スケールバー：100 μm），f：白斑治療における低容量エキシマライト併用の効果．詳細は本文p.247を参照．
（a～e：Kuroda Y, et al. Int J Mol Sci 2021[10] より）

て外用，光線，全身療法を適宜組み合わせて治療する．また6か月間続く治療抵抗性の広範な白斑に対しては，色素脱失の治療を行う．12か月以上続く非進行期で，外用，光線療法に抵抗性の場合には外科的治療を考慮するなどが挙げられる．軽快後の予防治療に関しては述べられていない．

安全性と有効性を3～6か月ごとに評価し，個々の症例において選択される治療のリスクとベネフィットをよく説明し，患者本人の治療意思に沿った治療を選択する[6]．

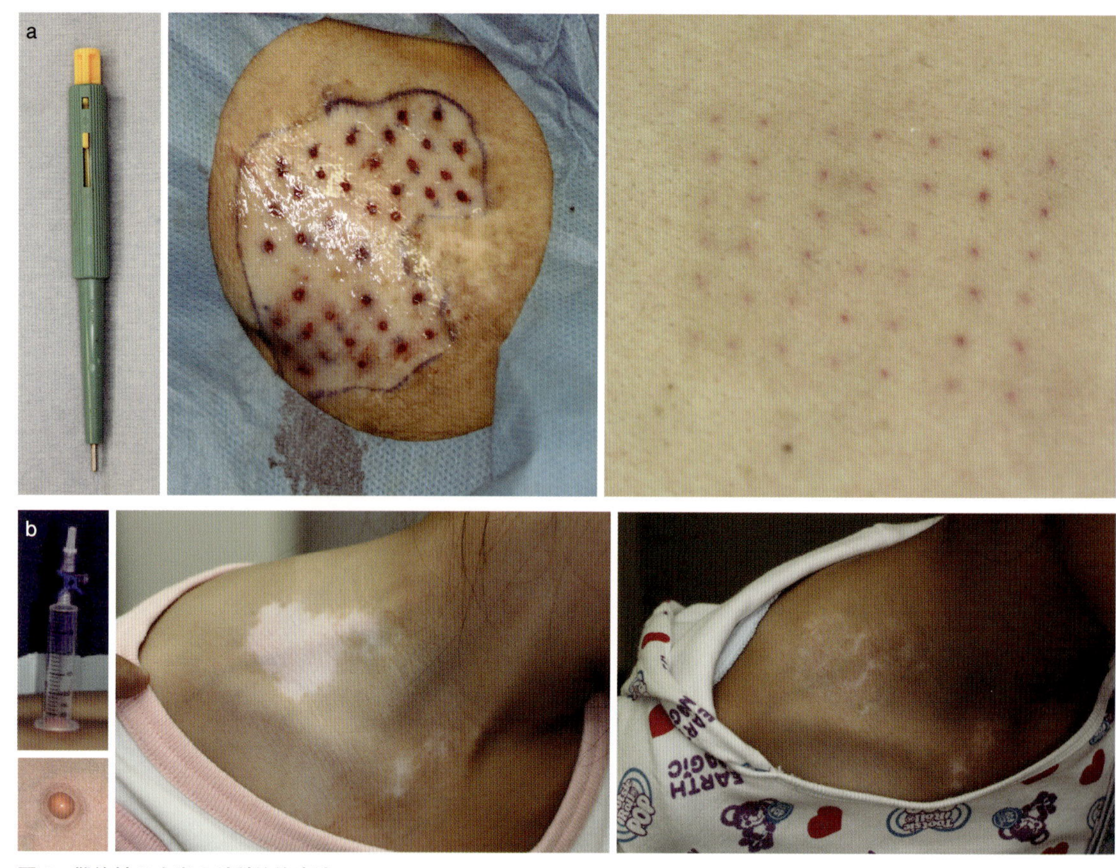

図6 難治性の白斑の外科的治療法
a：パンチグラフト法．安定期の難治性白斑の治療として日常診療では比較的容易に施行できる．植皮後，生着移植片を中心に良好な色素再生が見られる．施行後1週間程度以上の固定が必要である．最近はより生着が容易な1mmパンチグラフトが選択されることが多い．
b：吸引水疱蓋移植法．陰圧にて水疱を作成（通常数時間程度）し，水疱蓋を表皮剥離した白斑部に移植し，パンチグラフト法同様に圧迫固定する．最近は陰圧ポンプで十数個の水疱を作成して移植することも行われている．表皮移植なので生着しやすいが，白斑部の表皮剥離はなるべく浅く行う．
さらに，新規外用薬・光線・レーザー併用療法やメラノサイト含有自家培養表皮移植法などが検討される．

これから期待される外用療法

最近のトピックとしては，尋常性白斑に対してJAK1, 2阻害外用薬（一般名ルキソリチニブ ruxolitinib）が有効であることが発表された[7, 8]．今後，内服JAK阻害薬なども臨床試験を経て，わが国でも使用できるかと考えるが，長期の安全性や適応症例，中止時期など多くの検討が必要なのはいうまでもない[9]．

図4に現在本邦では保険未収載であるJAK阻害薬（デルゴシチニブ軟膏）外用が有効であった症例を示す．本症例では3年程度，ベリーストロングクラスのステロイド外用療法を受けたが改善せず，当科を受診した．ステロイド外用を中止し，デルゴシチニブ軟膏に変更後，低容量エキシマライト照射を併用することで3か月後には著明な色素再生を認めた．自験例ではデルゴシチニブ軟膏に加え，低容量のエキシマライト照射の併用が有効であった．現時点ではエキシマライトの照

射量，照射期間などは本邦のガイドライン[1]に沿って施行しているが，筆者らはマウスモデルにて低容量エキシマライト照射がメラノサイトの生存，皮膚への遊走を促進するstem cell factor（SCF）やエンドセリン1（ET 1）のケラチノサイトからの産生を増加させることでメラノサイトの表皮での増加，メラニン産生を増強させることを報告している（**図5**）[10]．

筆者らは2015年に，世界に先駆けてmTOR阻害薬（ラパマイシン軟膏）の結節性硬化症に関連する葉状白斑への臨床効果を報告した[11]が，最近では他施設からの報告もみられる[12]．mTORシグナルの活性化がMITF（melanocyte inducing transcription factor）の発現を抑制することで，メラニン産生を低下させることが報告されたが，白斑でもmTORの活性化が生じている可能性も考えられ，現在さらに検討を進めている．

外科的治療法

非侵襲的な白斑の新規治療法などの可能性を述べたが，難治例では従来の分層植皮術などの外科的治療に加え，吸引水疱蓋移植や1 mmパンチ皮膚移植などが日常診療でも行われている（**図6**）．

2023年，メラノサイト含有ヒト（自己）表皮由来細胞シート（販売名：ジャスミン）が薬事承認（保険未収載）され，難治性白斑の治療を有効に行うことが可能となり，長期安全性も含めた検討が進展することを期待する．

（片山一朗）

引用文献

1）鈴木民夫ほか．日皮会誌2012；122（7）：1725-40.
2）Matsunaga K, et al. J Dermatol 2021；48（7）：961-8.
3）Taieb A, et al. Br J Dermatol 2013；168（1）：5-19.
4）Speeckaert R, et al. Autoimmun Rev 2017；16（9）：937-45.
5）片山一朗．日臨皮医誌2019；36（6）：703-7.
6）van Geel N, et al. J Eur Acad Dermatol Venereol 2023；37（11）：2173-84.
7）Rothstein B, et al. J Am Acad Dermatol 2017；76（6）：1054-60.
8）Hosking AM, et al. J Am Acad Dermatol 2018；79（3）：535-44.
9）Rosmarin D, et al. Lancet 2020；396（10244）：110-20.
10）Kuroda Y, et al. Int J Mol Sci 2021；22（19）：10409.
11）Wataya-Kaneda M, et al. JAMA Dermatol 2015；151（7）：722-30.
12）木下真直ほか．皮病診療2019；41（11）：1017-20.

しみの診断と治療
トレチノイン療法を中心に

ここで伝えたいエッセンス

- しみ治療では，正確な臨床診断とともに，診断に応じた適切な治療戦略を採用することが鍵となる．
- トレチノイン外用剤は表皮ターンオーバーの強力な促進作用がある．ハイドロキノンと併用することにより，強力な表皮の漂白効果がみられる．
- レーザー治療とうまく組み合わせることで，あらゆる種類の色素沈着症を治療することが可能である．
- トレチノイン療法は未承認品で副作用を伴う治療であるため，適切な製剤を使用することと，処方医が頻回に診察して，適切な指導と管理を行うことが重要である．
- しみの再発は，表皮内メラノサイトのメラニン産生量によるため，扁平母斑や雀卵斑では早い．治療後もハイドロキノン外用を継続して，再発までの時期を遅らせることが可能である．

オールトランスレチノイン酸（＝トレチノイン）療法の対象は，しみ，にきび（痤瘡），および小じわなどの光老化症状であるが，治療中は副作用として皮膚炎を伴うため，外用の範囲を限定できるしみ治療においてとくに有用性が高い．トレチノインは表皮内メラニンの排出を促し，ハイドロキノンはその生産を抑える作用がみられる．トレチノインとハイドロキノンを組み合わせることにより，表皮の色素沈着を劇的に改善することが可能であり，とくにレーザーでは治療が難しい色素沈着やレーザーとの併用によるあざ治療などで重宝する．

表1　各色素斑における過角化とメラニン色素の分布

臨床診断	表皮		真皮	
	過角化	メラニン蓄積	メラノーシス（メラノファージ）	メラノサイトーシス
炎症後色素沈着（単回）	−	+	−	−
雀卵斑	−	+/++	−	−
扁平母斑	− /+	+/++	−	−
脂漏性角化症	+++	++	−	−
老人性色素斑（日光黒子）	− /+/++	+/++	− /+/++	−
肝斑	−	+/++	− /+/++	−
炎症後色素沈着（多数回）	−	+/++	++/+++	−
色素沈着型接触皮膚炎	−	++	++/+++	−
摩擦黒皮症	− /+	+/++	++/+++	−
アトピー後色素沈着	− /+	+/++	++/+++	−
後天性真皮メラノサイトーシス（ADM, SDM）	−	+/++	−	+（真皮浅層に限局）
太田母斑	−	−	−	++（真皮全層に渡る）

（Kurita M, et al. J Plast Reconstr Aesthet Surg 2009[1] より一部改変）

しみの鑑別診断と治療の戦略

美容的に治療対象となる色素斑には多くの異なる病態が存在するが，色素斑の色，大きさ，分布パターン，辺縁の性状，表面（角質）の性状，突出・陥凹の有無，発症時期（既往）などによって，おおむね診断を確定できる．代表的なしみの臨床診断とメラニン色素の局在を**表1**と**図1**に示した[1,2]．

しみには，過角化があるかどうか，色素の局在が表皮基底層なのか，真皮乳頭層なのか，さらに深いのか，併存しているのか，などで，適切な治療方法が異なってくる．美容治療では通常，生検はできないため，臨床診断の技術が治療の鍵となる（**図2**）．

しみ治療の戦略として，過角化，色素沈着の深さ（表皮内か真皮内か），再発の有無（遺伝性）を考慮する．過角化があれば，レーザーで表面を飛ばす必要がある．表皮内の色素沈着は，トレチノインの外用で効率的に排出させることができる．真皮内の色素沈着はメラノサイトであれメラノソームであれQスイッチルビーレーザーなどで治療する必要がある．

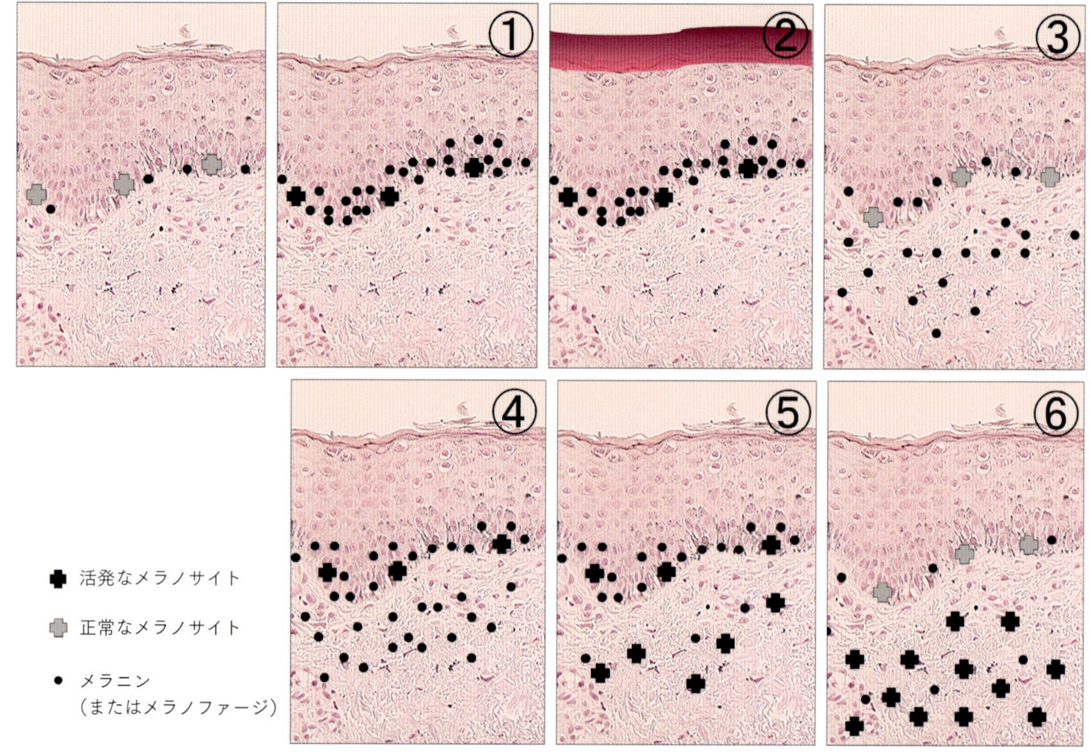

図1　メラニンやメラノサイトの局在と活性によるしみの組織別分類

ここではしみの組織を6種類に分類した．

①は表皮基底層のメラノサイトが活発になって，基底層周囲の色素沈着が見られるもので，日焼けや炎症後色素沈着のようにメラノサイトが紫外線や炎症で一時的に活発になるものから，雀卵斑，扁平母斑などのように継続的に活性化しているものまである（日焼け，炎症後色素沈着，肝斑，雀卵斑，単純黒子，扁平母斑）．

②は①と違って過角化が見られるもの．過角化があっても真皮の萎縮を伴って窪んで見えるケースもある（老人性色素斑）．

③は何度も繰り返した過去の炎症によって基底膜が破壊され，基底層の色素が滴落し，メラノファージとなって真皮乳頭層に沈着しているもの（色素沈着型接触皮膚炎，アトピー後色素沈着，摩擦黒皮症，リール黒皮症）．

④は肝斑や老人性色素斑が炎症を伴ってメラニンの真皮内滴落があるものや，③がまだ炎症を伴ってメラノサイトが活性化している状態のもの（真皮肝斑，真皮色素を伴う老人性色素斑）．

⑤は真皮上層のメラノサイトが活性化するとともに，基底層のメラノサイトを刺激しているもの（後天性真皮メラノサイトーシス〈ADM〉；遅発性太田母斑）．

⑥は真皮の全層にわたり，活性化したメラノサイトが存在する病態（太田〈伊藤〉母斑，異所性蒙古斑）．

トレチノイン漂白療法の原理

表皮内のメラニンは基底層のメラノサイトで生産されて周囲のケラチノサイトに分配され，ケラチノサイトの分化が進行して，やがて角層になって排出される．すなわち，表皮内の色素沈着は，メラノサイトでのメラニン生産量が多いほど，ケラチノサイトのターンオーバーが遅いほど増加する．

メラノサイトでのメラニン生産量は，扁平母

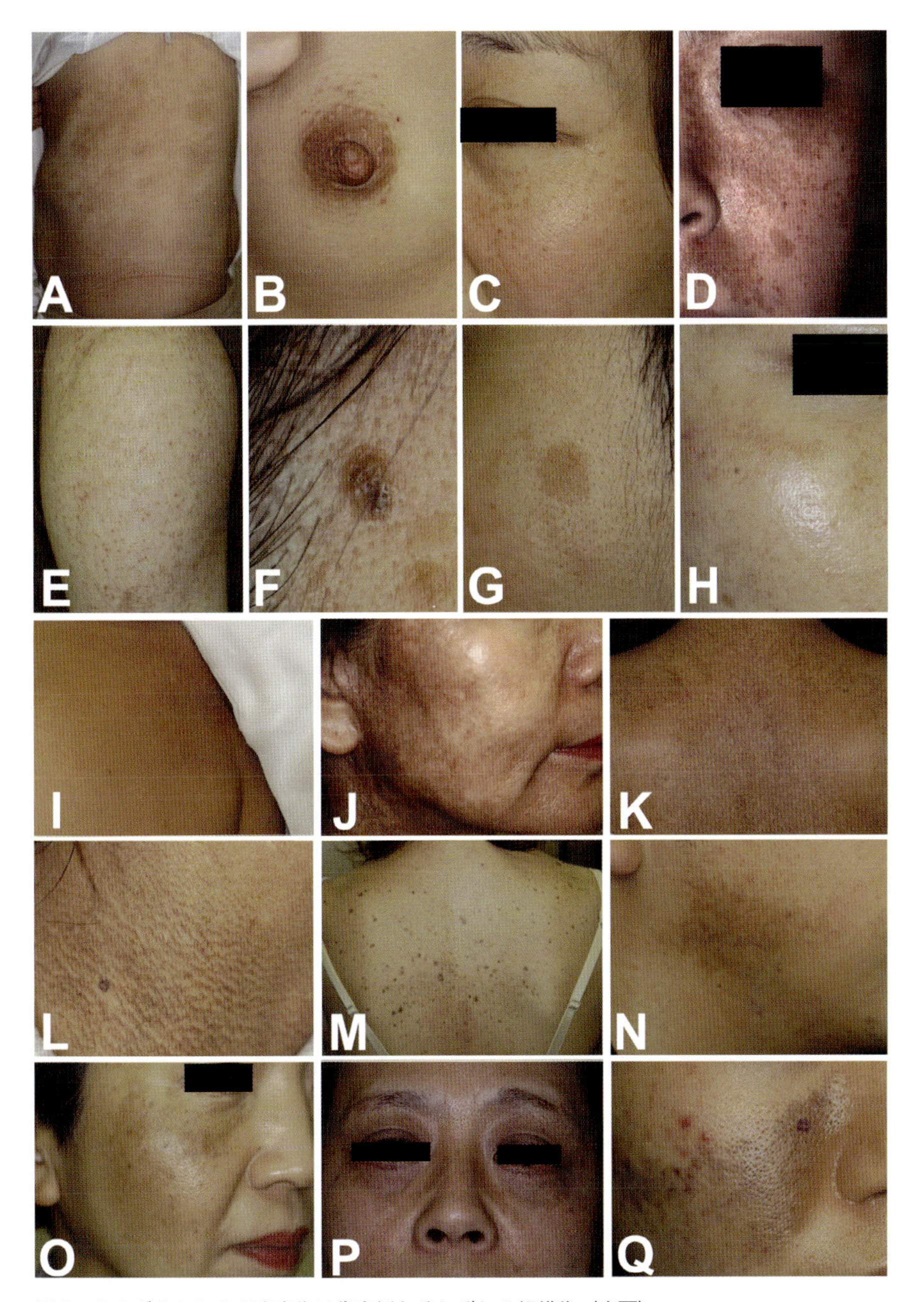

図2　さまざまなしみの臨床像の代表例とそれぞれの組織像（次頁）

しみの臨床診断が正確にできるようになれば，臨床像を見るだけで，その組織像を頭に描くことができるようになる．生検をしなくても，その組織像がわかれば自信を持って効率的な治療ができる．A～Qに代表例を示す．

A：1回の炎症による炎症後色素沈着（表皮のみ），B：乳頭乳輪の色素沈着（ほぼ表皮のみ），C：雀卵斑（表皮のみ），D；扁平母斑（表皮のみ），E：毛孔性苔癬（過角化），F：脂漏性角化症（過角化，表皮），G：老人性色素斑（軽度過角化，表皮），H：肝斑（表皮が主），I：外陰部色素沈着（表皮，軽度真皮），J：色素沈着型接触皮膚炎（表皮，真皮），K：摩擦黒皮症（表皮，真皮），L：アトピー後色素沈着，ダーティネック（表皮，真皮），M：光線性花弁状色素斑（過角化，表皮，真皮），N：顔面毛包性紅斑黒皮症（過角化，表皮，真皮），O：ADM（表皮，真皮），P：眼瞼メラノサイトーシス（表皮，真皮），Q：太田母斑（真皮全層にわたる）．

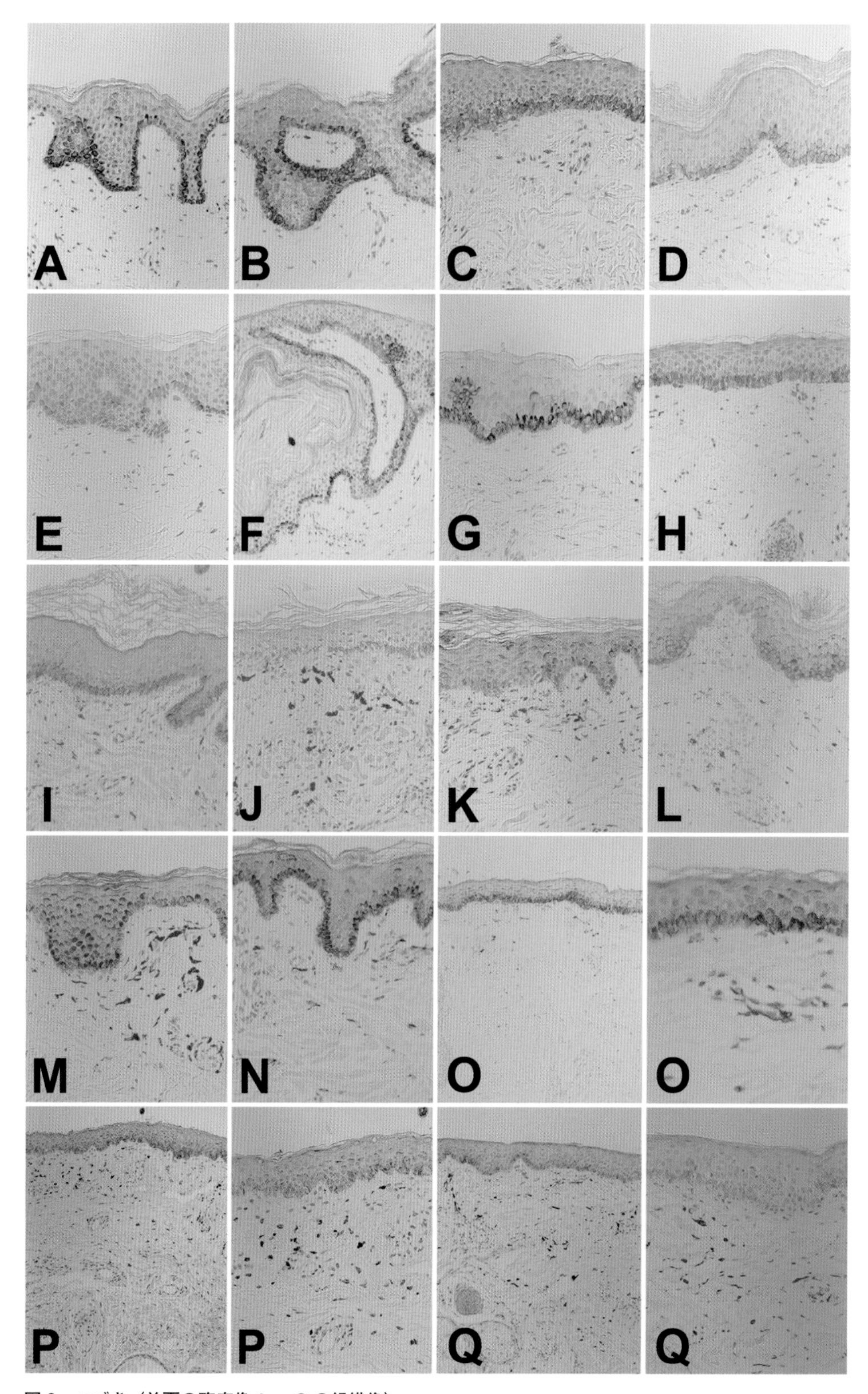

図2　つづき（前頁の臨床像 A ～ Q の組織像）

表2　表皮内のメラニン量に影響を与える因子

表皮内のメラニン	生産量（メラノサイト）	増加	先天性（母斑，有色人種），炎症（紫外線）など
		減少	ハイドロキノンの外用
	排出量（ターンオーバー）	増加	トレチノインの外用
		減少	老化皮膚，傷跡，ステロイドの外用など

斑，老人性色素斑，肝斑などほとんどの種類のしみで先天的に，あるいは後天的に増加している．皮膚の炎症でも一時的に増加することが知られており，炎症後色素沈着の原因となっている．一方，ターンオーバーは，顔面に比べて四肢や軀幹では遅く，一度傷ついた表皮や加齢した表皮でも遅くなるため，しみやくすみの原因となる（**表2**）．

トレチノイン外用でケラチノサイトのターンオーバーを速くすることで排出を促すことができる．またハイドロキノンの外用で，メラノサイトのメラニン生産量を減らすことができるため，両者を組み合わせることで，表皮内の総メラニン量を減らすことができる．

トレチノインとハイドロキノンを使った漂白治療

外用剤の調整と使用方法

筆者らの方法では，トレチノインは0.4%水性ゲル，ハイドロキノンは4～5%の外用剤として準備する．製品はないので，自家調合や調剤薬局への依頼が必要である．レシピも公開している（**表3**）[3]．

治療中には，落屑や紅斑を伴うため，ビタミンCのローション（中性のもの）と保湿管理（クリームなど）が重要である．治療中の化粧は可能である．

トレチノインは色素斑の部分のみにベビー綿棒で，ハイドロキノンは顔全体に，ともにごく少量使用する．副作用はあるものの，上手な使い方を習得すれば，他の漂白治療では得られない強力な

表3　外用トレチノイン（0.4%，1,000 g）の調整例

原材料

・トレチノイン（all-trans retinoic acid）	4.0 g
・カーボポール® 940	10 g
・エマルゲン 408	20 g
・10% NaOH	6 mL
・パラベン	適量
・精製水	ad. 1,000 g

水性ゲル基剤は，擂潰機を用いて，パラベン加精製水（0.026%パラ安息香酸メチル，0.014%パラ安息香酸プロピル）970 mLに撹拌しながらカーボポール® 940を少しずつ加えて均一に溶解し，10% NaOH（水酸化ナトリウム）水溶液を6 mL加えてゲル化する．
調整した水性ゲル基剤は冷蔵庫で一晩寝かせる．
擂潰機に加温溶解したエマルゲン408（20 g）をとり，トレチノイン原末（シグマ社のものが良い）を加えて泥状にした後，予め調製した水性ゲル基剤を加え，よく練合する．
充填機を用いて，チューブ容器に充填し，ラベルを貼る．

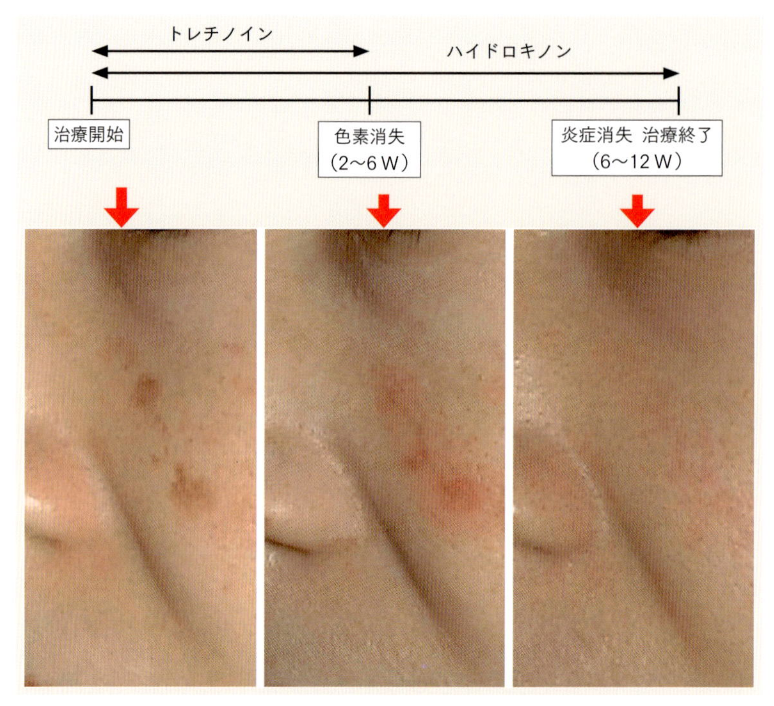

図3 トレチノインとハイドロキノンの外用によるしみ治療のプロトコール
トレチノイン（色素部のみ）とハイドロキノン（顔全体）の併用により漂白を行い，ハイドロキノンのみとして紅斑を落ち着かせる．適度な皮膚炎を生じる程度にトレチノインを使用することでメラニンの排出を最大化することができる．

治療ツールとなる．

治療のプロトコール

筆者らは，しみの治療段階を，漂白段階（bleaching phase）と治癒段階（healing phase）に分けている[2, 4, 5]．bleaching phase（2～8 週間）ではトレチノインおよびハイドロキノンを併用し，表皮メラニンの排出を促す．トレチノインは皮膚炎などの副作用を伴うため色素斑のみにベビー綿棒などで丁寧にごく薄く外用し，一方ハイドロキノンは顔全体などできるだけ広範囲に使用する．トレチノイン外用により多くの患者で開始後2，3 日のうちにターンオーバーの亢進による落屑，紅斑等の皮膚炎症状を呈する．1～2 週後の次回診察時に，症状により，使用法，頻度などを適切に指導して投与量を調節する（詳細後述）．

色素が消失あるいは十分に軽減した段階で healing phase（4～6 週間）に移行し，炎症後色素沈着を起こさないように大事に皮膚炎を落ち着かせる．トレチノインのみ使用を中止しハイドロキノンのみを薄く広範囲に外用する．

治療の標準的なプロトコールについて**図3**に示した．再度トレチノイン治療を開始する場合は，中止後 1～2 か月経過すると耐性が減じており使用が可能である．

肝斑では 2 クールのトレチノイン療法が必要となることが多い．肝斑患者では洗顔時などに擦ったりしてよけいな炎症を起こさないようにスキンケア指導を行い再発防止に努める．

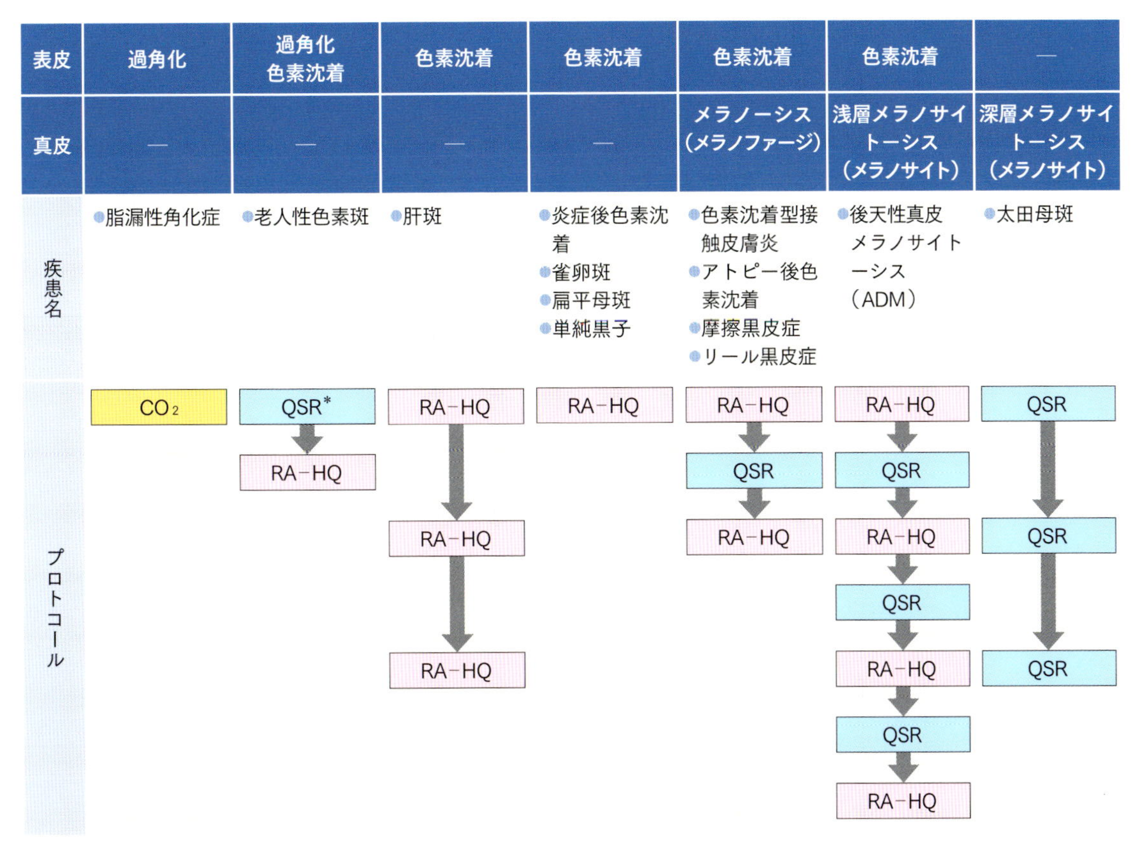

図4 筆者らが用いるしみ治療プロトコール

RA-HQ：トレチノインとハイドロキノンの併用による漂白療法，CO_2：CO_2 レーザー，QSR：Q スイッチルビーレーザー．
＊老人性色素斑の場合は，Q スイッチレーザーであれば，ルビーレーザーでなくてもよい．
（Kurita M, et al. J Plast Reconstr Aesthet Surg 2009[1] より一部改変）

診断に応じたしみの治療法

しみの診断に応じて，レーザー治療および外用剤漂白治療（トレチノイン・ハイドロキノン療法）を駆使することにより，ほとんどの種類のメラニン色素斑を治療することが可能となった（**図4**）[1,2]．

通常の老人性色素斑など表層の色素斑にはQスイッチルビー，アレキサンドライト，YAGなどのメラニンを標的としたQスイッチレーザーが利用できる．経過が長く，真皮にも色素を持つ老人性色素斑や，後天性真皮メラノサイトーシス（acquired dermal melanocytosis：ADM）や太田母斑など真皮の色素沈着を治療する場合にはルビーレーザーが最も効果的で，とくに強めの照射（6〜10 J / cm^2）を行う．

肝斑，炎症後色素沈着，雀卵斑，扁平母斑，乳頭乳輪の色素沈着[4] など表皮内メラニンのみによる色素斑は，トレチノインとハイドロキノンを用いた外用剤漂白療法だけで治療が可能である．

摩擦黒皮症，アトピー性皮膚炎後色素沈着，色素沈着型接触皮膚炎（化粧品皮膚炎，リール黒皮症）などは，繰り返す炎症により炎症後色素沈着が誘発され，炎症が続くために基底膜が破壊されて真皮内に滴落し，マクロファージに貪食されて真皮乳頭層に沈着した状態である．ADM，SDM（symmetrical dermal melanocytosis；対称性真皮メラノサイトーシス）は真皮上層にメラノサイトが存在して色素を作るが，いずれも表皮と真皮双方の色素沈着を持つ場合には表皮内色素沈着を排出させる前療法として外用剤漂白療法を行い，紅斑が落ち着いた時点でQスイッチルビーレーザーの照射により真皮内色素沈着の治療を行う．先に表皮内色素をなくすことで，真皮の色素沈着が効率よく治療できるとともに，レーザー照射後の炎症後色素沈着も起こしにくい[1,6]．外用剤漂白療法とレーザー療法を組み合わせて，2～3回行うことで完全に消失させることも可能である．トレチノインは，中止したあとは必ず2か月のブランクを置いてから再開することで，治療効果を引き出すことができる．

真皮のみに色素を持つ太田母斑などはQスイッチレーザーの反復のみで治療が可能であり，脂漏性角化症，過角化を伴う日光性色素斑（日光黒子）など角質が厚い場合は外用剤成分の浸透が悪いため，スキャナー付きの炭酸ガス（CO_2）レーザーでの処置を要する．

東洋人の色素沈着には，炎症によって誘発もしくは増悪したものが多く，本来の原因と付加された炎症の影響の双方を考慮して治療を行う．原疾患や紫外線にとどまらず，日々の洗顔やスキンケア，化粧，習慣，肌着など，見えないレベルの炎症を引き起こす原因を取り除くための生活指導も重要である．

トレチノイン・ハイドロキノン漂白療法の実際

図5は，ADMの症例である．色調が褐色から青黒色で，辺縁が不鮮明で円形の色素斑が集簇した症状を呈している．色素の出現部位は，左右対称性で，頬骨上やこめかみ，鼻翼縁など典型的である．

ADMは，表皮の過剰色素沈着だけでなく，真皮乳頭層を中心としたメラノサイトがあるため，①トレチノイン・ハイドロキノン外用による漂白療法，②Qスイッチルビーレーザー療法の併用で治療を行った．①の8週間の治療の直後に②，1か月間の休薬（後半の2週間はハイドロキノン使用）のあとに，①を4週間，直後に②，再び1か月間の休薬（後半の2週間はハイドロキノン使用）のあとに，①を4週間，直後に②と，3回のルビーレーザー照射を行った[6]．

図6は，色素沈着型接触皮膚炎の症例である．色調が褐色から青黒色で，辺縁は不鮮明で頬部を中心に顔面に広く広がっている（**図6A**）．凸部に色素が強い傾向がある．本疾患は，繰り返す炎症で基底膜が破壊され，表皮だけでなく，真皮上層に色素が滴落し，メラノファージが認められる（**図6B**）．①トレチノイン・ハイドロキノン外用による漂白療法，②Qスイッチルビーレーザー療法の併用で治療を行った．①の8週間の

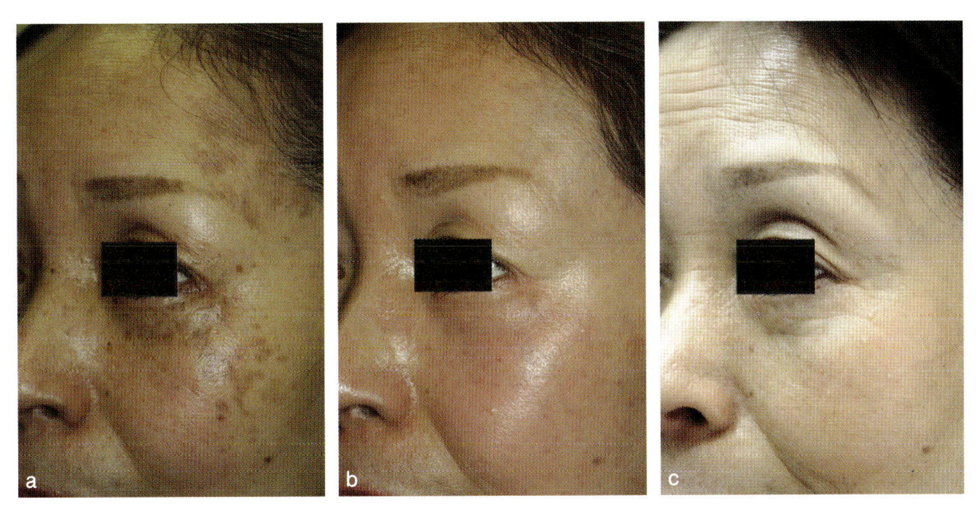

図5　トレチノイン・ハイドロキノン外用漂白療法による ADM 治療例

49 歳，女性．a：治療前，b：トレチノイン・ハイドロキノン外用漂白療法（4 回）と Q スイッチルビーレーザー照射（3 回）との併用による治療直後，c：治療後 10 年経過．ADM の再発を認めない．詳細は本文参照．

（Yoshimura K, et al. Dermatol Surg 2006[6] より）

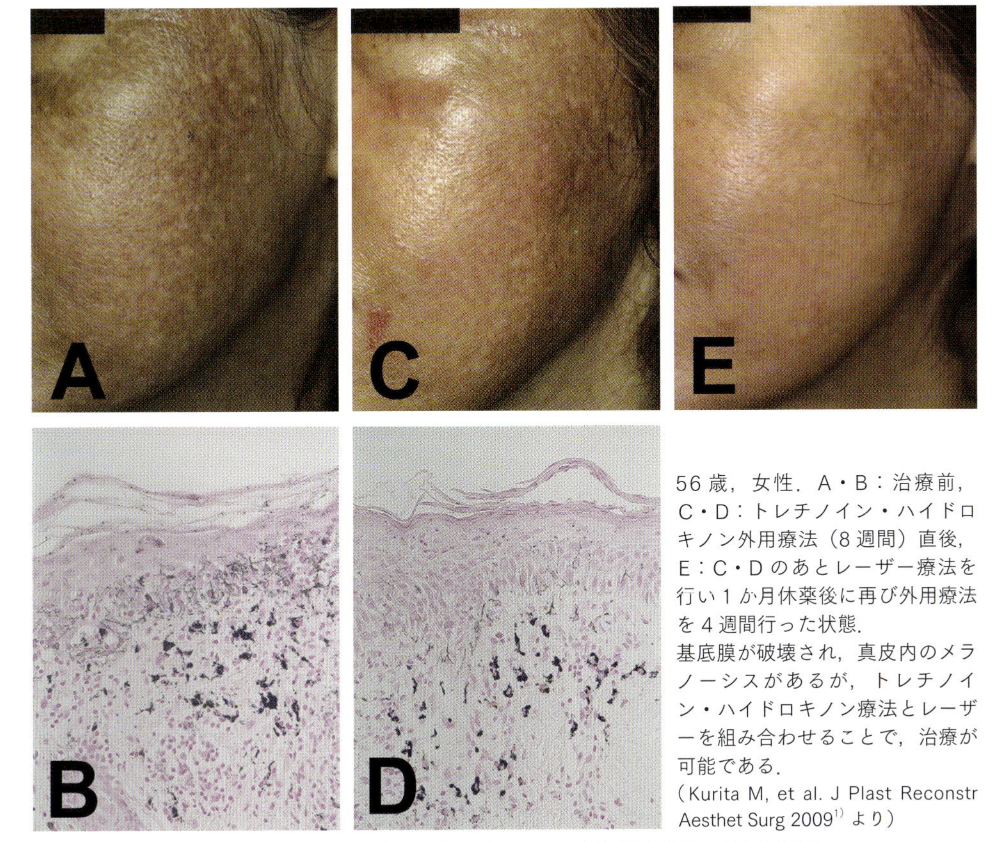

56 歳，女性．A・B：治療前，C・D：トレチノイン・ハイドロキノン外用療法（8 週間）直後，E：C・D のあとレーザー療法を行い 1 か月休薬後に再び外用療法を 4 週間行った状態．

基底膜が破壊され，真皮内のメラノーシスがあるが，トレチノイン・ハイドロキノン療法とレーザーを組み合わせることで，治療が可能である．

（Kurita M, et al. J Plast Reconstr Aesthet Surg 2009[1] より）

図6　トレチノイン・ハイドロキノン外用漂白療法による色素沈着型接触皮膚炎治療例

治療の直後（**図6C, D**）に②，1か月間の休薬（後半の2週間はハイドロキノン使用）のあとに，①を4週間行った（**図6E**）[1]．

トレチノイン・ハイドロキノン漂白療法のポイント

未承認薬であるトレチノインの外用剤をあえて使用する意義は，その特徴である強力な表皮メラニン排出作用にある．その効果を十分に引き出しつつも，副作用である皮膚炎を可及的に抑える必要がある．使用法や投与量が治療結果を大きく左右する治療であるため，処方医が頻繁に診察し，管理・指導を的確に行えるかどうかが治療の成否の鍵となる．指導上のコツを下記に列挙する．

① ステロイド剤を併用しないこと．ステロイドを使用することにより，表皮メラニンの排出が悪くなる．

② トレチノインは色素沈着の強い範囲のみにごく少量，ハイドロキノンは顔全体にごく少量使用すること．トレチノインとハイドロキノンは別々の製剤とする．使用する範囲も期間も異なり，トレチノインは，強く，狭く，短期間使用する．

③ トレチノインの連続使用期間は最長でも8週間程度とすること．耐性により本来の有効性が得られなくなる．1～2か月程度のブランクを置くことで，完全ではないが一定の有効性が得られるようになる．

④ 初診患者がトレチノイン塗布を始める場合は，必ず1週間後までに診察を行い，患部の状態に応じて，適切な指導を行うこと．その後も必要に応じて，頻繁に診察を行い，適切な使い方を習得させること．

⑤ トレチノインは高濃度のもの（例：0.4％水性ゲル基剤など）を使用し，単位面積当たりの投与量を，塗布回数を変えることにより調節する．例えば，2日に1回で開始して1日4～5回まで増やしたりすることで，1つの外用剤で投与量を10倍以上調節可能である．投与量を多くしたい場合は，在宅時間内に集中して（例えば1時間おきに数回）塗布させて，高い1日投与量を実現させる．

⑥ トレチノインをうまく使用できず，皮膚炎が広がる場合は，トレチノインを使用しない部位に，先にハイドロキノンを塗布して，誤ってトレチノインが広がるのを防ぐ．

⑦ 治療に伴う皮膚炎を治める際には紅斑が消失するまでハイドロキノンを継続的に使用すること．治療に伴う炎症後色素沈着を防止できる．治療終了後もハイドロキノンの継続使用により，再発や新生を予防できる．

治療後のしみの再発について

しみは治療して改善しても，再発してくることがある．これはトレチノイン療法を行っても表皮内のメラノサイトのメラニン生産量は変わらないためである．再発の早さは，異常メラノサイトのメラニン生産量に依存する．すなわち，扁平母斑や雀卵斑が最も早い（2～3か月）．肝斑が続き，老人性色素斑は1年～数年かかる．炎症後色素沈着では再発はない．しかし，漂白治療後にハイドロキノンの外用を継続することで，メラニンの蓄積を遅らせることが可能である．

おわりに

しみの美容治療は，まず視診による正確な臨床診断であり，治療法選択に直結する情報（メラニン色素の局在）を正しく得ることが重要である．患者の言うところのしみの起因は間違っていることも多く，視診で見極める眼力を養うことが必要で，多くの症例を診ることが近道である．

トレチノインは，他の治療では得られない効能を持っており，炎症が容易に色素沈着を誘導する東洋人においてはきわめて有用性が高いと言える．未承認であり副作用を伴う薬剤であるにもかかわらず，しみ治療にはなくてはならない治療薬であり続けている．

一方，患者が毎日丁寧に塗布する治療であり，使用法や投与量が治療結果を大きく左右する治療である．すなわち，処方医が頻繁に診察し，管理・指導を的確に行えるかどうかが治療の成否の鍵となる．正しい診断，正しい調合，適切な使用法が普及することにより，より質の高いしみ治療が可能になる．

（吉村浩太郎）

引用文献

1） Kurita M, et al. J Plast Reconstr Aesthet Surg 2009；62（7）：955-63.
2） 吉村浩太郎．Aesthe Derma 2009；19：11-20.
3） Yoshimura K, et al. Plast Reconstr Surg 2000；105（3）：1097-110.
4） Yoshimura K, et al. Aesthetic Plast Surg 1999；23（4）：285-91.
5） Yoshimura K, et al. Dermatol Surg 2002；28（12）：1153-7.
6） Yoshimura K, et al. Dermatol Surg 2006；32（3）：365-71.

6章

顔面の小腫瘍

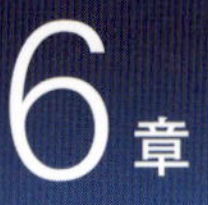

顔面の小腫瘍の診断と治療

ここで伝えたいエッセンス

- 汗管腫の治療には病変部を深部まで除去する方法と隆起した表層部分までに留める方法とがある.
- 脂腺増殖症には冷凍凝固が簡便で比較的効果が高い.
- 眼瞼黄色腫では脂質異常症のスクリーニング検査を実施し，局所は手術やプロブコール内服などで治療する.
- 新生児稗粒腫は自然治癒を待ち，若年者や成人に生じたものは注射針などを使用して内容物の除去を行う.
- 茎の細いアクロコルドンは剪刀で切除し，広基性のものは冷凍凝固する.

顔面に生じる美容皮膚科的小腫瘍

あらゆる皮膚腫瘍が顔面に生じうるが，悪性腫瘍や良性であっても増大する性質の腫瘍は皮膚外科的に切除されるのが一般的である．これらに対して，比較的症状が軽微で見た目にも大きな支障は来しにくいが，美容に関心のある者にとってはその存在がストレスになるような腫瘍，他人は気にしないかもしれないが，自身は治せるものなら何とかしたいと思う小腫瘍を美容皮膚科的小腫瘍と位置付けた．具体的には汗管腫，脂腺増殖症，眼瞼黄色腫，稗粒腫など，いずれも顔面に多発することが多い小腫瘍をとり上げ，さらに眼瞼にも生じるが，主に頸部や腋窩などの間擦部に発生するアクロコルドンも同様の意味合いから本稿に加えた.

汗管腫

臨床的特徴と診断

汗管腫は歴史的に表皮内汗管への分化を示すエクリン系の良性腫瘍ととらえられることが多い．中高年女性の眼周囲，特に下眼瞼に集簇して多発するが，若年女性の頸部や躯幹などに播種状に多発するタイプもある（発疹性汗管腫）．

臨床的には皮膚常色あるいは黄色調を呈した数mmまでの丘疹が多発するが，融合して局面を形成することもある（**図1**）．

好発部位である眼瞼に発生したものでは比較的診断は容易であるが，ときに顔面播種状紅斑性狼瘡，エクリン汗嚢腫，脂腺増殖症などとの鑑別を要する．ダーモスコピー所見としては，顔面の病変では淡褐色の偽ネットワークと多発性の白色小点が特徴であるとする褐色肌における報告がある一方で[1]，黄白色の境界不明瞭な均一領域（cloud pattern）が90％以上の症例にみられたとする南米からの報告もある[2]．鑑別が必要な際には生検を実施し，診断を確定する．

病理組織学的には病変は真皮の浅層から中層に主に存在するが，ときに深層や皮下にまで至ることがある．小さな索状，塊状，嚢胞状の上皮性腫瘍巣が集簇して増殖し，周囲の間質には膠原線維の増生がみられる（**図2a**）．しばしば索状の汗管構造が充実性胞巣や嚢胞状胞巣の辺縁から伸びる特徴的な構造がみられ，オタマジャクシの尾（tadpole tail）に似る．嚢胞内には粘液様物質や角質が含まれる．まれに腫瘍細胞の細胞質の大部分がグリコーゲンを含んで淡明になることがあり，透明細胞汗管腫と呼ばれる（**図2b**）．透明細胞汗管腫では糖尿病を高率に合併する[3]．

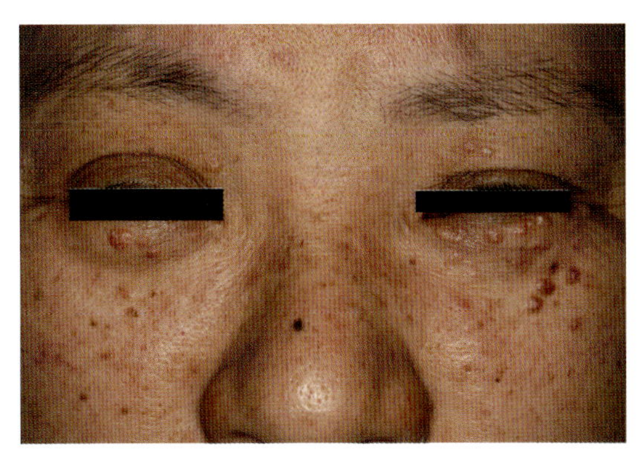

図1　汗管腫の臨床像
61歳，女性．上下眼瞼に皮膚常色から淡黄褐色の小結節が集簇して多発している．

汗管腫に類似した組織像はdesmoplastic trichoepithelioma（線維硬化性毛包上皮腫）やmicrocystic adnexal carcinoma（微小嚢胞性付属器癌）でもみられるので，単発の病変ではこれらを考慮する必要がある．

治療

顔面の汗管腫は美容的に問題となり，種々の治療がこれまで試みられてきたが，十分満足な結果が得られる治療が存在するとは言い難い．液体窒素による冷凍凝固，電気凝固，皮膚剝削術，単純切除，炭酸ガス（CO_2）レーザー治療などが行われるが，難治である．

なかでも炭酸ガスレーザー治療は治療の深さをコントロールしやすいので，機器を所有している施設ではしばしば選択される．治療にあたっては再発しないように局所の病変を深部まで治療するか，それとも瘢痕が目立たないように真皮浅層の

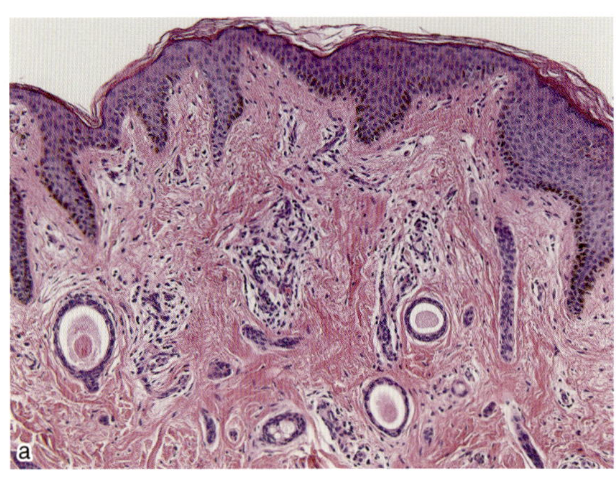
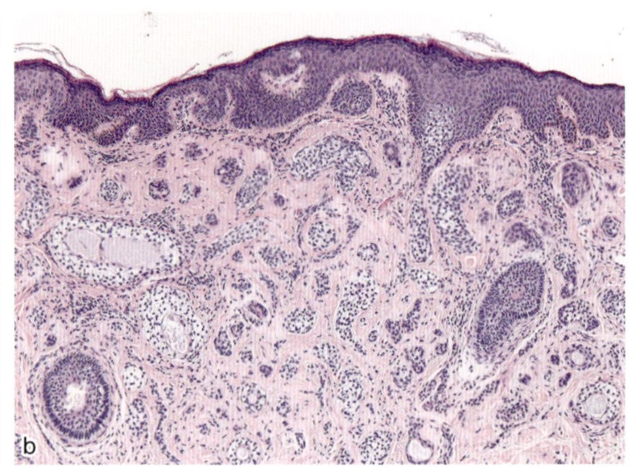

図2 汗管腫の病理組織像
a：真皮内に小さな索状，嚢胞状の上皮性腫瘍巣を認める，b：真皮内に淡明な腫瘍細胞からなる索状，塊状，嚢胞状の上皮性腫瘍巣を認める．

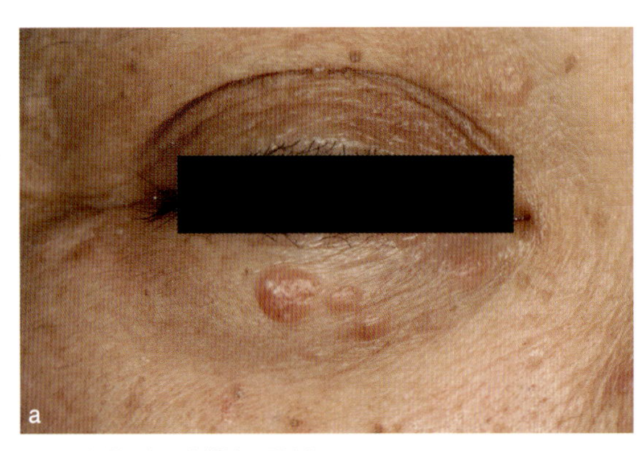
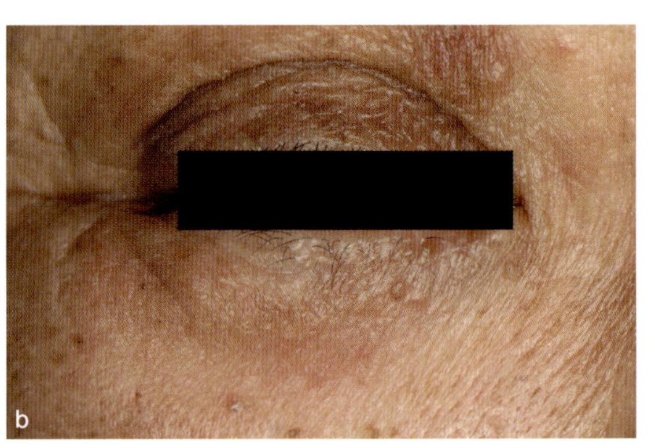

図3 汗管腫の外科的切除例
61歳，女性．a：治療前，b：単純切除後4か月．大きめの病変は消失し，縫合線も目立たない．

病変の治療に留めるかを決めておく必要がある．汗管腫の病変は真皮浅層に留まらないので，炭酸ガスレーザーで個々の病変を消滅させるためには深部まで蒸散させる必要がある．数が少ない場合にはあまり瘢痕は問題にならないが，眼瞼の汗管腫は集簇性に多発している場合が多いので，深部まで治療した場合にはしばらくの間，陥凹性の瘢痕が目立ちやすい．これを避けるためには隆起した部分だけを蒸散させるが，長期的には再発しやすい．また，眼瞼の瘢痕は比較的目立たないことから，集簇した病変を一塊に切除，または個々の病変をそれぞれ単純切除することも症例によっては可能である（**図3**）．

脂腺増殖症

臨床的特徴と診断

脂腺の過形成によって生じた小結節で，中高年者の顔面，特に前額，頬部に好発する．単発あるいは多発し，個々の結節は多くは直径5mm程度までの大きさの黄白色小結節で，しばしば中心臍窩を有する（**図4**）．臓器移植後に免疫抑制剤，特にシクロスポリンを長期内服している例では極めて多数発生することがある．

臨床診断は患者年齢と黄白色調を呈する小結節であることから，通常容易である．しかし，単発でやや大きい病変は，脂腺腺腫，脂腺腫，無色素性基底細胞癌などと鑑別を要することがある．多発性の病変は汗管腫，多発性毛包上皮腫などに似ることがある．

ダーモスコピーでは積雲状の黄白色小球が集簇する像（cumulus sign），これらが中心臍窩を取り囲む像（bonbon toffee sign），黄白色小球周囲を囲みながら，中心に向かって延びる血管（crown vessels）などがみられる[4]．

病理組織学的には中心部に存在する導管に多数の成熟した脂腺小葉が開口する（**図5**）．大型化した脂腺の下端は真皮深層まで達しうる．脂腺細胞の分化はほぼ正常である．

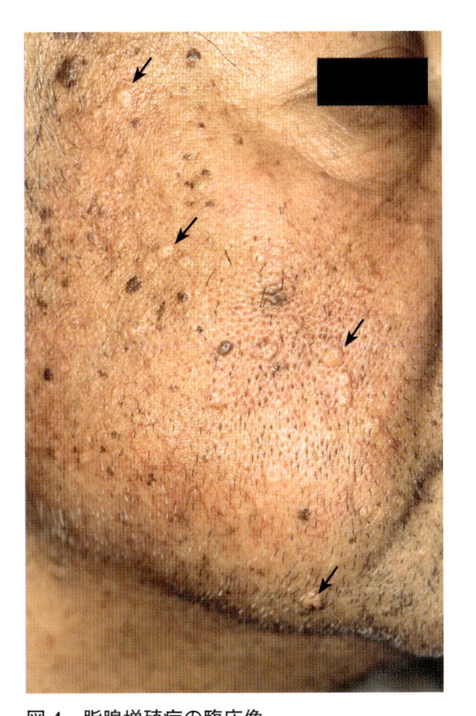

図4　脂腺増殖症の臨床像
70歳，男性．頬部に中心臍窩を有する黄白色小結節が多発している（矢印）．

治療

単発の病変では切除が容易である．特に大型の病変は他疾患との鑑別目的や整容的な意味合いな

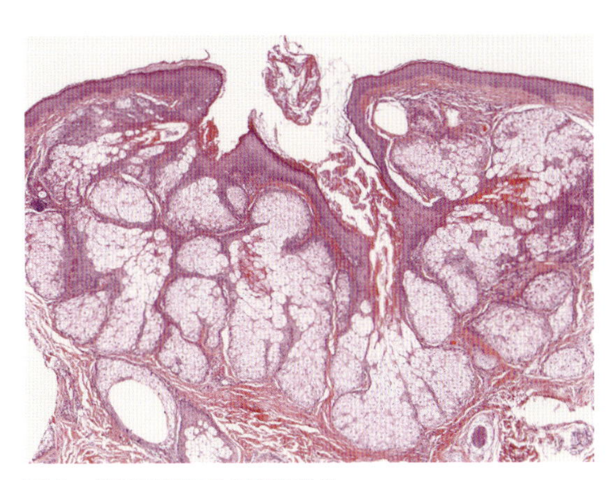

図5　脂腺増殖症の病理組織像
中心部に存在する導管に多数の成熟した脂腺小葉が開口している．

どから切除する．

多発例では全摘は困難なので，整容的な改善を目指す．多発例に対する治療としては，冷凍凝固，電気焼灼，レーザー治療，光線力学的療法などの局所療法が行われる．なかでも液体窒素による冷凍凝固は簡便で麻酔も必要ないことから実施しやすい．冷凍凝固は真皮の深部にまで存在する肥大した脂腺をすべて消滅させるものではなく，病変を縮小させて目立ちにくくするものである．整容的には大半の例で良い効果が得られるが，複数回の治療が必要である[5]．切除以外の局所療法は再発の可能性があるが，冷凍凝固は繰り返すことが容易な点も利点である．

シクロスポリン長期内服中の臓器移植患者や家族性遺伝性の例では極めて多数発生するため，海外では本邦未承認のイソトレチノイン内服が行われる場合がある．

眼瞼黄色腫

臨床的特徴と診断

上下眼瞼の内眼角付近に好発する黄色調の扁平隆起性病変であり，上眼瞼のほうが下眼瞼よりも発生頻度が高い．酸化した低比重リポタンパク（LDL：low density lipoprotein）を貪食したマクロファージが真皮内に浸潤して形成される．脂質異常症を背景に発生するものは約半数であり，残りの半数では血中脂質の上昇はない．40歳以上の中高年者に多く，性別では女性が男性の3倍以上多い[6]．小児や若年発症例，脂質異常症の家族歴がある場合には脂質異常症を伴うことが多い．臨床的には通常，対側性で黄色調のやわらかい軽度隆起した局面を形成することから診断は容易である（**図6**）．しかし，約半数が脂質異常症を有していることから，まずは総コレステロール（total cholesterol：TC），トリグリセリド（triglyceride：TG），LDLコレステロール（LDL-C），HDLコレステロール（HDL-C）などのスクリーニングのための血清脂質検査を行う．Non-HDLコレステロール（Non-HDL-C）はTCからHDL-Cを差し引いた値として求められる（Non-HDL-C = TC − HDL-C）．検査の結果，LDL-C ≧ 140 mg/dL，TG ≧ 150 mg/dL，HDL-C ＜ 40 mg/dL，Non-HDL-C ≧ 170 mg/dLのいずれかに該当すれば脂質異常症であり，動脈硬化を基盤として生じる心血管病を予防するための内科的介入が必要である[7]．

病理組織像では真皮の血管，付属器周囲を中心に細胞質が泡沫状を呈した組織球が浸潤する（**図**

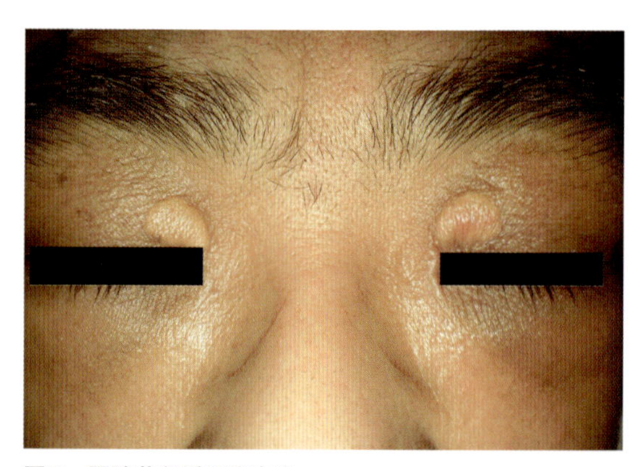

図6　眼瞼黄色腫の臨床像
53歳，男性．上眼瞼内側に対側性に存在する黄色調の隆起性局面がみられる．

7）．泡沫細胞の浸潤はしばしば肥厚した真皮の下端を越えて存在する．他の黄色腫と異なり，周囲の小円形細胞浸潤や線維化は軽度である．

治療

眼瞼黄色腫の患者は通常，整容的な改善を求めて医療機関を受診する．眼瞼黄色腫そのものに対しては外科的治療から保存的治療までさまざまな治療法がある．

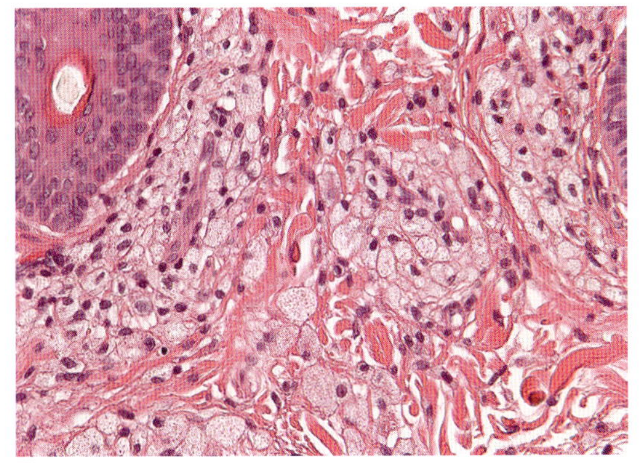

図7　眼瞼黄色腫の病理組織像
真皮の膠原線維間や毛細血管周囲に泡沫細胞の集塊がみられる．

なかでも中心的なものは外科的切除，レーザー治療，冷凍凝固，内服薬による治療である．いずれの治療法も再発の可能性があるので，特に脂質異常症を有する場合には内科的コントロールも必要となる．

外科的切除は古くから広く行われている治療で，病変の深さにかかわらず切除が可能である（**図8**）．比較的小型の病変がよい適応であり，縫合線が目立たないように眼瞼の皺襞に長軸が沿うようにデザインする．可能であれば縫合線が重瞼に重なるようにする．縫合せず開放療法にしても眼瞼は創収縮が比較的強く生じるので，治癒までに長期間かかることはない．皮弁や植皮を必要とするような大きな病変では外科的切除のメリットは少なくなるので，他の治療法を考慮した方がよい．外科的切除後に再発しやすいのは，①脂質異常症の家族歴，②4か所全部の眼瞼病変，③1回以上の再発歴のいずれかを有する場合とされる[6]．

レーザー治療では，炭酸ガスレーザーなどを用いたレーザーアブレーションがよく行われる．これには病変部を深部まで蒸散する方法と隆起した表層のみを治療する方法とがある．前者は外科的切除後，開放療法を行うのと同じであり，後者は完全な除去を目標としない治療法である．

液体窒素による冷凍凝固は簡便で最も容易な治

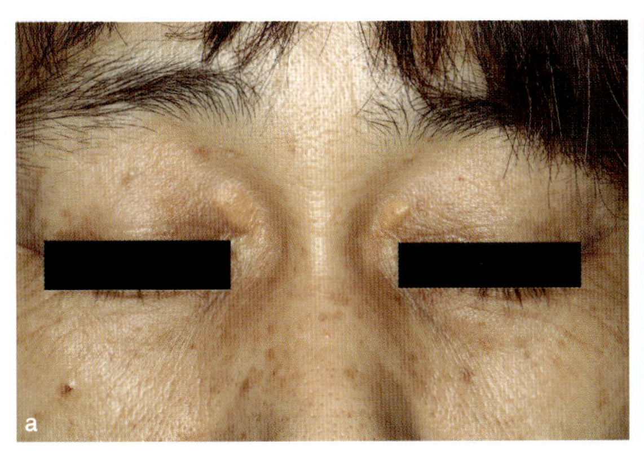

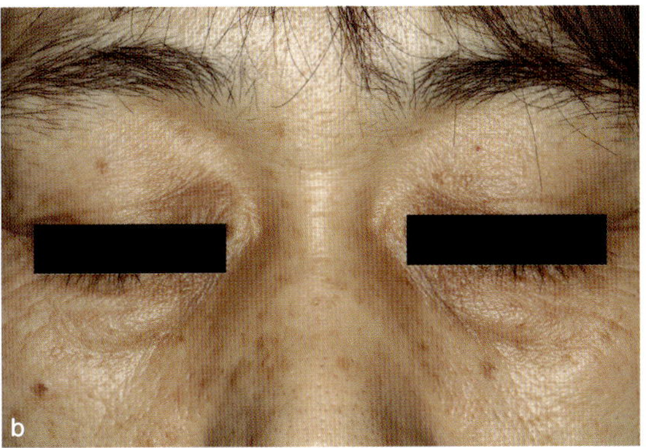

図8　眼瞼黄色腫の治療例
59歳，女性．a：治療前，b：切除後1年．再発はなく，縫合線も目立たない．

療法である．完全に除去することは困難であるが，ある程度目立たなくすることが可能である．治療後，しばらく色素沈着を来すことがあるので，あらかじめ説明しておく必要がある．

内服薬による治療としてはプロブコール（シンレスタール®，ロレルコ®など）による治療法が有名である．プロブコールは血清総コレステロール（TC）低下作用を有する脂質異常症治療薬である．本剤による黄色腫退縮の機序としては，TC低下作用以外に，HDLを介した末梢組織から肝臓へのコレステロール逆転送促進作用やLDLの酸化抑制によるマクロファージの泡沫化抑制作用が考えられている．本剤を常用量（1回500 mg，朝夕2回内服）で6か月～2年間投与した本邦での検討では，TC ≧ 220 mgの群で92%，TC < 220 mgの群で68%に退縮効果を認めている[8]．ただし，黄色腫径の縮小効果は明らかではなく，黄色腫の色調が薄くなり整容的な改善が得られたというのが主な効果である．なお，本剤の投与により，QT延長や心室性不整脈を起こすことがあるので，投与中は定期的な心電図検査をすることが望ましいとされる．本剤によるQT延長は投与開始後数週から数か月後と遅発性であり，投与中止後の回復にも時間を要する[9]．

稗粒腫（はいりゅうしゅ）

臨床的特徴と診断

皮膚の表面近くに生じた径1～3 mmまでの白色ないし黄白色の角質嚢腫である．個疹はドーム状に隆起した硬い光沢のある小結節で，多発することが多い（**図9**）．原因が明らかでない原発性稗粒腫と，類天疱瘡などの皮膚疾患や熱傷などの外傷後に生じる続発性稗粒腫に大別される．原発性のうち新生児に発生するものは，顔面に好発し，新生児の40～50%にみられるが，大部分は4週以内に自然脱落する．小児や成人に生じる原発性稗粒腫も顔面，特に眼瞼周囲に好発するが，外陰など他部位にも発生する．新生児稗粒腫以外は自然消退しにくい．

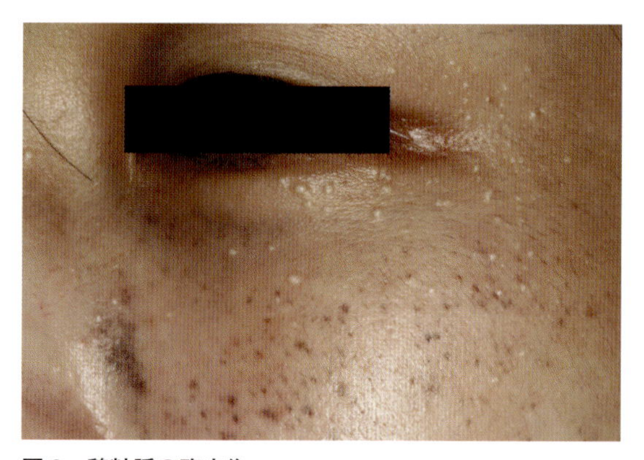

図9　稗粒腫の臨床像
16歳，女性．眼瞼に光沢のある白色小結節が多発している．

病理組織像では稗粒腫は表皮直下に生じた小型の表皮嚢腫である．その起原は毛包あるいは汗管と考えられており，毛包脂腺や汗管との連続が観察される場合もある．続発性稗粒腫において連続切片を作成した研究では，73病変中，74%が汗管由来，3%が毛包由来，23%が不明であったとされる[10]．

治療

注射針やランセット（穿刺針）などを用いて稗粒腫上の皮膚を切開し，内容物をかき出せばよい．内容物の圧出に面皰圧子なども用いられる．通常，無麻酔で実施できる．そのほか，炭酸ガスレーザーや生検トレパンなどが使用されることもあるが，その場合には麻酔が必要になる．

アクロコルドン（スキンタッグ，軟性線維腫）

臨床的特徴と診断

アクロコルドンは頸部，腋窩，鼠径，下垂した乳房下など間擦部に好発する小腫瘍であり，顔面においては眼瞼が好発部位である．スキンタッグ（skin tag），軟性線維腫などと呼ばれることも多い．中高年の，特に女性や肥満者に好発し，加齢とともに増加する．

臨床的には3病型に分けられる．すなわち，①表面が粗糙で，幅・高さともに2 mm程度までの丘疹，②幅が2 mm，高さ5 mm程度までの有茎性の小結節，③表面平滑でやや大型の有茎性結節の3型である[11]．本邦では，小型の臨床型である①，②のタイプをアクロコルドンあるいはスキンタッグと呼ぶことが多い．このタイプは頸部，腋窩，乳房下，眼瞼に好発し，表面が粗糙で色素沈着を伴いやすい（**図10**）．大型の臨床型である③のタイプは軟性線維腫あるいは懸垂性線維腫と呼ばれ，鼠径など下半身に好発し，色素沈着を伴わない．触診ではバッグを触ったように空虚な感触がある．

病理組織学的には，小型の病変は疎に配列した結合組織成分を内部に有し，表面は角質増生，表

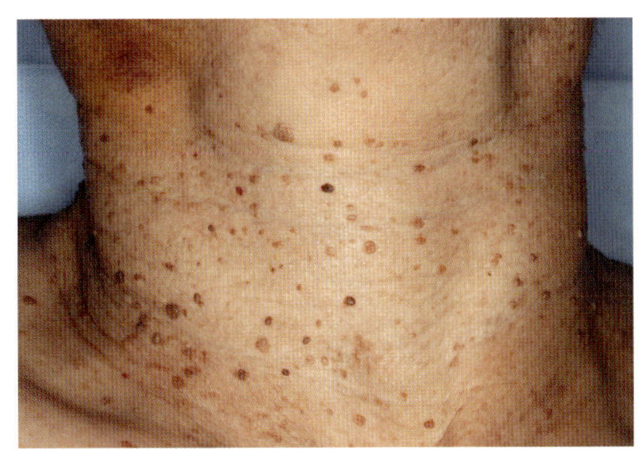

図10　アクロコルドンの臨床像
89歳，女性．頸部に色素沈着を伴う小結節が多発している．

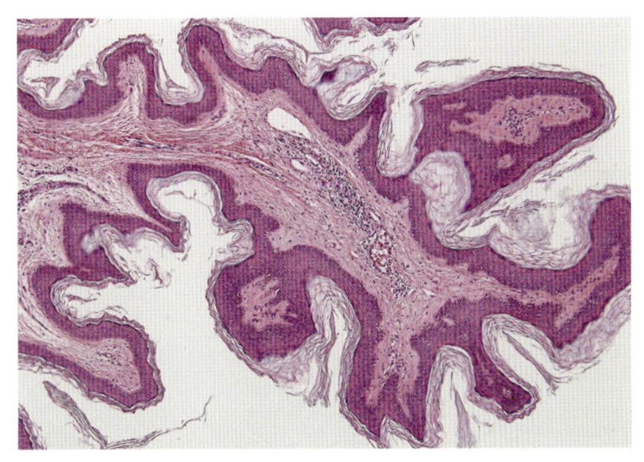

図11　アクロコルドンの病理組織像
皮表から突出した結合組織成分の表面は角質増生，乳頭腫症を伴った上皮で被覆されている．

皮肥厚，乳頭腫症など脂漏性角化症と同じ変化を伴った上皮で被覆されている（**図11**）．③のタイプの病変は表皮の増殖性変化に乏しく，線維性間質の中心には脂肪組織を含むことが多い．

Aokiらは，①，②の小型の臨床型では遺伝子解析で，個々の病変のケラチノサイトの遺伝子に細胞増殖シグナル経路に関連する*FGFR3*，*HRAS*，*KRAS*，*PIK3CA*などのそれぞれ異なる活性型変異が検出されると報告している[12]．これらの変異は脂漏性角化症で報告されている変異と同じであることから，間擦部であることが病変の形態を脂漏性角化症と異なるポリープ状の形態にしているものと推定している[12]．

臨床診断は容易であり，通常，視診のみで診断可能であるが，①，②のタイプで数が少なく表面が乳嘴状を呈している場合にはウイルス性疣贅，単発のものはウンナ型色素性母斑などと鑑別を要する．また，③のタイプのものでは，孤立性神経線維腫やC型母斑などと鑑別を要することがある．確定診断には病理組織学的検査が必要となる．

治療

頸部や腋窩に生じる小型で有茎性の病変は剪刀で茎部を切除する．疼痛は軽微であり，通常，麻酔は不要である．切除する際に鑷子で引っ張ると茎部よりも深部を切除しやすくなり，疼痛や出血を生じるので注意を要する．

液体窒素による冷凍凝固も広く行われている方法であり，有茎性の病変に混在する丘疹状の病変には特に適している．冷凍凝固は周囲にしばらく色素沈着を残すので，有茎性の病変は綿棒の先端で凍結させたり，液体窒素に浸漬した鑷子で病変部をつまんだりするなど周囲を凍結させないように注意する．

炭酸ガスレーザーによる蒸散や電気焼灼も行われるが，表面麻酔や局所麻酔など疼痛予防の前処置が必要となる．

懸垂性線維腫と呼ばれるような下半身に生じる大型の病変は局所麻酔をして外科的に切除する．

（田村敦志）

引用文献

1） Ankad BS, et al. Indian J Dermatopathol Diagn Dermatol 2017；4：41-51.
2） Saa SR, et al. Med Cutan Iber Lat Am 2015；43：132-5.
3） 久保秀通ほか．西日皮 2003；65（4）：329-30.
4） Zaballos P, et al. Arch Dermatol 2005；141（6）：808.
5） Hussein L, Perrett CM. J Dermatolog Treat 2021；32（8）：866-77.
6） Rohrich RJ, et al. Plast Reconstr Surg 2002；110（5）：1310-4.
7） 平山哲．日内会誌 2017；106（4）：682-9.
8） 小玉肇．臨皮 1991；45（5［増］）：158-62.
9） 堀江稔．心臓 2014；46（3）：318-21.
10） 辻卓夫ほか．臨皮 1974；28（3）：201-7.
11） Dalton AD, Coghill SB. Lancet 1985；1（8441）：1332-3.
12） Aoki S, et al. J Invest Dermatol 2021；141（11）：2756-60.

7章

瘢痕・ケロイド

瘢痕・ケロイドの病態と診断

ここで伝えたいエッセンス

- 瘢痕とは，真皮の傷が表皮を通して見えるものである.
- 炎症が早期に引くと萎縮性瘢痕，炎症が慢性化すると肥厚性瘢痕・ケロイドを形成する.
- 肥厚性瘢痕・ケロイドには，局所的・全身的・遺伝的リスク因子が存在する.
- 肥厚性瘢痕・ケロイドは，張力で悪化する.
- 肥厚性瘢痕・ケロイドで認められる遺伝子発現は，可逆的である.

瘢痕の病態

体表面の瘢痕は，皮膚に傷ができたり，強い炎症が生じて組織が破壊された際，創傷治癒機転を経て形成される．まだ炎症があるものは赤く，炎症が消失したものは肌色に近くなる．炎症が強く持続・増強していくものには肥厚性瘢痕・ケロイドがあり，炎症が消失し，表面が陥凹しているものは萎縮性瘢痕と呼ばれる．ケロイドであれ萎縮性瘢痕であれ，どのような瘢痕でも病理組織では，表皮に角化細胞の重層化が認められ，厚さの違いはあるものの大差はない．外観の違いは，真皮の膠原線維の量や血管の量の違いによるのである（**図1**）.

少し血液が出る程度の擦り傷では，真皮乳頭層レベルの損傷であるが，ほとんど瘢痕を残さずに治癒する．損傷が真皮網状層に達し，創傷治癒機転が働くと，膠原線維や血管が産生され，見た目にもわかる瘢痕が形成される．すなわち，瘢痕とは表皮の傷ではなく，「真皮の傷」と考えるとわかりやすい．真皮の傷が透明な表皮を通して見えているのである.

痤瘡でも毛包の深い部分（真皮内）で強い炎症が起こるのと，表皮に近い箇所で炎症が起こるのとでは，瘢痕形成に差が出る．水痘や帯状疱疹でも水疱が破れ，掻き壊すことにより炎症が真皮に到達すると瘢痕を形成してしまう．リストカットを含む外傷の瘢痕も真皮に創が到達すると瘢痕が残る．熱傷は，真皮浅層に留まる浅達性II度熱傷では目立つ瘢痕を残すことは少ないが，真皮網状層に到達すると目立つ瘢痕を残すことが多い.

通常は目立つ傷あとを残さないようなピーリン

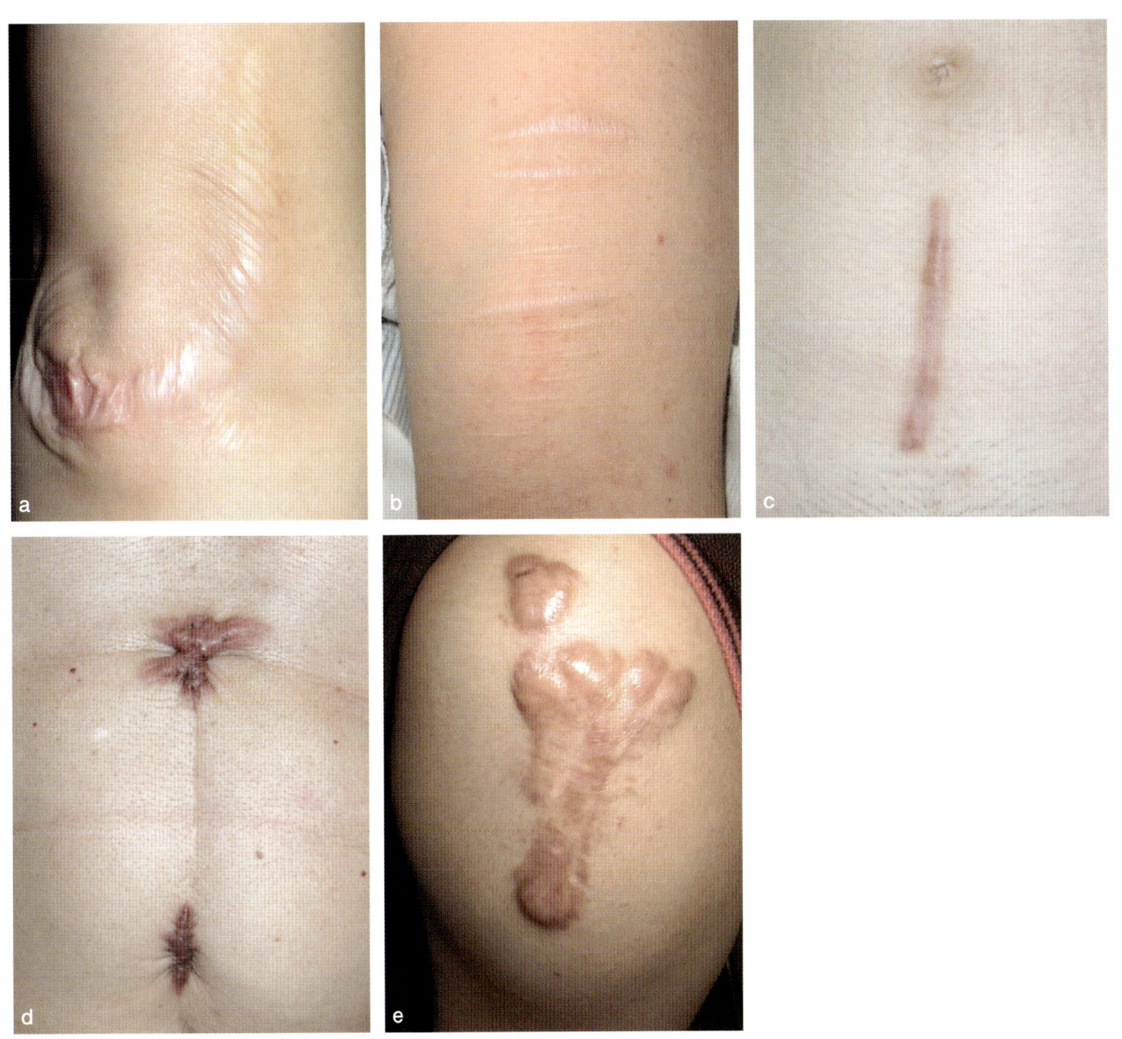

図1　いろいろな瘢痕
a：整形外科手術後の肘の萎縮性瘢痕，b：リストカット後の肥厚性瘢痕を経て平坦化した成熟瘢痕，c：腹部手術後の肥厚性瘢痕，d：腹部手術後のケロイド，e：BCG 接種後のケロイド．

グや熱傷でも，面積が広いため，一部でも真皮網状層に到達したり，治癒経過の過程で感染して炎症が網状層に到達すると目立つ瘢痕を形成することとなる．創傷治癒を円滑に進める治療が大切なのは言うまでもない．

一方，手術による瘢痕は，皮膚を全層で切開し縫合してできる瘢痕であり，必ず真皮網状層の創傷治癒機転が働いており，目立つ瘢痕を形成するリスクがあらかじめ高い，と考えられる．

萎縮性瘢痕の形成機序

痤瘡や水疱など皮膚に急性炎症が生じ，潰瘍を形成して真皮網状層に炎症が波及した場合，創傷治癒機転により線維芽細胞・筋線維芽細胞が膠原線維を産生し肉芽組織が形成される．この時，炎症細胞浸潤や毛細血管新生が生じる．通常はこの血管に富む線維である肉芽組織が徐々に形成されるにつれ，硬度と体積が増す．それと同時に周囲健常皮膚から表皮細胞が遊走・分裂し上皮化が完了する．上皮化が完了すると，炎症が収束に向かう．線維が分解され，血管も減少し，細胞数が少なくなる．これがリモデリング期（再構築期）であるが，あらかじめ十分な量の膠原線維があれば，陥凹せずに治癒する．

十分な線維が形成されずに炎症が収束した場合，線維の量が少なくなり陥凹した萎縮性瘢痕が生じる．たとえばステロイドの局所投与などにより肉芽組織が十分に形成されず炎症が収束した場合などに生じやすい．

肥厚性瘢痕とケロイドの区別

萎縮性瘢痕が炎症が早期に引くことによって生じるのに対し，肥厚性瘢痕・ケロイドは，創が上皮化してからも炎症が持続・増強することで生じる．肥厚性瘢痕・ケロイドは，真皮網状層における慢性炎症と言うことができる[1]．

肥厚性瘢痕とケロイドの違いは，現時点ではこれらを明確に区分することは臨床的にも病理組織学的にも困難である．典型的なケロイドは炎症が周囲に広がっていくため病変が拡大する．病理組織学的にはケロイド膠原線維（keloidal collagen），あるいは硝子化膠原線維（hyalinized collagen）といった特徴的な太い膠原線維が確認される．一方，典型的な肥厚性瘢痕は，炎症は創に留まり，一時的に隆起するが，徐々に平坦化する．病理組織学的には真皮に膠原線維の増生が確認され，真皮結節と表現されることもある線維塊を形成する．しかし実際には，その中間的病変も多く，クリアカットに分類することができないため，「瘢痕・ケロイド治療研究会」の提唱する Japan Scar Workshop Scar Scale（JSS）（**表 1**）を用いて，病変をスコア化し，ケロイド的性質に近いか，肥厚性瘢痕的性質に近いかを判断して治療にあたるのがよい[2]．

臨床的には，炎症が比較的弱く，徐々に隆起と発赤が改善するものが肥厚性瘢痕，炎症が強く持続・増強し，自然にはなかなか改善しないものがケロイドと考えるとよい．

表 1　Japan Scar Workshop Scar Scale（JSS）2015［ケロイド・肥厚性瘢痕分類・評価表］

分類表（グレード判定・治療指針決定用）

リスク因子		
1．人種	黒色系人種	2
	その他	1
	白色系人種	0
2．家族性	あり	1
	なし	0
3．数	多発	2
	単発	0
4．部位	前胸部，肩-肩甲部，恥骨上部	2
	その他	0
5．発症年齢	0～30 歳	2
	31～60 歳	1
	61 歳～	0
6．原因	不明もしくは微細な傷（痤瘡や虫刺され）	3
	手術を含むある程度の大きさの傷	0
現症		
7．大きさ（最大径×最小径 cm^2）	20 cm^2 以上	1
	20 cm^2 未満	0
8．垂直増大傾向（隆起）	あり	2
	なし	0
9．水平拡大傾向	あり	3
	なし	0
10．形状	不整形あり	3
	その他	0
11．周囲発赤浸潤	あり	2
	なし	0
12．自覚症状（疼痛・瘙痒など）	常にあり	2
	間欠的	1
	なし	0
		計 0～25

備考

0～5	正常瘢痕的性質（治療抵抗性：低リスク）
6～15	肥厚性瘢痕的性質（治療抵抗性：中リスク）
16～25	ケロイド的性質（治療抵抗性：高リスク）

評価表（治療効果判定・経過観察用）

1．硬結			
0：なし	1：軽度	2：中等度	3：高度
2．隆起			
0：なし	1：軽度	2：中等度	3：高度
3．瘢痕の赤さ			
0：なし	1：軽度	2：中等度	3：高度
4．周囲発赤浸潤			
0：なし	1：軽度	2：中等度	3：高度
5．自発痛・圧痛			
0：なし	1：軽度	2：中等度	3：高度
6．瘙痒			
0：なし	1：軽度	2：中等度	3：高度
			計 0～18

備考

軽度	症状が面積の 1/3 以下にある，または症状が間欠的なもの
高度	症状がほぼ全体にある，または症状が持続するもの
中等度	軽度でも高度でもないもの

[分類表の使用法]
* 判定は初診時に行う（すでに治療が行われている場合問診を参考にし，治療前の症状を可能な限り評価する）
* 範囲の大きいものでは，症状が最も強い部分を評価する
* 複数あるものでは，それぞれにつき，4～12 を個別に評価する（1～3 は共通）

（小川令ほか；瘢痕・ケロイド治療研究会 ケロイド・肥厚性瘢痕 分類・評価ワーキンググループ．JSW Scar Scale. Available online at: http://www.scar-keloid.com/download.html．瘢痕・ケロイド治療研究会より許可を得て掲載）

肥厚性瘢痕・ケロイドの形成機序

炎症が早期に引かないことで，膠原線維の産生と血管新生が持続・増強し，赤く隆起した肥厚性瘢痕・ケロイドが発症する．炎症が強いケロイドでは，炎症が周囲健常皮膚に波及する．炎症が早期に引かない原因は，①局所的要因，②全身的要因，③遺伝的要因に分けて考えることができる．

肥厚性瘢痕・ケロイドの局所的リスク因子

局所的要因には，炎症の深さ（深いほどリスクが高い），炎症が長引く要因の有無（たとえば感染の合併があるとリスクが高くなる），体の部位（張力がかかる部位でリスクが高くなる）などがある．

炎症の深さに関しては，炎症が深ければ深いほど，創傷治癒に時間がかかるため，その期間，炎症細胞浸潤が持続し，膠原線維や血管も増加する．このような状態では上皮化しても炎症がしばらく続くため，肥厚性瘢痕が生じやすい．

炎症が長引く要因としては，創が感染してしまい，正常組織への菌の侵入に伴い，炎症部位が拡大すると，それだけ治癒に時間を要し，その間に膠原線維や血管新生が過剰に起こることがある．また，創が治癒しかけているときに，瘙痒から掻破してしまい新たな傷を作ってしまったり，化粧品などの刺激で炎症が引かなくなったりすると，肥厚性瘢痕・ケロイドのリスクが高くなる．

体の部位に関しては，前胸部や肩甲部など，皮膚に強い張力がかかる部分（もともと真皮が厚い部位），日常動作に伴い皮膚が伸展・収縮を繰り返す場所にできやすい[1]．真皮に傷ができたり強い炎症が起こると，創傷治癒機転が開始され，膠原線維が生成されるため，一時的に硬くなる．この硬い部分が，日常生活の動作で引っ張られることにより，炎症がさらに強くなり，その炎症が周囲に波及する．硬い部分は力を逃がせないため，その隣の健常皮膚が強い力で引っ張られるのである．健常皮膚を伸展することで，血管透過性が亢進することが実験的に示されている[3]．

一方，頭頂部や前脛骨部など，日常生活において皮膚が動かない場所は肥厚性瘢痕・ケロイドの非好発部位である[1]．たとえ炎症が起こって一時的に硬い膠原線維が蓄積したとしても，これらの部位では張力がかかりにくいため，炎症が軽減していくのである．

炎症部位に絶えず繰り返される張力が生じることで，TGF-β/SmadやVEGFなどのシグナル伝達経路が活性化し，過剰な線維の形成や，血管形成などが起こり，これらが肥厚性瘢痕・ケロイド形成のリスクを高める．

毛包の炎症から肥厚性瘢痕・ケロイドができやすい部位は，下顎（顔面〜頸部の伸展により絶えず力がかかる）や前胸部・肩甲部（上腕の動きにより絶えず力がかかる），さらに恥骨上部や後頭部である．美容皮膚科診療における脱毛やレーザー治療，フィラー注入，小手術でも要注意部位である．

肥厚性瘢痕・ケロイドの全身的リスク因子

いわゆる「ケロイド体質」を有する患者がいる．肥厚性瘢痕・ケロイドができやすい，ということはすなわち，傷の部位で炎症が引きにくい，ということである．全身的に皮膚の炎症を強くする因子はいくつか知られている．一つは女性ホルモンのエストロゲンである．そもそもケロイドは女性に優位であることが示唆されており[4]，エストロゲンには血管拡張作用がある．血管が拡張することで血管透過性が亢進し，局所の炎症が増強する．よって，エストロゲンの血中濃度が高くなる思春期，また妊娠中は特に要注意である．

さらに，高血圧も皮膚の炎症を強くする因子である．高血圧になることで，大血管の動脈硬化だけでなく，末梢の血管も硬くなり，局所の炎症を制御できにくくなることが推測される．肥厚性瘢痕・ケロイドを有している人が高血圧に罹患すると重症化することが示唆されている[5]．

肥厚性瘢痕・ケロイドの遺伝的リスク因子

肥厚性瘢痕・ケロイドには，遺伝的なリスク因子も示唆されている．たとえば，ルビンシュタイン・テイビ症候群[6]や，ワールブルグ・チノッティ症候群[7]などの遺伝性疾患でもケロイドができやすいことが報告されており，筆者も実際にこれらの患者のケロイドの治療経験がある．

さらに遺伝的因子として注目されているものには，一塩基多型（single nucleotide polymorphysms: SNPs）がある．日本人ケロイド患者におけるゲノムワイド関連解析（GWAS）によって4つの一塩基多型がケロイド発症に関与していることが示され，そのうちの1つはケロイドの重症化に関与することが示唆されている[8]．

肥厚性瘢痕・ケロイドの遺伝子発現

肥厚性瘢痕・ケロイドの病理組織像では，細胞異型を呈する腫瘍細胞は認められず，腫瘍に特徴的な構造異型もない．よって「腫瘍」ではなく，「炎症」であると考えるのが妥当である．線維が増殖していく線維増殖性疾患であり，腫瘍のような細胞増殖性疾患ではない．真皮網状層における過形成であると表現できる．

肥厚性瘢痕・ケロイドの組織を採取して遺伝子発現を解析した論文は多くあり，TGF-β，IL-6，COL1A1，CTGF，DDR1，COMP，OPNなどの遺伝子発現が増加していることはよく知られている．しかし，大切なことはこれらの遺伝子発現は可逆的であるということである．副腎皮質ステロイド薬で治療した成熟瘢痕化した肥厚性瘢痕・ケロイドでは，これらの高発現は認められない（**図2**）．

動物モデルができないことが，肥厚性瘢痕・ケロイド研究を難しくしているが，「炎症」を制御できれば肥厚性瘢痕・ケロイドが治癒する．筆者らの研究では，小児期からケロイドが発症する患者において血管内皮機能が低下していることが示唆された．高血圧においても血管内皮機能は低下する．また，ケロイドに特徴的なケロイド膠原線維は血管周囲から発生することがわかっている（**図3**）[9]．

これらのことから，血管内皮機能の低下が，皮膚における炎症の制御不全に関与していることが示唆され，肥厚性瘢痕・ケロイドは，「血管病」

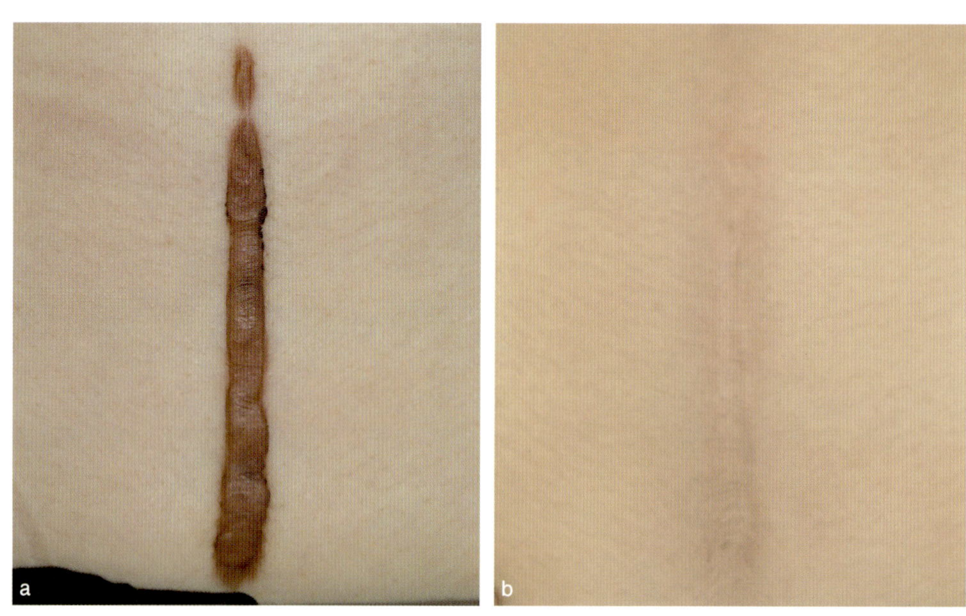

図2　副腎皮質ステロイドテープ剤で治癒した50歳代女性の腹部ケロイド
a：治療開始前，b：治療開始後3年.
（Ogawa R. Plast Reconstr Surg 2022；149（1）：79 e- 94 e より）

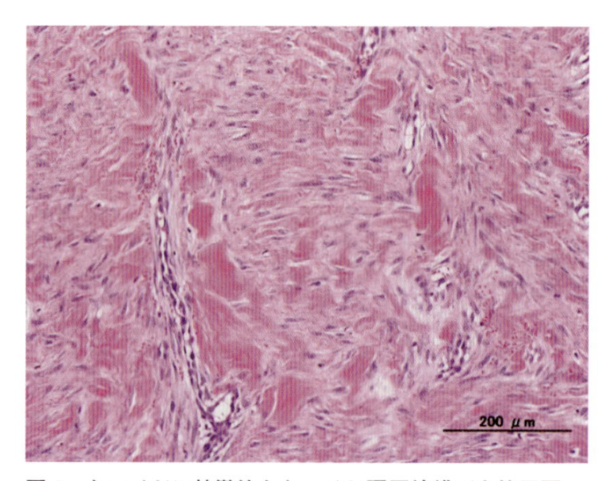

図3　ケロイドに特徴的なケロイド膠原線維が血管周囲から発症している病理組織像
（Matsumoto NM, et al. Int Wound J 2017[9] より）

と考えられるのではないかと考えているが，今後のさらなる研究が必要である.

まとめ

肥厚性瘢痕・ケロイドは，真皮網状層における慢性炎症の結果発生し，線維増殖性疾患であり，真皮の過形成であると定義できる．局所的リスク因子，全身的リスク因子，遺伝的リスク因子が存在し，これらの要因が複雑に組み合わさって，肥厚性瘢痕・ケロイドの重症度が患者ごとに違うことが示唆される．しかし，炎症であるため，副腎皮質ステロイド薬を効果的に投与し，時に強い血管抑制作用を要する放射線治療を用いることで改善させることができる．炎症の強くない発症早期の時点で治療介入することが大切である．具体的な治療については次項を参照されたい．

（小川 令）

引用文献

1） Ogawa R. Int J Mol Sci 2017；18（3）：606.
2） Ogawa R, et al. Burns Trauma 2019；7：39.
3） Demir T, et al. Plast Reconstr Surg Glob Open 2022；10（1）：e4084.
4） Noishiki C, et al. Dermatol Ther（Heidelb）2019；9（4）：747-54.
5） Arima J, et al. Wound Repair Regen 2015；23（2）：213-21.
6） van de Kar AL, et al. Br J Dermatol 2014；171（3）：615-21.
7） Xu L, et al. Am J Hum Genet 2018；103（6）：976-83.
8） Nakashima M, et al. Nat Genet 2010；42（9）：768-71.
9） Matsumoto NM, et al. Int Wound J 2017；14（6）：1088-93.

瘢痕・ケロイドの治療

ここで伝えたいエッセンス

- 瘢痕の種類には，大きく分けて，未成熟瘢痕，成熟瘢痕，肥厚性瘢痕・ケロイド，瘢痕拘縮がある．瘢痕の種類によって効果的な治療方法は変わってくる．
- 瘢痕治療に関しては，保険診療だけでは不十分であり，自費診療も含めた治療を行うことが必要である．
- リストカットを含む自傷行為は，社会的にマイナスイメージがあり，医療者の偏見もあるが，思春期の1～2割に経験があるとの報告があり，悩む患者は非常に多い．

現代社会において，外見への関心は日増しに高まっている．特に，瘢痕やケロイドは，患者の外見だけでなく精神的な健康にも大きな影響を及ぼす．日本において瘢痕治療はまだ十分に普及しているとは言えない．その主な理由は，瘢痕治療を担当するべきである形成外科の認知度の低さ，また保険診療で行える治療が限られているからである．筆者らの施設では，瘢痕治療に関しては，保険診療だけでなくレーザー治療をはじめとする自費診療も行っており，患者の生活の質の向上を目指している，また現在は，リストカット瘢痕を含む自傷瘢痕の治療にも力を入れている[1]．

本稿では，瘢痕とケロイドの治療に焦点を当て，当院で行われている治療法について詳述する．

瘢痕の種類

瘢痕は，その発生過程，外見，治療方法により，未成熟瘢痕，成熟瘢痕，肥厚性瘢痕・ケロイド，瘢痕拘縮の4つの主要なタイプに分類される．瘢痕治療において，まず重要なことは瘢痕の診断である．一般的に瘢痕は，未成熟瘢痕から始まり，そこから成熟瘢痕へと向かうが，炎症が治らず肥厚性瘢痕・ケロイドとなる場合があり，この3つの種類は併存することもよくある．また瘢痕拘縮は未成熟瘢痕から成熟瘢痕への過程のうちでどこにでも発生してくる．

未成熟瘢痕

未成熟瘢痕は，4つの過程（出血期，炎症期，増殖期，成熟期）を経る創傷治癒機転において，増殖期から成熟期の初期における瘢痕のことを指す．筆者らは未成熟瘢痕を「創傷が治ってから半年から1年くらいまでの，まだ傷跡が赤くて硬いもの」と定義している．この時期の瘢痕は，適切なケアによって良好な成熟瘢痕へと改善が見込めるため，保湿，マッサージ，遮光，栄養を重視した「傷跡のケア」を推奨している．

成熟瘢痕

成熟瘢痕は，創傷治癒過程が完了し，時間が経過した瘢痕である．筆者らは「傷が治ってから半年以上経っていて，白くなっている，または色素沈着を伴い，これ以上変化のない瘢痕」と定義している．成熟瘢痕は，外見上の変化がほとんどない安定した状態にある．成熟瘢痕の治療は一般的に見た目の改善を目的とするため保険診療の対象とはならないことが多い．手術加療，フラクショナルレーザーやマイクロニードリングなどの器械による治療が行われる，色素沈着を伴う場合には内服薬や外用薬，レーザー治療などが行われる．

肥厚性瘢痕・ケロイド

肥厚性瘢痕およびケロイドは，創傷治癒過程における線維芽細胞の過剰な活動とコラーゲンの異常な蓄積により特徴づけられる[2]．この過程では，線維芽細胞が活性化し，傷跡の修復に必要なコラーゲンを生成する．正常な治癒過程では，このコラーゲンの生成と分解は均衡を保つが，ケロイドや肥厚性瘢痕の場合，創傷治癒過程の増殖期からコラーゲンの生成が過剰になり，分解が追いつかないため，瘢痕が元の傷よりも大きく盛り上がる．肥厚性瘢痕とケロイドの鑑別は難しく，混在している場合もある．近年はその違いは炎症反応の強弱による違いとも言われており，筆者らもJSW Scar Scale（☞ p.275，表1）を用いて診断を行うが，患者に対してはあまり区別して説明はしていない[3]．

以下にケロイドと肥厚性瘢痕の治療にあたっての特徴を示す．ケロイドは，特に治療が困難で再発しやすい特徴があり，傷跡が拡大し続ける傾向がある．これは，線維芽細胞の異常な反応により，正常な皮膚領域までコラーゲンが蓄積することによる．特定の体質を持つ人によく見られ，遺伝的要因も関与していると考えられている．また部位が発生要因に大きな影響を与えることがわかっている，部位的に起こりやすいのは，耳，フェイスライン，胸，肩，上腕，下腹部である．

一方，肥厚性瘢痕は，傷跡が盛り上がるものの，ケロイドほどは広がらない．このタイプの瘢痕は，炎症反応の結果として線維芽細胞が過剰にコラーゲンを産生するが，その拡大は元の傷の範囲に限定される．基本的に治癒までに時間がかかった傷に発生しやすい．部位的に起こりやすいのは，顔面では上口唇や鼻周囲，下顎，四肢では関節部位である．

治療には，内服薬，外用薬，圧迫療法，注射，レーザー，そして手術や放射線などが用いられる[4]．これらの治療は，線維芽細胞の活動を抑制し，コラーゲンの過剰な蓄積を減少させることを目的としている．特にレーザー治療はコラーゲンの再構成を促し，瘢痕の外見を改善する効果が期待される．しかし，ケロイドの治療は，完全な除去が困難であり時間がかかる場合も多いため，治療は患者の期待と可能性を熟考した上で慎重に選択されるべきである．

瘢痕拘縮

瘢痕拘縮とは，瘢痕が引きつれて，動かしにくくなる状態で，動作時に痛みを伴う場合もある．

創傷治癒過程の中で，傷跡は徐々に収縮し，硬く盛り上がった瘢痕となるが，瘢痕拘縮は，傷跡が収縮する際に，周囲の正常な皮膚も同時に引っ張られてしまうものである．瘢痕拘縮は，手足の指や肘，肩，首などの関節部の傷跡で多く起こるのが特徴であり，また，顔面では，眼瞼や唇周囲などに拘縮が起こり，審美面でも大きな問題になる場合がある．治療には物理療法や手術が含まれ，目的は機能的な改善と制限された可動域の拡大である．

瘢痕・ケロイドの治療

瘢痕の治療には，患者の状態や瘢痕の種類に応じて，それぞれ異なるアプローチを要する．未成熟瘢痕は時間と共に改善が見込めるが，成熟瘢痕，肥厚性瘢痕やケロイド，瘢痕拘縮は専門的治療による介入を必要とすることが多い．適切な診断と治療プランのもと，外観の改善だけでなく，機能的な回復，そして最終的な悩みの解決も図る必要がある．

以下に主要な治療方法として，①傷跡のケア，②内服薬，③外用薬・注射薬，④レーザー治療・光治療とマイクロニードリング，⑤手術治療について説明する．

傷跡のケア
[対象：未成熟瘢痕]

傷跡のケアは，瘢痕が成熟する過程で重要な役割を果たす[5]．適切な保湿は皮膚の柔軟性を保ち，瘢痕の硬化や拘縮を防ぐ．筆者らは傷跡の保湿を目的として様々な製品を使用している，その中には保険診療で処方されるものだけでなく，化粧品なども含まれている．

瘢痕治療において効果がある成分や栄養素として，シリコンゲル，ビタミンA・C・Eや，他には抗炎症剤としてステロイド薬などがあり，保険診療ではヘパリン類似物質がある，傷跡のケアにおける保湿剤として重要視するのは，合併症や刺激が少なく，幼小児でも使用できること，適切な値段で手に入れやすいことなどであり，筆者らが最も好んで使用しているのはビタミンAやCが含まれている製剤（保険診療外）等である（**図1**）[6]．

具体的な使用方法としては，これらの製品を1日2回瘢痕に対して適量塗布し，さらに上から日焼け止めを塗布することを指導しているが，個々の製品や個人の生活環境，体質によって，使用方法等は変更してもよいことを説明している．

遮光は，特に未成熟瘢痕の色素沈着を抑制するのに役立つ．マッサージは血流を促進し，膠原線維の正常な配列を支援する．栄養面では，ビタミンCやE，亜鉛など，創傷治癒に必要な栄養素の摂取が推奨される．

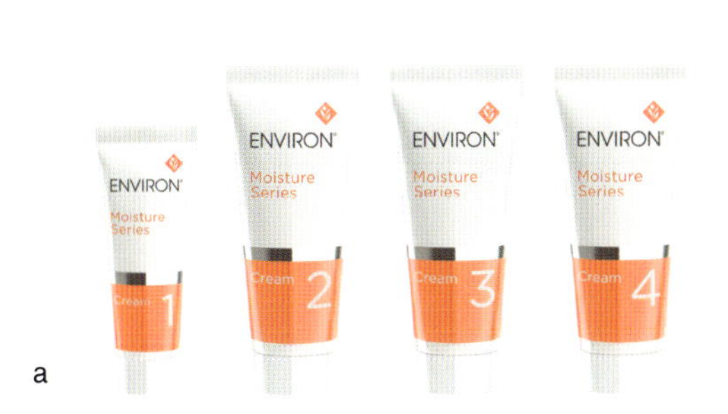

a

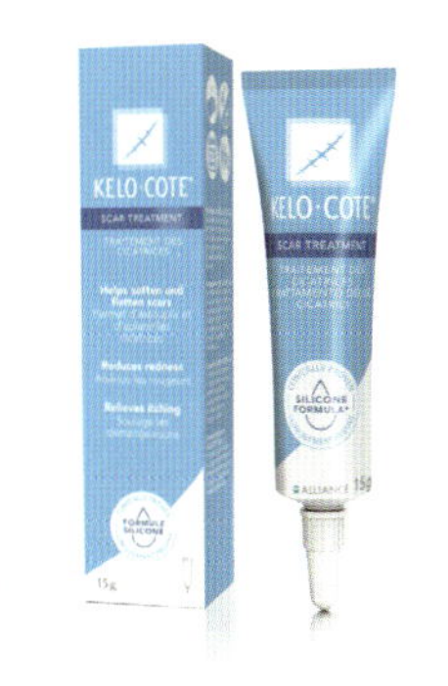

b

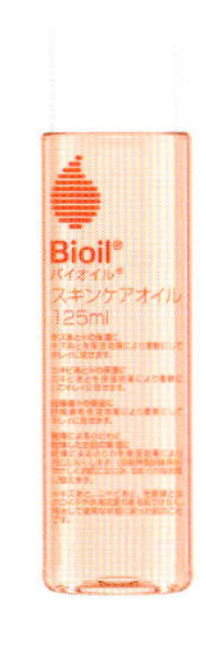

c

図1　傷跡のケアに使用する外用剤の例
a：エンビロン® モイスチャークリーム（写真提供：プロティア・ジャパン）．ビタミンA濃度により1～4の4タイプがある．b：ケロコート®GEL（写真提供：PRSS. Japan），c：バイオイル®（写真提供：小林製薬）．

内服薬
[対象：未成熟瘢痕，肥厚性瘢痕・ケロイド，色素沈着を伴った成熟瘢痕]

内服薬には，炎症を抑え，瘢痕形成を最小限に抑制するための薬剤が含まれる．例えば，非ステロイド性抗炎症薬（NSAIDs）や抗ヒスタミン薬は，瘢痕の炎症期において有効である．ケロイドや肥厚性瘢痕の治療には，トラニラストなどの線維芽細胞の活動を抑制する薬剤，また色素沈着の治療にはビタミンC・E，トラネキサム酸などが使用される[2]．

外用薬・注射薬
[対象：未成熟瘢痕，肥厚性瘢痕・ケロイド，色素沈着を伴った成熟瘢痕]

瘢痕治療における外用薬は，直接皮膚に適用されることで，瘢痕の改善に寄与する．先述したレチノール製品やシリコンゲル・シリコンゲルシートは，未成熟瘢痕の時から，瘢痕の色素沈着や肥厚性瘢痕の発生を予防する[6]．またステロイドクリームやステロイド含有テープ（エクラー® プラスター），ステロイド注射薬（ケナコルト®）は，肥厚性瘢痕・ケロイド自体の治療にも用いられる．炎症の抑制と瘢痕組織の軟化が期待され，治療の利便性と効果の両方を提供する[2]．

また，近年ではボツリヌス毒素製剤自体が瘢痕周囲の緊張の緩和や炎症反応を抑制する効果が示されており，肥厚性瘢痕・ケロイドの治療や，手術後の早期に用いられている[7]．

4～5%のハイドロキノンはメラニンの生成を抑制し，瘢痕の色素沈着を軽減する．色素沈着を伴う瘢痕に対して，外見の改善に役立つ．

これらの外用薬・注射薬は，瘢痕の種類や症状，患者の個別のニーズに応じて選択される．治療の過程で，これらの薬剤は単独で使用されることもあれば，より包括的な治療計画の一環として，他の治療法と組み合わせて使用されることもある．適切な外用薬や注射薬の選択と使用は，瘢痕の状態を改善し，患者の生活の質を向上させるために重要である．

レーザー治療・光治療・マイクロニードリング
[対象：全ての瘢痕]

レーザー治療や光治療（IPL），マイクロニードリングは，瘢痕の外見を改善するための侵襲の少ない手技である．これらの治療法は，瘢痕の質感，色調，および全体的な外見を改善することを目的とする，Xeo™（Cutera社／米国）やPOTENZA™（Jeisys社／韓国）などの機器が使われているが，前者は1台の治療器で複数のハンドピースを使い分けてレーザー治療とIPLに対応できる治療器で，後者は様々なパルス様式や周波数などを選択できる高周波マイクロニードリングの治療器である．以下に，主要な治療法とその機序を述べる．

1 フラクショナルレーザー

フラクショナルレーザーは，微小なレーザービームを皮膚に多数照射し，治療を必要とする瘢痕組織に対して局所的に熱損傷を与える．これにより，コラーゲンのリモデリングを促進し，瘢痕の凹凸を軽減する．主に隆起している瘢痕に対して有効である．頻度は2か月に1回程度を何度も繰り返していく．合併症として色素沈着があるが，レーザー照射をやめれば数か月かけて消退していく[4]．

2 ロングパルスNd:YAGレーザー・パルスダイレーザー

これらはヘモグロビンが特異的に吸収する波長を利用し，赤みの残る傷跡に存在する拡張した微細血管を選択的に破壊する．また，組織破壊による修復が行われる．これにより，瘢痕の赤みとケロイドの症状改善に効果を示す．1か月に1回程度の照射で治療期間は1～2年程度かかることが多い．合併症として水ぶくれがある[4]．

3 QスイッチNd:YAGレーザー・アレキサンドライトレーザー

メラニンが吸収する特定の波長を放出し，傷跡に残るメラニン色素に対して高エネルギーを瞬間的に照射する．これにより，色素の破壊やメラニン産生抑制を行い，黒みを軽減する．当院ではQスイッチNd:YAGレーザー，アレキサンドライトレーザーを使用している．1か月に1回程度の照射で治療期間は1～2年程度かかることが多い．合併症として色素沈着や脱失がある．

4 IPL（intense pulsed light，光治療）

広帯域の光を用いることにより，様々な波長の光がメラニン色素や血管に作用し，色素沈着や赤みのある瘢痕を改善する．1か月に1回程度の照射で治療期間は1～2年程度かかることが多い．合併症として色素沈着や脱失がある．

5 高周波マイクロニードリング

高周波マイクロニードリング（radiofrequency microneedling：RFMN）は，微小針（マイクロニードル）を介して皮膚に熱を加え，同時に組織の深部に薬剤を注入する．この熱作用により，コラーゲンの再構築を促進し，肥厚性瘢痕の質感を改善する．また，同時に注入するPLLA（ポリ-L-乳酸）がコラーゲン増生やエラスチンの増生に効果を示す．特に凹んだ成熟瘢痕に効果的である．また，炎症の残る肥厚性瘢痕に対しても良好な結果を得ており，瘢痕早期から使用することが多くなっている．1～2か月に1回程度の照射で治療期間は1～2年程度かかることが多い（**図2**）．合併症として熱傷や色素沈着がある．

手術治療
［対象：未成熟瘢痕を除く瘢痕］

瘢痕に対する手術加療は，成熟瘢痕，肥厚性瘢痕・ケロイド，瘢痕拘縮など瘢痕の種類に応じて

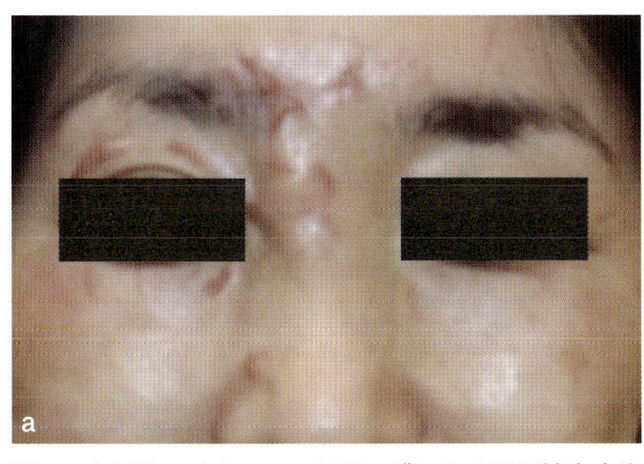
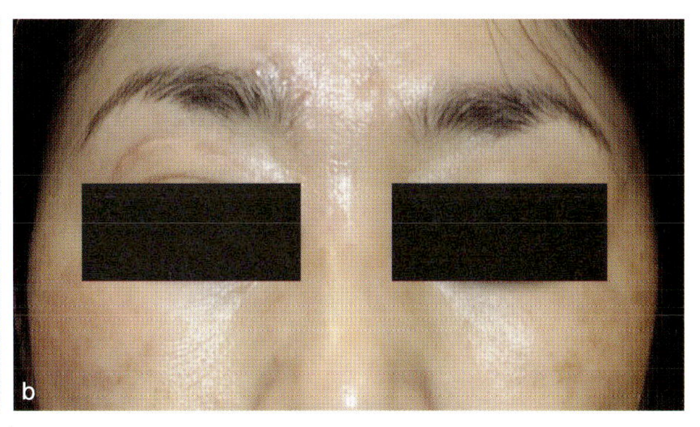

図2　高周波マイクロニードリングによる肥厚性瘢痕治療
45歳，女性．転倒による顔面外傷．a：受傷後2か月，b：受傷後6か月（ニードルRF治療3回）．

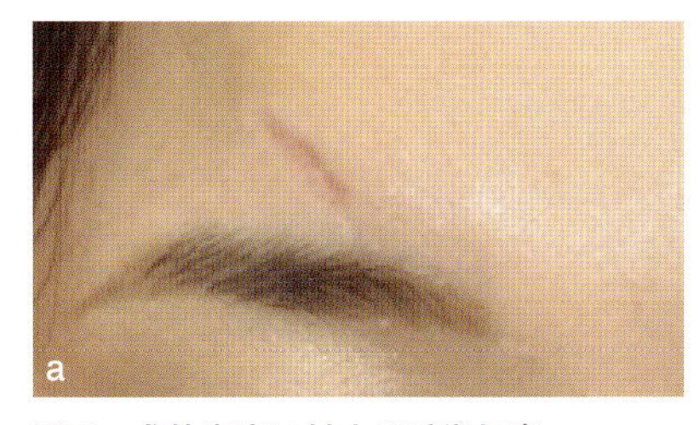
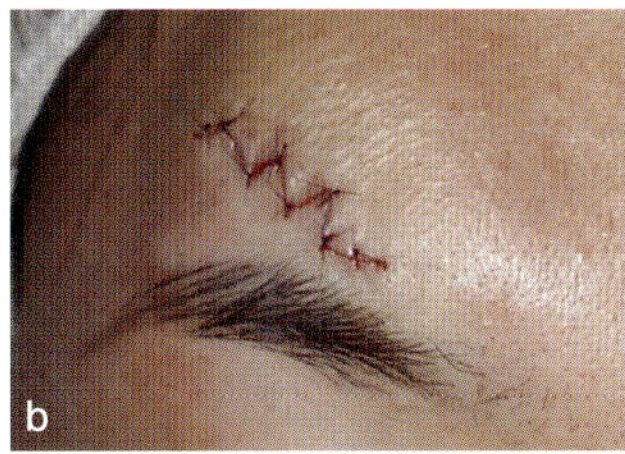
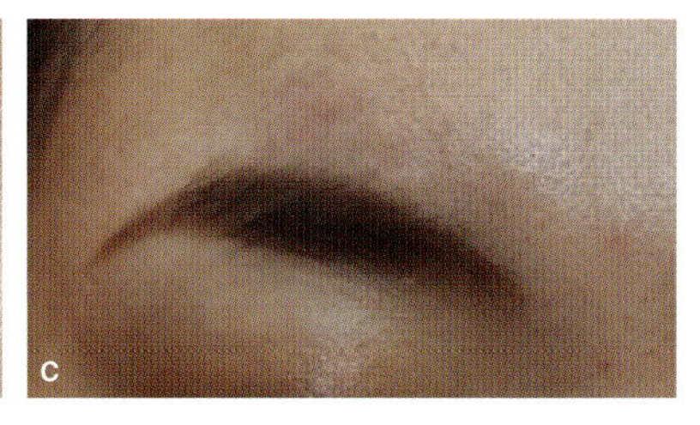

図3　成熟瘢痕に対する手術加療
37歳，女性．右眉毛上外傷後瘢痕に対してW形成術を施行．a：術前，b：W形成術後，c：W形成術半年後．

異なる治療法を要する．

成熟瘢痕（外傷や熱傷，手術痕や後述するリストカット瘢痕などの自傷瘢痕等）では，見た目の改善を目的とし，W形成術やZ形成術をメインに，時によっては皮弁形成術や削皮，植皮まで用いられるが，保険診療の適用にならないことが多い（**図3**）．

一方，肥厚性瘢痕・ケロイドや瘢痕拘縮の治療は保険適用となる場合が多く，治療には完全切除や核出術を行った後に，単純縫縮だけでなく，皮弁形成術などを行う，また放射線治療と併用されることが多い，肥厚性瘢痕・ケロイドの治療においては再発が問題となることが多かったが，近年の研究により適切な手術時期，デザイン，縫合方法，術後ケアなどで，再発のリスクも減っており，また再発してもリカバリーできるようになっている，瘢痕拘縮には，十分な拘縮解除後に皮弁形成術や植皮術が行われる．これらも保険診療に含まれ，形成外科専門施設において全身麻酔下での手術を必要とすることが多い[4]．

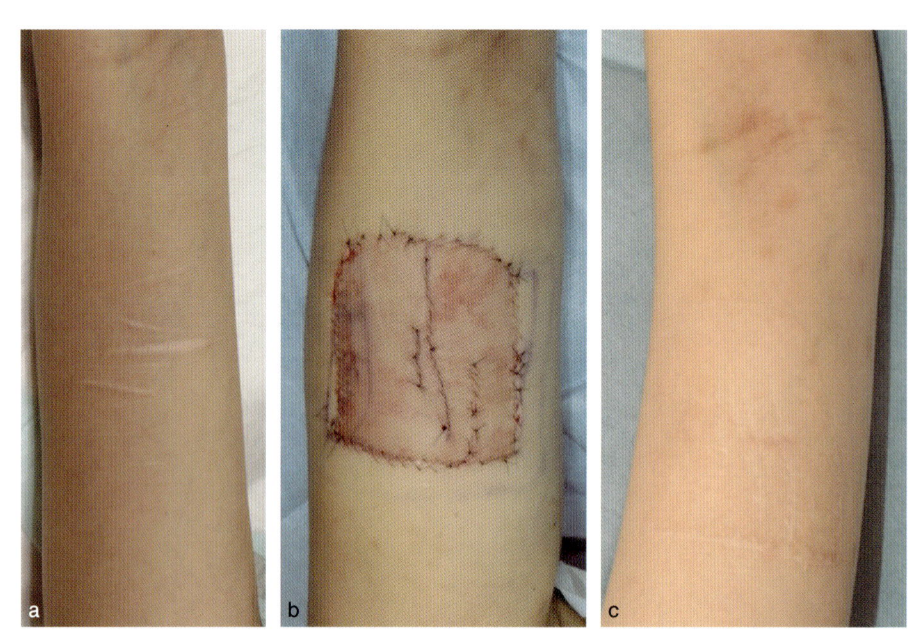

図4 リストカット瘢痕に対する回転戻し植皮® 手術
37歳，女性．a：術前，b：術後，c：術後9か月．左上腕30 cm^2 のリストカット瘢痕．人目が気になるとのことで当院受診．局所麻酔下で戻し植皮を行った．9か月を経過すると植皮は色・質感ともに良好となり，本人は傷跡を見られることも気にならなくなった．

リストカット治療について

リストカット瘢痕に悩む患者は非常に多く[8, 9]，当院でも近年患者数が増えてきた．これまでフラクショナルレーザーや切除術，削皮術を行ってきたが，あまり悩みの解決には効果的ではなかった．

近年リストカット瘢痕に対する戻し植皮術の治療報告が散見され，筆者らも多数のリストカット瘢痕患者に対し回転戻し植皮術を行っている[10]（**図4**）．方法としては，リストカット瘢痕に対し，低濃度大量浸潤麻酔として局所麻酔を行い，電動デルマトームを用いて採皮を行ったのち，植皮片を90°回転させ，同部位に戻し植皮を行っている．

当院では，術後瘢痕と術前の悩み（他人の目が気になる，半袖が着られないなど）の改善度について，それぞれ患者本人による patient and observer scar assessment scale（POSAS）およびアンケートで評価を行った．80人の患者に手術を施行し27人からアンケート回答があり，術後瘢痕について，POSAS の総合評価で平均2.7点（1点が満足，10点が不満）であり，満足という結果であった．また，術前の悩みの改善度については平均3.5点であり，悩みの改善も得られており，最近では当院では最も行われている治療法である．良好な整容性と悩みの改善が得られる有用性の高い手術であると考える．

まとめ

当院で行っている保険診療と自費診療を含めた瘢痕治療について，またリストカット瘢痕に対する戻し植皮術についても述べた．レーザーなどの器械を用いた瘢痕治療の進化は著しく，専門医療機関として今後もさらに治療内容の充実を図っていく必要がある．

（村松英之，野村美佐子）

引用文献

1) 村松英之．形成外科 2020；63（2）：168–70.
2) 小川令（編著）．瘢痕・ケロイドはここまで治せる― Less-Scar Wound Healingのための形成外科．東京：克誠堂出版；2015.
3) Ogawa R, et al. Burns Trauma 2019：7：39.
4) 小川令（著）．ここまでできるケロイド・肥厚性瘢痕の予防と治療．東京：日本医事新報社；2019.
5) 村松英之．傷をきれいにするケア．野田実香（編著）〈眼科グラフィック2023年増刊〉外来処置・小手術で求められる手技のコツとこだわり．大阪：メディカ出版；2023．pp.160–4.
6) Kwon SY, et al. J Eur Acad Dermatol Venereol 2014；28（8）：1025–33.
7) Qiao Z, et al. Aesthetic Plast Surg 2021；45（5）：2350–62.
8) Matsumoto T, Imamura F. Psychiatry Clin Neurosci 2008；62（1）：123–5.
9) Matsumoto T, et al. Psychiatry Clin Neurosci 2004；58（4）：377–82.
10) 田村聡ほか．日形会誌 2023；43（4）：177–82.

8章

部分痩身

脂肪組織
リモデリングの基礎知識

ここで伝えたいエッセンス

- 日本では体型や健康の維持に対する情報が氾濫し，若い世代を中心に，痩身や食事調整に対する意識が高い．
- 痩身治療は，代謝を調整する内科的治療のほか，脂肪組織に体外から傷害を加える機器を用いた治療，脂肪吸引術などの皮膚科的・外科的治療が行われている．
- 脂肪組織は老化の敵ではなく，若さと血流の源であり，老化に対する重要な治療ツールでもある．
- 脂肪組織の機能や代謝を理解することにより，治療の方法についても意義についても，より適切にとらえることができるようになる．

脂肪組織はエネルギーの貯蔵庫であるだけでなく，さまざまなアディポサイトカインを分泌する内分泌器官である．生活習慣による肥満が多い先進国では，内臓脂肪の機能が障害され，インスリン抵抗性などから，循環器病変も伴いメタボリック症候群に発展することが社会的問題となっている．一方，BMIが30を超える肥満が28%と多いオーストラリア女性の平均寿命は82歳（OECD Health Data, 2012）で日本（肥満3%）と近似しており，BMIと平均寿命に相関はない．

加齢が進むと一般的には皮下脂肪組織は萎縮する傾向にあり，皮膚は皮下の支持組織が萎縮したり支持力を失うことにより，陥凹や下垂を生じ，しわやたるみも伴い，外貌は老けて見えるようになる．皮下脂肪組織は豊富に間葉系幹細胞を含み，皮膚に血流とはりを与えるため，美容や加齢変化を考慮するうえで，重要な組織である．

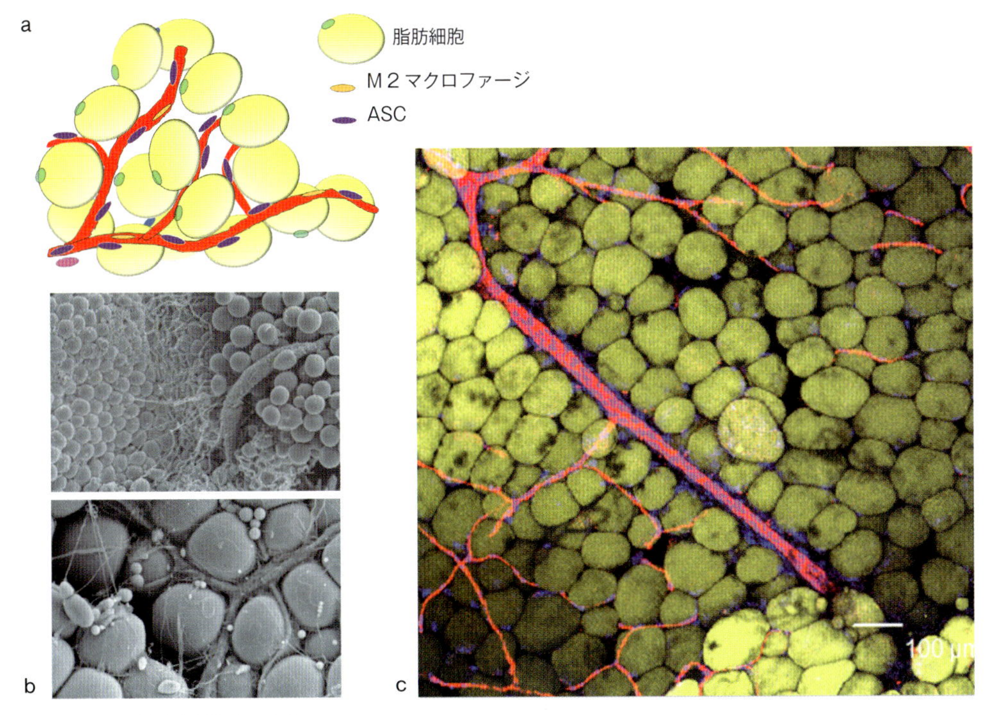

図１　ヒト正常脂肪組織の構造
a：ヒト脂肪組織の模式図．脂肪細胞は脂肪組織の体積の 90％以上を占めるが細胞数では 20％未満と思われる．血管の周囲に脂肪間質細胞（adipose stem/stromal cells：ASC）が存在している．
b：走査電顕標本の弱拡大（上）と強拡大．
c：ヒト脂肪組織の Whole mount 染色像．脂肪細胞は黄色，核は青色，血管は赤色に描出されている．

脂肪組織の構造と細胞成分

脂肪細胞は巨大な脂肪滴を含有した単核細胞で，大きいものでは直径 120～140 μm にも及び，その最大径は，毛細血管からの拡散で脂肪細胞が維持される限界の距離であると考えられる（**図１**）．脂肪細胞は脂肪組織の体積の 90％以上を占めているが，細胞数でみると意外と少なく（20％未満），脂肪組織には，血管内皮細胞や周皮細胞，脂肪間質細胞（脂肪由来幹細胞；adipose stem/stromal cells〈ASC〉を含む），脂肪局在のマクロファージやリンパ球など他の細胞が数多く存在する[1]．これらの脂肪細胞以外の有核細胞の集合体は間質血管細胞群（stromal vascular fraction：SVF）と呼ばれ，脂肪組織を酵素処理することにより，効率よく分離することができる（**図２**）．

脂肪組織は身体中で非常に高い組織酸素分圧（40～50 mmHg）を示し，他の組織に比べて，虚血に弱く壊死を起こしやすい組織であり，褥瘡発生時の deep tissue injury につながる（**図３**）．血管やリンパ管が豊富で，すべての脂肪細胞は毛細

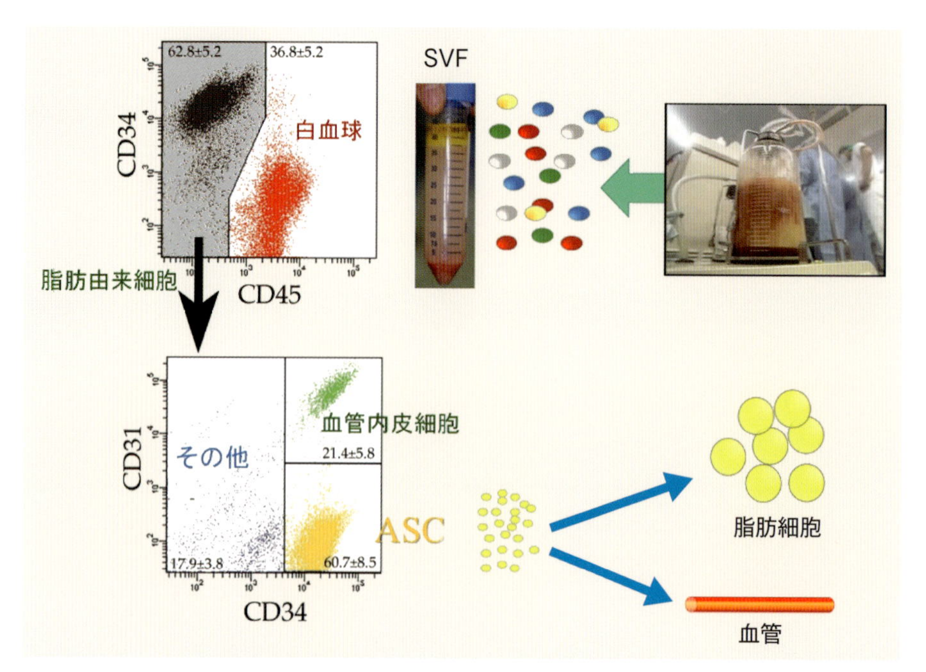

図2 脂肪吸引組織由来間質血管細胞群（stromal vascular fraction：SVF）のマルチカラーフローサイトメトリー解析

吸引脂肪から酵素処理を経て採取されるSVFは，脂肪由来細胞（CD 45−）と末梢血由来細胞（CD 45+）から成る．血液由来細胞の割合は術中の出血量に左右される．CD 31，CD 34，CD 45の発現により，SVFを4種類に分類できる．脂肪組織由来細胞の大半はCD 34+であり，CD 34+細胞はASC（CD 31−）と血管内皮細胞（CD 31+）に分けることができる．脂肪組織由来細胞のうち，成熟脂肪細胞は処理過程で破壊もしくは廃棄されるため，SVFには含まれない．

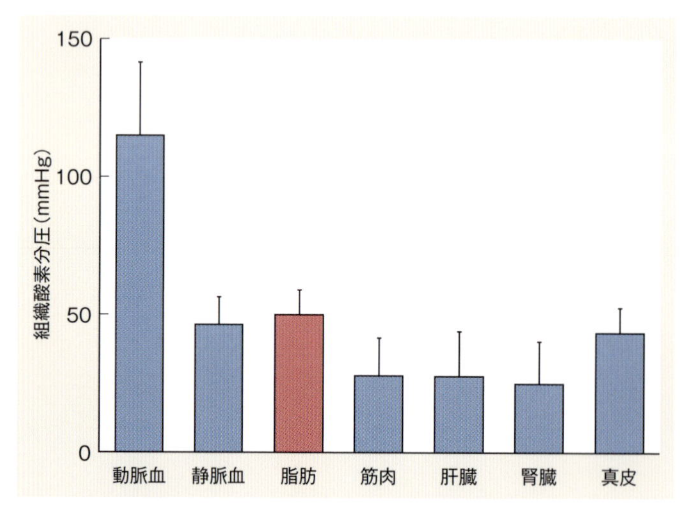

図3 組織の酸素分圧

脂肪組織の酸素分圧は非常に高い．脳は酸素消費が大きく，5～10 mmHg程度である．脂肪組織は，虚血に最も弱い組織で，圧迫などで壊死しやすい．

血管に接しており，非常に密接な関係にある．

毛細血管に周皮細胞のように張り付いて存在するASCは，生理的には脂肪組織特有の組織前駆細胞として，脂肪細胞や血管内皮細胞などに分化し恒常性維持を司ると考えられている．さらに，脂肪組織の成長や増大（肥満）に際して分裂して細胞を供給したり，外傷などさまざまな環境の変化に反応して，骨髄から動員される前駆細胞群とも協調して，脂肪，血管のリモデリングを担う[2]．

脂肪細胞のターンオーバー

脂肪細胞の寿命は数年から10年であることが指摘され，脂肪組織がゆっくりではあるが新陳代謝を繰り返していることが明らかにされている[3]．肥満が進行すると脂肪細胞も細胞の体積を増やす傾向が見られるが，ある一定以上の大きさ（150 μm程度）以上にはならず，徐々に成長が進行する場合には脂肪細胞数を増やすことにより脂肪組織全体の体積を増やす．しかし肥満が急速に進行する場合には，大きくなった脂肪細胞が虚血により壊死を起こすことが散見され，浸潤したM１マクロファージに囲まれて貪食される様子（crown-like structure）が見られる．脂肪組織は，軽度ながらも慢性的に炎症状態になるため，本来の内分泌機能の異常を来し，インスリン抵抗性やメタボリック症候群の原因になると考えられている．

脂肪を移植する注入治療と脂肪を減らす痩身治療

組織・臓器の加齢変化には，一般的に幹細胞の緩やかな減少を伴い，その結果の代償性変化として組織の萎縮を伴い，ときに臓器の機能不全が起こると考えられる．皮下組織においても，一定の年齢を超えると皮下脂肪の萎縮，支持力の低下が生じる．結果的に，皮膚や皮下組織の下垂や余剰感（たるみ），皮下脂肪の弾力性の低下が見られる．

このような皮膚・皮下組織の加齢変化は，外貌・体型の老化を招き，それを矯正するために，さまざまな治療アプローチが存在する．萎縮して減量した脂肪を，フィラーとして脂肪移植術で補填することもひとつの手法である．技術的には，脂肪壊死に伴う問題を改善するために，生着の機序を明らかにする研究が数多く行われてきた（詳細は後述）．研究成果は移植技術に反映され，臨床成績が改善するとともに，形や大きさだけでなく，組織の血流，リンパ流や治癒能などの機能も改善できることが明らかになり，再生医療のツール，幹細胞の細胞源としても，注目されている．

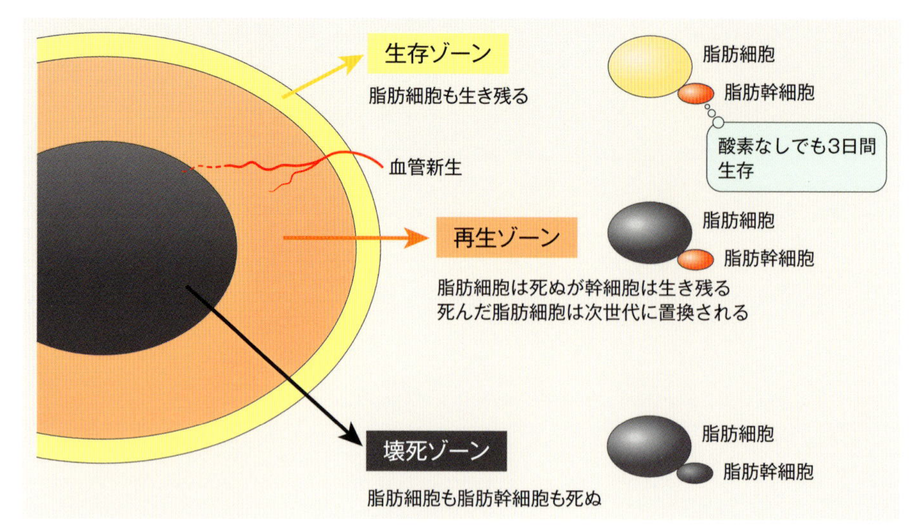

図4 脂肪移植をした際の３つのゾーンの模式図
移植された脂肪組織の細胞は，表面から 100〜300 μm 程度であれば，周囲組織から拡散される栄養や酸素によって生存するが，それ以上深層では虚血により 24 時間以内に死ぬ．しかし幹細胞は３日間は生存することができ，その間に活性化され分裂を始める．周囲からの血管新生で３日間以内に微小環境が改善しない場合や血管の届かない深い中心部では，幹細胞も死に，再生も中断され，組織は壊死に陥る．結果的に表面から１mm 程度のみが生着することになる．

一方，痩身治療は，代謝を調整する内科的治療と，脂肪組織に体外から傷害を加える機器を用いた治療や，直接に切除する脂肪吸引術などの皮膚科的・外科的治療が行われている．

脂肪組織のリモデリング

移植された大きさ 2 mm 程度の脂肪組織が生着に至る過程は以下の通りである．移植された脂肪組織は，血行が再開するまでの初期（3 日間），栄養や酸素は周囲組織からの拡散によって供給される．表面から 100〜300 μm の脂肪細胞はその拡散により生存可能であるが，それより深い脂肪細胞はすべて壊死する（**図 4**）[4]．しかし脂肪組織内の脂肪幹細胞は酸素がなくても３日間までは生存可能であり，むしろ虚血や細胞死に伴い移植後直ちに活性化されて増殖・遊走を始める．３日以内に表面からの血管侵入により微小環境が改善されれば脂肪幹細胞により新世代の細胞が供給され，組織は部分的に再生される（**図 5**）．しかし，３日以内に血管が届かないさらに深い中心部は，脂肪幹細胞も死んで，その部分は組織壊死となる．再生可能なのは表面からせいぜい 1〜1.5 mm 程度であり，すなわち，移植組織の大きさや移植のされ方がその生着に重要であることがわかる（**図 6**）[5]．

再生領域では死滅した脂肪細胞をＭ１マクロ

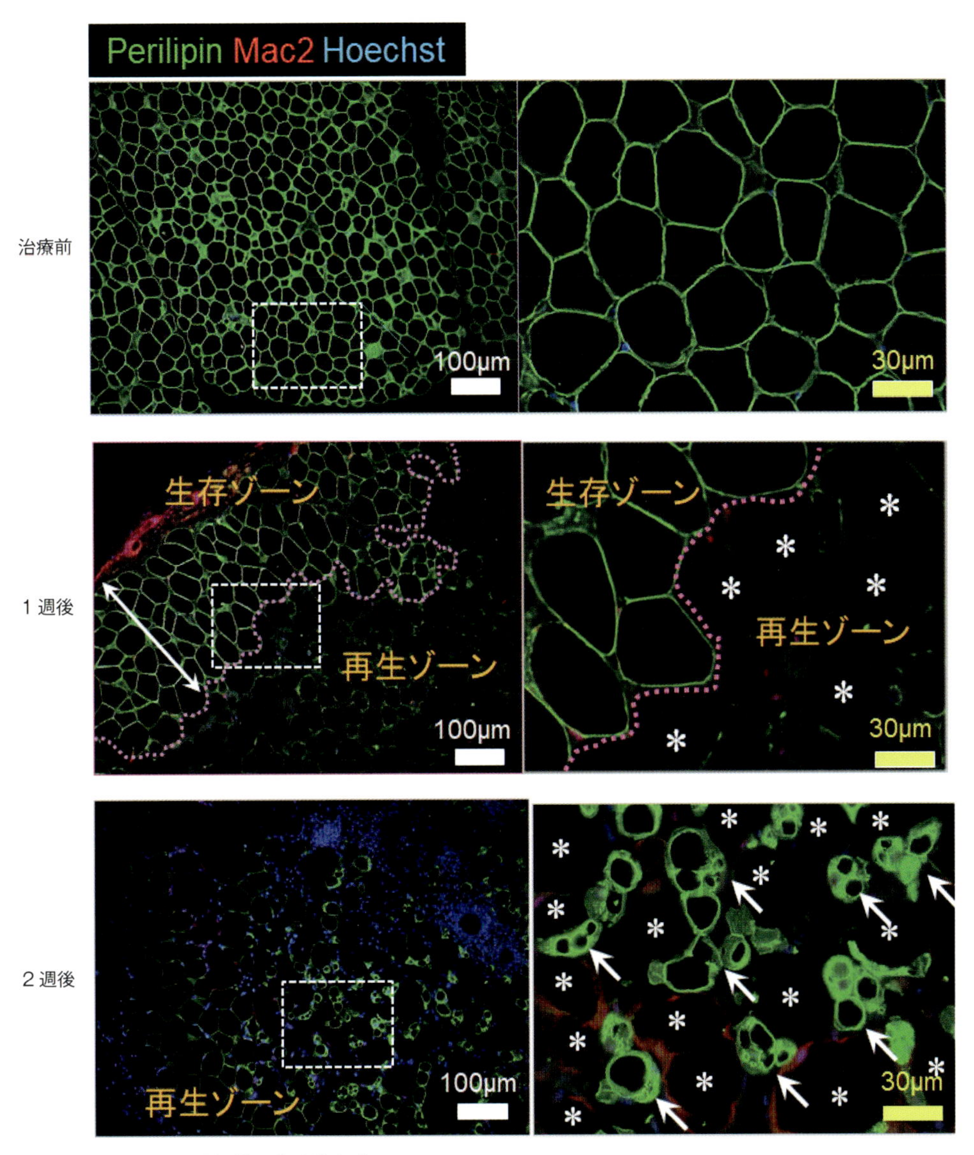

図5　移植された脂肪組織の免疫染色像
脂肪細胞はペリリピンで緑に，マクロファージは赤に染色されている．1週後には，再生ゾーンでは脂肪細胞はすべて壊死する（＊）．しかし2週後には活性化した幹細胞が分裂してさらに脂肪細胞に分化していく様子が確認できる．壊死した脂肪細胞は浸潤したM1マクロファージ（矢印）に取り囲まれて貪食される．

ファージが貪食し，同時にASCが増殖分化して脂肪細胞に成長する．油滴（壊死脂肪細胞）の貪食には数週間の時間を要するので，移植組織全体の大きさはあまり変わらない．新しい小脂肪細胞数が4週間でピークとなる．3か月までに脂肪新生は終了する[5]．

壊死した部分が小さければ，油滴の貪食が進むとともにM2マクロファージが線維化で置換していく．大きな壊死がある部分では油滴の貪食が完了する前に線維化の壁ができるため，油性嚢疱

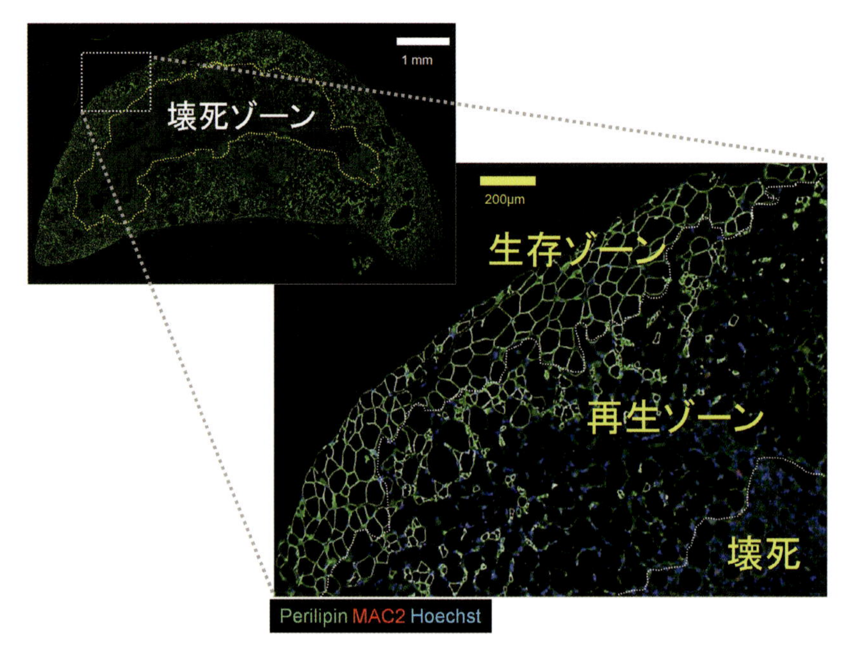

図6　移植された脂肪組織の4週後の免疫染色像
中心部は壊死に陥っているのがわかる．再生ゾーンでは再生が進行中で，12週までに完了する．壊死部はやがて吸収されるか，大きい場合は嚢疱を形成する．

（oil cyst）となる．嚢疱が完成すると，それ以降は内容の貪食が進まなくなるため，炎症を伴いながら半永久的に残ることになり，後遺症となる．嚢疱となった場合は，1年以降で嚢疱壁の最内側に石灰化を生じ，数年経つと壁全体に広がる．嚢疱にならなかった壊死部でも程度に応じて砂のような石灰化が数年にわたって形成される．

この脂肪組織のリモデリング機序が理解できれば，傷害を加える痩身治療も理解が進む．脂肪細胞は環境の変化で非常に死にやすい細胞である．しかし，直径2mmまでの脂肪壊死は幹細胞により完全に再生する可能性がある．この場合，3日間以内にもう一度治療を加えることで再生を阻害することができる．大きさが2mm以上になれば，再生後も中心部に組織壊死が残存し，その部分はやがて吸収されて全体としては減量につながることになる．びまん性な傷害よりも，ある程度以上の範囲にわたる局所的な傷害を誘導する，その後の再生を妨害することが，減量には重要であることがわかる．

まとめ

脂肪組織は老化の敵ではなく，若さと血流の源であり，老化に対する重要な治療ツールである．脂肪組織は病的組織を肥沃化し，機能を回復するための重要な自家移植材料であり，今後の再生医療における重要な成人幹細胞源となる．しかしながら，日本では若い世代を中心に，体型や健康の維持に対する氾濫した情報から，痩身や食事調整に対する意識が高い．脂肪組織の機能や代謝を理解することにより，治療の方法についても意義についても，より適切にとらえることができるようになる．

（吉村浩太郎）

引用文献

1） Yoshimura K, et al. J Cell Physiol 2006；208（1）：64–76.
2） Yoshimura K, et al. Regen Med 2009；4（2）：265–73.
3） Spalding KL, et al. Nature 2008；453（7196）：783–7.
4） Eto H, et al. Plast Reconstr Surg 2009；124（4）：1087–97.
5） Kato H, et al. Plast Reconstr Surg 2014；133（3）：303e–13e.

8章 部分痩身

脂肪冷却機器による部分痩身

ここで伝えたいエッセンス

- 脂肪冷却機器を用いた局所痩身治療は，体重減少ではなく，ボディラインを整える「ボディコントアリング」を目的とする.
- アプリケーターで吸引した脂肪細胞を冷却することで，アポトーシスに誘導して脂肪細胞の数を減少させる治療法である.
- 非侵襲性の治療を好むわが国では，これからますます機器を使った局所痩身治療が行われると予想されるが，それぞれの機器の特性をうまく使い分けた治療戦略が鍵となる.

欧米では脂肪吸引手術をはじめとする身体の痩身治療が積極的に行われているが，日本における痩身治療は，食事や運動に介入する「体重の減少」をイメージすることが多い.

機器を使った非侵襲的な痩身治療は，体重減少ではなく，ボディラインを整える，つまり「ボディコントアリング」を目的としているものが多い.

本項では，皮下脂肪を冷却してアポトーシスを誘導し，脂肪細胞自体を減少させるcryolipolysis（冷却脂肪分解）について概説し，筆者の施設における脂肪冷却機器による治療例を呈示する.

cryolipolysis（冷却脂肪分解）

2008年にMansteinら[1]が局所の痩身治療法として「cryolipolysis」（冷却脂肪分解）を発表したあと，2009年にカナダで冷却機器による治療が始まり，2010年にはアメリカFDAが認可，現在では脂肪冷却機器は世界60か国以上で使用されている.

日本では，2009年から医師の個人輸入による治療が開始されたが，2017年に厚生労働省が局所の痩身治療用医療機器として「Coolsculpting®」を承認した（後継最新機種「Coolsculpting® ELITE」〈アラガン・ジャパン株式会社／現アッビィ合同会社〉も同様に承認されている）. 現在では複数の会社が同様の機器を製造・販売している．

作用機序

脂肪細胞は，皮膚や神経，筋肉よりも低温の影響を受けやすく，皮膚表面から4℃に冷却することで，自然な細胞死（アポトーシス）を誘導することができる．

ブタの皮膚を用いた基礎研究で，冷却後の脂肪組織における病理組織学的変化が確認されている[2]．冷却3日後には好中球を主体とした炎症細胞浸潤が脂肪細胞を囲むように現れ，14日後にはマクロファージや多核巨細胞が出現し，30日後にマクロファージは減少して中隔の肥厚が認められた．60〜90日後には脂肪細胞のサイズが減少し，脂肪細胞数の著明な減少が認められた．皮下脂肪組織以外の表皮や真皮，血管や神経束に影響は認められなかった．また，90日後における血中トリグリセリドとHDLおよびLDLコレステロールを評価したところ，時間の経過とともに多少の変動を示したが，明らかな上昇は認められなかった[2]．

最近の報告で，治療後の表皮・真皮層において，I型プロコラーゲン，TGF-β，HSP 47およびHSP 70が有意に上昇していることが確認されている[3]．臨床的な影響は明確でないが，美容医療において，修復，リモデリング，リジュビネーションおよび光障害に対する保護などが注目されている．

治療方法

皮下脂肪を減らしたい部位に，脂肪冷却機器の吸引アプリケーターを装着する．アプリケーターを4℃で一定時間装着することで，アプリケーター内に吸引された脂肪細胞の約2割をアポトーシスに誘導して，皮下脂肪を減少させる[4]．減少効果が表れるまでには約3か月を要する．皮下脂肪が多くアプリケーターが装着しやすい部位ほど治療に適していて，皮下脂肪が少なすぎるとアプリケーターが装着できないことがある．

治療の実際

治療前の準備

どの部位を治療したいか，その部位にアプリケーターを何回使用する必要があるのか，治療部位の優先順位はどうするか，料金の目安はいくらなのか，などを患者と十分に話し合うことが大切である．

患者の満足度を上げるためには，複数部位を少しずつ治療するより，1部位に複数のアプリケーターを装着するほうが高い治療効果が得られやすい．同日に多数部位の治療を受けた場合でも，血中の脂質代謝や肝機能に影響を及ぼさないことが報告されている[5]．

強い痛みは伴わない非侵襲性治療であるが，治療時間は1部位について35〜75分と長いため，患者がリラックスできる個室があるとよい．患者が衣類を脱いで部屋を移動させることのないよう

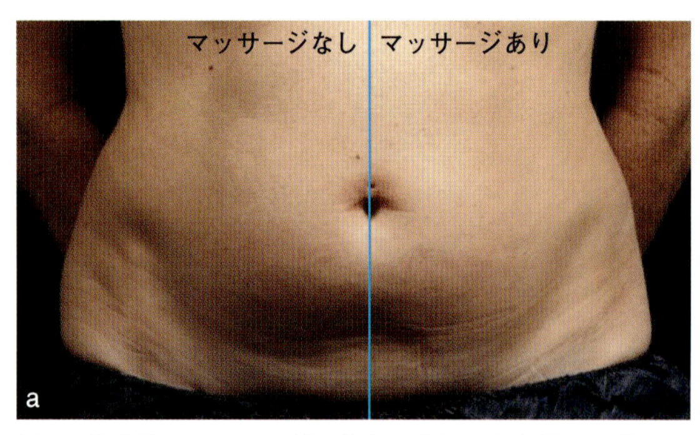

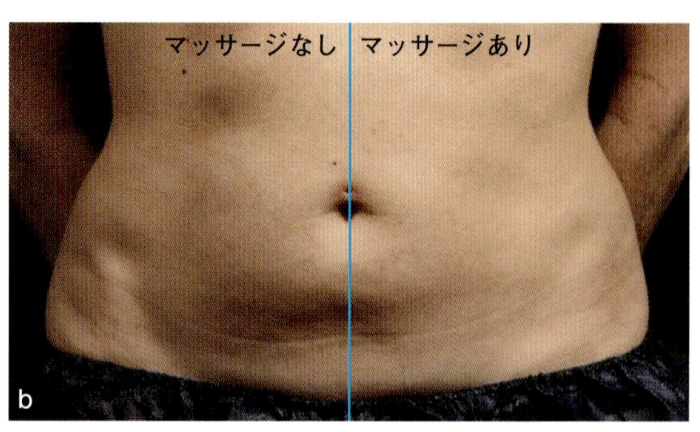

図1 治療後のマッサージの有無で生じる痩身効果の差
a：治療前，b：治療8週後．どちらも左側がマッサージなし，右側がマッサージあり．
（Boey GE, Wasilenchuk JL. Lasers Surg Med 2014[7]より）

に，個室内で治療前の写真を撮るようにする．治療経過の写真は治療効果を判定し，今後の計画を立てるうえで最も大切なので，一定の光の環境下で，角度が揃った写真を撮ることを心がける．

治療時の留意点

治療部位が決定したら，患部にジェルパットをつけてから適したアプリケーターを装着する．治療中，患者は治療部位がつままれる感じ，軽くつねられる感じ，強い冷感，ヒリヒリする，チクチクする，痛み，ピクピクするなどの感覚を経験することがあるが，これらは，施術部位の感覚が鈍くなるにつれ，消失することが多いとされる[6]．

機器には治療部位に過冷却が生じた場合は自動停止するシステムが搭載されているが，予期せぬ痛みやしびれなどのトラブルに対応するため，患者から目を離さないように心がける．

治療後に治療部位をマッサージすると，虚血後再灌流により脂肪細胞のアポトーシスが促進され，治療4か月後には皮下脂肪層の減少が44％増加することが報告されている（**図1**）[7]．

治療効果と経過観察

写真撮影は，治療前と治療後3か月は必ず行う．治療効果の早い患者は治療後1か月で効果を感じることもあるため，当院では治療1か月後に受診してもらい，写真撮影のほか，診察室で食事や栄養の指導，希望者には血流改善や水代謝を向上させる漢方薬の処方を行い，この治療を行ったことで前向きに食事や運動，睡眠などの予防医学に関心を持てるように配慮している．

図2〜5に当院での治療例を示す．

副作用

治療部位における皮下出血，疼痛，しびれ感は一過性に生じる可能性があるため，必ず事前に患

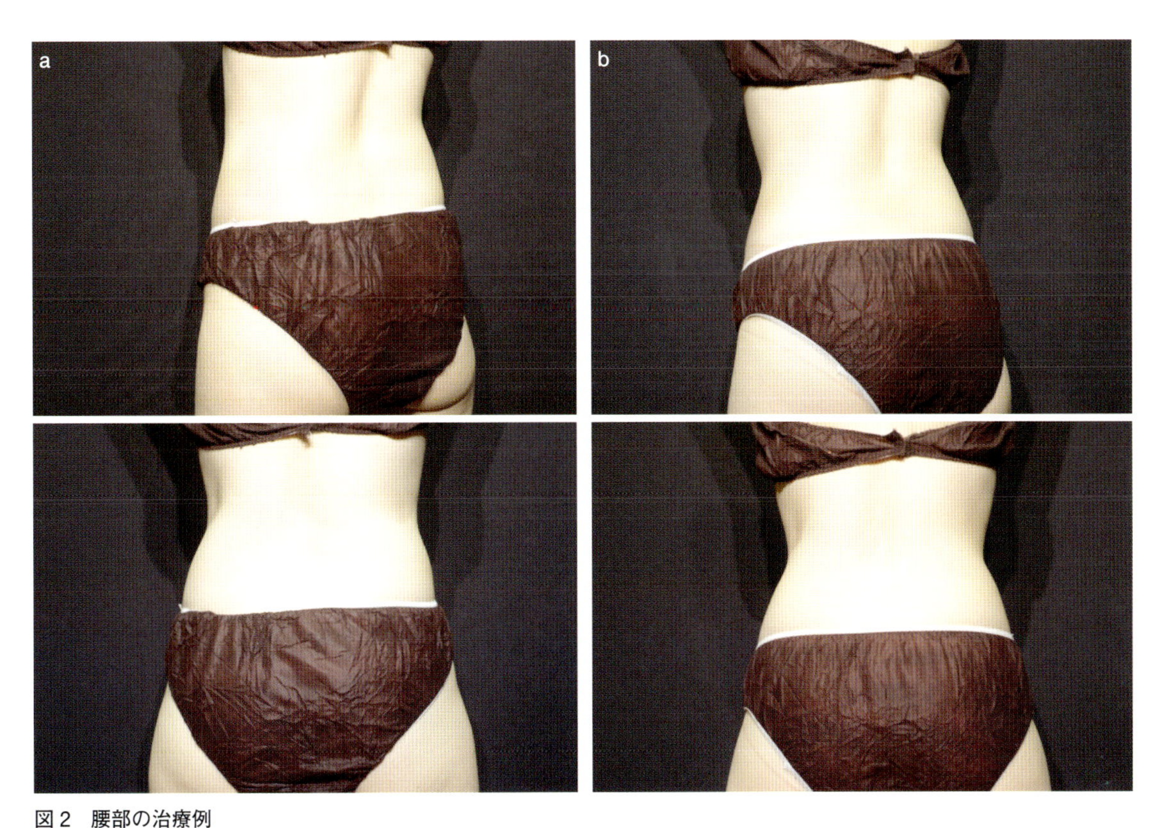

図2　腰部の治療例
34歳，女性．a：治療前，b：治療3か月後．腰部を2か所治療．左右の腰のくびれの位置が異なったため，アプリケーターを左右で違う部位に装着し，くびれの位置を整えた．3か月後の体重変化は＋0.6 kg.

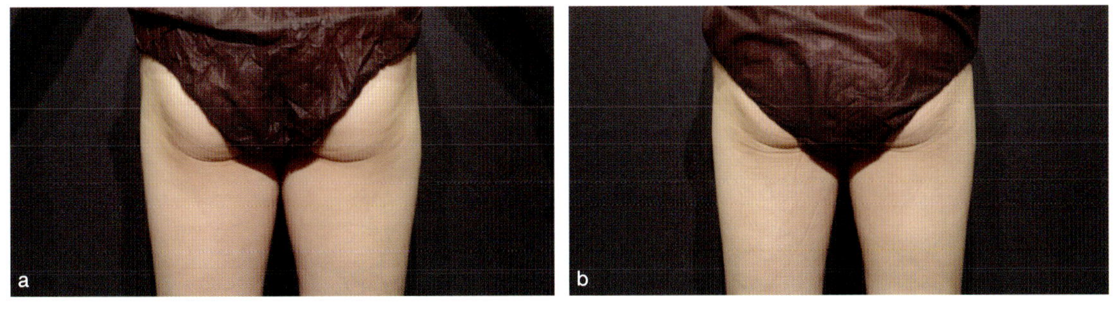

図3　臀部の治療例
50歳，女性．a：治療前，b：治療3か月後．臀部を2か所治療．3か月後の体重変化は＋1.6 kg.

者に説明を行う．冷却脂肪分解治療を受けた125人のレトロスペクティブな臨床研究では，遅発性の痛みが3～11日目に生じた腹部治療例が報告されているが，その後は完全に解消している[8]．

また，ごくまれに治療部位の皮下脂肪に逆説的脂肪過形成（paradoxical adipose hyperplasia：PAH）が生じることが報告されている[9]．原因は不明だが，Stroumzaら[10]は組織学的に，局所

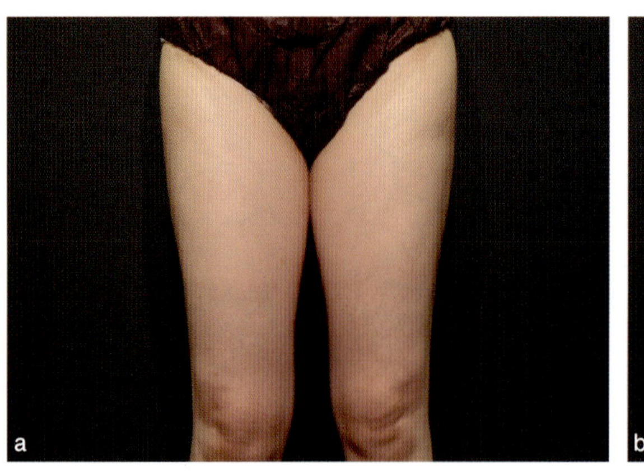
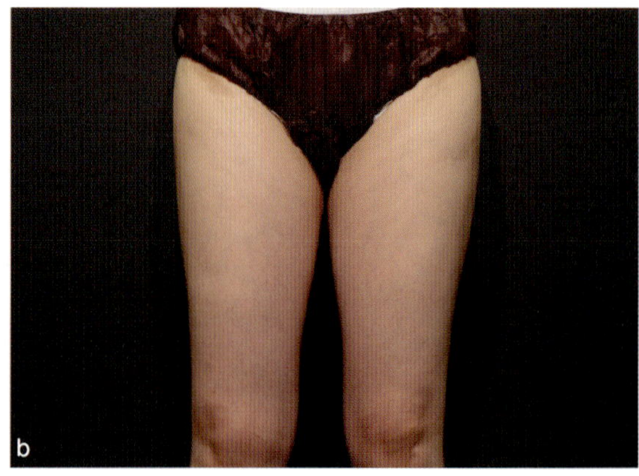

図 4 大腿内側の治療例
43 歳，女性．a：治療前，b：治療 3 か月後．大腿内側を 2 か所治療．体重変化は不明．

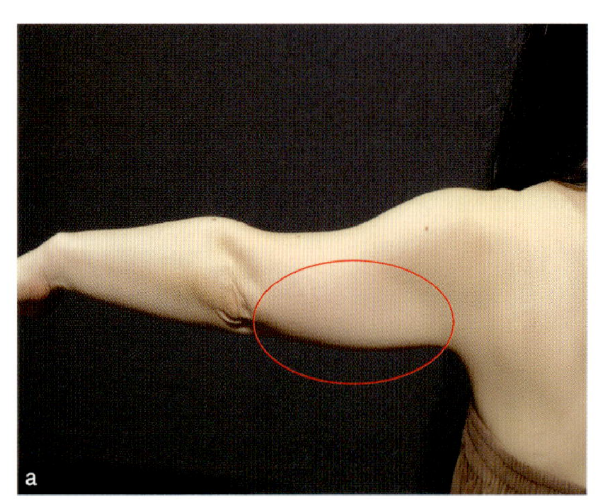
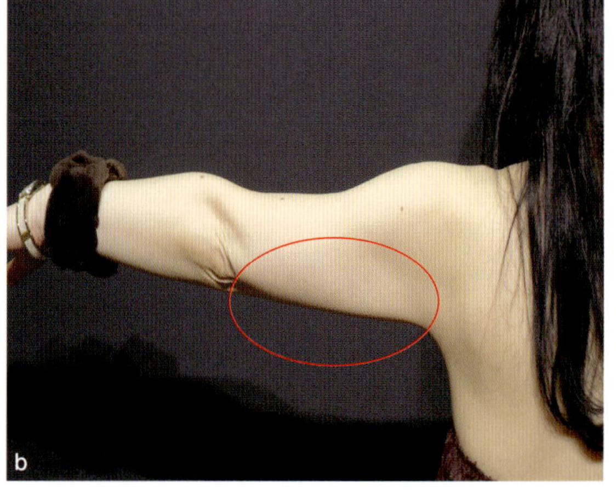

図 5 上腕の治療例
52 歳，女性．a：治療前，b：治療 3 か月後．上腕を 2 か所治療．3 か月後の体重変化は−0.9 kg.

壊死領域を伴う非特異的小葉脂肪組織炎，マクロファージの間質浸潤が認められると報告している．発生率は，Coolsculpting® の添付文書等では 0.033 % とされているが，Nikolis[11] のカナダにおける多施設後ろ向き研究で，脂肪冷却機器による局所痩身治療を受けた 2,114 人のうち，PAH の発症率は 0.05～0.39 % で，77.8 % がヨーロッパ民族起源であることを報告している．

冷却により貧血等の症状が発生するおそれがあるため，クリオグロブリン血症，寒冷凝集素症，発作性寒冷血色素尿症の患者には実施してはならない．

おわりに

脂肪冷却機器を用いた局所痩身治療は，体重減少ではなく，ボディをデザインする「ボディコントアリング」を目的とする．ターゲットは皮下脂肪組織で，保険外診療で行う治療であるため，絶対的に必要なのはまず「治療の安全性」である．医療承認を受けていない機器では過冷却によるトラブル症例も報告されており，注意が必要である．

脂肪冷却機器は一度に多くの脂肪を減少させる効果は高い一方で，アプリケーターが装着できないような少量の皮下脂肪や小さな面積の治療はできないという欠点もある．非侵襲性治療を好むわが国では，これからますます機器を使った局所痩身治療が行われると予想されるが，それぞれの機器の特性をうまく使い分けた治療戦略が理想であろう．

ボディコントアリングを目的とした治療中も，体重減少を望む患者は多い．医療機関に足を運び，局所の痩身治療をするという一期一会の縁を機に，食事や栄養，運動，睡眠，精神，環境といった抗加齢医学的な予防医学に触れる機会になっていただきたい．

（野本真由美）

引用文献

1） Manstein D, et al. Lasers Surg Med 2008；40（9）：595–604.
2） Zelickson B, et al. Dermatol Surg 2009；35（10）：1462–70.
3） Stevens WG, et al. Aesthet Surg J 2023；43（11）：NP910–5.
4） Coleman SR, et al. Aesthetic Plast Surg 2009；33（4）：482–8.
5） Klein KB, et al. Lasers Surg Med 2017；49（7）：640–4.
6） Allergan Inc. CoolSculpting® system user manual. BRZ-101-TUM-EN4-K. August 2020.
7） Boey GE, Wasilenchuk JL. Lasers Surg Med 2014；46（1）：20–6.
8） Keaney TC, et al. Dermatol Surg 2015；41（11）：1296–9.
9） Jalian HR, et al. JAMA Dermatol 2014；150（3）：317–9
10） Stroumza N, et al. Aesthet Surg J 2018；38（4）：411–7.
11） Nikolis A, Enright KM. Aesthet Surg J 2021；41（8）：932–41.

参考文献

- 野本真由美．部分痩身—冷却装置．日本美容皮膚科学会監修．あたらしい美容皮膚科学．東京：南山堂；2022. pp.321–5.
- 野本真由美．美容皮医Beauty 2019；2（11）：33–42.

レーザーによる部分痩身

ここで伝えたいエッセンス

- 1,060 nm ダイオードレーザーを用いた hyperthermic laser lipolysis（HLL）による部分痩身施術は，他機器・他施術では適応が難しい部位・症例にも適応可能である.
- 目的部位の皮下脂肪減少およびスキンタイトニングを得ることができるため患者満足度が高い方法である.
- 非侵襲的かつ短時間であり，治療後に日常生活に支障を与えず，かつ副反応の発生率が低い安全性の高い治療である.
- 効果を高めるためにはどの部位に作用させるべきかをプランニングすることが大切である.

レーザーを用いて脂肪細胞を除去する「レーザー脂肪分解」（laser lipolysis）は，現在までに複数の方法が研究・実用化されている．Apfelberg は 1992 年に「レーザーアシスト下脂肪吸引法」を世界で初めて報告したが，これは挿入したカニューレから皮下脂肪に直接 1,064 nm Nd:YAG レーザーを照射することで脂肪細胞分解・細血管凝固・コラーゲン新生作用を得る方法であった[1]．この方法は効果的であるものの，皮膚切開を要する外科手術の一部であるため，副作用やダウンタイムを避けることが出来なかった．

昨今，美容皮膚科診療における非侵襲性治療に対するニーズの高まりから，外科的手技を用いずに体外からレーザーを照射することで脂肪細胞を除去する laser lipolysis が実用化されるに至った．非侵襲的 laser lipolysis は，現在までに，635 nm ダイオードレーザーを用いた low level laser therapy（LLLT），1,060 nm ダイオードレーザーを用いた hyperthermic laser lipolysis（HLL）の 2 つの方法に基づく機器が臨床使用されている[2]．前者は照射により脂肪細胞膜に小孔を作成し脂質を漏出させることで脂肪細胞減少を図る方法であり，後者はレーザーエネルギーを熱に変換し細胞障害に足る高温環境を作りだすことで脂肪細胞に特異的なアポトーシスを誘導する方法で，共に脂肪除去を適応とした FDA 承認を得ている．

2024 年現在，エビデンスレベルの高い研究・治療実績が存在するのは，1,060 nm ダイオードレーザーを用いた HLL（エビデンスレベル II）であるため，本項では HLL について，作用条件，治療効果，合併症を解説する．

作用条件

体外からレーザーを照射し，皮膚・皮膚付属器を通過後に皮下に存在する脂肪細胞を分解させることを考える場合，①皮膚・皮膚付属器へのエネルギー吸収を最小限にとどめレーザーを深達させること，②表層の脂肪細胞にのみに吸光させず，出来るだけ深部までレーザーを到達させることで多くの脂肪組織に作用させることが必要となる．レーザーは波長・パルス幅（照射方法）・フルエンス（強度）によって作用条件が変化するため，各因子をそれぞれ検討する．

波長

皮膚・皮膚付属器には，レーザー治療のターゲットであるメラニン・ヘモグロビン・水分子といったクロモフォアが存在する．このため，このようなクロモフォアに対する吸光度が比較的小さい波長域でありながら，脂肪に対して適切な吸光を示す波長領域を選択する．

適切な吸光とは，脂肪細胞への吸光が高すぎず低すぎない領域となるが，これは脂肪への親和性が高い波長を用いると浅層のごく一部分にすべてのレーザーが吸光され，深部まで脂肪分解効果を与えることができないためである．この条件を満たす波長領域は1,060 ± 20 nmであり，この範囲内で臨床実用が可能な波長はダイオード；1,060 nm，Nd:YAG；1,064 nmの2波長である．どちらの波長であっても目的とする脂肪細胞までレーザーエネルギーが到達することが研究結果から示されている[3,4]．

パルス幅

1,060 ± 20 nmの波長をもつレーザーは，ターゲットとなる脂肪細胞に照射されると吸光され，そのレーザーエネルギーは熱に変換される．発生した熱は組織の温度上昇に使用されていくため，ターゲットとなる部位を目的温度まで加熱しその温度を維持するためには，レーザーを照射し続けなければならない．

連続してレーザーを作用させる場合，①パルスレーザーを高頻度で照射し続ける，②連続照射（continuous wave：CW）を用いる，の2つの方法がある．どちらの方法であっても，理論上は組織を目的温度まで加熱し維持することができるが，照射皮膚面に熱傷を生じさせない工夫が必要となる．現在臨床使用されている機器は，一定時間連続照射を行い，冷却をはさんでまた連続照射を行う方式をとることで，対象に必要エネルギーを与えながら，過剰発熱を抑えている[4]．

フルエンス（強度）

発熱量はレーザー強度に比例する．アレニウスモデルとヒト脂肪組織への照射試験の比較結果から，1,060 ± 20 nmを用いる場合，0.9〜1.4 W/cm^2（平均1.1 W/cm^2）の強度を用いることで，脂肪細胞を目的温度まで加熱・維持することができる[5]．

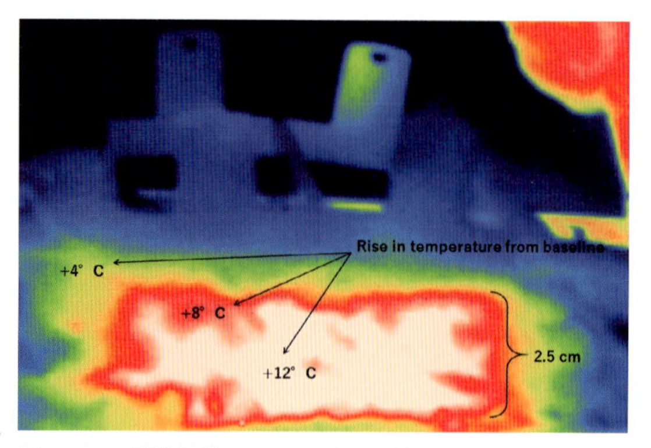

図1　ヒト脂肪組織へのレーザー照射後反応のサーモグラフィー（*ex vivo*）
皮下約 2.5 cm まで目的温度に達している．
（スカルプシュア〈SculpSure®/Cynosure〉資料より Cynosure 社の許諾を得て転載）

照射の実際

これらの結果から導かれた条件（波長；1,060 nm，パルス幅；continuous wave with duty cycle，強度；0.9〜1.4 W/cm^2）を用いたレーザーを皮膚面から照射すると皮下約 3 cm まで深達し，照射範囲内の皮下脂肪層に吸光される[4]．吸光されたレーザーエネルギーは熱に変換され脂肪層の温度を上昇させるが（**図1**），脂肪細胞は 42〜47℃の高温環境に一定時間曝露されると細胞膜構造に障害が発生するため[6]，この温度域を保つよう皮膚冷却と照射を繰り返すことになる．照射時間は，20 分未満では最適な脂肪細胞除去効果が得られず，25 分以上では照射後の皮下硬結といった副反応の発生が増加する[7]ことが示されているため，現状の機器では 21 分間 42〜47℃が維持されるよう調整されている．

治療効果

組織学的変化

至適時間 42〜47℃に曝露された脂肪細胞の組織学的変化（**図2**）を経時的に観察すると，照射直後には明らかな脂肪細胞の変化は認められないものの，照射 5〜7 日後から炎症性変化が認められる．照射 14 日目までには，脂肪細胞が初期障害に一致した変化を示す．照射 1 か月後，脂肪小葉の中に障害を受けた脂肪細胞が確認できるようになり，多数のマクロファージが残存する脂肪細胞を取り囲むようになる．照射後 2〜3 か月で，脂肪滴を貪食したマクロファージが残存脂肪細胞を取り囲み，脂肪細胞が存在していた部位に嚢状

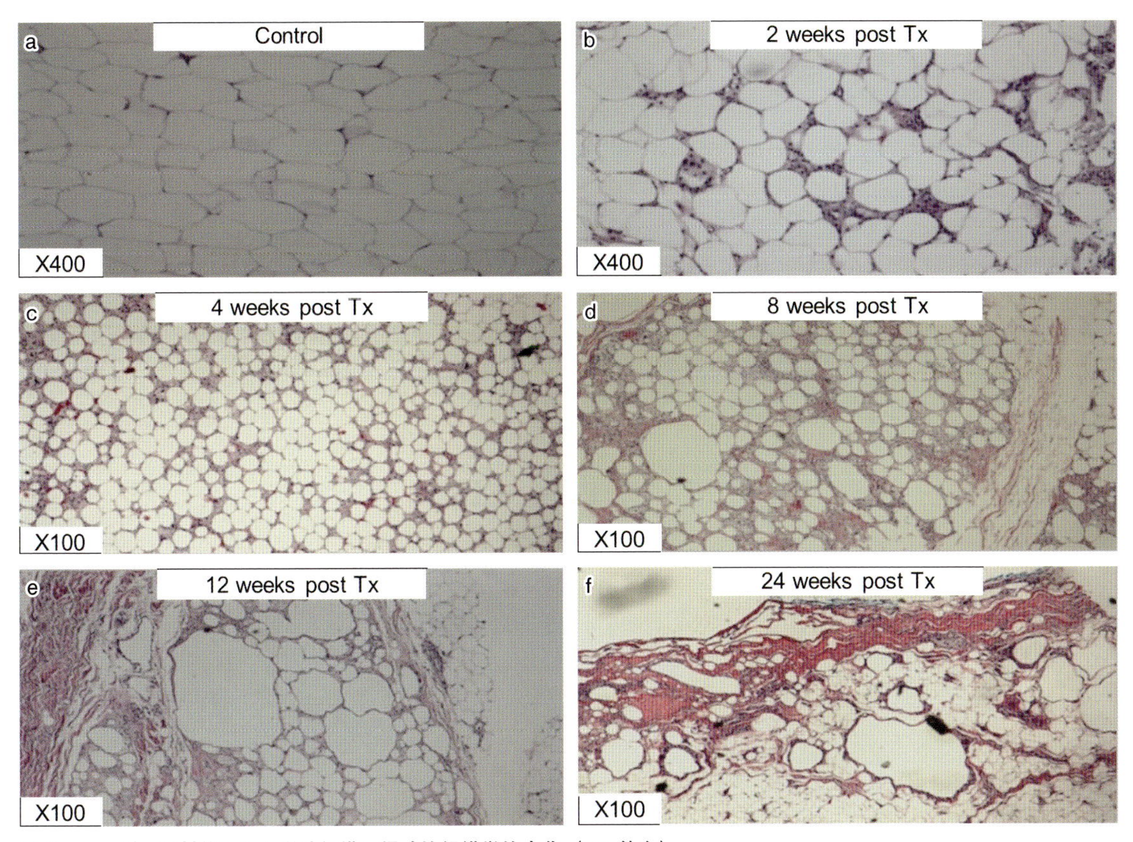

図2 レーザー照射後のヒト脂肪組織の経時的組織学的変化（HE 染色）

a：照射前，b：照射 2 週間後．少数のマクロファージを伴ったリンパ球の浸潤を認める．c：照射 4 週間後．マクロファージが障害された脂肪細胞を貪食する像を認める．d：照射 8 週間後．脂肪滴が大きくなり周囲には脂肪を貪食したマクロファージが多く存在する．e：照射 12 週間後．創傷治癒の結果として空胞がさらに拡大している．f：照射 24 週間後．12 週間後と比べてコラーゲン沈着が増加している．

（Decorato JW, et al. Clinical and Histological Evaluations of a 1060 nm Laser Device for Non-Invasive Fat Reduction. Paper presented at：American Society for Laser Medicine and Surgery；April 2014, Phoenix, AZ.／スカルプシュア（SculpSure®/Cynosure）資料より Cynosure 社の許諾を得て転載）

の領域が形成される．同時に，その領域で線維化が認められるようになる．照射6か月後までに，炎症反応の消退とともに破壊された脂肪細胞成分は除去され，その空間には新生コラーゲンが認められる[4]．

臨床効果

HLL は，ある程度の厚さをもつ皮下脂肪が存在し，かつアプリケーターを固定することができればどの部位にも適応可能である．運動や食事制限ではなかなか落とすことのできない腹部正中上部・下部，側腹部，背中，二の腕，大腿，顎下（submental area）に対する使用経験があるが，冷却脂肪分解（cryolipolysis）治療のように照射部位の吸引を必要としないため，バルジと呼ばれる膨らみがなくても治療が可能である．

現在までに行われた臨床試験等では，Katz らは側腹部における 13％の脂肪厚の減少[8]，Bass らは腹部の脂肪厚の 16％の減少[9] を単回照射 12 週間後に認めたことを報告している．HLL の腹部

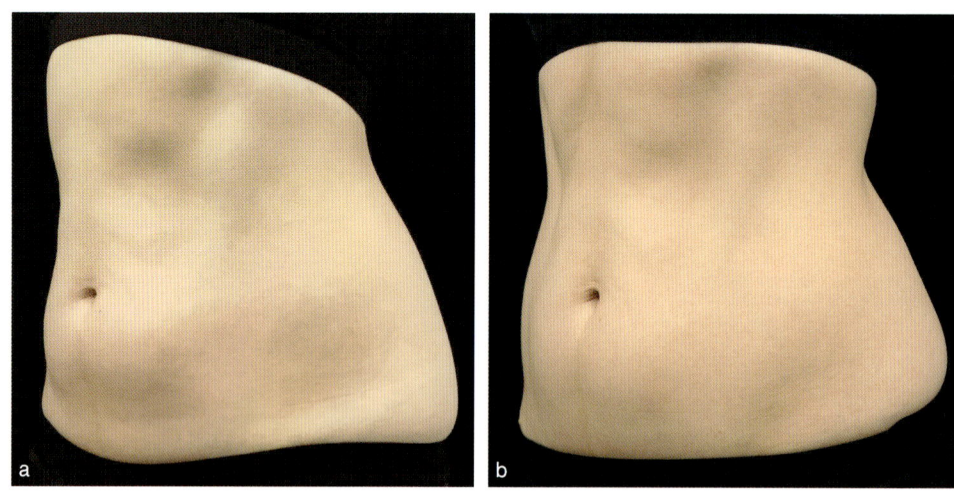

図3 ウエストラインの治療例
42歳，女性．a：治療前，b：4週間間隔で3回照射後．
側腹部を中心として腰背部・下腹部まで含めた範囲に対して4週間間隔で3回照射した．

に対するニーズに呼応して腹部脂肪組織に対する効果を検討した研究は多く，照射後12週間で脂肪組織体積の8.55％の減少[10]を認めたとする報告や，統計学的有意差をもって目的部位の脂肪減少を認めたとの報告が存在する[11,12]．また下顎の治療結果でも，照射16週間後における有意な下顎体積の減少が報告されている[13]．

治療の実際

HLLの治療適応はBMI≦30とされている．どの位置の皮下組織を減らせば美しいボディラインを作れるのかは患者の体形や治療の経過により異なるため，治療前の評価およびプランニングが重要である．また，患者が望むボディラインを得るには複数回の治療が必要になることが多いため，治療開始前に説明しておくことが望ましい．ウエストラインのコントアリングを目的とする場合を例にとると，側腹部のみを4週間毎に照射する方法も効果的であるが，初回；下腹部・側腹部，2回目；側腹部・腰背部というようにターゲットを中心に取り囲むように照射を行うと，脂肪減少作用に加えてより広い範囲でスキンタイトニング効果が得られるため，求めるボディラインを形成しやすい．同一部位への照射を行う場合は4週間以上の期間をおく必要があるが，照射部位を変える場合は同日の広範囲治療が可能となるため，治療期間の短縮にも有利である．参考として当施設での治療方法と治療結果を**図3〜5**に示す．

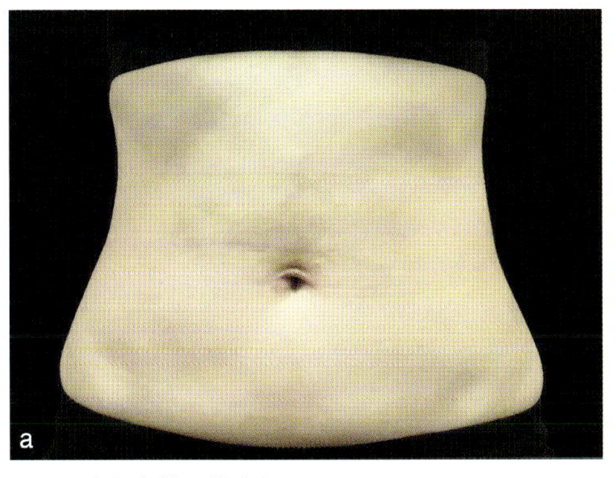

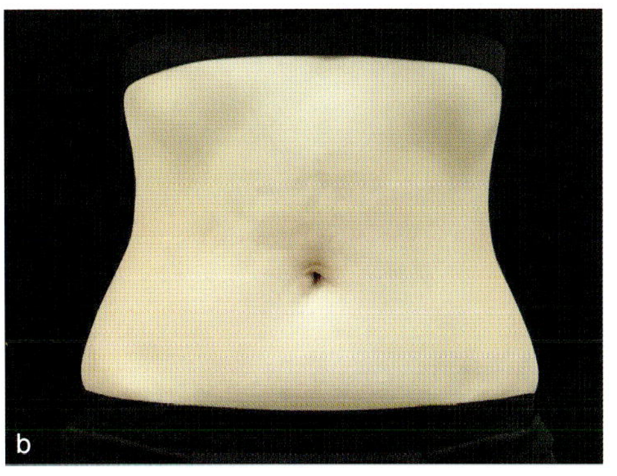

図 4　腹部全体の治療例
37 歳，女性．a：治療前，b：4 週間間隔で 3 回照射後．
腹部正中を中心に側腹部まで含めた範囲に対して 4 週間間隔で 3 回照射した．

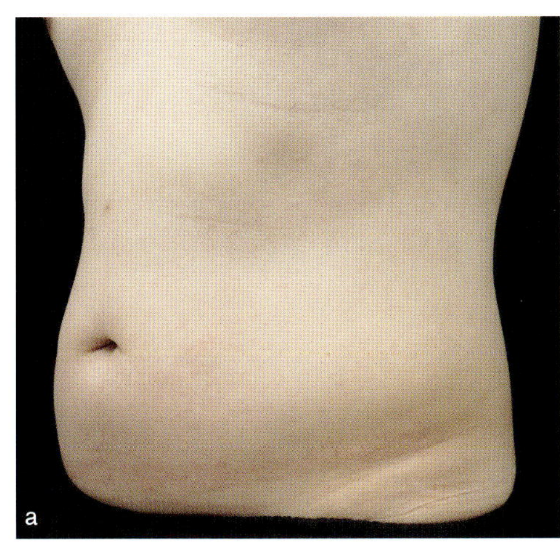

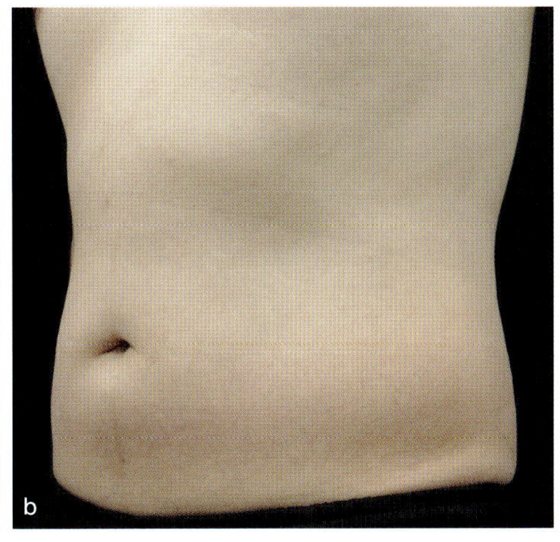

図 5　臍周囲の治療例
38 歳，男性．a：治療前，b：6 週間間隔で 3 回照射後．
腹部正中部を中心として側腹部・腰背部まで含めた範囲に対して 6 週間間隔で 3 回照射した．

合併症

ビルドアップ時間（照射開始から目的温度まで上昇させる 4 分間）に照射部位に一致した軽度の不快感を感じることがある．Weiss らはこの不快度を 10 段階評価し，その平均が 3.6 であったことを報告している[14]．当施設においても同様の不快感（熱感，ごく軽度の疼痛等）の訴えを時折認めるものの，照射継続が不可能となるような症例は認めていない．

照射後は照射部位に一致したごく軽度の圧痛を認めることがある．患者からは日常生活を支障しない「筋肉痛のような感覚」と表現され，1〜3週間程度継続するがその後自然消退する．照射部位に一致した皮下硬結が認められることが海外から報告されているが，本邦での発生例は少数であり，数週間で自然消退することが報告されている．フィッツパトリックスキンフォトタイプ（FSPT）Ⅴ・Ⅵに対して使用しても，色素に起因する重篤な副作用（熱傷等）は報告されていない．

脂肪細胞が分解することによる体内動態の変化に関しては，治療後の血液検査により，脂質プロファイル，肝機能に影響を及ぼさないことが報告されている[15]．

cryolipolysis で報告されている逆説的脂肪過形成（paradoxical adipose hyperplasia：PAH），皮膚・軟部組織の萎縮，照射後凹凸（表面不整）といった重篤な副作用[16]の報告例はなく，1,060 nm ダイオードレーザーを用いた HLL は非常に忍容性が高い．

（奥 謙太郎）

引用文献

1） Apfelberg D. Clin Laser Mon 1992；10（12）：193-4.
2） Nestor MS, et al. J Clin Aesthet Dermatol 2012；5（2）：42-8.
3） Milanic M, et al. Lasers Surg Med 2019；51（10）：897-909.
4） Decorato JW, et al, Lasers Surg Med 2017；49（5）：480-9.
5） Kwon TR, et al. Skin Res Technol 2021；27（1）：5-14.
6） Franco W, et al. Laser Surg Med 2010；42（5）：361-70.
7） Avci P, et al. Lasers Surg Med 2013；45（6）：349-57.
8） Katz B. A multicenter study of the safety and efficacy of a non-invasive 1060nm diode laser for fat reduction of the flenks. Paper presented at：2015 Annual American Society for Laser Medicine and Surgery Conference；April 22-26；Kissimmee, FL.
9） Bass L, Dohery S. Non-invasive fat reduction of the abdomen：A multi-center study with a1060nm diode laser. Paper presented at：2015 Annual American Society for Laser Medicine and Surgery Conference；April 22-26；Kissimmee, FL.
10） Kislevits M, et al. Aesthet Surg J 2021；41（10）：1155-65.
11） Katz B, Doherty S. Dermatol Surg 2018；44（3）：388-96.
12） Bass L, Doherty ST. J Drugs Dermatol 2018；17（1）：106-12.
13） Graham P, et al. Dermatol Surg 2019；45（7）：988-91.
14） Weiss R, et al. Clinical evaluation of fat reduction treatment of the flanks and abdomen with a non-invasive 1060nm diode laser：a multicenter study. Paper presented at：2016 Annual American Society for Laser Medicine and Surgery Conference；March 30-April 3；Boston, MA
15） Schilling L, et al. J Drugs Dermatol 2017；16（1）：48-52.
16） Khan M. Aesthet Surg J 2019；39（8）：NP334-42.

8章 部分痩身

高周波/RFを用いた部分痩身

ここで伝えたいエッセンス

- 高周波/RF (radiofrequency, ラジオ波)は, 光やレーザーより波長の長い電磁波であり, メラニンやヘモグロビンに吸収されない.
- RFを用いると主に頬部, 下顎部, 腹部, 大腿部の部分痩身が可能であり, 皮膚の引き締め, セルライトの改善も期待できる.
- 全身の代謝亢進や内臓脂肪減少が期待できる.
- 照射方法にはモノポーラ (monopolar), バイポーラ (bipolar), ユニポーラ (unipolar) の3種類がある.
- 脂肪厚が著明な部位では効果が出にくい可能性がある.
- 効果の出方には人種的な差異がある.

肥満は, 皮下脂肪型, 内臓脂肪型とその混合型に分かれる. 肥満に起因ないし関連する健康障害を合併するか, その合併が予測される場合は肥満症とされ, 医学的に減量を必要とする病態となる. 肥満や肥満症にかかわらず, 部分痩身医療の対象となるのは皮下脂肪型あるいは混合型肥満であり, 運動や食事指導の介入により改善が期待される内臓脂肪型肥満は対象外と考えられている. 内臓脂肪型肥満 (内臓脂肪面積≧100 cm^2) は主に成人男性の肥満や閉経後の女性にみられ, メタボリック症候群やその予備軍であるため, 心臓血管系のイベントを生じやすい.

皮下脂肪型肥満は小児, 閉経前の女性, 相撲取り, プロレスラーといった一部の運動選手に多い. 運動や食事改善で減量しやすい内臓脂肪型とは異なり, 脂肪代謝速度が遅いため減量には相応の努力が必要となる.

一般に, 本邦では欧米型のBMI (body mass index) ≧30 (BMI; 体重 (kg) を身長 (m) の2乗で除した値) のような極端な肥満者が少なく, また, 自ら医療により肥満を解決しようというニーズも少ない. しかしながら, 軽度肥満程度の例や運動をしても一部の皮下脂肪が減量できない例においては, 体重減少を目的としない体形改善, つまり, ボディコントアリング (body contouring) を目的に部分痩身を望む場合がある. このような例においては, 1/1,000人の確率で重大な合併症が発症すると米国FDA (Food and Drug Administration; 食品医薬品局) が警告する侵襲の大きい脂肪吸引よりも, 非侵襲的な医療機器を用いた部分痩身方法のほうが受け入れられやすいと考えられる.

対象は通常，下顎部，脇腹，腹部，背部，臀部，大腿，上腕，下顎部の皮下脂肪であるが，高周波/RF（radiofrequency，ラジオ波）を用いると，全身の代謝亢進や内臓脂肪減少効果までも期待できる．ただし，効果の人種的差異[1,2]は非常に重要な検討項目であり，医療機器に対する反応が南アジア人と欧米人とでは異なる可能性を常に考慮すべきである．

本稿ではRFを用いた部分痩身について解説する．

RF治療とは

RFは，周波数が0.3 MHz（300 KHz）から300 MHzの電磁波であり，さまざまな組織を通して組織の抵抗またはインピーダンス（皮膚：289，脂肪：2,180，筋肉：110）の違いにより発熱する（誘電加熱）．組織固有の抵抗により発生する熱エネルギー（ジュール熱［J］＝電流^2×抵抗×時間）の量は，総エネルギー（J/cm^3），照射時間，周波数が増加するにつれて増加する．皮膚組織内におけるRFの減衰は，周波数に比例して高まり，組織への深達度が落ちる[3]．応用範囲は広く，温熱治療，疼痛緩和，外科的切開，フラクショナルRF治療など，医療分野で幅広く使用されている[4-6]．

一般的な電気メスは0.4 MHz，RFメスでは4 MHz，皮膚の引き締め，たるみ治療，脂肪治療目的では1〜40 MHzが使用されている．これらのRF周波数帯域は，レーザーや光の周波数とは異なり，メラニンやヘモグロビンに吸収されないため，より深く皮膚に浸透することができる．RF方式には，対極板の必要なモノポーラRFと対極板不要のバイポーラRFやユニポーラRFなどがある（**図1**）[7,8]．

モノポーラRFによる部分痩身

肌の引き締め用モノポーラRFを用いた部分痩身

モノポーラRFは，対極板を貼布し，皮膚に接するプローブより電流を供給しその誘電加熱により施術部の組織温度を上昇させる機器である．皮膚への接触面積が小さいプローブと大きな対極板間に6.78 MHzのRFを流しながら皮膚の引き締めを目指すThermaCool™（Thermage Corporation/現Solta Medical，USA）では，1 shotあたり3秒程度で設定エネルギーを照射，皮膚表面から面状に作用させ，三次元的に深部組織（真皮全層から脂肪層）を加温する．

ThermaCool™を用いると，顔面，眼窩周囲，腹部，四肢に非侵襲的な皮膚の引き締め（タイト

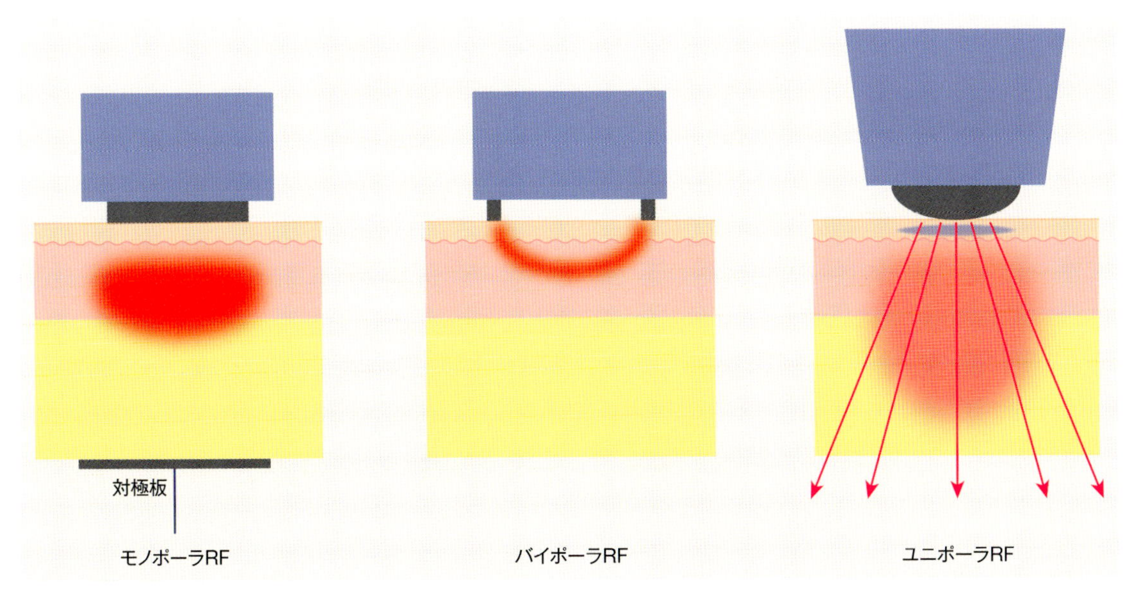

図1　RFの照射方法

ニング〈tightening〉）を図ることができる．2001年に開発され，2002年に眼窩周囲の隆起としわの非侵襲的治療用として米国FDAに承認された．その後，2004年には顔全体のタイトニング治療器として，2006年には体の輪郭形成用として承認されている．

即時タイトニング効果および施術後数か月に及ぶ輪郭変化の機序については，Zelicksonらは電子顕微鏡的に真皮内のコラーゲン線維の収縮とその再構築理論を[9]，Popeらは真皮変化に加え，選択的線維性脂肪隔壁加熱が惹起する変化によると推測している[10]．ミニブタを用いた研究では，真皮コラーゲン含有量が9%から3か月後には25.9%に増加することが組織学的立体解析にて示された[11]．また，Yokoyamaらは3か月後には真皮全層にわたりⅠ型とⅢ型コラーゲンの増生と肌質改善効果を報告している[12]．

しかしながら，施術後数か月後に現れる輪郭改善や部分痩身効果が真皮の再構築や脂肪隔壁の収縮のみで説明がつくかは疑問が残る（**図2，3**）．また，RF治療全般に言えることだが，施術開始まもなく処置部の体積が減少していく．即時的タイトニング効果を皮膚収縮理論と結論づけるためには，表皮以外の皮膚，つまり，2〜4 mmの真皮コラーゲン線維や皮下組織上層の脂肪隔壁を焼灼するほどの蓄熱（65〜68℃）[11]が必要と考えられるが，通常，RF治療は無麻酔で処置できる簡略な方法である．WeissらがRFの即時的タイトニングの真の理由と信じたホルモン感受性リパーゼ（HSL）の活性化に伴う脂肪分解促進理論が，より信憑性が高いと考えられる[4]．

筆者が行った即時的な顔面頬部の体積変化を三次元的解析した検討では（**図4**），右頬施術中に，未施術部である左頬の体積も同時に減少している（減少率は施術部側が大きい）．次いで，左頬処置中に未処置側の右頬の体積減少がみられる（施術中である左頬の減少率のほうが大きい）．再度，右頬のみを治療したところ，両頬部の体積がともに減少した．また，24時間後には両頬の体積増加が観察されるも，施術前に比べて依然体積減少は維持されており，皮膚の凹凸消退など脂肪層の引き締まりが観察できるなど，RF治療中に

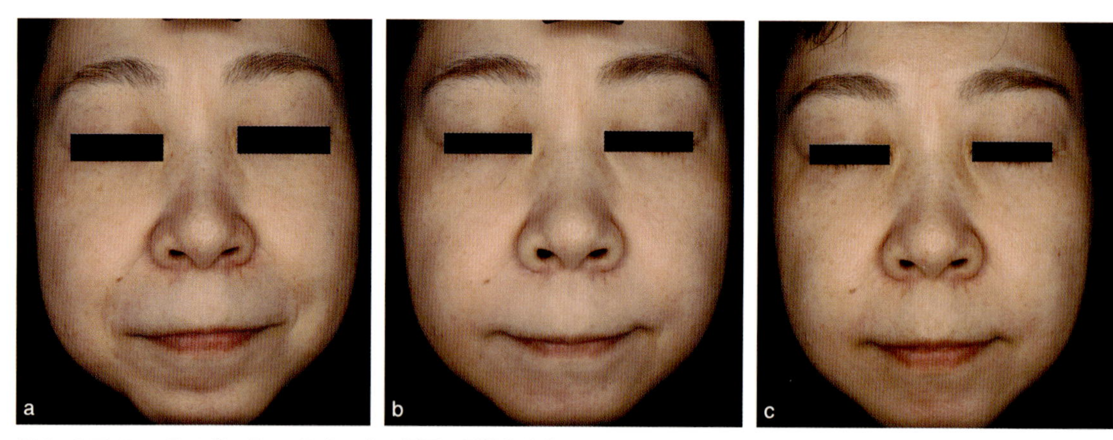

図2 6.78 MHz モノポーラ RF 治療による顔面の長期的変化
49歳，女性．a：治療前．6.78 MHz モノポーラ RF（ThermaCool CPT™, level 2〜2.5，900 shot）を1回，顔面全体に照射した．b：1か月後．c：5か月後の臨床像．経過に伴い，眼頬溝（ゴルゴライン）の軽減，鼻唇溝の消退，あごの形態改善，顔面全体の著明な引き締まり，毛穴の縮小，皮脂の減少など臨床的改善が認められた．

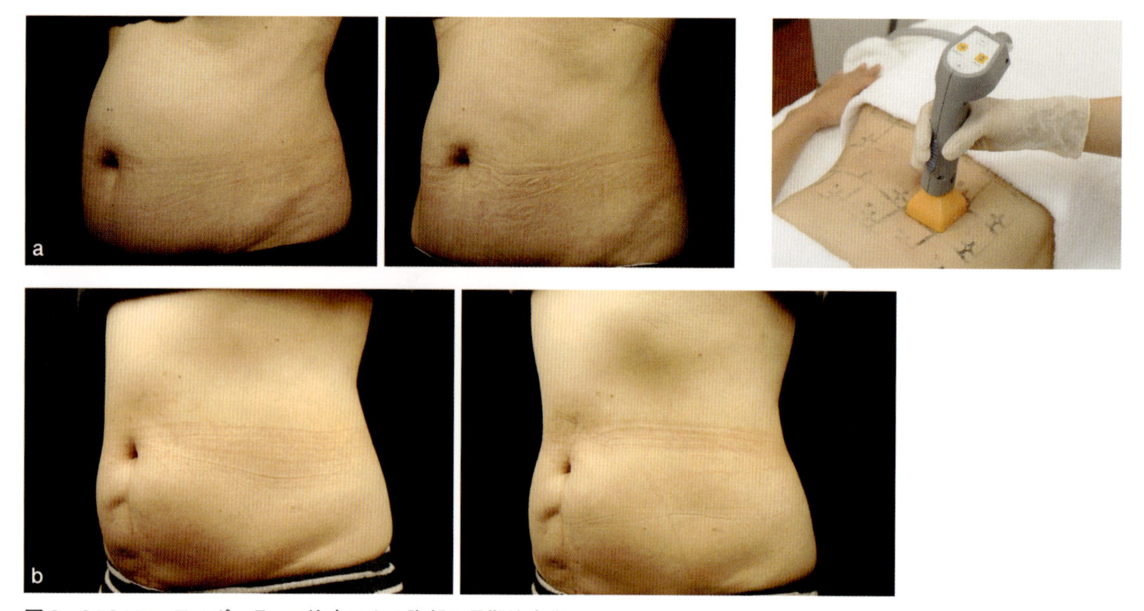

図3 6.78 MHz モノポーラ RF 治療による腹部の長期的変化
a：60歳代，女性A．左：治療前．右：ThermaCool CPT™（6.78 MHz，400 shot）1回治療2か月後．
b：60歳代，女性B．左：治療前．右：ThermaCool CPT™（6.78 MHz，400 shot）1回治療5か月後．
いずれも著明な周径減少が観察されている．
（Thermage 社資料より）

真皮の収縮なしで肌の引き締まりが進行したことが分かる．HSL 活性化のためには末梢神経からのカテコールアミン分泌が必要であり，RF が神経を刺激した可能性がある．また，長期的な変化を見てみると（**図2**），施術5か月後において，肌質改善と明らかな顔面の体積減少が分かる．加熱による脂肪細胞のアポトーシスによる体積減少までもが誘発されたと思われる[3, 13)]（**図2，3**）．

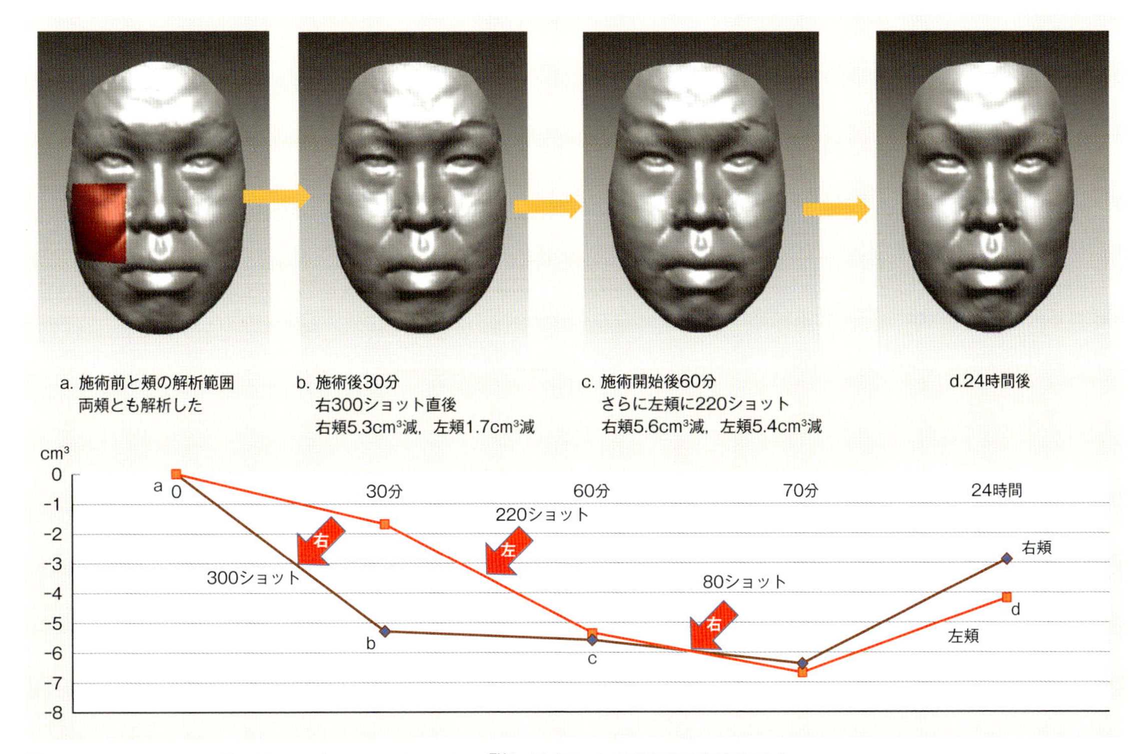

図4　6.78 MHz モノポーラ RF（ThermaCool CPT™）治療による顔面の即時的変化
39歳，男性.
右頬部に30分間300ショット，次いで左頬に30分間220ショット，さらに10分間再度右頬に80ショット照射し，その継時的体積変化を三次元解析した（Voxelan/浜田エンジニアリング社）．施術中，施術部の体積が主に減少したが，対側の未処置部の体積減少も観察された．施術終了24時間後には体積の戻りが認められたが，依然として頬部の膨らみは改善していた．頬の凹凸がなくなり引き締まりも観察できる．

近年，モノポーラ RF とバイポーラ RF が 1 shot 内で時間差で同時照射できる機器も現れた（Density™/Jeisys，韓国）．モノポーラ RF 単独照射より効果が大きいと言われている．

皮下脂肪用モノポーラRFを用いた部分痩身

モノポーラ RF の場合，電界が適切に誘導されれば，脂肪への加熱は皮膚や筋肉よりも大きくなる．試験管内では，45℃，3分間で脂肪細胞の60%が死滅する[5]．1 MHz モノポーラ RF は，皮膚表面から7～14 mm を加熱し，効率的に脂肪細胞に作用する．皮膚表面を45℃で3分間加熱し，数か月後に脂肪細胞のアポトーシスを誘導する[13]．

部分痩身装置も開発されており（truSculpt®/Cutera，USA），1～2か月ごとに2～3回繰り返すと，2か月後には脂肪層が最大25%減少する．この治療は，顔を含め，体のどこにでも行うことができる[13, 14]（**図5**）が，脂肪層が厚い，いわゆる「ラブハンドル」（側腹部から腰背部にかけて）には効果がない．解剖学的に熱耐性の脂肪が存在するといった報告もなく，単に蓄熱で脂肪細胞がアポトーシスに陥った結果，部分痩身ができるといった説明では不十分であり，RF と脂肪細胞数の減少ないしは脂肪細胞の縮小に関して他因子の影響があると思われる．興味深いことに，この治

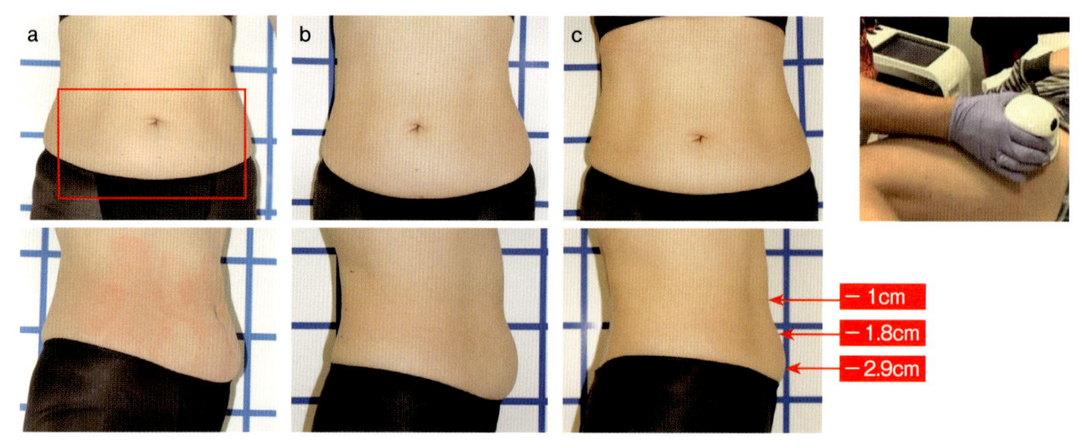

図5　1 MHz モノポーラ RF 治療による腹部の長期的変化
45 歳，女性．身長 160 cm，BMI19.85．a：治療前．1 MHz モノポーラ RF（truSculpt®；3 分間を 15 回，スタンプ状プローブを腹部全体に接触加熱）を用いて施術．b：1 回治療 4 週後，c：2 回治療 4 週後．周径の減少と腹部全体の脂肪減少が観察される．

検査値	治療前	65 分治療直後
体重(kg)	83.12	82.56 (−0.543)*
臍上5cm周囲径(cm)	93.5	92.2 (−1.3)
臍周囲径(cm)	95.0	93.3 (−1.7)
臍下5cm周囲径(cm)	94.5	92.0 (−2.5)
インスリン値(μmol/L) 基準値2.2〜12.4	14	13.3
インスリン抵抗性(HOMA-IR)	3.4	2.9
血糖値(mg/dL) 基準値70〜110	99	90
遊離脂肪酸FFA(mg/dL) 基準値140〜850	464	395
ノルアドレナリン値(pg/mL) 基準値100〜450	204	222

＊血液検査分 17 g を除く

図6　1 MHz モノポーラ RF 治療による腹部の即時的変化と生化学的検査値の変化
42 歳，男性．a：治療前．1 MHz モノポーラ RF（truSculpt®；3 分間を 15 回，ロスタイムを含めて 65 分間スタンプ状プローブを腹部全体に接触加熱）を用いて施術．b：施術後には周径の減少と体形の著しい改善が認められる．

療を絶食状態，安静仰臥位で腹部に施術すると即時的な生化学的変化を伴いながら短時間で腹部周径が減少する[7, 8, 15]（**図6，7**）．ノルアドレナリンの増加，インスリン低下，インスリン抵抗性の低下，遊離脂肪酸（FFA）の増加，脂肪分解を示すアセト酢酸（ケトン体）の有意な増加（**図7**）など，脂肪細胞における脂肪代謝の亢進および全身性の代謝亢進が認められ，筋肉内で非ふるえ熱

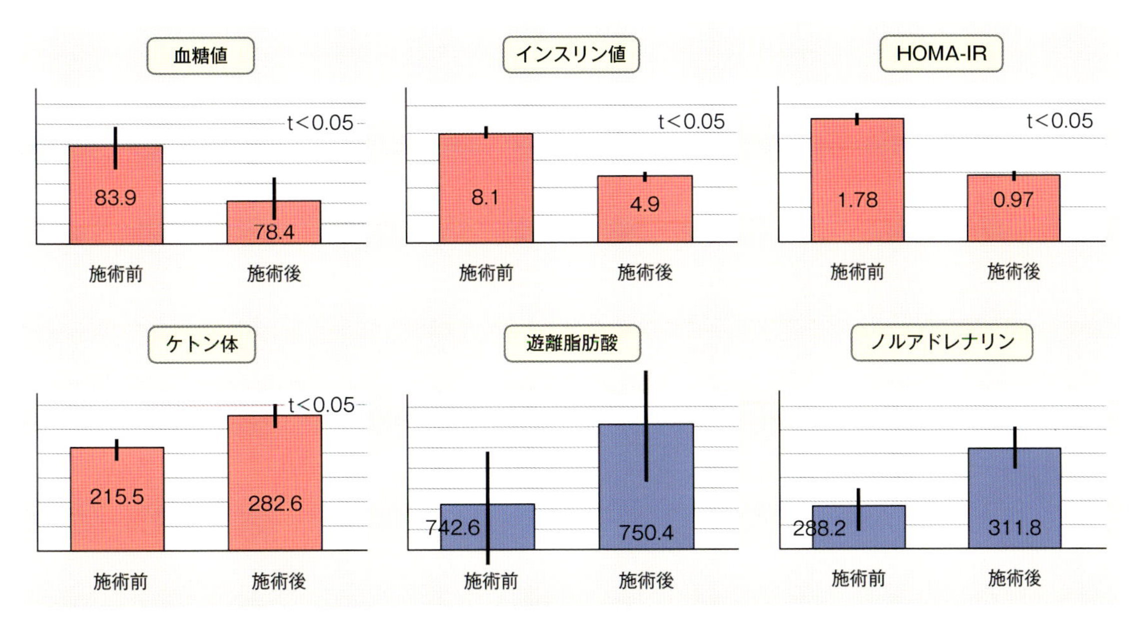

図7 1 MHzモノポーラRF治療（65分）による生化学的検査値の即時的変化
腹囲90 cm以上の肥満男性10人を被検者とし，1 MHzモノポーラRF（truSculpt®；3分間を15回，ロスタイムを含めて65分間スタンプ状プローブを腹部全体に接触加熱）にて施術した直後の検査値の変化を示す．血糖値，インスリン値，インスリン抵抗（HOMA-IR）値の有意な低下，ノルアドレナリンと遊離脂肪酸（FFA）の増加傾向が観察される（赤棒グラフは有意差あり）．食事と関係のないインスリンの低下は糖代謝亢進を示し，運動状態と考えられるが，この場合には横紋筋内における非ふるえ機構が働き熱を産生していたと判断できる．肝臓内で消費されたFFAはケトン体となる．

産生機構が稼働したと考えられた[16,17]．非ふるえ熱産生機構は筋肉内で熱が発生する恒温動物が持つ体温維持機能であるが，つまり，ノルアドレナリンが脂肪細胞内の中性脂肪を分解し，発生した遊離脂肪酸（FFA）は肝臓や筋肉内でβ酸化されエネルギー源として利用される．安静時にノルアドレナリンが増加したため消費エネルギー（基礎代謝）以上の脂肪組織代謝が行われると判断される（**図8**）．上田も同様な現象をバイポーラRFで観察しており，生化学的変化の検討からRFによりノルアドレナリンの分泌が誘発されることにより脂肪代謝が亢進し，皮下脂肪および内臓脂肪が減量する可能性を報告している[18]．つまり，部分痩身は，即時的な脂肪代謝の亢進と数か月後に生じる遅発性の脂肪細胞のアポトーシスという2つの機序による結果と考えられる．

近年，皮下脂肪を効率よく加熱するために2 MHzに改良されたtruSculpt®iD（Cutera, USA）が発売された．米国では高い評価を得ているが，2 MHzでは皮膚へのRFの浸透が1 MHzに比べて若干浅いため，白人に比べ皮下脂肪の厚い南アジア人[1]には十分な効果が得られるか検討を要する．

非接触field selective RFを用いた部分痩身

皮下脂肪減少のためのfield selective RF（VANQUISH™/BTL, UK）は，表皮下5～10 mmの部位に43～45℃の加熱温度を使用する非接触型27.12 MHz RFシステムである．週4回の治療終了後1か月で，腹囲が平均4 cm減少したと報告されている[19]．施術によりインスリン抵抗性が低下し，腹部脂肪が減少するも，急激な体

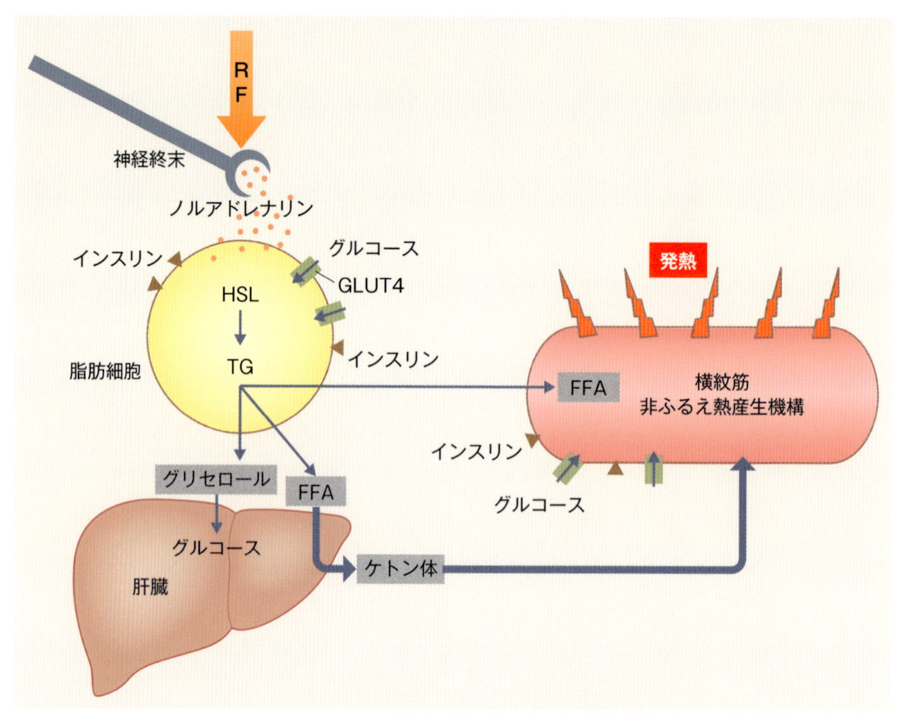

図8 RF（バイポーラ，モノポーラ）治療時に生じる即時的生体反応
RF刺激により末梢神経より産生されたノルアドレナリンは脂肪細胞に作用し，β3アドレナリン受容体が刺激され，c-AMPを介し脂肪分解酵素であるホルモン感受性リパーゼ（HSL）が活性化されると脂肪分解が始まる．中性脂肪（TG）は遊離脂肪酸（FFA）とグリセロールに分解される．FFAは筋肉や肝臓のミトコンドリアでβ酸化されエネルギーとして利用される．

重減少による健康への悪影響，特に心臓への負担はなく，皮膚や筋肉にも影響はないとされる[20]．しかしながら，脂肪細胞がアポトーシスを起こすには施術後2〜3か月を要する．また，腹囲を1cm減らすには体重を1kg減らす必要がある[21]．4回の施術後，1か月で4,000gの脂肪細胞が減少するとは考えにくく，RFによって脂肪代謝が著しく増加した可能性が高い．新モデル（VANQUISH ME™）では改良が加えられ，毎週1回45分間，計4回の治療後1か月時点で，エコー上，VANQUISH™で2.72mm，VANQUISH ME™で4.17mmと，有意に脂肪厚が減少したと報告された[22]．

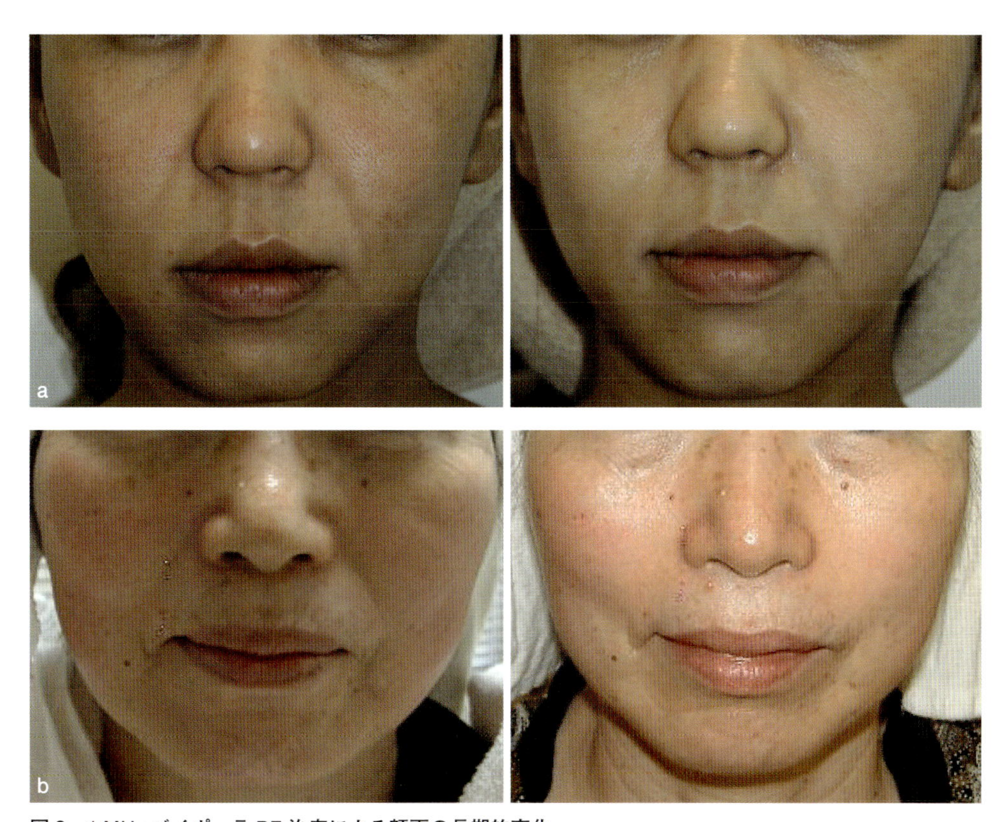

図9　1 MHz バイポーラ RF 治療による顔面の長期的変化
a：38 歳，女性．左：治療前．右：ブロードバンド赤外線-RF（Sublime™）2,000 shots を頬部全体に 1 回照射後 10 日．頬部の引き締まりと鼻唇溝の軽減が観察できる．
b：59 歳，女性．左：治療前．右：ブロードバンド赤外線-RF（Sublime™）2,000 shots を頬部全体に 1 回照射後 30 日．頬の引き締まりが観察できる．

バイポーラ RF による部分痩身

非侵襲性バイポーラRFによる部分痩身

バイポーラ RF の周波数は，1 MHz が選択されている．2021 年に種々の熱源が使用可能なプラットフォームの製造は中止となったが，当初，使用できたプローブは，下駄状の平行平板電極にIPL（intense pulsed light），ダイオードレーザー，ブロードバンド赤外線といった熱源を挟み込んだものであった．現在はブロードバンド赤外線（700～2,000 nm）を熱源としたバイポーラ RF が使用できる．RF 深達域はプレート電極間の幅（8～10 mm）の 50％程度とされ[23]，組織温度が高いほど抵抗値が低くなり RF が流れやすくなる．赤外線の皮膚への深達度が 10～30 mm[24] で

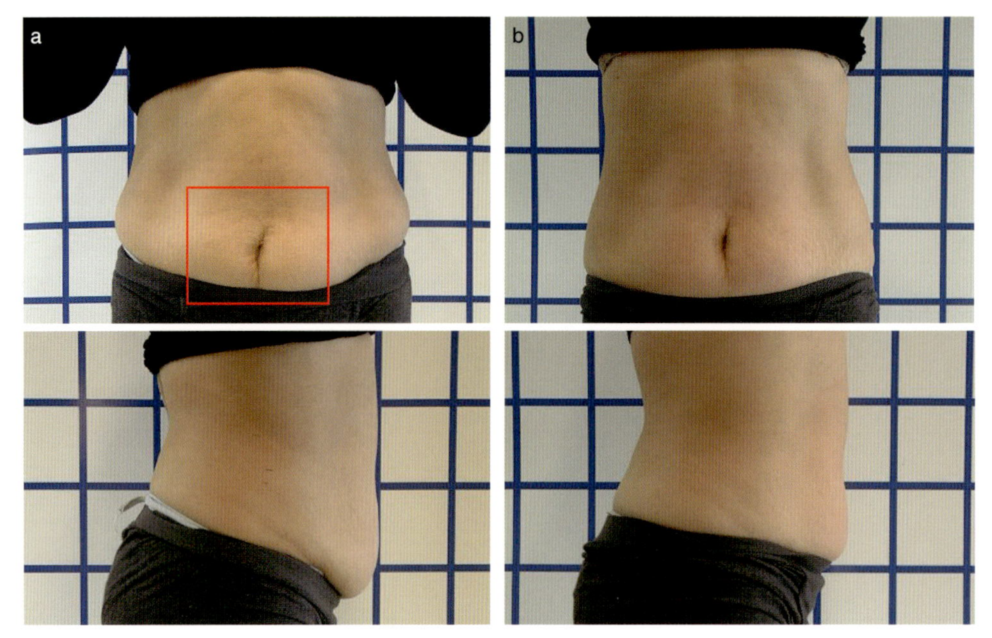

図 10　1 MHz バイポーラ RF 治療による腹部の即時的変化 1
38 歳，女性．a：治療前．臍部を中心として，約 200 cm^2 の範囲（赤線内）を Sublime™（ブロードバンド赤外線-バイポーラ RF）3,500 shot（RF 120）にて照射した．b：施術後に腹部の皮下脂肪が著減している．

あることを考慮すると，電極板距離間の 50 % 以上の深部に RF が流れる可能性がある．モノポーラ RF と同様，作用機序はジュール熱により変性したコラーゲンの再構築による真皮の若返りと引き締めと言われているが（**図 9**），未だに真皮でのコラーゲンの新生は確認できておらず，引き締めに関与する組織学的変化は未確認である[25]．

部分痩身に関しては，1 MHz バイポーラ RF（ST reFirm®；現 Sublime™［ブロードバンド赤外線-バイポーラ RF］/Candela，USA）を臍周囲 200 cm^2 のみに作用させると，施術直後の検査にて，生化学的な変動，腹部周径の減少と CT で確認された皮下脂肪と内臓脂肪の減少，さらに，サーモグラフィーにて頸部，上腕，背部に温度上昇がみられた報告がある[18]．1 MHz モノポーラ RF で示した変化がブロードバンド赤外線-バイポーラ RF でも生じた可能性があり，やはり，非ふるえ熱産生機構[16, 17]が大きくかかわっていると考えられる．

臍部を中心に 200 cm^2（赤線内）に 60 分間 RF を照射した自験例を示す（**図 10，11**）．短時間に著明な体型の変化が観察される．安静時にもかかわらずノルアドレナリンが増加したため消費エネルギー（基礎代謝）以上の脂肪組織代謝が行われ，筋肉内熱産生により即時的な痩身が誘導されたと判断できる．同様の治療を週 3 回，計 9 回行った自験例においては，皮下脂肪（可能性として内臓脂肪の減少まで含めて）の減少が長期的に維持されることがわかる（**図 12**）．Kiedrowicz らは，女性 20 人の腹部 20 × 10 cm に 1 MHz バイポーラ RF を週 3 回，計 10 回照射後，体重，BMI，およびウエスト周囲径の減少に反映される長期的な美容効果（少なくとも 6 か月間持続）が観察され，効率的な治療法であったと報告している[26]．今後，効果の持続性についての検討が待たれる．一方で，皮下脂肪の厚い被検者では顕著

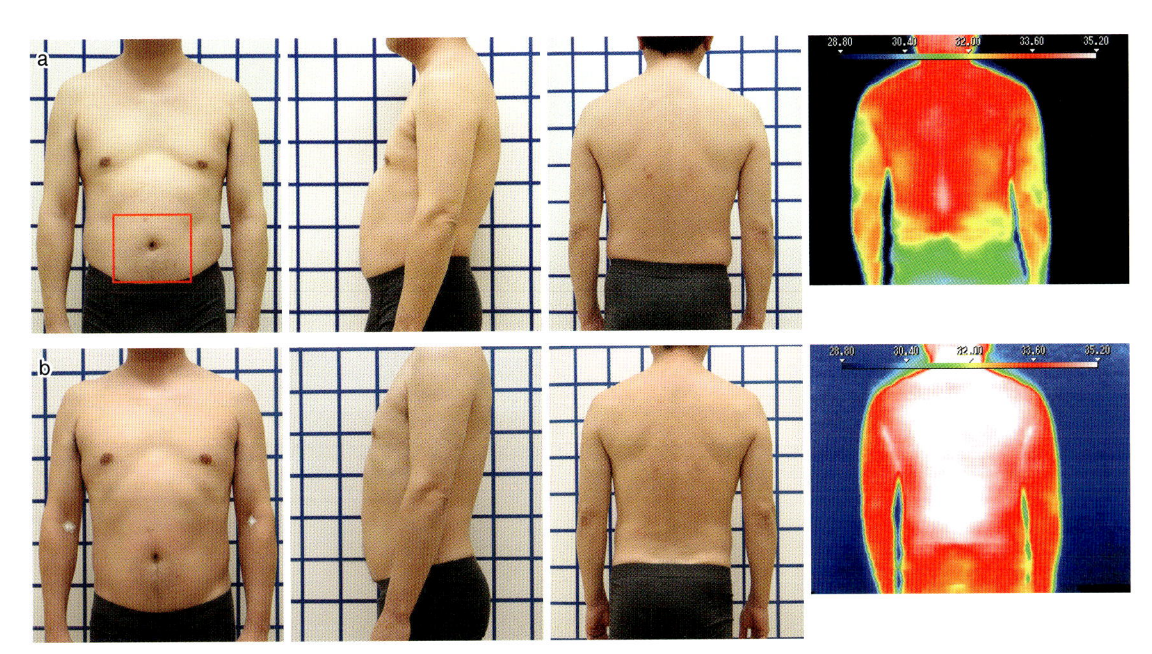

図 11　1 MHz バイポーラ RF 治療による腹部の即時的変化 2
46 歳，男性.
a：治療前．臍部を中心として，約 200 cm^2 の範囲（赤線内）を Sublime™（ブロードバンド赤外線-バイポーラ RF）3,500 shot（RF 120）にて照射した．**b**：施術後の臨床写真およびサーモグラフィで，体全体が引き締まり，背部，後頸部，腋窩の表面温度の上昇が観察される．

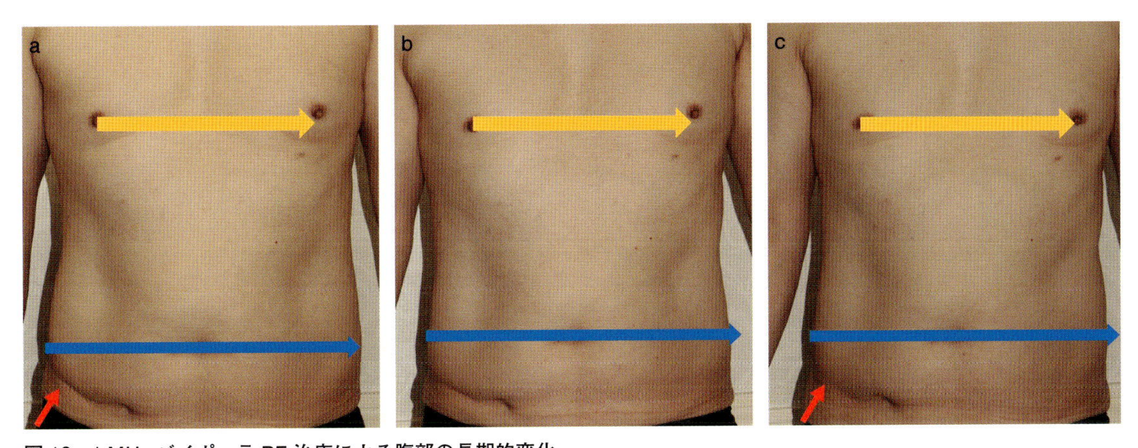

図 12　1 MHz バイポーラ RF 治療による腹部の長期的変化
67 歳，男性．**a**：治療前，**b**：6 回施術後 2 日，**c**：9 回施術後 1 日．乳頭間距離（黄矢印）にて臨床像の縮尺を合わせた．臍部の高さで横幅（青矢印）を計測すると回数が多いほど減じている．また，施術前と比較して 9 回後には赤矢印部の脂肪のたるみも減弱している．

な変化は観察されない症例もみられ，部分痩身はRFの到達深度，脂肪層の厚さ，皮膚表面から筋肉との距離，インスリン抵抗性の有無などの関係が重要と考えられた．インスリン抵抗性とは血中にインスリンが存在しても期待される作用が発揮できない状態を意味し，細胞内への糖の取り込みが障害を受け，熱の産生が妨げられる．インスリン抵抗性の増加は，内臓脂肪よりも皮下脂肪の量によって増加するとも考えられている[1]．南アジア人は白人よりも皮下脂肪細胞が多く，脂肪細胞も大きく，BMIが同じでもインスリン抵抗性が高い[1]．皮下脂肪へのRFの深達性を考慮すると，モノポーラRFやユニポーラRFのほうが痩身効果をより発揮できる可能性がある．

ユニポーラRFによる引き締めとセルライト改善

ユニポーラRFは，対極板を使用せず，テレビのアンテナ塔のように全方向に電界を形成する．通常のモノポーラ/バイポーラRFの真皮への浸透範囲が1～4 mmであるのに対し，Tenor™（Alma Laser，イスラエル）では15～20 mmまで到達すると考えられている．通常40.68 MHzが使用され，主に顔面の引き締めやセルライトの改善に使用される．1週間隔で6回治療したところ大腿部周径が平均2.45 cm減少した報告がある[27]．

おわりに

RFによる部分痩身は可能である．RFには対極板の必要なモノポーラRFと対極板の不要なバイポーラRF，ユニポーラRFの3様式がある．それぞれに特徴があるものの，RFができるだけ深部に作用するものほど部分痩身や引き締め効果に優れていると考えられる．文献的には真皮コラーゲン線維や脂肪隔壁の即時的収縮によるタイトニングと数か月後に現れる脂肪のアポトーシスによる引き締まりが部分痩身といわれているが，RF治療後まもなく認められる容積減少や脂肪厚の厚い部位では効果が出にくいなど，理論と相合わないことも多い．今後の研究が待たれるが，RFによる即時的な脂肪代謝亢進は，肥満に伴うメタボリック症候群といった肥満症治療に役立つ可能性がある．

（中野俊二）

引用文献

1) Chandalia M, et al. PLoS One 2007；2（8）：e812.
2) Shek S, et al. Lasers Surg Med 2009；41（10）：751-9.
3) Franco W, et al. Lasers Surg Med 2009；41（10）：745-50.
4) Weiss RA. Semin Cutan Med Surg 2013；32（1）：9-17.
5) Cho SB, Kim HS. Med Lasers 2016；5（1）：1-6.
6) Greene RM, Green JB. Facial Plast Surg 2014；30（1）：62-7.
7) 中野俊二．非侵襲性医療機器を用いた部分痩せ治療．川田暁編．美容皮膚科ガイドブック．第3版．東京：中外医学社；2023．pp.199-210.
8) Nakano S, Lim TS. Radiofrequency. In：Wong STH, et al（eds）. A Guide to Aesthetic Medicine and Cosmetic Surgery. Cambridge：Cambridge Scholars Publishing；2023. pp.276-93.
9) Zelickson BD, et al. Arch Dermatol 2004；140（2）：204-9.
10) Pope K. Selective fibrous septae heating：An additional mechanism of action for capacitively coupled monopolar radiofequency. Thermage White Paper. 2005；2.
11) Fritz K, et al. Dermatol Ther 2015；28（3）：122-5.
12) Yokoyama Y, et al. Dermatol Surg 2014；40（4）：390-7.
13) Franco W, et al. Lasers Surg Med 2010；42（5）：361-70.
14) Sugawara J, et al. Lases Surg Med 2017；49（8）：750-5.
15) Nakano S. Efficacy of 1-MHz radiofrequency device for fat burning due to increase of insulin. American Society for Laser Medicine and Surgery Abstracts. Lasers Surg Med 2016；48：issue S27.
16) Bal NC, et al. Nat Med 2012；18（10）：1575-9.
17) 岸田堅，船橋徹．糖尿病2008；51（5）：373-6.
18) 上田厚登．日レーザー医会誌2010；31（1）：18-23.
19) Manuskiatti W. Vanquish-non-invasive, contactless approach for body contouring and circumrerential reduction usingu selective RF. 5th 5-Continent-Congress, programme book. 80. 11-13th Dec 2014, Hong Kong.
20) Pumprla J, et al. F1000Res 2015；4：49.
21) Miyatake N, et al. Environ Health Prev Med 2007；12（5）：220-3.
22) Hayre N, et al. J Drugs Dermatol 2016；15（12）：1557-61.
23) Brill AI. Clin Obstet Gynecol 2008；51（1）：153-8.
24) 中山靖久．照明学会雑誌1977；61（11）：642-56.
25) Beltrán-Frutos E, et al. Histol Histopathol 2012；27（9）：1231-7.
26) Kiedrowicz M, et al. Nutrients 2022；14（17）：3498.
27) Goldberg DJ, et al. Dermatol Surg 2008；34（2）：204-9.

8章 部分痩身

電磁誘導による部分痩身および筋肥大

ここで伝えたいエッセンス

- 筋肉の形状は体型に対し重要な位置を占めるため，脂肪減少に加え筋肉の強化が魅力的な外観のためには必要である．
- テスラ磁気刺激は随意的な筋収縮では達成できない「超極大筋収縮」を引き起こす．
- テスラ磁気刺激による体型改善は，筋の強力な不随意収縮による筋肥大・筋組織過形成と皮下脂肪減少の複合的な結果による．
- テスラ磁気刺激による骨盤底筋群の強化は尿漏れや子宮脱の改善のみならず運動機能や姿勢の改善手法としても有用である．

電磁誘導とは，磁束が変動する環境下に存在する導体に電位差が生じる現象である．また，このとき発生した電流を誘導電流という．つまり，コイルに向かって磁石を前後させると電流が発生し，コイルに電流を流すと磁場が発生する．電磁誘導の理論を生体に応用したものが部分痩身および筋肉強化目的に医療機器として存在している．

生体においては，磁器刺激コイルより発生した磁束を，ターゲットとする部位の神経・筋肉の周辺組織内に通過させることにより，その磁束の変化を減少させるようにして渦電流が刺激部位に誘導される．誘導された渦電流によって神経を興奮させ，支配領域の筋収縮や神経変調（neuromodulation）を誘発する．結果，非侵襲的に筋肉・神経が刺激可能となる[1]．医学においては，神経学や精神医学[2]，理学療法[3]や泌尿器科学（女性の尿失禁治療）[4]など，すでに多くの分野で応用され治療の実績がある．

部分痩身・筋肥大目的に応用する場合，ハンドピースを目的部位に装着し一定時間筋肉への刺激を繰り返すことで効果を得る．

名称は，メーカーにより高強度テスラ磁気刺激（HITS：high intensity tesla stimulation technology）や高密度焦点式電磁（HIFEM：high intensity focused electro-magnetic）などと呼称されるが，基本的には同じ理論であり，プログラミングやハンドピース・筐体の形状により差別化を図っている．

比較対象としてEMS（electrical muscle stimulation）が挙げられるが，EMSが電流による直接的な筋線維刺激であり，主に筋肉表面にのみ作用するのに対し，電磁誘導による作用は皮下7 cmまで作用するため，筋肉の全層を収縮させることが可能であるという点に大きな違いがある．また，磁場は皮膚の痛みの仲介となる放射状の電流を発生しないため，EMSで生じることのある痛み[5]が少ない点，非電離式であるため原子の中から電子を弾き飛ばすエネルギーを持たず，電離した原子によって遺伝子が傷つけられることがない点，皮膚で熱が発生しないため熱傷[6]リスクがない点など多くの相違点が存在する．

以下，本項では電磁誘導による筋刺激を「テスラ磁気刺激」と記載する．

筋肥大の理論

深層において，生理学的特性として電流に反応しやすいのは神経である．テスラ磁気刺激により発生した渦電流は直径の大きな，つまり抵抗値の低い末梢周辺の運動ニューロンに優位に働き，脱分極させる．つまりテスラ磁気刺激は，刺激を受ける領域の末梢運動神経の線維を選択的に興奮させ，特定の神経または神経叢により神経支配されている筋肉群全体を収縮させることが可能である．

随意的な筋肉運動では，筋線維は途中で必ず弛緩する．これは，筋肉の活動が続いている間に中枢神経系がほかの刺激を伝達できないことに起因する．活動電位活性化のメカニズムは，細胞が別のサイクルに備えて膜を再分極するため，短い不応期を含む一般的な時間的サイクルを有している．対して，30 Hz 以上の周波数で刺激すると，刺激間に筋肉を弛緩させることができず，随意的な筋収縮では達成できない筋の硬直状態（超極大筋収縮）を引き起こす．超極大筋収縮は，筋肉の過形成および筋肥大を引き起こし，結果，筋肉量の増量および筋形状の改善，筋線維の増大や筋力の増加を誘発する[7]．また，超極大筋収縮に筋は順応しにくいため良好な治療効率を維持しやすい．

脂肪減少の理論

超極大筋収縮が脂肪分解を引き起こす機序について解説する．超極大筋収縮により細胞内では脂質（中性脂肪）が遊離脂肪酸（FFA）とグリセロールに分解される．FFA は本来体のエネルギー源として利用されるが，放出される FFA が一定量を超えると消費しきれずに細胞内に過剰に蓄積する．細胞内の FFA 濃度が上昇しホメオスタシスが破壊された状態になった時，小胞体（ER）は小胞体ストレス応答（UPR）を介し，アポトーシス反応を誘発する[8]（**図 1**）．テスラ磁気刺激による治療後の脂肪細胞アポトーシスは 91.7 % の増加が認められたとの報告がある（**図 2**）[9]．以上の反応により，テスラ磁気刺激は脂肪細胞を減少させるとされている．

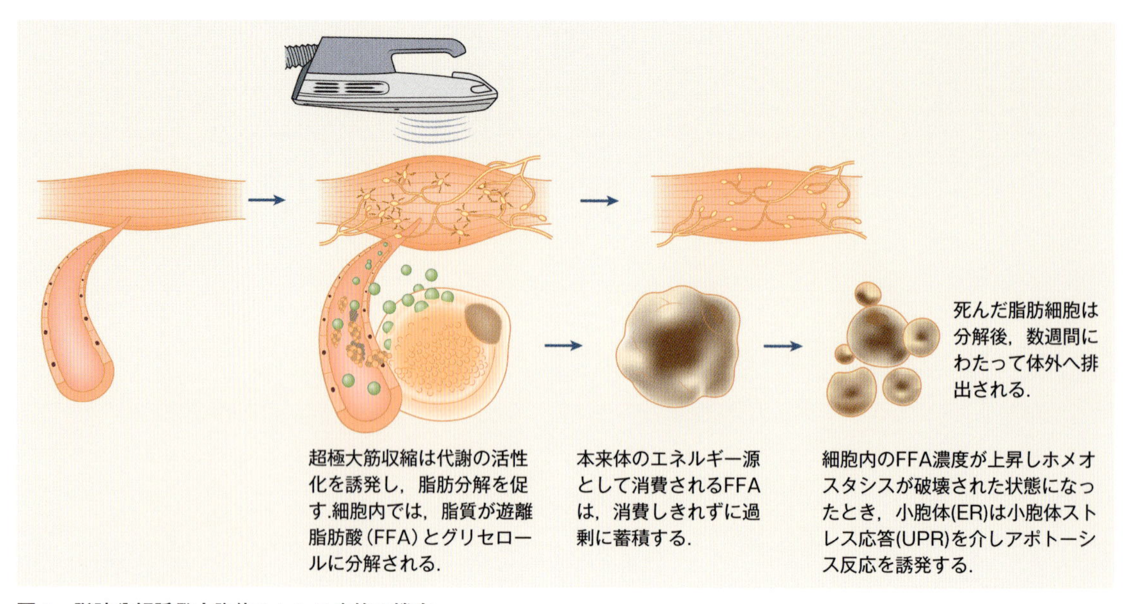

図1　脂肪分解誘発小胞体ストレス応答の機序
（Weiss RA, Bernardy J. Lasers Surg Med 2019[9]を参考に作成）

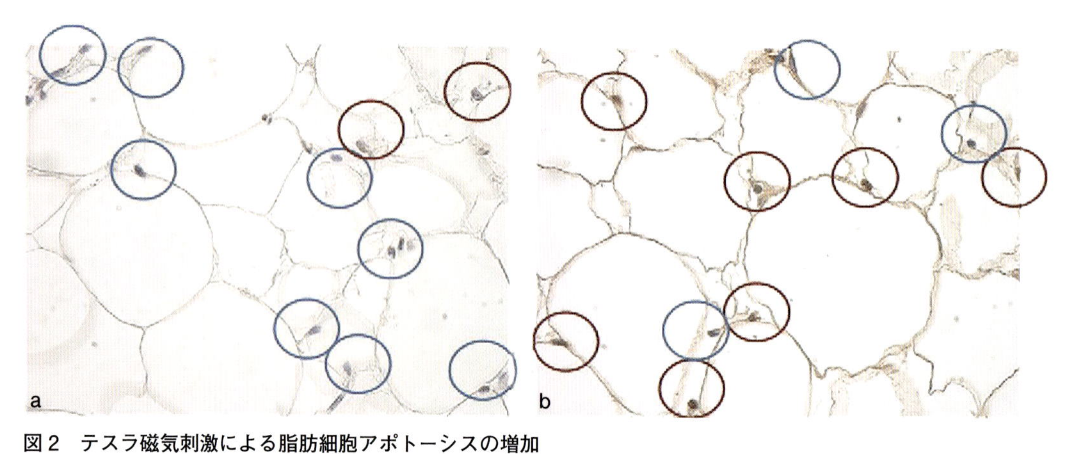

図2　テスラ磁気刺激による脂肪細胞アポトーシスの増加
Emsculpt® による磁気刺激後のブタの脂肪組織の変化．a：磁気刺激前，b：刺激後．
アポトーシス核は茶色の丸，通常の核は青い丸で示す．磁気刺激後にアポトーシス核は増加している．
（Weiss RA, Bernardy J. Lasers Surg Med 2019[9]より）

ボディコントアリング

整容面において，筋肉は古代からの彫像の造形からもわかるように魅力的な外観において重要な

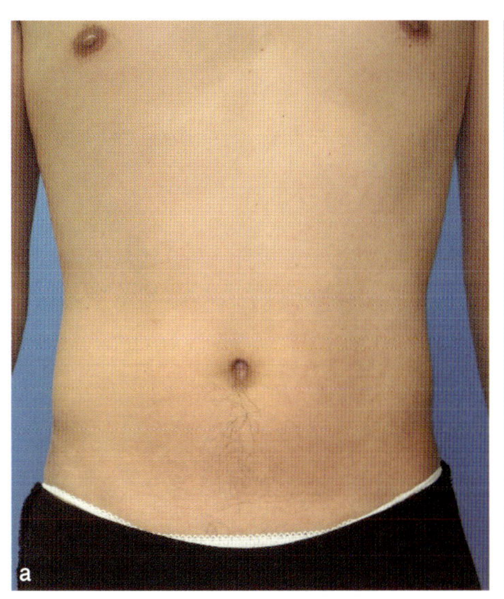

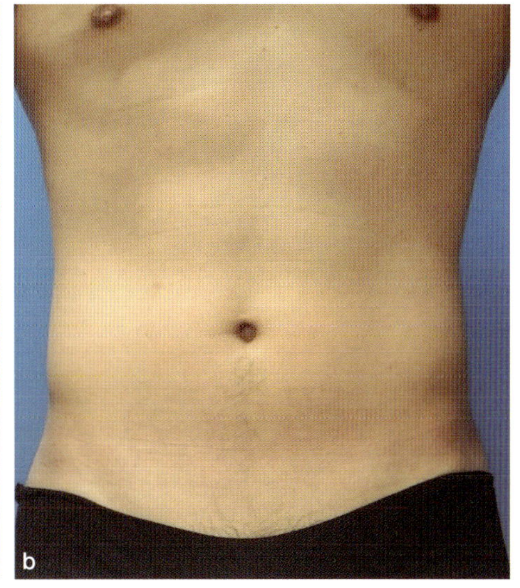

図3 腹部の治療例
42歳，男性．a：治療前，b：1週ごとに4回治療後．
数年前より腹部前面の皮下脂肪量の増加を自覚．1週間に1回，合計4回の施術を行った．腹直筋の陰影が現れ，いわゆる「シックスパック」となっている．

位置を占めている．女性の美しさの主要な特徴は，曲線美のある体に組み合わされた低めのBMIであり，男性にとって重要な特徴はV字型の上半身をもつ筋肉質の体である[10]．つまり，単に皮下脂肪量を減少させるのみでは筋肉の膨隆を表現しづらく，魅力的な外観を得るには不十分である．

テスラ磁気刺激は人体の35％の重量を占める筋肉にアプローチすることで，均整の取れた体つきを実現することが可能となる．腹直筋が強化されることで腹部の分割された凹凸，いわゆる「シックスパック」や「アブクラックス」が顕わとなり，前方に突出した腹部が改善し引き締まった体型となる．また，大殿筋を鍛えることで臀部は引きあがり魅力的な外観を得る．腸腰筋は上半身と下半身とをつなぐ唯一の筋肉であり，良い姿勢を保つために使われ，歩行にも重要な意義を持つ．これらの筋肉を鍛える行為は，魅力的な外観のみならず，姿勢の改善と運動時におけるパフォーマンスの改善にも寄与する．

その他の効果

テスラ磁気刺激はまた，表層以外の筋肉の強化にも利用される．理学療法分野[3]ではサルコペニア（加齢に伴って生じる骨格筋量と骨格筋力の低下）の予防に用いられ，また泌尿器・婦人科分野[4]では膀胱括約筋を中心とした骨盤底筋群の強化および神経活動の調節（神経変調）により尿失

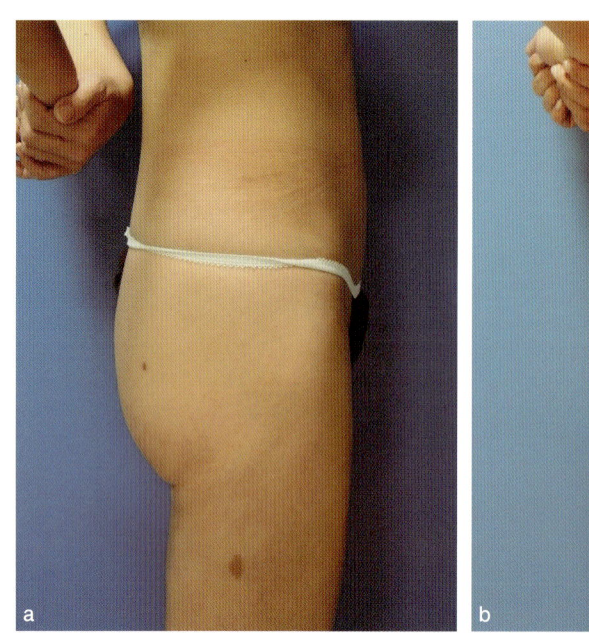

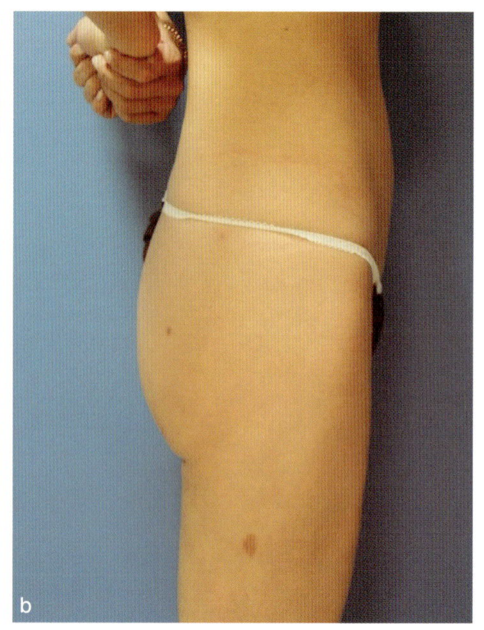

図4　臀部の治療例
35歳，女性．a：治療前，b：1週ごとに4回治療後．
出産後より臀部の下垂を自覚．1週間に1回，合計4回の施術を行った．側面像にて臀部の形態が上向き，良好に改善した．

禁や夜間頻尿，子宮脱の治療に用いられている．男性医学においては男性不能(ED)の治療に用いられており，神経変調作用による血流の増加が効能の主体である．

治療の実際

腹部の治療は腹直筋上に，臀部の治療では大殿筋および中殿筋上にアプリケーターを面ファスナー付き伸縮バンドでずれのないように固定する．治療部位により各メーカーは異なるプログラムを提供している．筆者の施設では週に1度・計4回の治療を1クールとしている（**図3，4**）．施術間隔は1週間未満でも特に問題はなく，筋肉痛が残存していない状態であれば治療間隔は短縮可能である．1クール終了後少なくとも半年は増大した筋肉量が維持されることが確認されているが，維持および更なる効果を得るために，1クール終了後も1か月に1回の維持療法を推奨している[11]．

（荒尾直樹）

引用文献

1) Baker AT. J Clin Neurophysiol 1991；8（1）：26-37.
2) Rossi S, et al. Clin Neurophysiol 2009；120（12）：2008-39.
3) Abulhasan JF, et al. J Funct Morphol Kinesiol 2016；1（3）：328-42.
4) Galloway NT, et al. Urology 1999；53（6）：1108-11.
5) Han TR, et al. Am J Phys Med Rehabil 2006；85（7）：593-9.
6) Balmaseda MT Jr, et al. Arch Phys Med Rehabil 1987；68（7）：452-3.
7) Bustamante V, et al. Respir Med 2010；104（2）：237-45.
8) Kawasaki N, et al. Sci Rep 2012；2：799.
9) Weiss RA, Bernardy J. Lasers Surg Med 2019；51（1）：47-53.
10) Kościńsk K. Behavioral Ecology 2013；24（4）：914-25.
11) 荒尾直樹．美容皮医Beauty 2019；2（11）：71-80.

9章

装飾―アートメイク・ピアッシング

医療アートメイク

ここで伝えたいエッセンス

- 「アートメイク」は和製英語であり，海外では「permanent makeup」と言われている.
- アートメイクは医療行為である.
- 日本では，アートメイクは医師の監督下であれば看護師が行うことのできる「相対的医行為」と考えられるが，問題が生じた際は監督医師に責任が及ぶため，医師もアートメイクを学ぶ必要がある.
- 高齢社会における医療アートメイクの領域展開が進んでおり，今後ますます需要は高まると考えられる.

アートメイクは刺青の一部として古くから行われていた．エジプトのミイラの顔面からアートメイク色素が検出されたことから，紀元前から行われていたことがわかる.

現在の医療アートメイクに近いメイクアップ様のアートメイクは，1950年代に台湾で生まれた．そのあとアメリカに渡り，機器や色素の開発とともに，1960年頃から無毛症や乳房再建後の乳輪のアートメイクなど，医療現場でも用いられるようになり世界に広まっていった．日本に伝わってきたのは1970年代で，日本人の繊細さや技術へのこだわり，そしてそのあと医療行為（医行為）と認定されて安全性が加わったこともあり，いま日本は世界有数のアートメイク大国となっている.

本稿では主に日本のアートメイクの法律問題，技術と合併症について紹介する．ちなみに「アートメイク」は和製英語であり，海外では「permanent makeup」と言われている.

アートメイクについて

アートメイクは，アートメイク色素を皮膚真皮浅層から表皮の部位に針を刺して入れる．手彫りで入れる方法とアートメイクマシンにより均等に入れる方法がある．アートメイクマシンは近年進化してきており，正確に深さを調節して入れられるため[1]，筆者は多用している．

アートメイクは1990年代までは医療資格がない技術者を中心に行われており，感染などのトラブルが続出し，社会問題となった．そこで2001年厚生労働省は，当時トラブルの多かったアートメイク，レーザー脱毛，ピーリングなどのエステティックサロン等で行われていた施術について「医療行為である」と通達を出した．

現在アートメイクは医師法が適応されるとの見解が示され[2]，医師の監督下であれば資格を持つ看護師等が行うことのできる「相対的医行為」と考えられる．ただし，問題が生じた際は管理医師に責任が及ぶので，クリニックでアートメイクを行う場合は管理医師も感染対策や色素が安全かどうかなどを学ぶ必要がある．

アートメイクのテクニック

アートメイクには様々な技法があり，その呼称についても統一されたものはない．以下に，筆者の施設で実施しているテクニックについて解説する．

眉パウダーテクニック（2D眉テクニック）

1970年代，日本で最初に流行したアートメイクである．筆者が最初に勉強したテクニックでもある．1990年代になって女性の社会進出とともに「お化粧の時間を短縮できる」と雑誌やテレビで紹介されたこともありブームとなった．

眉マイクロブレーディング

1　3D眉テクニック

2010年頃にアメリカで開発されたテクニックである．毛並みを1本1本丁寧に描き込んでいく手法で，メイクアップができない男性や介護施設を中心に人気が広がり，現在のアートメイクブームにも繋がっている．最初は針により手彫りで行われていたが，現在は専用の医療機器も開発されている[1]．

2　4D眉テクニック

パウダーテクニックとマイクロブレーディングを同時に行う手法であり，現在当院でも主流となっている手法である．自然でありながらかつメイクアップを行っているように見せることが可能である．

4D眉テクニックの代表例を**図1，2**に示す．

アイラインアートメイク

睫毛と睫毛の間に点状にアートメイクを入れると，睫毛が多く見えるようになる．非常に人気がある施術である一方，眼瞼の皮膚は薄いため色が消えにくく，少しでも手元が狂うとデザイン的にトラブルを生じやすく，注意を要する．

アイラインアートメイクの代表例を**図3**に示す．4D眉テクニックと組み合わせて行うことが多い．

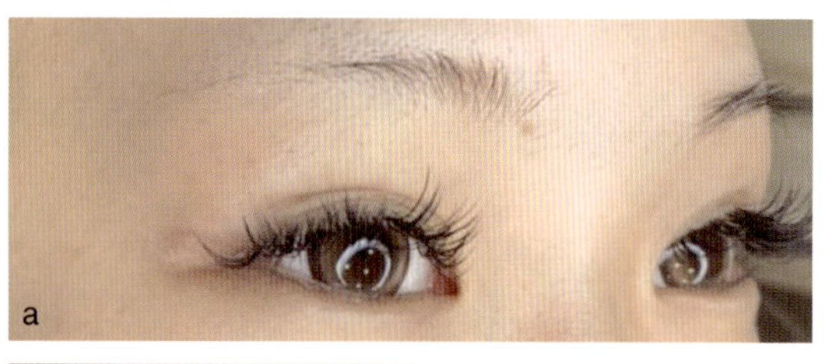
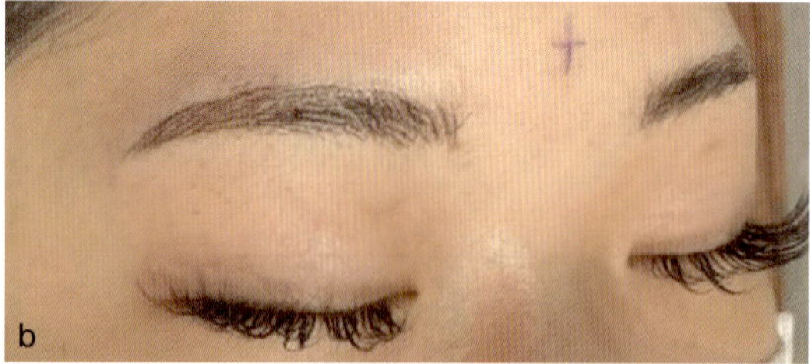
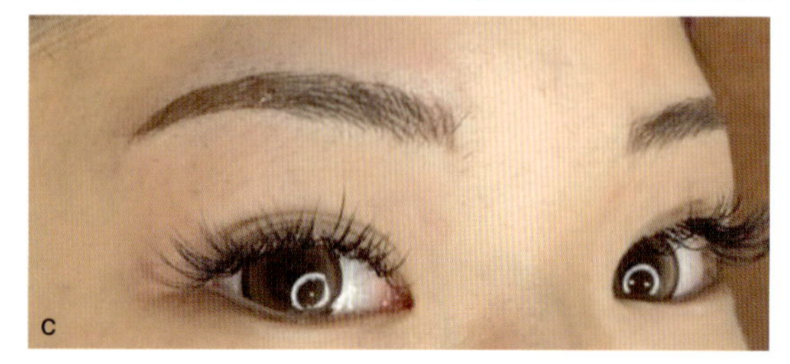

図1　4D眉テクニックの例1
a：施術前，b：3D（マイクロブレーディング），c：4D（パウダーテクニック＋マイクロブレーディング）．

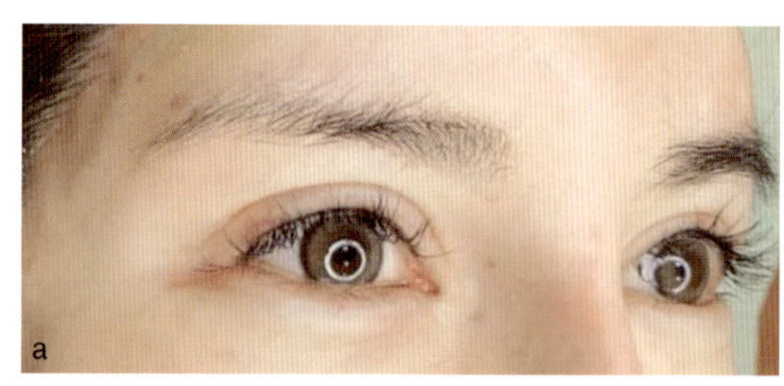
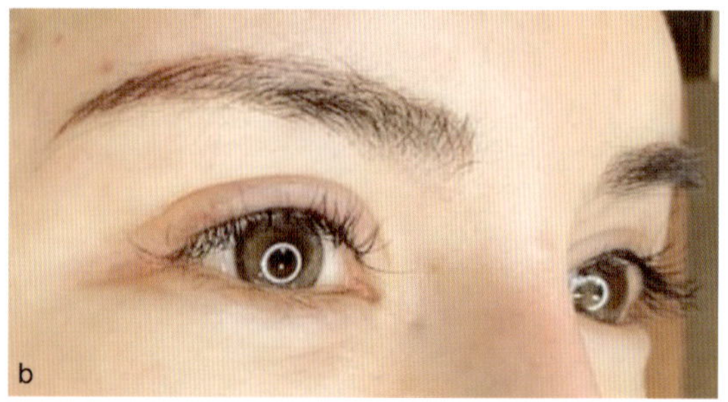

図2　4D眉テクニックの例2
a：施術前，b：施術直後．

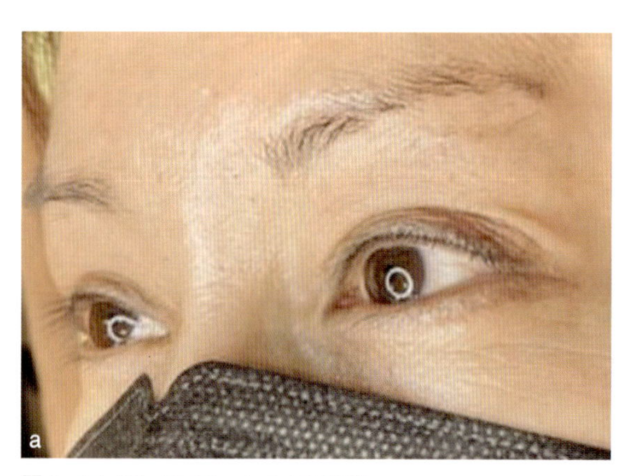
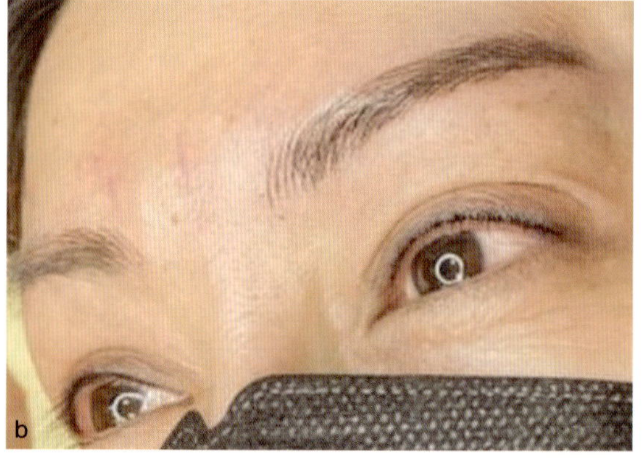
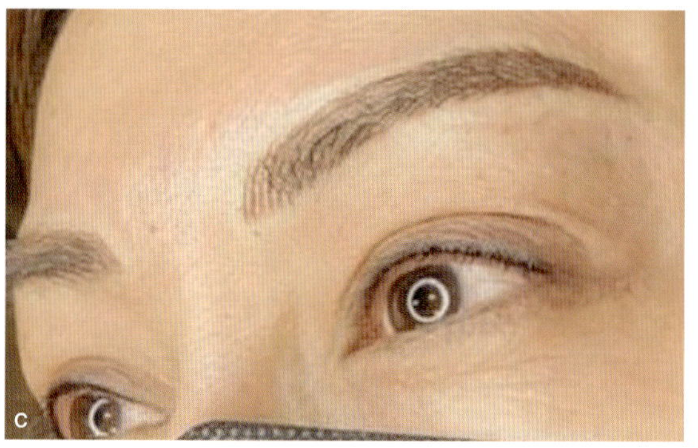

図3　アイラインアートメイクの例
a：施術前，b：3D眉テクニック（マイクロブレーディング）＋アイライン，c：4D眉テクニック（パウダーテクニック＋マイクロブレーディング）＋アイライン．

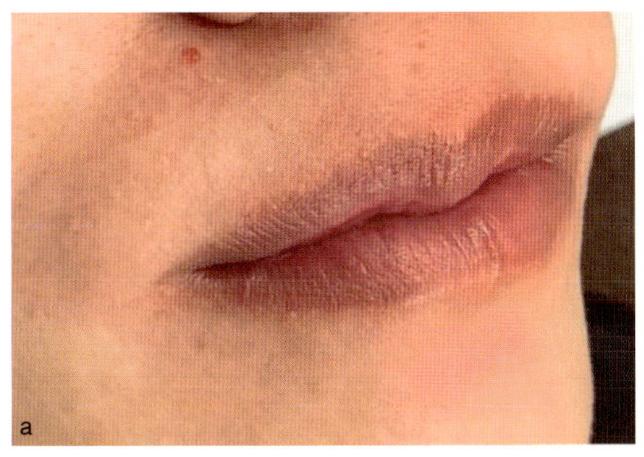
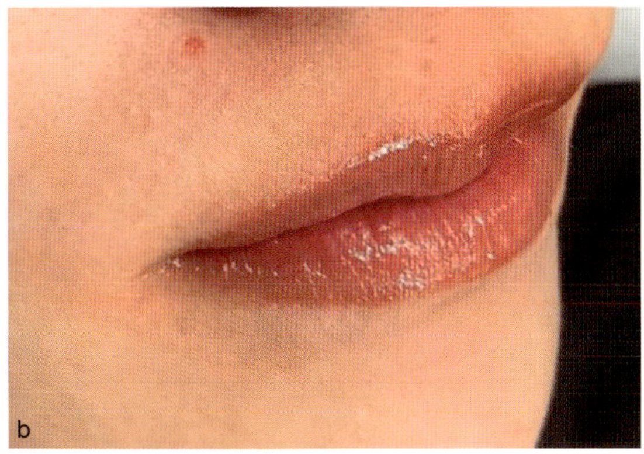

図4　リップアートメイクの代表例
a：施術前，b：施術後．

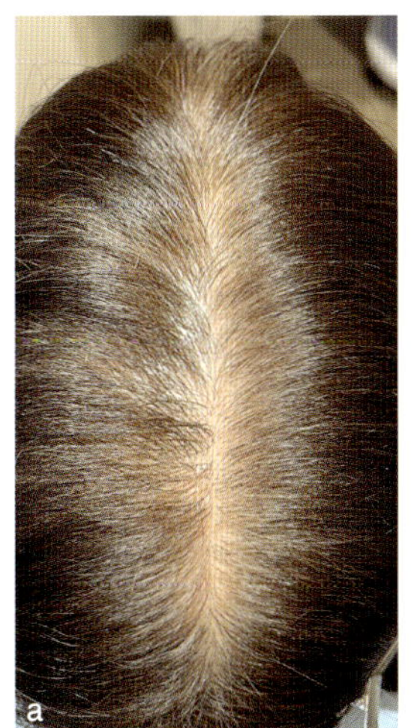
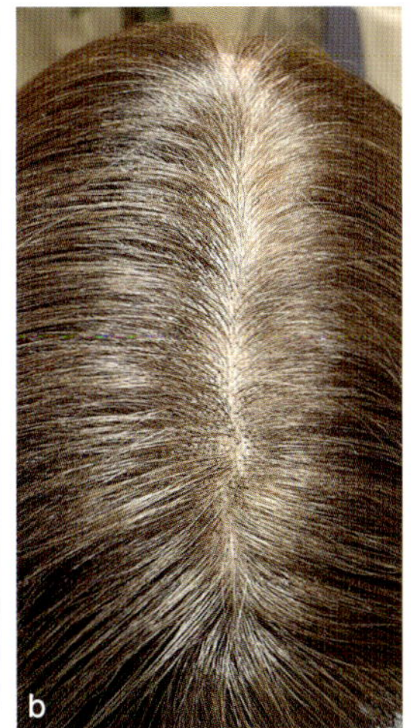

図5　頭皮アートメイク（scalp micro pigmentation:SMP）の代表例
a：施術前，b：施術後．毛根が再現され若々しく見える．

リップアートメイク

年齢とともにリップの色は薄くなる傾向にある．近年20種類以上の様々な色の色素が生まれ，専用マシンの開発など技術的にも進化したため人気の施術となってきた．レーザーで除去する時に一時的に黒色変化を来す，色むらがあるように落ちていくなど，技術的に難しい部分もあるので，しっかりとした技術者のもとで勉強する必要がある．

リップアートメイクの代表例を**図4**に示す．

頭皮アートメイク（scalp micro pigmentation:SMP）

頭皮に細かな点を打ち，実際の毛根のようなヘアラインを作る施術である．薄毛や脱毛に悩む人のために開発された．近年アートメイクマシンの進化により，より自然なヘアラインを作ることが可能になった[1]．

SMPの代表例を**図5**に示す．

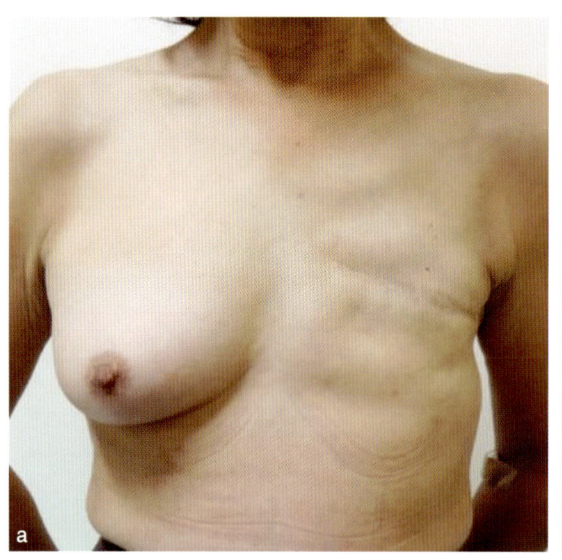
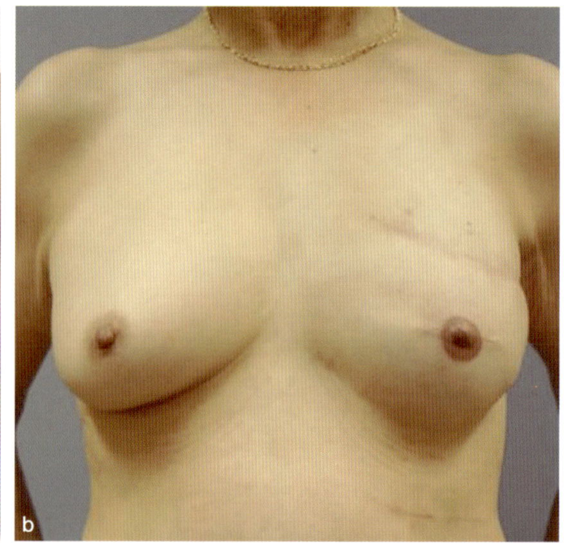

図6　再建乳房アートメイクの代表例
a：施術前，b：施術後．乳頭が再建されている．

再建乳房アートメイク

再建乳房アートメイクは，乳房再建の最後の仕上げとして身体の他の部位に傷をつけることなく色，形，大きさを調整できるのが特徴である[1]．真皮中層に入れるため再建乳房アートメイクは刺青の施術に近くなる．肌色やピンク色の薄い色素は除去を希望する時に酸化鉄が黒色変化を起こすことがあるため，十分なインフォームドコンセントを要する．

再建乳房アートメイクの代表例を**図6**に示す．

アートメイクの合併症

アートメイクは原則として2，3年で色が薄くなっていく真皮浅層に入れるため，感染以外の合併症はほとんどない．アートメイク色素の中には酸化鉄が含まれるものがあり，MRI検査をした時に発熱し軽度熱傷を来すことがある．またデザインが気に入らずレーザーで除去する時にアートメイク色素が黒色変化を起こすことがあるので注意を要する．

刺青もアートメイクもレーザー除去時のトラブルが最も多い．筆者は患者が除去を希望する時はまず小範囲でレーザーのテスト照射をして色調の変化を患者とともに確認し，もし黒色変化が強いようなら十分なカウンセリングののち，皮膚切除としている．特にリップアートメイクや乳頭アートメイクなど，ピンク色の色素にレーザーを当てた時に黒色に変化することが多いので注意する．

おわりに

アートメイクは，高齢社会を迎えるにあたり，脱毛症にも適応されるなど領域展開が進んでおり，今後ますます需要は高まっていくと考えられる．

アートメイクのトラブルの多くは「色やデザインが患者の好みと違う」というものである．そのためデザインを患者に押し付けない，数回に分けて施術を行い患者の満足のいくデザインや色に少しずつ近づけていく，などの工夫が必要である．

医療アートメイク学会（https://medical-makeup.com/）では，最新の流行やテクニックについて会員同士で情報交換を行っている．世界中にアートメイクスクールはたくさんあるが医療従事者でない講師が行っていることが多く，感染対策などに問題があったり，色素に発がん物質があったりすることも多い．アートメイクは日本では医療行為とされているため，トラブルを避けるためにも医療アートメイク学会に参加し，常に最新の情報やテクニックを身につけることを推奨する．

（池田欣生）

引用文献

1） 池田欣生（企画編集）．美容皮医Beauty（#48）2023；6（5）：4-73.
2） 杉野宏子ほか．日美容外会報2023；45（3）：72-85.

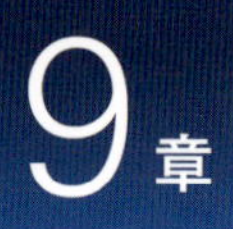

ピアッシング

ここで伝えたいエッセンス

- 身体に穴を開けて装飾品，ジュエリーを挿入する行為は「ピアッシング」と称され，日本では「ピアス」は耳に開けた穴に通す装飾品を指すことが多い．
- 中国から日本に伝わったピアスは縄文時代には習慣化されていたがその後は普及せず，普及してきたのは1970年代以後で，1980年代になり社会的に流行してきている．
- 流行に伴って耳のみでなく身体のあらゆる場所にピアッシングをされるようになり，友人同士や自身で穴開け行為が増え，それに伴う皮膚障害がみられる．
- ピアッシング合併症として，局所感染のみでなく，全身性感染症，遠隔感染症合併の報告がある．
- ボディピアッシングでは部位特異的な合併症の報告があり，医療者は自身の医療行為に影響することや次世代への影響も起こり得ることを鑑みて社会啓発をしていくべきである．

ピアッシングとは

ピアッシングとは，身体の一部に穴を開け，そこに装飾品やジュエリーを挿入するボディアートの一種である．その歴史は古く，結婚や成人などの式典時の呪物，魔除けとして，あるいは種々の宗教で身体に穴を開ける行為は行われてきた．古代エジプトでは，ピアスは高い地位や富を示す象徴として使用され，古代ローマでは，兵士や奴隷に対しての身分や所有者を示すためにピアスが使用されていた．左耳に開けるピアスは「守る人」を意味し男性の証，右耳は「守られる人」の意味を持ち女性の証として，海外では同性愛者の表現としての意味をもつ場合もあるという[1]．耳朶から上方耳介に多数のピアス穴を開け，奇数に開運要素があると考える風習を持つ国ではピアスを3個，5個とつける人たちもいる．その種類はさまざまで，耳のみでなく，鼻，舌，唇，眉，乳首，臍，陰部など，身体のいろいろな部位に穴が開けられ，また1つの部位に複数の穴が開けられていることもある．世界的にピアッシングは個性の一部として広く受け入れられ，ファッションや自己表現の手段として人気がある[2]．

日本では「ピアス」の呼称は耳へのものに限局し，耳以外の部位に行われるものはボディピアッシングと呼ばれている．

日本でのピアッシング

中国から日本にピアスが伝わったのはおよそ6,500年前，縄文時代と言われ，縄文人はピアスを着ける習慣があったとされる．弥生時代から以後1,100年の間は日本では体に傷をつけて装飾品を身に着けることへの抵抗感からかピアス習慣は定着しなかったようである．実際に江戸時代から昭和中ごろまでは，日本ではピアスの流行記事はみられていない．

ファッションとして日本でピアスが普及したのは1970年代とされ，当時ピアスを開けるのは医師のみに限られていた．1980年代からの社会的流行に伴い，男女ともに若年層でより積極的に，何種類も何か所にもピアッシングをするようになってきている．世界的流行に伴って日本でもピアッシングは個性の一部，ファッションや自己表現の手段として取り入れられるようになった．

本来ピアスの穴開けは医療行為であり，その手段として医療施設で行われるべきであるが，実際は医療資格のない担当者が実施するピアススタジオ，友人同士やセルフピアッシングが行われていることが多い．何か所にも穴を開けたい若年者たちは安価に施術が行われることを望むし，ボディピアッシングは医療機関で断られることもある．自傷行為として何か所にも穴を開けてしまう行為をやめられない場合もあり，自分自身で秘密裏に行ってしまう．昨今では簡便な穿孔器やニードルが自由に手に入るため自身での穴開け行為を推進してしまう社会環境も問題であろう[3,4]．

ピアッシング施術

ピアッシングは，ピアッサー（**図1**）で穴を開けるか，ピアスガン（**図2**）でスタッドを打ち込む方法で耳たぶにピアスホールを開ける．麻酔を打たなくても一瞬で穴が開くので耳への負担が少なく，米国では子どもにも採用されている．子ども用のスタッドの長さは彼らの耳に合わせて6 mm（スタンダードタイプ）に設計されている．

スタッドにはスタンダードタイプの他に，耳の薄い赤ちゃん用のショートタイプ（4 mm）と耳の厚い人用のロングタイプ（8 mm）がある．通常大人になってからピアッシングをする日本ではトラブル回避のためにロングタイプのスタッドをファーストチョイスとし，スタンダードタイプは子どものように耳の薄い場合のみに使用することがよいとされる．金属アレルギー対応のものもあるので，長さや素材を適切に選ぶ必要がある．

穴を開けた後，塞がらないようサージカルステンレスやファインセラミックのスタッドを通す．金属ではないのでアレルギー体質の人でも当初からアレルギー反応を起こすことは少ないが，感染対策が十分でないと局所感染により炎症を起こしてしまい，痛みや腫れでピアス装着が継続できなくなることがある．ピアスホールを開けた後は1か月ほど常にはめている必要があるため，純チタンで折れにくく，丈夫なものが選ばれている．

ピアッシングをする際には衛生面や安全性に注意することが必要である．

ピアッシングによる炎症

ピアスの穴開けは医療機関で実施された場合でも，体質により過剰反応を起こして局所感染を生じることもあるし，異物肉芽種ができる場合もある．

図3〜7にピアッシングによるさまざまな炎症の症例を呈示する．

図3の症例はファーストピアスで局所細菌感染を生じて受診したが，金属アレルギーの合併はなく，抗菌剤内服治療で軽快し，ピアスは継続装着できた．**図4**は，局所型金属アレルギーに全身型を合併した症例である．また，ピアス装着はアトピー性皮膚炎の病勢に影響することもある（**図5**）．

図6の症例は，自身で穴開け後，ピアス装着中に耳朶の赤みと腫れ・痛みで受診，抗菌剤内服で著効したがピアス穴安定目的のセカンドピアスは装着不能となった．**図7**のようなピアスケロイドの治療には局所ステロイド注射を行う．

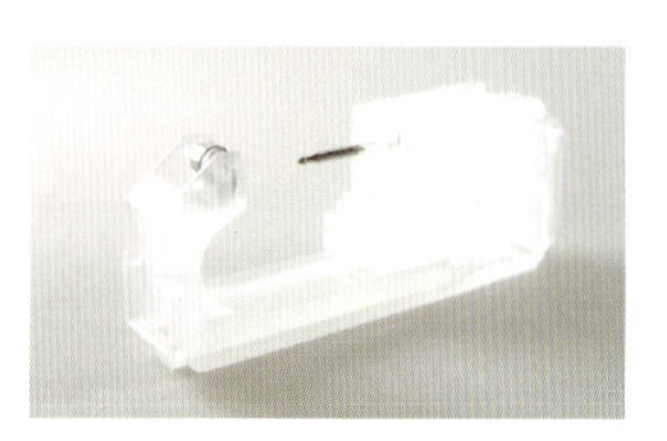

図1　ピアッサー

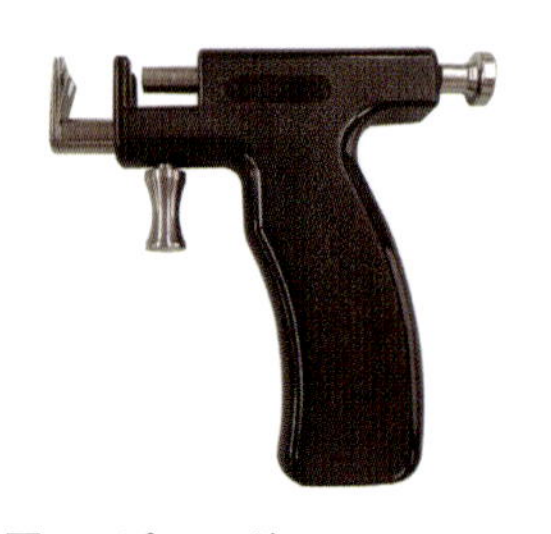

図2　ピアスガン

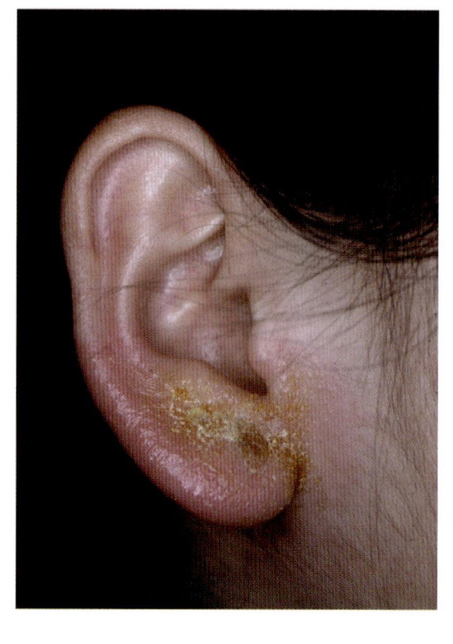

図3　ピアッシングによる局所細菌感染による炎症の症例
22歳，女性．ファーストピアスで局所細菌感染を生じ受診．金属アレルギーの合併はなく抗菌薬内服治療で軽快．ピアスは継続装着できた．

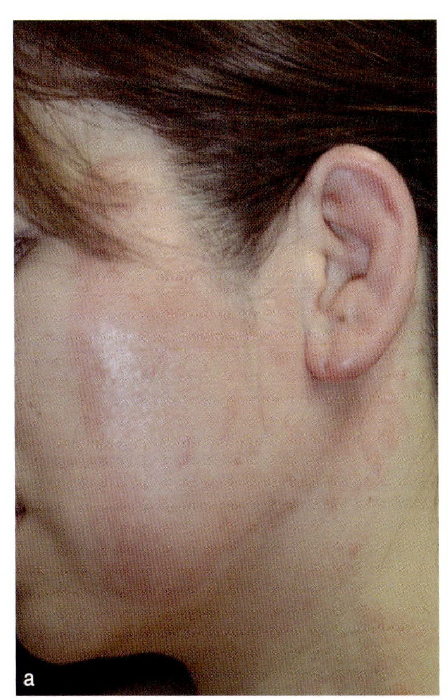

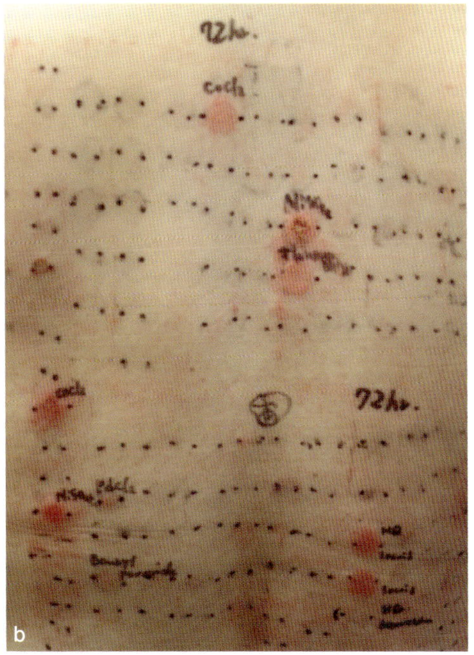

図 4　局所型と全身型を合併した金属アレルギーの症例

41 歳，女性．ダイエット目的で毎日ピーナッツを多量に摂取していたところ，顔面～頭部に瘙痒性皮疹が拡大するもピアス装着は続けていた（a）．ヘアカラーとパーマを実施後，全身に皮疹が増悪し入院加療．治癒後実施したパッチテストでニッケル，コバルト，パラジウム陽性，ゴム成分のチウラムミックスは陽性を呈したが染毛成分パラフェニレンジアミンは陰性（b）．検査結果で生活指導となった．

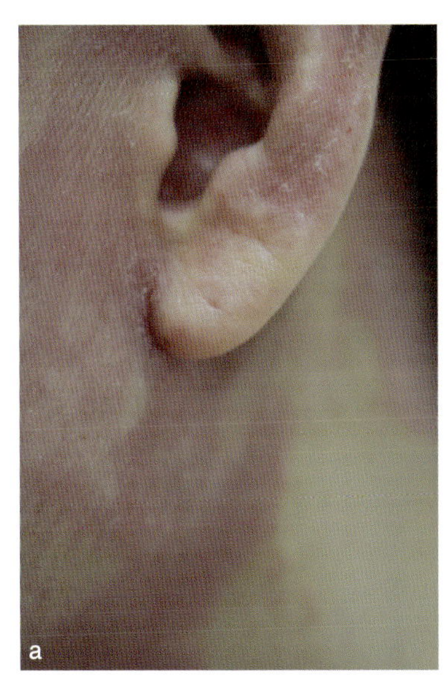

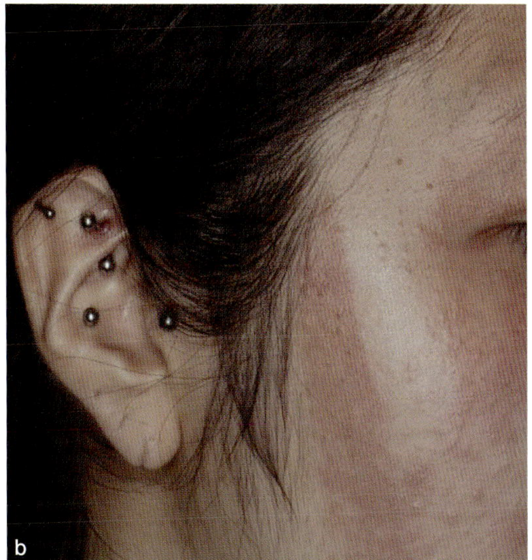

図 5　ピアス装着によりアトピー性皮膚炎の病勢に影響が生じた症例

a：41 歳，女性．小児期から耳切れを繰り返し掻破癖の調整が難しい．自身で何か所もピアス穴を開けて，皮疹悪化時にはピアスは外して外用加療をしている．b：23 歳，女性．自身で何か所も穴を開けて装着しているが，ピアス装着による皮膚炎悪化はない．

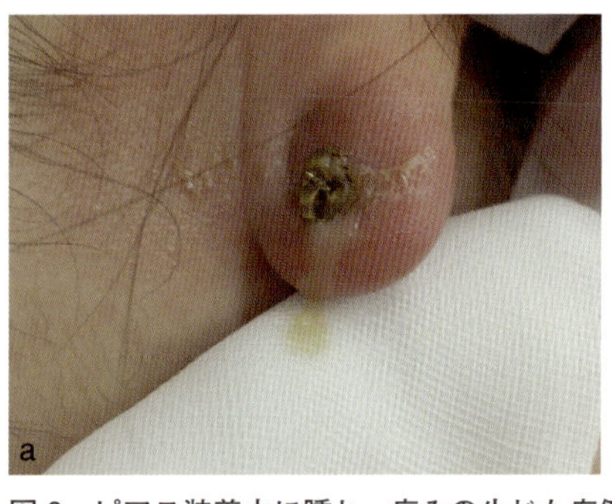

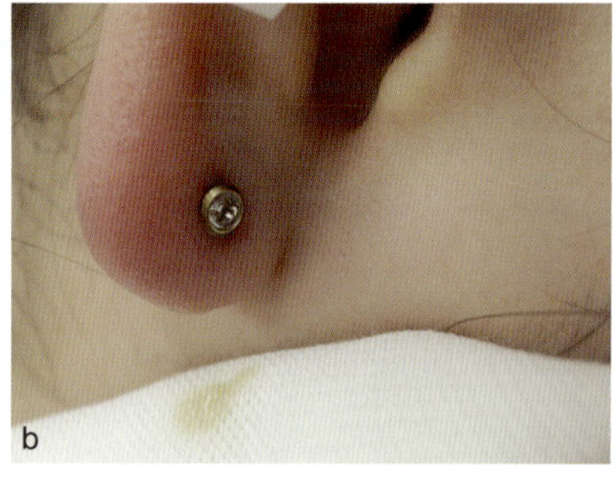

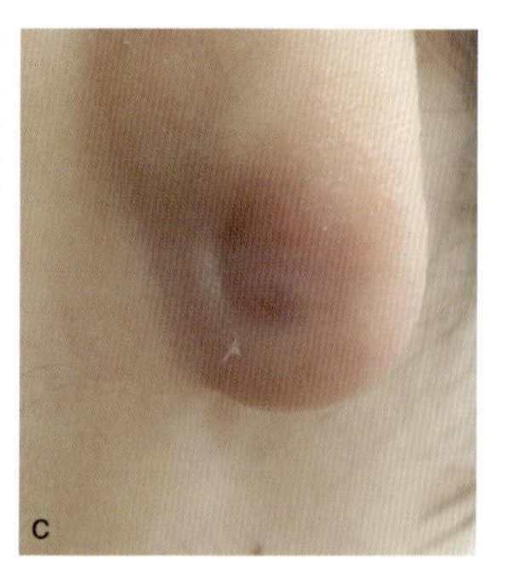

図6 ピアス装着中に腫れ・痛みの生じた症例
19歳，女性．a：耳朶後面，b：耳朶前面，c：抗菌剤内服4日後再診．自身で穴開け後，ピアス装着中に耳朶の赤みと腫れ・痛みがあり，穴開け5週間後に受診．耳朶後面（a）から黄色調の湿潤があり，局所培養で黄色ブドウ球菌（+）．抗菌剤内服で著効する（c）も，腔は閉塞傾向でピアス穴安定目的のセカンドピアスの装着は不能．

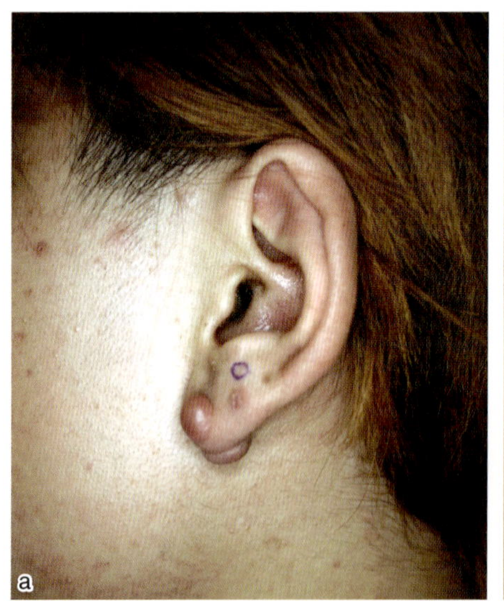

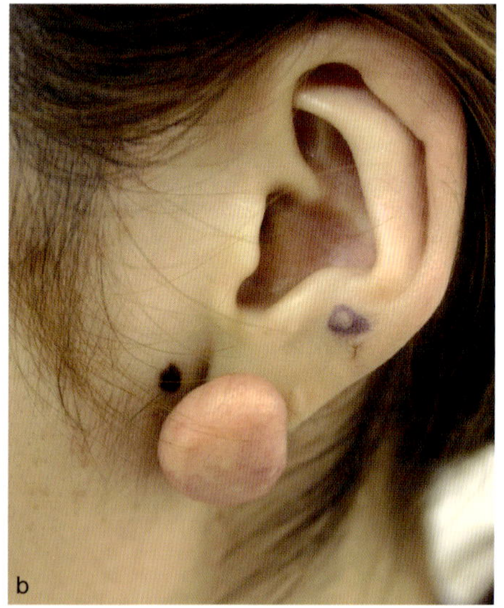

図7 ピアスケロイドの治療目的に受診した症例
a：16歳，男性．炎症を伴う小結節が耳朶前後にみられる．抗菌剤の内服と局所ステロイド注射で治療．b：22歳，女性．耳朶前面がケロイド化しており，局所にステロイド注射を行う．

ピアッシングによる合併症

ピアスの穴開けを自身で行うデメリットは，ピアスホールに損傷が起こりトラブルを生じ易いことである．局所的な感染が一般的であるが，ウイルス性肝炎や中毒性ショック症候群などの全身感染症，心内膜炎や脳膿瘍などの遠隔感染症の報告もある[5)]．その他に，アレルギー性接触皮膚炎（ニッケルやラテックスなどによる），出血，瘢痕化およびケロイド形成，神経損傷，挿管や血液/

臓器提供などの医療処置の妨害なども含まれる．

一方ボディピアッシングでは，部位特異的な合併症の報告がある．海外では小児期からピアッシングが一般的で，外傷150,771件のうち，380件（0.25％）が宝飾品関連で，女児が75.8％で圧倒的，その半数以上（58.1％）が4歳以下の小児であり，308例（81％）で自然開口部（口，鼻，耳，または泌尿生殖管）に異物としてジュエリーが存在したと報告されている[6]．耳介軟骨穿刺後に発生する耳の変形についての報告でも，その平均年齢は18.7 ± 7.6歳，87.5％が女性で緑膿菌による感染が87.2％であったという[7]．

口腔ピアスは，会話や食事の困難，唾液の過剰分泌，歯の問題を引き起こす可能性がある．口腔および鼻のピアスは，吸引されたり埋め込まれたりすることも懸念され，外科的除去が必要になることもある．耳，乳首，へそなどのピアス箇所は裂けやすく，乳首ピアスによる刺激によって乳汁漏出が引き起こされることもある．性器ピアスは，感染症に起因する不妊症や，瘢痕形成に伴う尿道の閉塞を引き起こすこともあり，男性では，持続勃起症や瘻孔形成も問題になる．妊娠中または授乳中に生じるピアスによる障害は，自分自身のみでなく子どもに影響を与える可能性も考慮する必要があろう．

ボディピアスの人気が続く中，医療従事者にとって，ピアス装身具着用による医学的および心理社会的影響だけでなく，処置のリスクを理解することが必要になる．実際，細菌感染を起こしてしまいピアス留め金が皮膚に埋まって受診する患者を時に経験する．金属アレルギー対策はしていても皮膚組織への異物貫通による過剰反応として異物肉芽腫ができてしまう．そのしこりの治療を希望して受診するケースには，肉芽腫切除やステロイド局注を行っている．

セルフピアッシングや友人同士でピアスの穴開けが行われた場合は，AIDS，B型肝炎ウイルス，C型肝炎ウイルスなどの感染リスクがあるので，穴開け後6か月間は献血できないとされている．また口唇，口腔粘膜や鼻腔などにピアスを挿入している場合も献血提供はできない．いずれにしろ，われわれは，医療施設以外で行われるピアッシングは合併症リスクが高くなることを社会啓発していくべきであろう．

（関東裕美）

引用文献

1）露木宏（編著）．日本装身具史—ジュエリーとアクセサリーの歩み．東京：美術出版社；2008.
2）高山純．民族考古学と縄文の耳飾り．東京：同成社；2010.
3）Stirn A. Lancet 2003；361（9364）：1205-15.
4）金愛慶．白梅学園大学・短期大学紀要2006；42：13-28.
5）Holbrook J, et al. Am J Clin Dermatol 2012；13（1）：1-17.
6）Boisclair S, et al. Paediatr Child Health 2010；15（10）：645-8.
7）Sosin M, et al. Laryngoscope 2015；125（8）：1827-34.

10章

知っておきたい
美容外科の知識

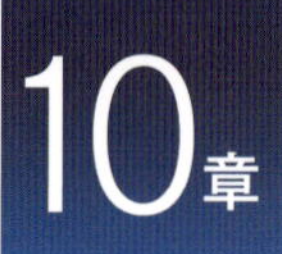

知っておきたい美容外科の知識

ここで伝えたいエッセンス

- 上眼瞼形成術は，皮膚のたるみが強くなければ，重瞼術や眼瞼下垂手術においては切開法以外に埋没法でも治療できる場合があるが，限界があることを理解しておく．
- 下眼瞼形成術は，皮膚のたるみが強くなければ，眼窩脂肪の位置や量のコントロールが治療の主体となる．
- 切開フェイスリフトは，皮膚切除以外に，SMAS（superficial musculo aponeurotic system）とリガメントの処理が重要であるが，手術侵襲によるリスクと効果のバランスを考える必要がある．
- 頬部と顎下部の脂肪吸引は，たるみのある症例では切開もしくは糸によるフェイスリフトを検討する必要がある．

代表的な顔面の美容外科手術

美容外科は，皮膚，皮下，脂肪，筋肉，骨などの組織に対して，切開，剝離，切除，移植，縫合などの外科的手技を組み合わせることにより，平面的ではなく，立体的に組織の再構築を行う外科治療である．したがって，美容外科手術を行うにあたっては，各組織の解剖を三次元的に把握しておくことと同時に，血管や神経の走行にも熟知していることが重要になる．

美容外科の対象部位は顔面のみならず，乳房や体幹や上下肢に及ぶが，本稿では美容皮膚科医として扱う機会の多い顔面の美容外科について説明する．顔面に対する代表的は美容外科手術には，上眼瞼形成術，下眼瞼形成術，フェイスリフト，脂肪吸引・脂肪注入などがある．美容外科において解剖を理解することが重要であることは言うまでもないが，解剖の詳細は他書に譲り，本稿では各美容外科手術の代表的な術式とその特徴や注意点について解説する．

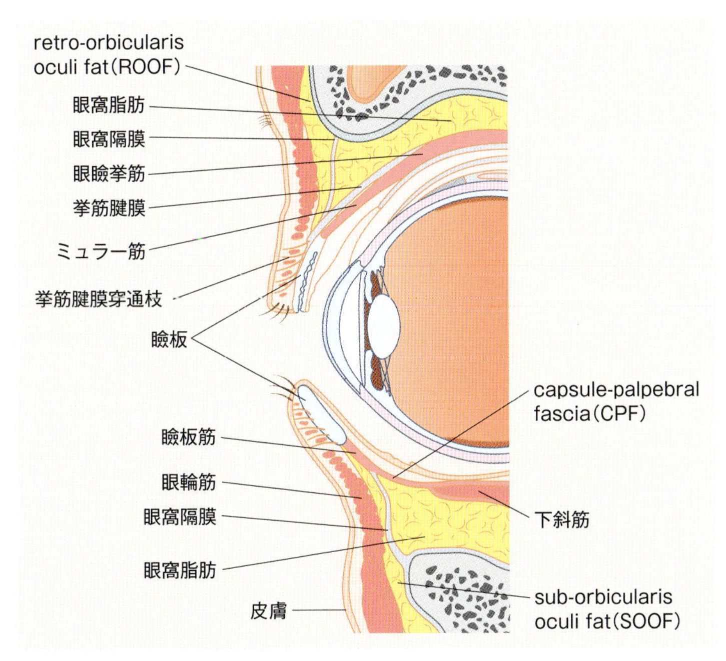

図1　上下眼瞼の解剖

上眼瞼形成術

上眼瞼の解剖は，皮膚，眼輪筋，脂肪組織（retro-orbicularis oculi fat〈ROOF〉および眼窩脂肪），上眼瞼縁の位置や状態に関与する瞼板，筋肉～膜（眼瞼挙筋～挙筋腱膜，眼窩隔膜，ミュラー筋）に大別される（**図1**）.

上眼瞼形成術には，重瞼術，眼瞼下垂手術，上眼瞼皮膚切除術，脂肪除去術および脂肪移植術などがある.

重瞼術

重瞼術は，上眼瞼に重瞼線を作成することで，開眼時に目を大きく見せる効果がある．重瞼線は挙筋腱膜の穿通枝が眼輪筋を越えて，上眼瞼皮膚に接着することで作成される．重瞼術とは挙筋腱膜の穿通枝の代用を作成することにあり，方法として埋没法と切開法がある.

埋没法は，瞼板，瞼板上端，挙筋（正確には挙筋腱膜）のいずれかと皮膚真皮もしくは眼輪筋を埋没糸によって結紮する方法である（**図2**）．一方，切開法は，挙筋腱膜，眼窩隔膜切開の反転隔膜，瞼板前組織のいずれかを皮膚真皮あるいは眼輪筋に固定する方法である.

埋没法は切開法に比べて，術後の内出血や腫脹が少ないが，重瞼線の消失，嚢胞形成，埋没糸の露出などの合併症が起こり得る.

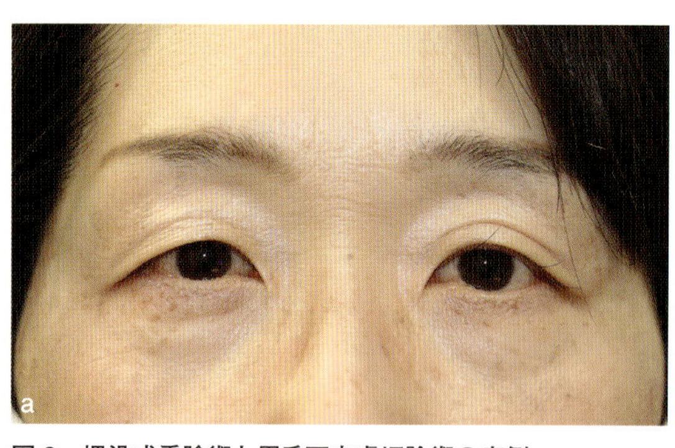
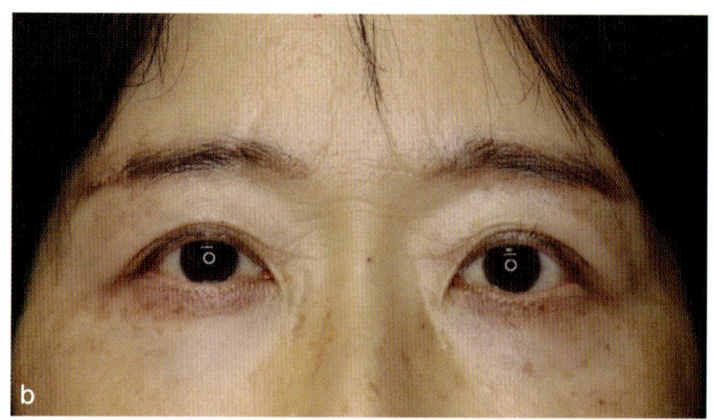

図 2 埋没式重瞼術と眉毛下皮膚切除術の症例
51 歳，女性．a：術前，b：埋没式重瞼術は術後 1 年 6 か月，眉毛下皮膚切除術は術後 6 か月．

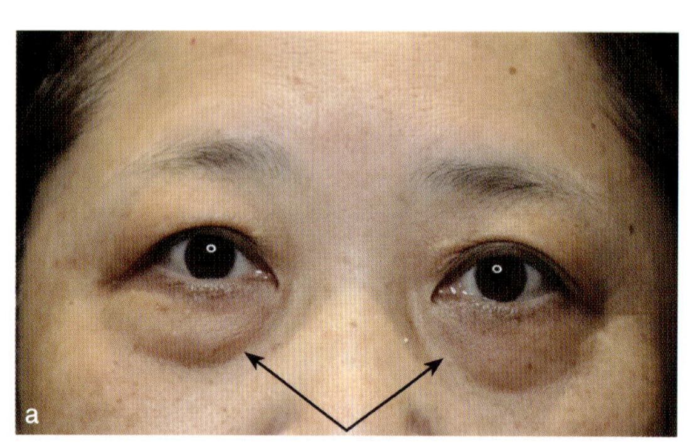
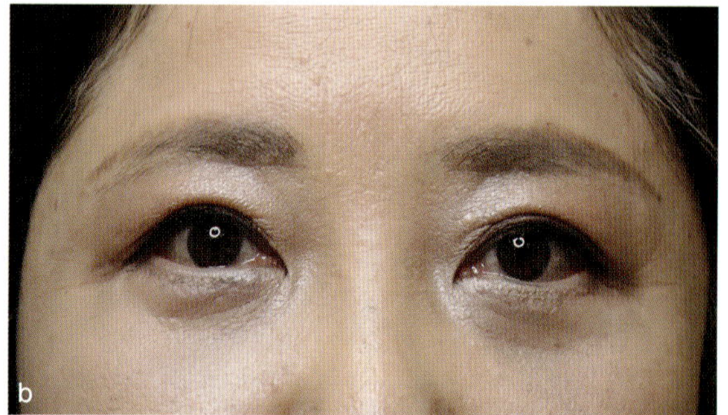

図 3 眉毛下皮膚切除術とハムラ法の症例
60 歳，女性．a：術前，b：術後 2 か月．a の矢印の nasojugal groove（目の下のくぼみ）が目立たなくなる．術後の眉はメイクによる．

眼瞼下垂手術

眼瞼下垂手術は，開眼時の眼裂幅が正常よりも下がった状態を正常に戻す手術であるが，美容外科では，眼裂幅が正常範囲内でもさらに大きくすることで目の印象をよく見せる目的で行うことがある．眼瞼下垂の原因にはさまざまなものがあるが，美容外科では加齢やハードコンタクトレンズの長期使用によるものが多い．

眼瞼下垂手術では，眼瞼挙上に関与する眼瞼挙筋，眼瞼挙筋腱膜，ミュラー筋の挙筋群が重要である．眼瞼下垂手術は挙筋機能が正常であれば眼瞼挙筋の動きを上眼瞼に円滑に伝えることが目的であり，挙筋腱膜を前転することによる瞼板の適切な固定[1]やミュラー筋タッキングを行う．

眼瞼下垂手術には経結膜側からアプローチする埋没法と皮膚側からアプローチする切開法がある．重瞼術と同様に，埋没法は切開法に比べて，内出血や腫脹が少ないが，眼瞼挙上の限界や挙上効果の消失，埋没糸の露出などの合併症が起こり得る．

上眼瞼皮膚切除術

上眼瞼皮膚切除術は，上眼瞼皮膚が加齢により弛緩する場合以外にも，皮膚が厚く腫れぼったく見える場合，重瞼幅を広くして形状を改善するために，重瞼線上の全体，もしくは目頭を含む上眼瞼内側の皮膚切除が必要な場合，重瞼幅が広過ぎて，睫毛上の余剰皮膚を認める場合，などに行う．上眼瞼皮膚は，眼瞼縁に近いほど薄く，眉毛側では厚いので，弛緩皮膚の切除あるいは皮膚が厚く腫れぼったく見える状態を改善する目的では，重瞼部より眉毛下で皮膚切除することが多い[2)]（**図2，3**）．

一方で，目頭切開や上眼瞼内側を切除する目上切開，重瞼幅の左右差など，重瞼線の形状を改善する場合は繊細なデザインを要することが多いため，重瞼部で皮膚切除することが望ましい．また，これらの手術は重瞼術と同時に行うことも多い．

脂肪除去術および脂肪移植術

上眼瞼で除去される脂肪は，眼窩脂肪もしくはROOFである．これらの手術は眉毛下皮膚切除もしくは重瞼線上での切開と同時に行われる．

眼窩脂肪は眼窩隔膜を切開することで露出し切除は容易であるが，切除量が多いと上眼瞼陥凹を引き起こすだけではなく，切除時は陥凹がなくても，加齢とともに出現することがあるので，安易に切除すべきではない．ROOFは上眼瞼の眼輪筋と眼窩隔膜の間に存在し，上眼瞼の眼窩脂肪とROOFの関係が，腹部の内臓脂肪と皮下脂肪の関係に類似すると考えると理解しやすい．ただし，腹部の皮下脂肪除去には脂肪吸引術が行われるのに対して，ROOF除去は切開して直視下に行われる．

脂肪移植術は上眼瞼陥凹に対して行われる．腹部や大腿部内側から脂肪吸引によって採取された脂肪組織を，フィルターなどを利用してマイクロファット化し，上眼瞼のROOF内もしくは眼窩脂肪内に注入する．脂肪注入量が多かったり，眼窩脂肪内に多量に注入したりすると開瞼抵抗が増し，眼瞼下垂を引き起こす可能性があるので注意を要する．

下眼瞼形成術

下眼瞼の解剖は，皮膚，眼輪筋，脂肪組織（sub-orbicularis oculi fat〈SOOF〉および眼窩脂肪），下眼瞼縁の位置や状態に関与する瞼板，筋肉～膜（下斜筋，capsule-palpebral fascia〈CPF〉，瞼板筋）に大別される（**図1**）．

下眼瞼形成術には，扱う組織により下眼瞼皮膚切除術，下眼窩脂肪除去術，脂肪移動術および脂肪移植術，眼輪筋固定術，下眼瞼下制術（グラマラスライン）が主に挙げられるが，実際にはこれらをいくつか組み合わせての術式として呼ばれることが多い．また，アプローチが経皮的か経結膜的かによっても異なる．以下に代表的な術式を挙げる．

経結膜的脂肪切除術

下眼瞼の眼窩脂肪のみを結膜側から除去する手術であり，皮膚切除は行わないため，余剰皮膚が少ない例が適応となる．結膜側から眼窩脂肪に到達する方法として，瞼板直下付近で切開し，眼窩隔膜の前面から眼窩隔膜を尾側で切開する方法と，瞼板より数mm下方で切開し，眼窩隔膜を切開せずにCPFから直接眼窩脂肪に到達する方法がある．後者は最短距離で眼窩脂肪に到達することができるが，眼窩隔膜からの前方突出の程度を確認しづらい．

眼窩脂肪には3つのコンパートメントがあり，眼窩脂肪の突出状態に合わせて除去するコンパートメントの選択と，除去量を決定する．切開した結膜は1〜2か所結膜下縫合を行ってもよいが，切開創が小さいため，縫合しないことが多い．

下眼瞼除皺術＋脂肪切除術

皮膚側を睫毛縁直下付近で切開し，数mm皮膚切除を行うと同時に眼窩隔膜を尾側で切開し，眼窩脂肪の除去を行う．眼窩脂肪の突出がない場合は皮膚切除のみ行う．皮膚は7-0ナイロンなどの非吸収糸で縫合して，5〜7日後に抜糸する．

本術式において調整する組織は皮膚と眼窩脂肪のみである．加齢による脆弱した眼窩隔膜や眼輪筋の補強と眼窩骨縁部のボリューム不足によるnasojugal groove（目の下のくぼみ）の補充を行うのが次のハムラ法である．

ハムラ法（経皮的，経結膜的）

日本では本術式を考案したHamraの名をとってハムラ法と呼ばれることが多く，突出した眼窩脂肪をnasojugal grooveの陥凹部に移動させ，再配置する方法がハムラ法の原法となる．ここから改良や工夫が加えられた術式がいくつかあり，脆弱した眼窩隔膜を補強するために眼窩隔膜を眼窩骨下縁より尾側で固定する方法，下眼瞼の外反予防として眼輪筋弁を眼窩骨外側縁の骨膜に固定する方法，さらには，眼窩脂肪を骨膜に固定せずに，眼窩下縁より尾側から注射針で経皮的に通した糸を眼窩脂肪と縫合して皮下組織と固定する方法，などがある[3]（**図3**）．

また，ハムラ法を皮膚側ではなく，結膜側から行う方法があり，裏ハムラと呼ばれている．裏ハムラでは皮膚切除や眼輪筋の眼窩骨外側縁の骨膜膜固定を行わない．

下眼瞼下制術（グラマラスライン）

下眼瞼下制術は一般的にはグラマラスラインと呼ばれており，下眼瞼縁の中央から外側の形状を下垂させることで目の印象を優しく見せたり，目を大きく見せたりする手術である．下眼瞼に開閉動作はないが，上眼瞼の眼瞼下垂に対する手術に構造的な原理として類似している．下眼瞼の瞼板下端とCPFを縫縮することで下眼瞼縁を中央から外側にかけて下制して，カーブさせる．グラマラスラインには埋没法と切開法[4]があり，埋没法は切開法に比べて，内出血や腫脹が少ないが，下眼瞼縁の下制量の限界や下制効果の消失などの合併症が起こり得る．

フェイスリフト

フェイスリフトは主に頬部の弛みに対する除皺術であるが，顔面下1/3のフェイスラインの改

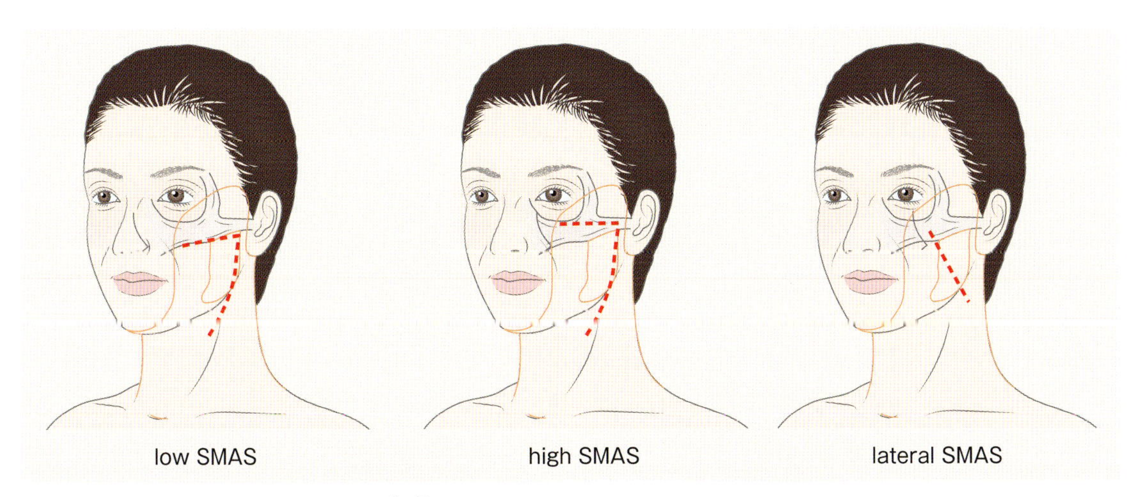

図4　フェイスリフトにおけるSMASの処理
頬骨弓下で切開するのがlow SMAS法，頬骨弓部もしくは頬骨弓上部で切開するのがhigh SMAS法，lateral SMAS法はlow SMAS法やhigh SMAS法より内側で切開する．

善を目的としたものを一般的なフェイスリフトと呼ぶことが多い．フェイスリフトでは余剰皮膚の切除以外に重要となる組織は，表在性筋膜（superficial musculo aponeurotic system：SMAS）と支持靭帯（retaining ligament）である．

SMASの切開にはlow SMASリフト，high SMASリフト[5]，lateral SMASectomyがある（**図4**）．頬骨弓下でSMASを切開挙上するのがlow SMASリフトで，主な挙上部位は下顔面となり，フェイスラインが改善する．一方，頬骨弓部もしくは頬骨弓上部でSMASを切開挙上するのがhigh SMASリフトで，下顔面に加えて中顔面の鼻唇溝付近の改善が期待できる．また，lateral SMASectomyは前2つの方法より内側を切開する方法である．

支持靭帯は皮下-SMAS-骨（もしくは深部組織）で結合しており，挙上の阻害要因である（**図5**）．支持靭帯には頬骨部靭帯，耳下腺部靭帯，咬筋部靭帯，下顎骨部靭帯があり，挙上への阻害具合によって切離することになる[6]．特に，頬骨部靭帯と下顎骨部靭帯は真性靭帯と呼ばれ，骨と結合しており大きな阻害要因となっている．

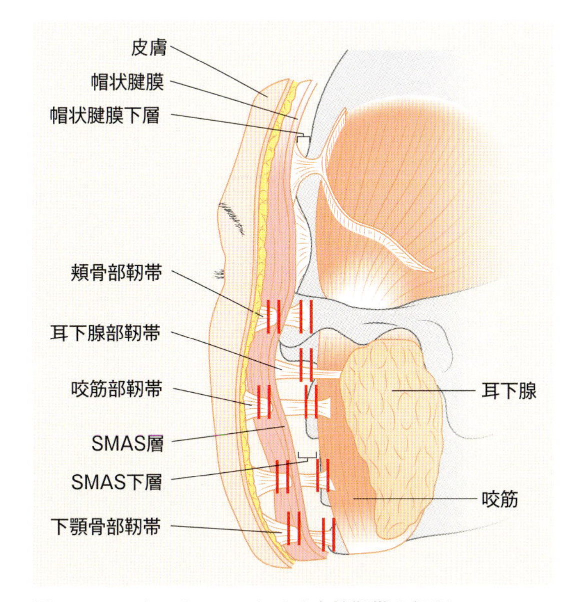

図5　フェイスリフトにおける支持靭帯の処理

また，SMASは頸部では広頚筋に移行するため，頸部の除皺を目的とするネックリフトでは，広頚筋もしくは広頚筋寄りのSMASを後頸部に切開挙上する．

皮下やSMAS下の剥離範囲によって，deep planeフェイスリフト[7]や拡大フェイスリフトと

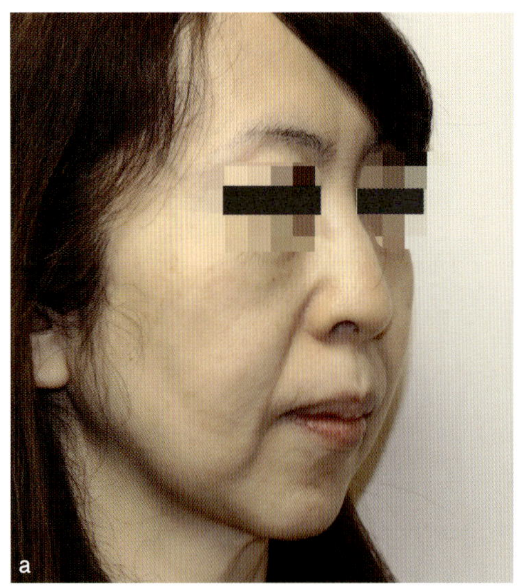
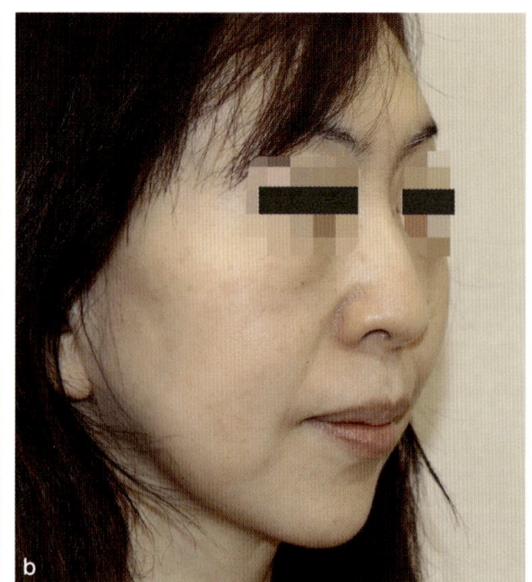

図6 フェイスリフト（SMAS＋リガメント処理）の症例
52歳，女性．a：術前，b：術後4か月．

呼ばれる方法もあるが，剥離範囲の拡大が必ずしも有効な臨床効果を得られるとは限らず，一方で神経障害などのリスクは増加するので，侵襲と効果のバランスを考える必要がある．

フェイスリフトの症例を**図6**に示す．

脂肪吸引・脂肪注入

顔面における脂肪吸引の主な部位は，頬部と顎下部の皮下脂肪組織である．若年者で痩身目的として同部位を吸引するが，中年以降は脂肪沈着がたるみを助長させていることがあり，フェイスリフトと同時に行うことが多い．

脂肪吸引は，皮下脂肪に，生理食塩水に局所麻酔薬，血管収縮薬，pH調整液を加えた「チューメセント液」を浸潤させた後，直径1.5～2 mm程度のカニューレで丁寧に吸引除去する手術である．皮膚に伸縮性のある若年者ではたるみを起こすことは少ないが，中年以降で伸縮性が劣る場合はたるみを起こす可能性があるので，切開もしくは糸によるフェイスリフトを検討する必要がある場合もある．頬部の脂肪吸引対象となるコンパートメントは，頬中間脂肪，上顎脂肪，下顎脂肪である[7,8]（**図7**）．

また，顎下部の脂肪吸引では，広頚筋上の脂肪層を吸引することになるが，広頚筋下の脂肪層は吸引によって除去してはならない．

加齢に伴う骨性および軟部組織の減少を補う方法の一つとして脂肪注入がある．脂肪注入では組織量を補うばかりでなく，支持靱帯の補強や皮膚

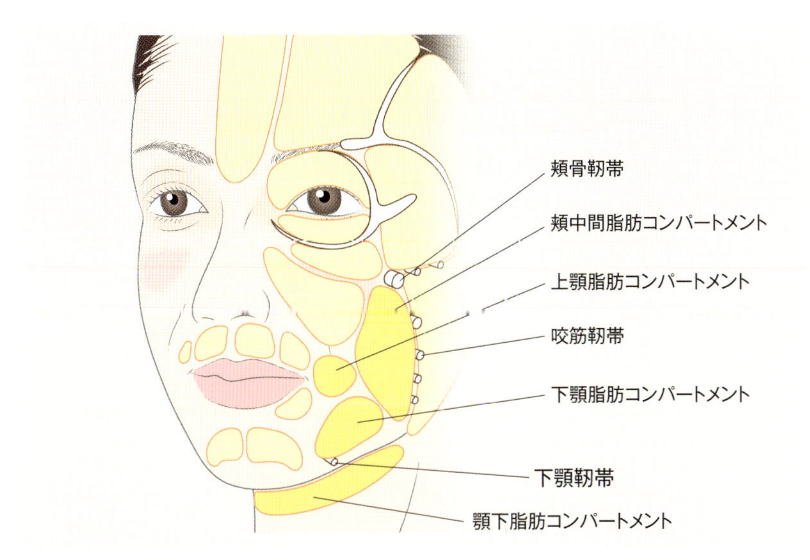

図7　頬部・顎下部の皮下脂肪コンパートメント

の小じわ，はり，くすみなどの肌質改善を期待できる．

腹部や大腿部から採取した脂肪を，マクロファット，マイクロファット，ナノファットの順にフィルターを通して細片化し，注入する部位や層に応じて使用する．マクロファットは頬部などの皮下深層，マイクロファットは頬部，全額部，こめかみ，上下眼瞼などの皮下中浅層へ注入する．ナノファットは乳化した脂肪組織の中に幹細胞を含む間質血管細胞群（stromal vascular fraction：SVF）を含んでおり，肌質改善目的で，皮下浅層もしくは真皮内に注入することがある．マクロファットおよびマイクロファットでは，血管内への注入による塞栓症や血流障害のリスクに注意する必要がある．

（鎌倉達郎，牧野陽二郎）

引用文献

1）野平久仁彦ほか．PEPARS 2014；No87：81-91.
2）野本俊一ほか．形成外科 2019；62（7）：751-6.
3）小室裕造．ハムラ法による下眼瞼のbaggy eyelidsの手術．小久保健一ほか編．動画＆イラスト＆写真でわかる眼瞼手術の極意—きれいに美しく治す！ 大阪：メディカ出版；2023. pp.225-31.
4）Hirohi T, Yoshimura K. Plast Reconstr Surg 2011；127（1）：396-406.
5）Cohen SR, et al. Aesthet Surg J 2010；30（1）：22-8.
6）Alghoul M, Codner MA. Aesthet Surg J 2013；33（6）：769-82.
7）牧野太郎．PEPARS 2023；No195：180-9.
8）Rohrich RJ, Pessa JE. Plast Reconstr Surg 2007；119（7）：2219-27.

編集を終えて

最新美容皮膚科学大系の編集者という壮大なお話を中山書店から最初にいただいたのは約5年前であったと思いますが，その重厚な内容ゆえ紆余曲折があり企画が中断していました．そののちに皮膚科学の大家である宮地良樹先生がこの重責ある仕事を引き受けられ，共に総編集者になるようにと開業医の私に依頼が舞い込んだのが2021年10月のことでした．

私自身は形成外科専門医であり，ノンサージカルな分野を専門とする美容外科医と自称していましたので，果たしてこの大役が務まるのか心配でなりませんでした．しかしながら宮地先生をはじめ，中山書店社長および編集部の皆様の温かくも的確な指導，アドバイスのもと，なんとか全5巻の編集を終えることができました．医学者として大きな誇りを持てる書を残せたことは感慨深く，また責任の重さをひしひしと感じています．

大系と言うからには，多数の編集者がいて，それぞれの専門分野で的確な校閲を行うものだと思っていた私にとって，各巻2〜3人で原稿内容をすべて確認し最終的な校正に至るというのは驚きであり，また浅学な自身を恥じることもしばしばでした．常に日本語，英語の書籍と文献を机の隅に開き，内容を逐一チェックすることは大変ではありましたが，多数の編集者がいれば船頭多くして船山に登るになりがちですし，少数の編集者で内容を確認することで，全巻通して一貫した編集方針が保てたのではないかと思います．

ある程度の編集裁量を与えていただいたため，時に執筆者に厳しい要求をしてしまうこともありました．それでも皆様真摯に原稿を再考，編集方針を快く受け入れていただきました．この場を借りてお礼とお詫びを申し上げます．

素晴らしい原稿のおかげで私自身が最初の読者として多くを学びました．美容皮膚科の知識が何倍にもなったのではないかと思います．読者の皆様が全巻を読破するのは現実に大変かもしれませんが，各分野のエキスパートである執筆陣のほとんどに，依頼ページ数を遥かに超える濃密な原稿をお寄せいただいた本大系には，美容皮膚科の学問としての発展を願う全執筆者の熱い想いが詰まっています．美容皮膚科に携わる医師必読の書籍となりました．

さいごに，開業医の立場でこのような素晴らしき書籍の編集にかかわらせていただけたことを感謝するとともに，宮地良樹先生の寛容さと博学，そしてユーモアにもまた感謝したいと思います．そして執筆者の皆様，中山書店の皆様，本当に有難うございました．

2024年 夏

総編集を代表して　宮田成章

みやた形成外科・皮ふクリニック院長

索引

和文索引

[す]

[せ]

[そ]

[た]

[ち]

[て]

[と]

[な]

[に]

[ぬ・ね・の]

［は］

［ひ］

［ふ］

［へ］

［ほ］

［ま］

［み・む］

［め］

［も］

[や・ゆ・よ]

[ら]

[り]

[る]

[れ]

[ろ]

[わ]

欧文索引

[数字]

[A]

[B]

[C]

[Q・R]

[S]

[T]

[U・V]

[W]

中山書店の出版物に関する情報は，小社サポートページを御覧ください.
https://www.nakayamashoten.jp/support.html

本書へのご意見をお聞かせください.
https://www.nakayamashoten.jp/taikei/questionnaire.html

最新美容皮膚科学大系　5

脱毛・にきびの治療　美容皮膚科オールラウンド

2024年9月10日　初版第1刷発行

総編集　宮地良樹
　　　　宮田成章

発行者　平田　直

発行所　株式会社 中山書店
〒112-0006 東京都文京区小日向4-2-6
TEL 03-3813-1100（代表）
https://www.nakayamashoten.jp/

装丁　花本浩一（麒麟三隻館）

印刷・製本　株式会社シナノパブリッシングプレス

Published by Nakayama Shoten Co.,Ltd.　Printed in Japan
ISBN 978-4-521-75015-6
落丁・乱丁の場合はお取り替え致します.

・本書の複製権・上映権・譲渡権・公衆送信権（送信可能化権を含む）は株式会社中山書店が保有します.

・JCOPY〈出版者著作権管理機構 委託出版物〉
本書の無断複製は著作権法上での例外を除き禁じられています．複製される場合は，そのつど事前に，出版者著作権管理機構（TEL 03-5244-5088，FAX 03-5244-5089，e-mail: info@jcopy.or.jp）の許諾を得てください.

本書をスキャン・デジタルデータ化するなどの複製を無許諾で行う行為は，著作権法上での限られた例外（「私的使用のための複製」など）を除き著作権法違反となります．なお，大学・病院・企業などにおいて，内部的に業務上使用する目的で上記の行為を行うことは，私的使用には該当せず違法です．また私的使用のためであっても，代行業者等の第三者に依頼して使用する本人以外の者が上記の行為を行うことは違法です.

今こそ美容皮膚科診療に「サイエンス」を!

最新美容皮膚科学大系

Comprehensive Handbook of Aesthetic Dermatology

〈総編集〉

宮地良樹

(京都大学名誉教授／静岡社会健康医学大学院大学学長)

宮田成章

(みやた形成外科・皮ふクリニック院長)

B5 判／函入・上製／オールカラー

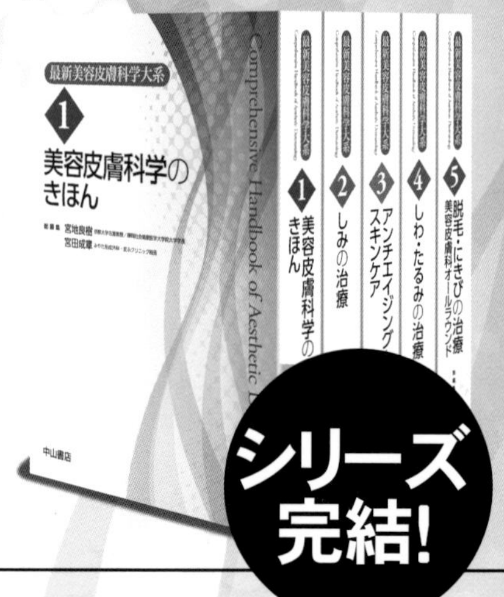

シリーズ完結!

特典

全5冊セットご注文されたお客様

受診前に読みたい
美容医療ほんとのホント
専門医のありていトーク
著 宮地良樹／宮田成章

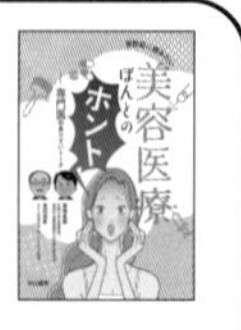

プレゼント

各巻の構成

❶ 美容皮膚科学のきほん

専門編集◎宮地良樹／宮田成章
284 頁／定価 27,500 円(本体25,000円+税)

❷ しみの治療

専門編集◎河野太郎(東海大学医学部外科学系形成外科学教授)
272 頁／定価 27,500 円(本体25,000円+税)

❸ アンチエイジングとスキンケア

専門編集◎山田秀和(近畿大学アンチエイジングセンター)
440 頁／定価 27,500 円(本体25,000円+税)

❹ しわ・たるみの治療

専門編集◎中野俊二(中野医院院長／久留米大学医学部皮膚科学教室臨床教授)
320 頁／定価 27,500 円(本体25,000円+税)

❺ 脱毛・にきびの治療—美容皮膚科オールラウンド

専門編集◎宮地良樹／宮田成章
376 頁／定価 27,500 円(本体25,000円+税)

セットでお買い求めいただくと
お得! 13,750円off!

シリーズ全5冊合計 137,500円(本体125,000円+税) ➡ **セット価格 123,750円**(本体112,500円+税)
※送料サービス

中山書店 〒112-0006 東京都文京区小日向4-2-6 TEL 03-3813-1100 FAX 03-3816-1015
https://www.nakayamashoten.jp/